Die chronischen Krankheiten

ihre eigentümliche Natur und homöopathische Heilung

Von Dr. med. Samuel Hahnemann

Unveränderter Nachdruck der Ausgabe letzter Hand
mit einer Einführung von Dr. med. Will Klunker

Band 3

5. Nachdruck

Karl F. Haug Verlag · Heidelberg

CIP-Titelaufnahme der Deutschen Bibliothek

Hahnemann, Samuel:

Die chronischen Krankheiten: ihre eigentümliche Natur und homöopathische Heilung / von Samuel Hahnemann. — Unveränd. Nachdr. der Ausg. letzter Hand / mit einer Einf. von Will Klunker. — Heidelberg: Haug.
  ISBN 3-7760-1198-X kart.
  ISBN 3-7760-1199-8 Gb.
Unveränd. Nachdr. der Ausg. letzter Hand / mit einer Einf. von Will Klunker
Bd. 3. — 5. Nachdr. der Ausg. Düsseldorf, Schaub, 1837. — 1991

© 1979 Karl F. Haug Verlag GmbH & Co., Heidelberg
Alle Rechte, insbesondere die der Übersetzung in fremde Sprachen, vorbehalten. Kein Teil dieses Buches darf ohne schriftliche Genehmigung des Verlages in irgendeiner Form – durch Photokopie, Mikrofilm oder irgendein anderes Verfahren – reproduziert oder in eine von Maschinen, insbesondere von Datenverarbeitungsmaschinen, verwendbare Sprache übertragen oder übersetzt werden.
All rights reserved (including those of translation into foreign languages). No part of this book may be reproduced in any form – by photoprint, microfilm, or any other means – nor transmitted or translated into a machine language without written permission from the publishers.
1. Nachdruck 1956
2. Nachdruck 1979
3. Nachdruck 1983
4. Nachdruck 1988
5. Nachdruck 1991
Titel-Nr. 2198   ISBN 3-7760-1198-X
Herstellung: Weihert-Druck GmbH, Darmstadt

Die chronischen Krankheiten,

ihre eigenthümliche Natur

und

homöopathische Heilung.

Von

Dr. Samuel Hahnemann.

Dritter Theil.

Antipsorische Arzneien.

Zweite, viel vermehrte und verbesserte Auflage.

Düsseldorf,
Verlag von J. E. Schaub.
1837.

Inhalt.

	Seite.
Carbo animalis, Thierkohle.	1
Carbo vegetabilis, Holzkohle.	33
Causticum, Aetzstoff.	84
Clematis erecta, Brenn-Waldrebe.	150
Colocynthis, Koloquinte.	159
Conium maculatum, Flecken-Schierling.	176
Cuprum, Kupfer.	212
Digitalis purpurea, Purpur-Fingerhut.	230
Dulcamara, Bittersüss.	258
Euphorbium, Euphorbium.	277
Graphites, Reissblei.	295
Guajacum, Guajak.	339
Hepar sulphuris calcareum, Kalk-Schwefelleber.	348
Jodium, Jodine.	376

Vorwort
über das Technische in der Homöopathik.

Seit ich zuletzt *) zum Publikum von unsrer Heilkunst sprach, hatte ich Gelegenheit unter andern auch Erfahrungen zu machen über die bestmögliche Art die Gaben für die Kranken einzurichten und ich theile hier mit, was ich für das Bessere in dieser Hinsicht gefunden habe.

Wenn ein feines Kügelchen von einer der höchsten Dynamisationen einer Arznei trocken auf die Zunge gelegt, oder mässiges Riechen in ein Fläschgen, worin ein oder etliche solcher Kügelchen liegen, als die kleinste, schwächste Gabe von der kürzesten Wirkungs-Dauer sich erweisst (wiewohl sich doch noch Kranke von so erregbarer Natur genug finden, die, hinreichend zur Hülfe, davon afficirt werden in kleinen akuten Uebeln, für welche das Mittel homöopathisch gewählt war) so sieht man leicht ein, dass die unglaubliche Verschiedenheit der Kranken in ihrer Erregbarkeit, ihrem Alter, ihrer geistigen und körperlichen Ausbildung, ihrer Lebenskraft und vorzüglich der Natur ihrer Krankheit, (die eine natürliche und einfache, seit

---

*) Zu Anfange des Jahres 1834 schrieb ich die ersten beiden Theile dieses Buchs, und ob sie gleich zusammen nur 36 Bogen enthalten, so brachte doch mein voriger Verleger, Hr. Arnold in Dresden zwei ganze Jahre zu mit der Herausgabe dieser 36 Bogen; durch wen zurückgehalten? Diess können meine Bekannten errathen.

kurzem entstandne, oder zwar natürliche einfache aber alte, oder eine komplicirte (Verbindung mehrer Miasmen), oder aber, was das häufigste und schlimmste ist, eine durch verkehrte medicinische Behandlung verdorbne und mit Arznei-Krankheiten beladne seyn kann) eine grosse Verschiedenheit in derer Behandlung und so auch in der Einrichtung der Arzneigaben für dieselben nöthig macht.

Ich kann mich hier nur auf letztere beschränken, da die andern Rücksichten der Genauigkeit, dem Fleisse und der Ueberlegung des fähigen und seiner Kunst mächtigen Kopfes überlassen werden müssen und nicht in Tabellen für die Schwachen oder Nachlässigen aufgestellt werden können.

Die Erfahrung zeigte mir, wie gewiss auch den besten meiner Nachfolger, dass es hülfreicher sei, in Krankheiten von einiger Beträchtlichkeit (selbst die akutesten nicht ausgenommen, und so um desto mehr in den halbakuten, langwierigen und langwierigsten) das kräftige oder die kräftigen homöopathischen Arzneikügelchen nur in Auflösung und diese Auflösung in getheilten Gaben dem Kranken einzugeben, z. B. eine Auflösung aus 7 bis 20 Esslöffeln Wasser bestehend, ohne einigen Zusatz bei akuten und sehr akuten Krankheiten, alle 6, 4, 2 Stunden, auch, wo die Gefahr dringend ist, alle Stunden, oder alle halbe Stunden, zu einem Esslöffel auf einmal, oder bei Schwächlichen und Kindern selbst nur zu einem kleinen Theile eines Esslöffels (ein, zwei Thee- oder Kaffee-Löffelchen voll) dem Kranken gereicht.

In langwierigen Krankheiten fand ich für's beste, eine Gabe (z. B. einen Löffel voll) von einer solchen Auflösung der passenden Arznei nicht seltner als alle zwei Tage gewöhnlicher aber alle Tage einnehmen zu lassen.

Weil aber Wasser (selbst destillirtes) schon nach einigen Tagen zu verderben anfängt, wodurch auch die Kraft des kleinen Arznei-Gehaltes darin vernichtet wird, so war

ein Zusatz von etwas Weingeist nöthig, oder, wo diess
unthulich war, oder nicht vertragen ward, da liess ich,
statt dessen, einige kleine Stückchen harte Holzkohle zu
der wässerigen Auflösung thun und erreichte damit meine
Absicht, wenn man abrechnet, dass in letzterm Falle die
Flüssigkeit sich nach einigen Tagen schwärzlich trübt. Von
dem Schütteln der Flüssigkeit, die vor dem jedesmaligen
Einnehmen einer Gabe nöthig ist, wie man sehen wird.

Ehe ich weiter gehe, muss ich die wichtige Bemer-
kung machen, dass unser Lebens-Princip nicht wohl verträgt, dass man selbst nur zweimal nach einander dieselbe
ungeänderte Gabe Arznei, geschweige mehrmal nach einander den Kranken einnehmen lasse. Theils wird dann
das Gute von der vorigen Gabe zum Theil wieder aufgehoben, theils kommen dann neue, in der Arznei liegende,
in der Krankheit nicht vorhanden gewesene Symptome und
Beschwerden zum Vorscheine, welche die Heilung hindern,
mit einem Worte, die selbst treffend homöopathisch ge-
wählte Arznei wirkt schief und erreicht die Absicht nur
unvollkommen oder gar nicht. Daher die vielen Wider-
sprüche der Homöopathen unter einander in Absicht der
Gaben-Wiederholung.

Wird aber zum wiederholten Einnehmen einer und
derselben Arznei (was doch zur Erreichung der Heilung
einer grossen, langwierigen Krankheit unerlässlich ist)
die Gabe jedesmal in ihrem Dynamisations-Grade, wenn
auch nur um ein Weniges verändert und modificirt, so
nimmt die Lebenskraft des Kranken dieselbe Arznei,
selbst in kurzen Zwischenzeiten, unglaublich viele Male
nach einander mit dem besten Erfolge und jedesmal zum
vermehrten Wohle des Kranken, ruhig und gleichsam gut-
willig auf.

Diese Veränderung des Dynamisations-Grades um ein
Weniges wird schon bewirkt, wenn man die Flasche, worin die Auflösung des einzigen Kügelchens (oder mehrer),

vor jedem Mal Einnehmen schüttelt mit 5, 6 kräftigen Arm-Schlägen.

Hat nun der Arzt die mehrern Esslöffel einer solchen Auflösung nach einander auf solche Art ausbrauchen lassen (so jedoch, dass, wenn dass Mittel den einen Tag eine allzu starke Wirkung hervorbrachte, er einen Tag die Gabe aussetzen liess) so nimmt er, wenn die Arznei fortwährend sich bisher dienlich erwiesen hatte, ein oder zwei Kügelchen derselben Arznei von einer niedrigern Potenz (z. B. wenn er vorher sich der dreissigsten Verdünnung bedient hatte, nun ein oder zwei Kügelchen der vier und zwanzigsten) macht davon die Auflösung in etwa eben so viel Esslöffeln Wasser mittels Schütteln der Flasche, setzt wieder etwas Weingeist oder einige Stückchen Kohle hinzu und lässt diese Auflösung eben so, oder in längern Zwischenräumen, auch wohl etwas weniger auf einmal, doch jedes Mal nur nach fünf- sechsmaligem Schütteln ausbrauchen, so lange das Mittel noch bessert und keine neuen (andern Kranken nie begegneten) Beschwerden von der Arznei zum Vorschein kommen, als in welchem Falle eine andre Arznei an die Reihe kommen muss. Erscheinen aber nur noch die Symptome der Krankheit, erhöhen sich aber unter diesem, selbst gemässigtern Fortgebrauche bedeutend, dann ist es Zeit, eine bis zwei Wochen oder länger die Arznei auszusetzen und ansehnliche Besserung davon zu erwarten. *)

---

*) Bei Behandlung akuter Krankheits-Fälle verfährt der homöopathische Arzt auf ähnliche Weise. Er löset ein (zwei) Kügelchen der hochpotenzirten, wohlgewählten Arznei in 7, 10, 15 Esslöffeln Wasser, (ohne Zusatz) durch Schütteln der Flasche auf und lässt den Kranken, je nachdem das Uebel mehr oder weniger akut, mehr oder weniger gefährlich ist, alle halbe, alle ganze, oder alle 2, 3, 4, 6 Stunden (nachdem jedesmal die Flasche wieder wohl geschüttelt worden war) einen ganzen oder halben Esslöffel-voll einnehmen, oder auch, wenn es ein Kind ist, weniger noch. Sieht der Arzt keine neuen Beschwerden hin-

Wollte der Arzt, wenn eine solche Portion eingenommen ist und dieselbe Arznei noch nöthig befunden wird, eine neue Portion von demselben Potenz-Grade für den Kranken bereiten, so ist es nöthig, die neue Auflösung so viel Mal anfänglich zu schütteln, als die Schüttelschläge zusammen betragen, die bei der vorigen angewendet worden waren und noch einige Male mehr, ehe der Kranke die erste Gabe davon einnimmt, bei den folgenden Gaben jedoch nur wieder 5, 6 Mal.

Auf diese Weise wird der homöopathische Arzt allen den Nutzen von einer wohlgewählten Arznei ziehen, der sich für diese langwierige Krankheit mittels Einnehmens durch den Mund nur erwarten lässt.

Wird aber der kranke Organism vom Arzte durch dieselbe angemessene Arznei zugleich noch auf andern empfindlichen Stellen afficirt, als an den Nerven im Munde und dem Speisekanale, wird, sage ich, dieselbe heilsam befundene Arznei in Wasser-Auflösung zugleich äusserlich (selbst nur in kleiner Menge) eingerieben an einer oder mehren Stellen des Körpers, welche am meisten frei von Krankheits-Beschwerden ist (z. B. an einem Arme, oder Ober- oder Unterschenkel, der weder auf der Haut, noch an Schmerzen, noch auch an Krämpfen leidet) so wird die heilsame Wirkung um Vieles vermehrt; man kann auch mit den dergestalt zu reibenden Gliedmassen abwechseln.

---

zukommen, so fährt er in diesen Zwischenzeiten damit fort, bis die Anfangs vorhandnen Symptome sich zu erhöhen anfangen; dann giebt er seltner und weniger.

Wie bekannt ist in der Cholera die angemessene Arznei oft in noch weit kürzern Zeiträumen einzugeben.

Kindern giebt man diese Auflösungen stets nur aus ihrem gewöhnlichen Trink-Geschirre ein; ein Ess- oder Kaffee-Löffel zum Trinken ist ihnen etwas Ungewohntes und Verdächtiges und sie verschmähen diese geschmacklose Flüssigkeit schon desshalb. Etwas Zucker kann dennoch für sie zugesetzt werden.

So erhält der Arzt noch bei Weitem mehr Vortheil von der homöopathisch passenden Arznei für den langwierig Kranken und kann ihn weit schneller heilen als durch blosses Einnehmen durch den Mund.

Diese von mir vielfältig erprobte und ungemein heilsam, ja mit dem auffallendst besten Erfolge begleitete Anwendung der (innerlich genommen dienlichen) Arznei in Auflösung durch Einreiben in die Haut des äussern Körpers erklärt die, obschon seltnen, Wunderkuren, wo langwierig verkrüppelte Kranke mit heiler Haut in einem mineralischen Wasser, dessen arzneilichen Bestandtheile von ungefähr dem alten Uebel homöopathisch angemessen waren, schnell und auf immer von wenigen Bädern genassen. *)

Das zu unsrer Absicht einzureibende Glied muss aber, wie gesagt, frei von Hautübeln seyn; auch muss, um auch hier einige Veränderung und Abwechselung eintreten zu lassen, wenn mehre Gliedmassen frei von Hautübeln sind, ein Glied nach dem andern, wechselweise, an verschiednen Tagen (am besten an den Tagen wo nicht innerlich eingenommen wird) mit einer kleinen Menge der Arznei-Auflösung, mittels der Hand, bis zur Trockenheit eingerieben werden. — Auch zu dieser letztern Absicht muss vorher die Flasche fünf, sechs Mal geschüttelt worden seyn.

---

*) Dagegen richteten sie auch einen desto grössern Schaden an bei den Kranken, welche an Geschwüren und Haut-Ausschlägen litten, die sie, wie durch andere äussere Mittel geschieht, von der Haut vertrieben, worauf nach kurzem Wohlseyn des Kranken Lebenskraft das innere, ungeheilte Uebel auf eine andre Stelle des Körpers hin verlegte, die weit wichtiger für Leben und Wohlseyn ist, so dass dafür z. B. sich die Krystallinse verdunkelte, der Seh-Nerv sich lähmte, das Gehör verschwand, Schmerzen unzähliger Art den Kranken marterten, seine Geistes-Organe litten, sein Gemüth sich trübte, krampfhafte Engbrüstigkeit ihn zu ersticken drohete, ein Schlagfluss ihn dahin raffte, oder ein andres gefährliches oder unerträgliches Leiden an deren Stelle trat. Deshalb darf auch nie das Einreiben der homöopathischen, innern Arznei an Stellen angebracht werden, die an äussern Uebeln leiden.

So bequem aber auch diese Verfahrungsart ist, und so gewiss sie auch die Heilung langwieriger Krankheiten sehr befördert, so war mir gleichwohl die in der wärmern Jahreszeit für die unverdorben zu erhaltende wässerige Arznei-Auflösung zuzusetzende grössere Menge Weingeist oder Branntwein, oder die mehrern, zuzusetzenden Stückchen Holzkohle immer noch für manche Kranke anstössig.

„Ich fand daher in der letztern Zeit folgende Verfahrungs-Art für sorgfältige Kranke vorzüglicher. Von einem Gemische aus etwa fünf Esslöffeln reinem Wasser und 5 Esslöffeln Franzbranntwein — was man in einer verstopften Flasche vorräthig hält, tropft man 200, 300, oder 400 Tropfen (je nachdem die Arznei-Auflösung stärker oder schwächer werden soll) in ein Fläschgen, was davon über die Hälfte voll werden kann, worin das kleine Arzneipulver, oder das, oder die bestimmten Arzneikügelchen liegen, stopft es zu, und schüttelt es, bis letztere aufgelöset sind. Denn lässt man hievon 1, 2, 3. oder, nach Befinden der Erregbarkeit und der Lebenskräfte des Kranken einige Tropfen mehr in eine Tasse fallen, worin ein Esslöffel Wasser vorhanden ist, was man dann stark umrührt und den Kranken einnehmen lässt, und, wo mehre Behutsamkeit nöthig ist, auch wohl nur die Hälfte davon, so wie sich ein halber solcher Löffel auch recht wohl zur gedachten äussern Einreibung gebrauchen lässt.

An Tagen, wo man sich letzterer nur bedient, muss, wie zum innern Gebrauche, jedesmal vorher sowohl das kleine Tropfen-Fläschgen 5, 6 Mal stark geschüttelt, als auch der oder die Arzneitropfen samt dem Esslöffel Wasser in der Tasse wohl umgerührt worden seyn.

Besser nimmt man, statt der Tasse, ein Fläschgen, worin ein Esslöffel Wasser gethan und die Zahl der Arzneitropfen dazu getröpfelt worden ist, was man dann ebenfalls 5, 6 Mal zu sammen schüttelt, und dann ganz oder zur Hälfte austrinkt.

Oefterer ist es in Behandlung langwieriger Krankheiten dienlich, das Einnehmen, so wie das Einreiben Abends, kurz vor Schlafengehen verrichten zu lassen, weil dann weniger Störung von aussen her zu fürchten ist, als wenn es früh vorgenommen wird.

Als ich noch die Arzneien ungetheilt, jede mit etwas Wasser auf einmal einnehmen liess, fand ich die Potenzirung der Verdünnungs-Gläser durch 10 Schüttel-Schläge oft zu stark wirkend (ihre Arzneikräfte allzusehr entwickelt) und rieth daher nur zwei Schüttel-Schläge an. Seit einigen Jahren aber, da ich jede Arzneigabe in unverderblicher Auflösung auf 15, 20, 30 Tage und weiter zertheilen kann, ist mir keine Potenzirung eines Verdünnungs-Glases zu stark und ich verfertige wieder jede mit 10 Arm-Schlägen. Ich muss also das, was ich noch vor drei Jahren im ersten Theile dieses Buchs, S. 186 darüber schrieb, hiemit wieder zurücknehmen.

In Fällen, wo grosse Erregbarkeit des Kranken sich zur äussersten Schwäche desselben gesellte und nur Riechen an ein Fläschgen mit einigen kleinen Kügelchen der dienlichen Arznei anzuwenden war, liess ich den Kranken, wenn die Arznei mehre Tage nöthig war, täglich in ein andres Fläschgen mit Kügelchen von derselben Arznei, aber jedesmal von einem niedrigeren Potenz-Grade riechen, mit jedem Nasenloche einmal oder zwiefach, je nachdem ich weniger oder mehr Eindruck machen wollte.

Carbo animalis.

Höchst melancholische Stimmung mit Gefühl von Verlassenheit.
Er fühlt sich, früh, wie verlassen, und voll Heimweh.
Heimweh.
Grosse Aufgelegtheit zu Traurigkeit.
5 Kleinmüthig und traurig; es kommt ihr Alles so einsam und traurig vor, dass sie weinen möchte. (d. 3. T.) (*Hlb.* u. *Tr.*)
Hang zur Einsamkeit: traurig und in sich gekehrt, wünscht sie nur immer allein zu sein, und vermeidet jedes Gespräch. (d. erst. 4 u. n. 8 T.) (*Hlb.* u. *Tr.*)
Nicht zu vertreibende grämliche Gedanken und Unmuth über Gegenwärtiges und Vergangenes, bis zum Weinen.
Weinerlichkeit.
Er kann sich nicht ausweinen.
10 Melancholisch und ängstlich, früh, beim Erwachen.
Sehr ängstlich und niedergeschlagen, besonders Abends, und Nachts; sie kann nicht ruhig schlafen vor innerer Angst; früh ist ihr am besten.
Vor Angst muss er sich auf dem Stuhle unaufhörlich hin und her wiegen.
Unruhe und Hastigkeit.
Schüchtern und furchtsam.
15 Furchtsam und schreckhaft, den ganzen Tag.
Es ist ihm grausig, Abends, bis zum Schaudern und Weinen.
Todes-Gedanken.
Hoffnungslosigkeit.
Verzweifeltes Gemüth, Tag und Nacht.
20 Verdriesslich: sie redet nur mit Widerwillen. (d. 1. T.) (*Hlb.* und *Tr.*)
Aergerlich, gleich früh, beim Erwachen. (d. erst. Tage.)
Grosse Aufgelegtheit zu Aerger.
Uebelnehmig. (*Ad.*)
Zornig und bosshaft. (*Whl.*)
25 Eigensinnig; Niemand kann ihm etwas zu Danke machen. (*Whl.*)

dauungs-Schwäche des Magens, wo fast alle Genüsse Beschwerden verursachen; Drücken im Magen, wie von einer Last; Raffen und Greifen im Magen; Drücken und Schneiden in der Leber-Gegend; Kollern im Unterleibe; Blähungs-Versetzung; Oefterer Stuhl, täglich; Stechen am After; Gestank des Urins; Weissfluss; Brennend beissender Weissfluss; Nasen-Verstopfung; Stockschnupfen; Schmerzhafte Verhärtung einer Brust-Drüse; Brennen im Rücken; Verhärtete Halsdrüsen mit Stich-Schmerz; Flechte unter der Achselgrube; Gichtische Steifheit der Finger-Gelenke; Hüft-Schmerz, der Hinken verursacht; Ziehen und Stechen in den Unterschenkeln; Empfindlichkeit gegen freie Luft; Leicht Verheben; Frostbeulen; Schweiss beim Gehen im Freien; Ermattende Schweisse, besonders an den Oberschenkeln; Früh-Schweiss.

Die mit *Ad.* bezeichneten Symptome sind von dem Herrn Dr. *Adams* in Russland, die mit *Whl.* von dem Herrn Med. pract. *Wahle*, die mit *Htb.* und *Tr.* von den DD. *Hartlaub* und *Trinks* (in deren reiner Arzneimittel-Lehre) beobachtet.

Carbo animalis, Thierkohle.

(Um die Thierkohle zu bereiten, legt man ein Stück dickes Rindsleder zwischen glühende Kohlen, lässt es so weit verbrennen, bis das letzte Flämmchen eben vollends verschwunden ist, und bringt dann das glühende Stück schnell zwischen zwei steinerne Platten, damit es sogleich verlösche, sonst glimmt es an freier Luft fort und zerstört seine Kohle grösstentheils.)

So viele Aehnlichkeit auch die Thierkohle mit der Holzkohle in ihrer Wirkung auf das menschliche Befinden zeigen mag, so finden sich doch auch so viele Abweichungen von den Aeusserungen der letztern bei ihr, und so viele besondre Symptome, dass ich, was ich davon beobachten konnte, hier beizufügen, für nützlich hielt.

Die Thierkohle wird, wie die übrigen antipsorischen Arzneien bis zu decillionfacher, potenzirter Verdünnung bereitet und 1, 2 feine, damit befeuchtete Streukügelchen werden zur Gabe gereicht, in verschiednen Potenz-Graden. Kampher erwies sich als Antidot und Minderungs-Mittel ihrer allzuheftigen Wirkung bei allzu empfindlichen Personen.

Bei Heilung dieser Arznei angemessener Krankheiten wurden folgende Symptome am ehesten gemindert oder geheilt:

Schreckhaftigkeit; Früh-Schwindel; Drücken im ganzen Gehirne; Drücken auf dem Kopfe, nach Tische; Kopf-Ausschläge; Ohren-Sumsen; Auslaufen der Ohren; Gesichts-Rose; Stechen in den Backen-Knochen, dem Unterkiefer und den Zähnen; Zieh-Schmerz im Zahnfleische; Bluten des Zahnfleisches; Eiter-Blasen am Zahnfleische; Trockenheit des Gaumens und der Zunge; Bitter-Geschmack im Munde; Versagendes Aufstossen mit Schmerz; Saures Aufstossen; Schlucksen nach Tische; Ohnmachtartige Wabblichkeit; Nacht-Uebelkeit; Ver-

Untheilnehmend, Anfangs; später erhöhte Reizbarkeit für leidenschaftliche Eindrücke.
Bald weinerlich, bald albern lustig.
Ausnehmend lustig. *(Ad.)*
Unwillkührliches, lustiges Pfeifen.
30 Gedächtniss-Schwäche; er vergisst das Wort im Munde. *(Htb. u. Tr.)*
Er kann keinen Brief schreiben und seine Gedanken nicht ausdrücken.
Die Gegenstände auf der Strasse scheinen ihm verändert, z. B. weiter auseinander und heller, als gewöhnlich, wie in einer leeren, verlassenen Stadt.
Düsterheit im Kopfe, früh, und es verdriesst sie alles, was sie ansieht. *(Htb. u. Tr.)*
Duselig im Kopfe, und wie nicht ausgeschlafen, früh. *(Htb. und Tr.)*
35 Früh ist er ganz verwirrt im Kopfe, weiss nicht, ob er geschlafen oder gewacht habe.
Betäubt, früh, und wie in verwirrtem Traume.
Grosse Betäubung, im Sitzen am Tische, und Ueberleichtigkeit im Kopfe, mit ängstlicher Befürchtung, er möchte jeden Augenblick bewusstlos hinstürzen.
Plötzliche Betäubung, mehrmals; er hörte nicht, sah nicht und hatte keine Gedanken.
Plötzliche Betäubung beim Bewegen des Kopfes und im Gehen.
40 Schwindelicht, wie vom hin und her Schlagen des Kopfes.
Schwindel im Sitzen, als wenn sie rückwärts über den Stuhl fallen sollte, mit Dummlichkeit. *(Htb. u. Tr.)*
Schwindel im Gehen, mit Nebel vor den Augen; es drängte sie, schnell und rechts zu gehen. *(Htb. u. Tr.)*
Schwindel, mit Schwarzwerden vor den Augen.
Mit Schwindel-Gefühl im Kopfe, als wandle ihn etwas Uebles an, kömmt es ihm plötzlich wie wässrichter Flor vor die Augen, zweimal wiederholt.
45 Schwindel mit Uebelkeit, beim Wiederaufrichten nach Bücken.
Schwindel, gegen 7 Uhr Abends; wenn sie den Kopf aufrichtete, ging Alles mit ihr herum; sie musste immer gebückt sitzen, und beim Aufstehen taumelte sie hin und her; es war ihr dabei wie düster im Kopfe, und als wenn sich alle Gegenstände bewegten; im Liegen spürte sie auch die ganze Nacht hindurch nichts; bloss früh wieder, beim Aufstehen.

Im Kopfe, Gefühl, wie von etwas Beschwerendem in der Stirn, oder wie ein Bret davor; eine Empfindung, wie wenn man aus grosser Kälte gleich im Zimmer vor den heissen Ofen tritt.

Kopf-Schmerz, früh, beim Erwachen, wie nach einem Weinrausche.

Schwere des Kopfes. *(Ad.)*

50 Schwere des Kopfes, früh, mit Trübsichtigkeit und wässrichten Augen. *(Htb. u. Tr.)*

Schwere im Kopfe, Nachts, mit Müdigkeit der Füsse, die sie kaum heben konnte. (n. 2 T.) *(Htb. u. Tr.)*

Schwere in der Stirn beim Bücken, mit Gefühl, als wollte das Gehirn vorfallen; beim Aufrichten, Schwindel, dass sie bald fiel. *(Htb. u. Tr.)*

Schmerzliches Schwere-Gefühl im ganzen Hinterhaupte. *(Htb. u. Tr.)*

Schwere des Kopfes, besonders des Hinterhauptes und der linken Schläfe, mit Eingenommenheit.

55 Schmerz im Oberkopfe, wo auch die Stelle äusserlich empfindlich ist, beim Bücken geht er in die Stirne über. *(Htb. u. Tr.)*

Kopfschmerz, welcher die Augenbrauen niederdrückt.

Betäubender Kopfschmerz in der Stirn, beim Spinnen, der nach dem Mittag-Essen vergeht. *(Htb. u. Tr.)*

Drücken und Eingenommenheit im ganzen Kopfe, nach dem Mittag-Essen bis Abend. *(Htb. u. Tr.)*

Drücken und Schwere-Gefühl im Hinterhaupte, von wo es nach vorn in den Scheitel zieht, im Freien besser. (während der Regel.) *(Htb. u. Tr.)*

60 Drücken in der linken Hinterhaupt-Seite, bei Ruhe und Bewegung, öfters aussetzend. *(Htb. u. Tr.)*

Drückendes Kopfweh im Hinterhaupte. *(Ad.)*

Drückender Schmerz auf einer kleinen Stelle am Hinterkopfe.

Drückender Kopfschmerz im Nacken, beim Schreiben.

Stumpfes Drücken in beiden Seitenbeinen, nahe am Scheitel, auf einer kleinen Stelle, täglich, unausgesetzt, mehrere Stunden lang, am meisten Vormittags, vorzüglich vom Dunste unreiner Kleider erregt und im Freien sehr erleichtert.

65 Drückender Kopfschmerz in beiden Schläfen.

Spannen im Kopfe, fast täglich.

Kneipender Schmerz am untern Theile der Schläfe. *(Ad.)*

Schmerz im Scheitel, als wäre die Hirnschale dort zersprengt oder auseinander, dass sie den Kopf mit der Hand halten musste, aus Furcht, er möchte auseinander fallen; auch Nachts, und vorzüglich bei nasser Witterung. *(Htb. u. Tr.)*

Zuckendes Reissen, das hin und her fährt, in der linken Hinterhaupt-Seite, Abends. *(Htb. u. Tr.)*

70 Reissen auf der rechten Kopfseite.

Oefteres Reissen in der rechten Kopf-Seite, am Tage.

Arges Reissen in den äusseren Kopftheilen.

Reissen und Klopfen im ganzen Kopfe, in den Augenhöhlen, dem Ohre, der linken Gesichts-Seite, den Backen-Knochen, und im Unterkiefer, gleich nach dem Mittag-Essen entstehend, durch Aufdrücken mit der Hand gemildert, und schnell aufhörend, als der Backen etwas anschwoll. (n. 28 St.)

Schmerzhaftes Reissen und Stechen rechts im Hinterhaupte, in Ruhe und Bewegung, Abends. *(Htb. u. Tr.)*

75 Zerschlagenheits-Schmerz über und in der Nasenwurzel, für sich und beim Befühlen. *(Htb. u. Tr.)*

Bohrender Schmerz im Schläfebeine, bis ins Jochbein. *(Ad.)*

Bohrend ziehende Schmerzen am Kopfe, und Risse dabei; wenn es kühl wird am Kopfe, wird es schlimmer, besonders nach dem Ohre zu. (n. 7 T.)

Stechen im Kopfe, besonders in den Schläfen.

Spitziges Stechen im Scheitel, Abends. *(d. 2. T.) (Htb. u. Tr.)*

80 Stechen in der Schläfe, mit Zusammenzieh-Schmerz oder Zwängen. *(Htb. u. Tr.)*

Pickender Kopfschmerz in der linken Stirn-Seite, früh nach dem Aufstehen, im Freien besser. *(Htb. u. Tr.)*

Stechen und Klopfen im Hinterhaupte. *(Htb. u. Tr.)*

Unerträglich pochender und stechender Schmerz im Scheitel, als müsse der Kopf platzen, im Gehen.

Andrang des Blutes nach dem Kopfe, mit Eingenommenheit desselben.

85 Hitz- und Schwere-Gefühl in der Stirn, die doch äusserlich kalt anzufühlen war, Vormittags. *(Htb. u. Tr.)*

Hitze im Kopfe, mit Aengstlichkeit, Abends im Bette; sie musste aufstehen und es ward besser. *(Htb. u. Tr.)*

Gefühl schmerzhafter Lockerheit des Gehirns, bei Bewegung. *(Htb. u. Tr.)*

Plätschern in der linken Gehirnhälfte, beim schnell Gehen.

Der äussere Kopf schmerzt auf der linken Seite, wie unterschworen.
90 Schmerz am Kopfe und am Halse, Nachts, als wenn beide eingeschlafen und verrenkt wären.
Alles, was er auf dem Kopfe hatte, drückte, und selbst das Halstuch beschwerte ihn. *(n. 18 T.)*
Unwillkührliches, ängstliches aufwärts Ziehen und Spannen der Haut auf der Stirn und dem Scheitel.
Ziehen in der Stirn, über den Augenbrauen.
Gefühl in der Stirn, als wenn etwas über den Augen läge, dass sie nicht aufsehen könne.
95 Heftiges Jücken auf dem Haarkopfe, dass sie sich blutig kratzen möchte, wovon es aber nicht vergeht. *(Htb. u. Tr.)*
Harte Beule auf der Stirne.
Ausfallen der Haare. *(n. 18 T.)*
Die Augen schmerzen drückend, Abends, bei Licht.
Drücken im innern Augenwinkel. *(n. 72 St.)*
100 Von oben nach unten drückender, stechender Schmerz über dem linken Auge, im Augenlide und der obern Hälfte des Augapfels. *(Ad.)*
Stechen in den Augen.
Stechen, Brennen und Nässen der Augen, nach Jücken und Reiben derselben. *(Htb. u. Tr.)*
Stechen und Beissen im linken innern Augenwinkel, früh nach dem Aufstehen, durch Reiben gebessert. *(Htb. u. Tr.)*
Jücken im obern Augenlide, das durch Kratzen vergeht. *(Htb. u. Tr.)*
105 Beissendes Jücken in den Augen, mit Brennen, nach Reiben. *(Htb. u. Tr.)*
Jücken und Drücken in den Augen, am Tage.
Schründendes Brennen im äussern Augenwinkel.
Schwäche in den Augen.
Abends, grosse Schwäche in den Augen; sie konnte sich mit nichts beschäftigen, wozu Sehen nöthig ist.
110 Fippern des obern Augenlides.
Fippern im rechten Auge, mit Gefühl, als wenn ein darin sich bewegender Körper sie blendete, mit Herunterziehen des obern Augenlides; nach Reiben vergeht es, kehrt aber noch einmal zurück, Empfindlichkeit des obern Augen-Randes beim Berühren hinterlassend. *(Htb. u. Tr.)*
Unangenehmes Gefühl im linken Auge, als wäre etwas hineingeflogen, das ihn am Sehen hinderte; er muss immer

wischen; dabei äusserst erweiterte Pupille mit grosser Langsichtigkeit, dass er nichts Nahegehaltenes deutlich erkennen konnte.

Das linke Auge ist den ganzen Vormittag verklebt. *(Htb.* u. *Tr.)*

Wässern der Augen, früh beim Aufstehen. *(Htb.* u. *Tr.)*

115 Trübheit vor den Augen, als wenn sie durch einen Nebel sähe. *(Htb.* u. *Tr.)*

Die Augen schienen ganz lose in ihren Höhlen zu liegen, und er nicht die Kraft zu haben, bei aller Anstrengung, scharf zu sehen; was ihn ängstigt.

Anhaltend benebeltes Gesicht den ganzen Tag.

Vor den Augen scheinen Netze zu schwimmen.

Viele kleine, schwarze und gelbe Punkte sieht er bei Kerzen-Licht in regelmässigen Reihen vor den Augen.

120 Licht beleidigt Abends die Augen.

Ohren-Klamm, bis hinunter nach dem Schlunde, links, wovon das Schlingen erschwert ward. *(Ad.)*

Klamm-Schmerz im Innern des linken Ohres. *(Ad.)*

Ziehen im Ohre.

Ziehen am äussern Ohre und im linken Backen-Knochen.

125 Reissen im rechten Ohrläppchen und Bohren im Ohre. *(Htb.* u. *Tr.)*

Flüchtige Risse im linken Ohre. *(Htb.* u. *Tr.)*

Stiche in den Ohren. *(Htb.* u. *Tr.)*

Brennen im rechten Ohrläppchen, wie Feuer. *(Htb.* u. *Tr.)*

Eine Art Beinhaut-Geschwulst hinter dem rechten Ohre, worin es alle Abende von 7 Uhr an sticht.

130 Die Drüse am rechten Ohre ist geschwollen. (d. 2. T.)

Geschwulst der Ohr-Drüsen. *(Rust's Magaz. f. d. Heilk. Bd. XXII. H. 1. S. 198.)*

Das Gehör ist schwach und dumpf.

Schwaches verwirrtes Gehör; die Töne kommen unter einander, er wusste nicht von welcher Seite sie kamen, und es war ihm, als kämen sie aus einer andern Welt.

Klingen in den Ohren, die ganze Nacht.

135 Klingen im rechten Ohre, beim Gehen im Freien. *(Htb. und Tr.)*

Pfeifen in den Ohren beim Schnauben.

In der Nasen-Seite, feines Reissen. *(Htb.* u. *Tr.)*

Jücken der Nasenspitze, durch Kratzen nicht zu tilgen. *(Htb.* u. *Tr.)*

Carbo animalis.

Die Nasenspitze wird roth und schmerzhaft beim Befühlen.
140 Rothe, aufgesprungene, brennend und spannend schmerzende Nasenspitze. (während der Regel.) *(Htb.* u. *Tr.)*
Röthe und Geschwulst der Nase, sie ist inwendig wie wund.
Geschwulst der Nase und des Mundes.
Geschwulst der Nase, mit Blüthen innerlich und äusserlich, die sich zu Schorfen bildeten von langer Dauer.
Trockenheit und Abschälen der Haut an der Nasenspitze. *(Htb.* u. *Tr.)*
145 Bläschen am rechten Nasenloche. *(Htb.* u. *Tr.)*
Spannender Blutschwär im Nasenloche. *(Htb.* u. *Tr.)*
Blut-Schnauben, öfters.
Nasenbluten, früh im Sitzen und Nachmittags.
Früh-Nasenbluten, mehrere Morgen, mit Schwindel voraus.
150 Nasenbluten ganze Tassen voll hellrothen Blutes. *(Whl.)*
Nasenbluten, nach Drücken und Dummheit im Kopfe. *(Whl.)*
Die Gesichts-Haut schmerzt, besonders an den Backen, um den Mund und das Kinn. (nach Rasiren.) *(Ad.)*
Reissen, öfters wiederholt, bald im Ober- bald im Unterkiefer der rechten Gesichts-Seite. *(Htb.* u. *Tr.)*
Flüchtige Risse im linken Jochbeine, gegen die Schläfe zu. *(Htb.* u. *Tr.)*
155 Hitze im Gesichte und Kopfe, Nachmittags.
Oft fliegende Hitze in den Backen, mit Röthe.
Oeftere aufsteigende Hitze, mit Röthe und Brennen der Wangen, Abends. *(Htb.* u. *Tr.)*
Ausschlag kleiner Pusteln an der linken Wange und Stirn. *(Htb.* u. *Tr.)*
Ausschlag auf den Backen, wie rothe Flecke.
160 Gelbheit des Gesichts.
Kupfer-Ausschlag im Gesichte. *(Rust's Magazin a. a. O.)*
Gesichtsblüthen in Menge, ohne Empfindung.
Der Mund ist geschwollen.
Geschwürigkeit des einen Mundwinkels (Käke) brennenden Schmerzes.
165 Geschwulst beider Lippen, mit Brennen derselben. *(Htb.* und *Tr.)*
Trockenheit der Lippen, wie von zu grosser Hitze, früh. *(Htb.* u. *Tr.)*
Die Lippen sind aufgesprungen.
Bluten der Lippen.
Blasen an den Lippen.

170 Am Kinn kleines rothes Knötchen mit gelber Spitze. *(Htb. und Tr.)*

Die Zahn-Nerven sind empfindlich bei Berührung der Krone der Zähne.

Ziehen in den Zähnen, mit fliegender Hitze im Gesichte.

Stetes Ziehen in den linken Backzähnen, vorzüglich Nachmittags.

Ziehen in einem linken untern Backzahne, Nachts, so oft sie erwacht. *(Htb. u. Tr.)*

175 Es zieht hin und her in den Zähnen, auch in den vordern.

Plötzlich, beim Brod-Essen, ziehende und stechende Schmerzen in den Nerven der Backzähne.

Reissendes Zahnweh, besonders in hohlen Zähnen, auch Nachts, den Schlaf störend. *(Htb. u. Tr.)*

Schmerzhaftes Greifen in den Zähnen der linken Seite, im Freien vermehrt. *(Htb. u. Tr.)*

Mucken in den Zähnen, beim Drauffühlen und Abends schlimmer. *(Htb. u. Tr.)*

180 Puckender Zahnschmerz auf kalt Trinken, und dann Wackeln der Zähne.

Der hohle Zahn ist empfindlich, und als wäre er hervorragend; er schmerzt beim Beissen, und mehr noch Abends im Bette, mit vielem Speichel im Munde.

Die obern und untern Zähne sind zu lang und wackeln.

Die Zähne der rechten obern Reihe sind wie zu lang und locker, ohne Schmerz, mehrere Tage. *(Htb. u. Tr.)*

Grosse Lockerheit der Zähne, dass sie die weichsten Speisen ohne Schmerz nicht kauen kann.

185 Lockerheit der Zähne und Reissen darin, am heftigsten Abends im Bette.

Lockerheit der untern Zähne, mit Schmerz im Zahnfleische derselben.

Das Zahnfleisch ist blass und schmerzt wie geschwürig. *(Htb. und Tr.)*

Das Zahnfleisch ist roth und geschwollen und sehr schmerzhaft.

Blasen im Munde, welche Brennen verursachen.

190 Sie beisst sich im Munde öfters die Wange auf. *(Htb. und Tr.)*

Brennen an der Zungen-Seite, als wäre sie wund. *(Htb. u. Tr.)*

Brennen der Zungenspitze und Rauhheit im Munde. *(Htb. und Tr.)*

Kleine Blasen auf den Zungen-Rändern. *(Htb. u. Tr.)*

Bläschen auf der Zunge, welche wie verbrannt schmerzen.
195 Mund und Zunge, wie unbeweglich, mit mühsamer, schleppender und sehr leiser Sprache. (n. etl. St.)
Halsweh, wie Geschwür-Schmerz, beim Schlingen.
Schmerz im Halse, beim Schlingen, als wäre dort eine Blase. *(Htb. u. Tr.)*.
Kratzen im Halse, mit Speichelfluss.
Kratziges Stechen im Schlunde.
200 Rohheits-Empfindung im ganzen Schlunde und der Speiseröhre, bis in die Herzgrube, durch Schlingen nicht vermehrt.
Wundheits-Schmerz und Brennen, wie Sod im Halse, bis in den Magen, ärger gegen Abend, Nachts und früh; besser nach dem Aufstehen und nach Essen und Trinken. *(Htb. und Tr.)*
Rauhheit im Halse, fast alle Morgen, die nach dem Frühstück vergeht. *(Htb. u. Tr.)*
Brenn-Empfindung im Halse.
Drücken im Halse, bloss beim Schlingen.
205 Drücken im Schlunde, bis in den Magen.
Drücken im Halse und Trockenheit auf der Zunge.
Ein Hinaufsteigen in der Speiseröhre bis in den Hals, wo es würgte und drückte, mit Rauhheits-Gefühl. *(Htb. u. Tr.)*
Trockenheit im Halse und Munde, ohne Durst, fast den ganzen Tag. (d. 2. u. 3. T.) *(Htb. u. Tr.)*
Schleimig im Munde, früh; nach dem Aufstehen vergehend. *(Htb. u. Tr.)*
210 Gefühl von Schleim im Halse, früh beim Erwachen, nöthigt sie zu langem Räuspern; zu Mittag vergeht es. *(Htb. u. Tr.)*
Viel Schleim im Halse, und oft Schneuzen und Rachsen. (n. 24 St.)
Schaumiger Speichel.
Uebler Mund-Geruch.
Uebelriechender Athem, ohne dass er es selbst merkt.
215 Mist-Geschmack im Munde, früh.
Bitter-Geschmack alle Morgen.
Bitterkeit im Munde zuweilen, auch früh.
Bitterer Geschmack, früh, im Munde, nach Aufstehen vergehend. *(Htb. u. Tr.)*
Bitterlich fauler Geschmack im Munde.
220 Bitter saurer Geschmack im Munde.

Saurer Geschmack im Munde.
Schleimig saurer Mund-Geschmack, früh, nach dem Erwachen. *(Htb. u. Tr.)*
Widerlicher Mund-Geschmack, früh. *(Htb. u. Tr.)*
Durst, schon früh, ganz ungewöhnlich. (d. 6. T.) *(Htb. u. Tr.)*
225 Grosser Durst, besonders auf kaltes Wasser, bei Trockenheit und Hitze im Halse.
Wenig Esslust, aber während des Essens kömmt der Appetit.
Der Appetit vergeht schnell beim Essen.
Kein Appetit, es schmeckt ihr alles gerade weg. *(Whl.)*
Wohl Hunger, aber das Essen schmeckt nicht.
230 Widerwille gegen kaltes Getränk.
Widerwille gegen Fett.
Fettes Fleisch verdirbt ihm den Appetit gar sehr.
Appetit auf rohes Sauerkraut, bei übrigens Appetitlosigkeit.
Verlangen auf Säuerliches und Erfrischendes.
235 Vermehrter Appetit. (d. 1. 2. 9. T.) *(Htb. u. Tr.)*
Sehr starker Hunger, früh.
Heisshunger.
Nach reichlicher Mittags-Mahlzeit, in zwei Stunden doch wieder grosser Appetit, und gegen Abend wieder Hunger und späterhin Durst.
Von Tabakrauchen Uebelkeit und Widerwille dagegen.
240 Nach Fleisch-Essen, lange Uebelkeit mit Brecherlichkeit und vielem leeren Aufstossen.
Beim Anfange des Essens, innerlicher Frost.
Beim Essen schnelle Ermüdung der Brust und Kau-Werkzeuge.
Beim Mittag-Essen viel Hitze und Schweiss im Gesichte.
Beim Essen, Schweiss.
245 Vom Essen wird er müde.
Nach dem Essen, Aengstlichkeit in der Brust.
Nach wenigem Essen, bei gutem Appetite, bald Vollheit des Magens.
Nach dem Essen, Drücken im Magen.
Nach mässigem Mittag-Essen, starke Leib-Aufgetriebenheit. *(Htb. u. Tr.)*
250 Gleich nach dem Essen Bohren in der rechten Bauch-Seite.
Nach dem Essen, Engbrüstigkeit.
Bald nach dem Essen, Angst und Unruhe im Rücken, ohne Schmerz.

Nach dem Frühstück, Herzklopfen, und auch sonst nach dem Essen.
Durch das Mittag-Essen vergehen alle Vormittags-Beschwerden. (d. 2. T.) *(Htb. u. Tr.)*
255 Oefteres Aufstossen. *(Ad.)*
Viel Aufstossen aus dem Magen.
Häufiges, leeres Aufstossen, das in Aufschwulken übergeht.
Leeres Aufstossen nach dem Essen, jedes Mal. *(Htb. u. T.)*
Aufstossen nach dem Geschmacke der lange vorher genossenen Speisen.
260 Faulig fischartiges Aufstossen.
Fast stetes fauliges Aufstossen. *(Htb. u. Tr.)*
Schlucksendes Aufstossen, beim Mittag-Essen. *(Htb. u. Tr.)*
Säuerlich im Schlunde, nicht im Munde.
Aufsteigendes (Sod-) Brennen aus dem Magen.
265 Kratziger Sod.
Wabblichkeit (im Unterleibe), gegen Abend, mit aufsteigender Hitze. (n. 10 T.)
Uebelkeit, nach vielem Gehen, wenn er zum Sitzen kömmt.
Uebel und brecherlich im Magen, früh, nach dem Aufstehen, mit Hitze, Aengstlichkeit und Aufsteigen säuerlichen Wassers im Munde, bei allgemeiner Mattigkeit. *(Htb. u. Tr.)*
Neigung zum Würmerbeseigen, mit Uebelkeit im Magen, Nachts. *(Htb. u. Tr.)*
270 Anfall von Würmerbeseigen, mit Auslaufen salzigen Wassers aus dem Magen durch den Mund, unter Würgen und krampfhaftem Gefühle in den Kinnladen, drauf heftiges leeres Aufstossen bei kalten Füssen, zuletzt Schlucksen eine halbe Stunde lang.
Magen-Drücken, auch nüchtern.
Arges Drücken im Magen, Abends, nach dem Niederlegen, im Bette; sie musste, um sich zu erleichtern, mit der Hand auf die Magen-Gegend drücken. (n. 16. St.)
Drücken im Magen, mit Schwere und Vollheit, bei Neigung zum Würmerbeseigen. *(Htb. u. Tr.)*
Schneller, kurzer Druck-Schmerz in der Herzgrube, beim tief Athmen.
275 Zusammenziehender Magen-Krampf.
Ein Zerschlagenheits-Gefühl in der Herzgrube, wie nach heftigem Husten. (n. 6 T.)
Oefteres Stechen im Magen. *(Htb. u. Tr.)*

Spitziges Stechen rechts neben der Herzgrube, auch beim Einathmen, und im Gehen besser. *(Htb. u. Tr.)*

Reissender Stich von der Herzgrube bis in die Brust, beim Aufrichten nach Bücken. *Htb. u. (Tr.)*

280 Bohrender Schmerz im Magen, fast wie von Nüchternheit, der nach dem Bauche zugeht. *(Htb. u. Tr.)*

Gluckern im Magen. *(Ad.)*

Hörbares Kollern im Magen, früh, beim Erwachen. *(Ad.)*

In der Leber, Drücken, selbst beim Liegen.

Arg drückender Leber-Schmerz, fast wie Schneiden; die Gegend thut auch äusserlich, beim Betasten, weh, wie wund.

285 Unter den linken Ribben, drückendes Stechen.

Druck-Schmerz in der linken Bauch-Seite.

Schmerz in der Nieren-Gegend, im Gehen. *(Htb. u. Tr.)*

Wiederholtes stechendes Picken in der Nieren-Gegend. *(Htb. und Tr.)*

Im Bauche liegt es ihm schwer, wie ein Klump, auch nüchtern mehrere Tage.

290 Starke Auftreibung des Unterleibes.

Der Bauch ist immer sehr aufgetrieben.

Auftreibungen hie und da am Bauche, wie Brüche. *(Fr. u. Hbg.)*

Schmerzhaftes Spannen im Unterleibe, mit Schmerz unter den Ribben beim Befühlen, als wenn darin etwas Böses und die Stellen wie unterköthig wären.

Schmerz, wie unterschworen, im Unterleibe.

295 Wie zusammengeschnürt im Bauche, bei Nüchternheit, mit grossem Leerheits-Gefühle, doch ohne Hunger und ohne Appetit.

Ein kneipendes Zusammenschnüren, tief im Unterbauche.

Greifen und Unruhe im Unterleibe.

Greifen in der Gegend des Nabels.

Kneipen im Bauche, um den Nabel, mit Gefühl, als wenn Stuhl erfolgen sollte. *(Htb. u. Tr.)*

300 Kneipen in der rechten Oberbauch-Seite, mit Stechen; im Sitzen. *(Htb. u. Tr.)*

Ein stechendes Kneipen im Oberbauche, jeden Morgen, am meisten früh im Bette.

Ein stichartiges Kneipen über dem Nabel und in der Herzgrube, jeden Morgen, im Bette, als hätten sich Blähungen angehäuft; Wind-Abgang, Stuhlgang und Harnen erleichtert es, doch vergeht es auch von selbst, und ist schon beim Gehen wenig bemerkbar mehr.

Theils Schneiden, theils Stechen im Unterleibe, sehr empfindlich, alle Tage, und den Tag hindurch sehr oft wiederkehrend.

Leib-Schneiden, Vormittags.

505 Kurzes Schneiden, tief im Unterbauche. *(Htb.* u. *Tr.)*

Starkes Schneiden im Bauche, mit öfterm Drang zum Stuhle und selbst Zwang, ohne dass mehr abgeht, als Winde; von früh bis Mittag. *(Htb.* u. *Tr.)*

Wühlen und Winden im Oberbauche.

Hitze am Unterleibe.

Brennen im Unterleibe, beim Gehen.

510 Leibweh, als wenn Durchfall entstehen sollte.

Am Unterbauche, auf der rechten Seite, schmerzhafte Empfindung, als wolle sich da etwas durchquetschen.

In den Schössen, Drängen, zuweilen wie Brennen bei Harnwinde. *(Htb.* u. *Tr.)*

Gefühl in der linken Weiche, beim Niedersetzen, als läge ein grosser, schwerer Körper dort; nach Daraufdrücken durch Wind-Abgang erleichtert. *(Htb.* u. *Tr.)*

Schneiden in der rechten Weiche, im Sitzen; besser beim Gehen und tief Athmen. *(Htb.* u. *Tr.)*

515 Stechen in den Schössen, auch Nachts, den Schlaf störend und sie aufweckend. *(Htb.* u. *Tr.)*

Der Bauch tritt heraus und ist schmerzhaft beim Gehen, Bewegen und Anfühlen.

Blähungs-Bewegung, mit Gefühl, als rege sich etwas im Leibe, wie zerstossen und zerrissen.

Viel Qual von Blähungen.

Umgehen im aufgetriebenen Bauche, mit Abgang stinkender Winde. *(Htb.* u. *Tr.)*

520 Hörbares Knurren, wie von angehäuften Blähungen, die keinen Ausgang finden. *(Htb.* u. *Tr.)*

Hörbares Kollern im Bauche. *(Ad.)*

Hörbares Kollern und Knurren in den dicken Gedärmen, welches bis unter den Magen hinauf und von da wieder hinab ging. *(Ad.)*

Kollern und Knurren im rechten Unterbauche, nach Trinken warmer Milch, bald oben, bald unten, mit vergeblicher Neigung zu Blähungs-Abgang. *(Ad.)*

Knurren im Mastdarme. *(Ad.)*

525 Gähren in den Gedärmen.

Gluckern und Gähren im Bauche.

Häufiger Abgang stinkender Winde, beim Spazieren, nach dem Abendessen. *(Ad.)*

Häufiger Abgang stinkender Winde, Vormittags. *(Htb.* u. *Tr.)*

Umgehen im Bauche mit vergeblichem Stuhldrange. *(Htb.* und *Tr.)*

330 Oft Pressen auf den Mastdarm, wie zum Stuhle, es kommen aber nur Blähungen und dann kehrt das Pressen gleich wieder zurück.

Zum Stuhle öfterer, aber vergeblicher Drang im untern Theile des Mastdarms. *(Ad.)*

Zu viel Stuhldrang; doch kommt jedes Mal etwas Stuhl, obgleich sehr schwierig.

Heftiges Drängen zum Stuhle, der sehr schwer abgeht, hart und mit Blutstriemen vermischt ist. *(Htb.* u. *Tr.)*

Wenig und heller Stuhl. (d. erste Zeit.) *(Htb.* u. *Tr.)*

335 Zögernder, sparsamer Stuhl, mehrere Tage.

Wenig Stuhl, nach 24 Stunden, hart und stückig.

Harter, bröcklichter Stuhl, den sie nur mit grosser Anstrengung los werden konnte, wie von Unthätigkeit der Bauchmuskeln, mit Versetzung des Athems, Abends. *(Htb.* und *Tr.)*

Sehr harter Stuhl, nach vorgängigem Schauder am Kopfe, wie von Uebergiessung mit kaltem Wasser. *(Htb.* u. *Tr.)*

Erster Theil des Stuhles zu hart und schwierig abgehend, mit dem Gefühl, als wäre es zu wenig, und als wollte noch etwas fort, wozu aber der Mastdarm nicht Kraft genug hätte, es von sich zu geben.

340 Vier Stühle den dritten Tag, mit Leibweh jedesmal vorher.

Erst fester, dann weicher Stuhl, auf Brennen im After. *(Htb.* u. *Tr.)*

Nachts, Stuhl, nach Mitternacht. *(Htb.* u. *Tr.)*

Weicher Stuhl, mit Schleim, der wie geronnenes Eiweiss aussieht.

Weicher Stuhl, nach vorgängigem Drängen an den Schambeinen. (n. 27 T.) *(Htb.* u. *Tr.)*

343 Weicher, grüner Stuhl, mit Bauchschmerzen zuvor und dabei. *(Htb.* u. *Tr.)*

Flüssiger Stuhl, mit Zwang darauf. (d. 7. T.) *(Htb.* u. *Tr.)*

Durchfall nach Kneipen im Bauche, mit Brennen im After. *(Htb.* u. *Tr.)*

Vor dem Stuhlgange, ein Ziehen vom After durch die Scham.

Carbo animalis.

Beim Stuhlgange, Reissen von der Scham im Leibe herauf. (n. 22. T.)

550 Beim Abgange des Stuhls, Stechen im After, wie mit Nadeln. *(Ad.)*

Beim Stuhlgange, heftiges Schneiden in den After-Blutknoten.

Beim Stuhle, Blut-Abgang.

Bei hartem Stuhle, Stich-Schmerz in den Schössen, wie von Blähungen. *(Htb.* u. *Tr.)*

Beim Stuhle, Kreuzschmerzen, mit Aufblähung des Bauches bis in die Brust. *(Htb.* u. *Tr.)*

555 Mit dem harten Stuhle geht ein Stück Bandwurm ab. *(Htb.* und *Tr.)*

Nach dem Stuhlgange arges Kratzen im Mastdarme.

Nach dem (zweiten) Stuhle (an demselben Tage), grosse Schwäche und Schmerz in den Därmen, als würden sie zusammengeschraubt.

Nach dem Stuhle, Schauder. (Abends.) *(Htb.* u. *Tr.)*

Nach dem Stuhle, Drängen auf den Harn (welcher sehr roch), drauf Mattigkeit und zeitige Schläfrigkeit, ohne (nach dem Niederlegen) schlafen zu können; sie zuckte gleich wieder auf, hatte darauf Klingen in den Ohren, als sollte sie ohnmächtig werden, und bekam darauf Schüttelfrost.

560 Die After - Blutknoten schwellen stark an und schmerzen brennend beim Gehen.

Es entstehen grosse After-Aderknoten, die brennend schmerzen.

Im Mastdarme, arges Brennen, Abends.

Brennen im After.

Schmerzliches Zusammenziehen des Afters.

565 Stiche am (wunden) After.

Wundheit des Afters, mit Feuchten, den ganzen Abend.

Ein Blutschwär am After. (n. 16 T.)

Klebrige, geruchlose Feuchtigkeit dringt aus dem Mastdarme.

Aus dem Mittelfleische, hinter dem Hodensacke, schwitzt viel klebrige, geruchlose Feuchtigkeit aus.

570 Er reitet sich leicht am Gesässe durch, wonach grosse Blassen entstehen.

Klemmend wühlender Schmerz im Mittelfleische.

Schneidendes Ziehen vom After durch das Steissbein hindurch, ausser dem Stuhlgange.

Reissen quer über das Schambein und dann durch die Scham, bis zum After. (n. 14 T.)

Einzelne Rucke aus dem Steissbeine nach der Blase zu, die sie zum Harnen zwingen.

375 Auf die Blase drückt es stark, Nachts.

Plötzlicher Andrang zur Harn-Entleerung. *(Ad.)*

Ungeheurer Drang zum Harnen, sie musste sehr oft dringend eilen, das Wasser zu lassen, und fühlte nach dem Harnen einen wohllüstigen Kitzel in den Harnwegen.

Bei leichtem Drucke geht der Harn fast wider seinen Willen ab. (n. 16 T.)

Der Abgang des Urins wird weit stärker.

380 Sie lässt häufig Urin, ohne viel getrunken zu haben. (d. 1. T.) *(Htb. u. Tr.)*

Sehr starker Harn-Abgang, früh, nach dem Erwachen.

Sehr viel Harn-Abgang; er musste Nachts dreimal zum Harnen aufstehen.

Vermehrter Harn-Abgang, mit öfterem Nachtharnen; dabei lässt sie viel mehr, als sie getrunken. *(Htb. u. Tr.)*

Starker Harn-Abgang, nach der Nacht-Hitze.

385 Trüber, pomeranzenfarbiger Harn.

Der Harn, schon beim Lassen trübe, lässt bald einen trüben Satz fallen. (d. 4. T.) *(Htb. u. Tr.)*

Gelber Harn, mit baldigem lockeren Satze. (d. ersten T.) *(Htb. und Tr.)*

Verminderter Harn. (n. 4 T.) *(Htb. u. Tr.)*

Harn-Strahl unterbrochen. *(Htb. u. Tr.)*

390 Spärlicher Harn.

Wenig und heisser Harn, Nachts, der beim Lassen brannte.

Der Harn brennt in der Harnröhre beim Uriniren.

Während des Urin-Abgangs, brennender Wundheits-Schmerz in der Harnröhre.

Nach dem Urin-Lassen, Brennen in der Harnröhre.

395 Ueber den Schamtheilen Jücken.

Am Hodensacke, Stechen, auf beiden Seiten.

Der Geschlechtstrieb fehlt lange Zeit, selbst be A reizungen.

Gänzliche Schlaffheit der Zeugungstheile und Schwäche-Gefühl darin.

Die gewöhnliche Früh-Erektion bleibt aus. (d. 2. T) *(Htb. u. Tr.)*

400 Pollution, Nachmittags 4 Uhr. (d. 5. T.) *(Htb u Tr.)*

Pollution, nach sehr langer Zeit zum e en Male, mit wohllüstigen Träumen, ohne Ruthesteifhe' *(Ad.)*

Oeftere Pollutionen. (d. ersten Tage.)
Drei Nächte hintereinander starke Pollutionen, dergleichen
  sich seit Jahren nicht ereignet hatten.
Nach einer Pollution, früh, beim Erwachen, ein krampfhafter Schmerz längs der Harnröhre, vorzüglich an ihrem
  hintern Theile. *(Ad.)*
405 Nach Pollution sehr erschöpft an Geist und Körper, und
  sehr bänglich, als ob ihm Uebels bevorstünde.
Regel 4 Tage zu früh, mit Kopfschmerz vor dem Ausbruche
Regel den ersten Tag wenig, den zweiten reichlicher als
  sonst und das Blut dunkelfarbiger. (d. 8. T.)
Regel 4 Tage zu früh, mit Schmerz im Kreuze und den Schössen. *(Htb. u. Tr.)*
Monatliches stärker, als gewöhnlich. *(Htb. u. Tr.)*
410 Regel nicht stark, doch länger, als sonst und bloss früh
  gehend.
Monatliches kürzer, als sonst, und um 5 Tage zu spät.
Vor Ausbruch der Regel, ängstliche Hitze.
Vor und bei der Regel, grosse Abgeschlagenheit der Ober-
  schenkel. *(Htb. u. Tr.)*
Bei der Regel, heftiges Pressen in den Schössen, im Kreuze
  und den Schenkeln, mit vergeblicher Neigung zum Auf-
  stossen, Frostigkeit und Gähnen. *(Htb. u. Tr.)*
415 Bei der Regel, sehr aufgetriebener Unterleib.
Nach dem Eintritte der Regel, so grosse Mattigkeit, dass
  sie kaum sprechen konnte, mit Gähnen und Dehnen.
Weissfluss. (n. 14 T.)
Scheidefluss, welcher die Wäsche gelb färbt. (n. 21 T.)
Wässriger Weissfluss im Gehen und Stehen. *(Htb. u. Tr.)*

---

420 Gefühl in der Nase, wie beim Anfange eines Schnupfens,
  nach dem Essen· Abends zunehmend. *(Ad.)*
Stock-Schnupfen· er kann keine Luft durch die Nase holen.
Stockschnupfen, Vormittags bis Abends. (d. 1. T.) *(Htb. u. Tr.)*
Stockschnupfen, früh, beim Erwachen, der nach dem Auf-
  stehen vergeht *(Htb. u. Tr.)*
Verstopfung des linken Nasenloches, Vormittags. (d. 2. u. 3. T.)
  (Htb. u. Tr.)
425 Fliess-Schnupfen, mit Geruchs-Verlust, Gähnen und vie-
  lem Niesen. *(Htb. u. Tr.)*
Fliess-Schnupfen. (n. 10 T.)

Fliess-Schnupfen vielen wässerigen Schleims. *(Htb. u. Tr.)*
Ungeheurer Fliess-Schnupfen, einige Stunden am Abend.
Oefterer Schleim-Abgang aus der Nase, bei Stock-Schnupfen.
430 Schnupfen, Katarrh und Scharren im Halse, besonders Abends und Nachts, vorzüglich beim Schlingen.
Schnupfig, mit rauhem Halse.
In der Luftröhre, Schmerz, wie nach vielem Husten.
Heiserkeit, Abends schlimmer.
Rauhheit und Heiserkeit im Halse, früh, nach dem Aufstehen, mit trocknem Husten. *(Htb. u. Tr.)*
435 Nach Heiserkeit am Tage, wird sie Nachts stimmlos, wacht auf mit Kälte, geschwollner Herzgrube, starkem Husten, schwierigem Auswurfe, und Athem-Versetzung mit Angst-Schweiss; sie konnte gar nicht zu Athem kommen.
Kitzel in der Luftröhre, mit Husten, was sich nach dem Essen mindert. *(Htb. u. Tr.)*
Husten-Reiz mit Zuschnüren der Kehle und Brustkrampf.
Kitzel-Husten.
Husten, ohne Auswurf, von Kitzel im Kehlkopfe, Abends, 3 Tage lang. *(Htb. u. Tr.)*
440 Rauher Husten, mit Schmerz im Halse, wie wund.
Husten, von Trockenheit des Halses, früh; sobald Schleim ausgeworfen wird, vergeht er.
Kurzes Hüsteln, öfters, von Kitzel im Kehlkopfe. (d. 1. T.) *(Htb. u. Tr.)*
Abends, Kotz-Husten, besonders im Bette.
Husten, welcher den Athem versetzt.
445 Erstickungs-Husten, Abends, eine Stunde nach dem Einschlafen.
Nur Nachts, beim Liegen auf der rechten Seite, trockner Husten; mehrere Nächte. *(Htb. u. Tr.)*
Trockner Husten, Tag und Nacht.
Arger, trockner Husten, früh, beim Aufstehen, und fast den ganzen Tag, welcher den Unterbauch erschüttert, als wolle da Alles heraus; sie muss den Bauch mit den Händen halten und sitzen; es schnärgelt auf der Brust, ehe sie Etwas los hustet.
Der früher trockne Husten wird locker. (d. 2. T.) *(Htb. u. Tr.)*
450 Husten mit Auswurf.
Weissgelblicher Schleim-Auswurf. *(Whl.)*

Carbo animalis.

Husten mit dickem Eiter-Auswurfe. (n. 14. T.) *(Whl.)*
Husten mit grünlichem Eiter-Auswurfe, bloss auf einer kleinen, Zoll grossen Stelle in der rechten Brust erregt. *(Whl.)*
Grüner Eiter-Auswurf, nach trocknem Husten. *(Whl.)*
455 Dicker, grüner Eiter-Auswurf aus einer Vomica, welche in der rechten Brusthöhle entsteht. *(Whl.)*
Vom Husten, Seiten-Stechen. *(Whl.)*
Nach trocknem Husten hört der Seiten-Schmerz auf, und sie kann dann noch öfter Husten, ohne ihn wieder zu spüren. *(Whl.)*
Von Husten, Schmerz im Unterbauche, wie wund.
Röcheln und Piepen auf der Brust, stundenweise, Abends im Bette.
460 Keuchen beim Athemholen, mit Brust-Beklemmung.
Engbrüstigkeit, nach dem Essen.
Plötzliche Brust-Beengung, als sie tief athmen wollte. *(Htb. u. Tr.)*
Es ist, als bliebe der Athem in der Brust stecken. *(Whl.)*
Beengung der Brust; die ganze Brust ist wie gedrückt, oder zu sehr angestrengt.
465 Es zog ihr die Brust zusammen.
Zusammenschnürung der Brust, zum Ersticken früh, im Bette; sie glaubt zu sterben, bekommt vom Sprechen Stiche im Herzen, und bei Bewegung der Arme ein Gefühl, als ob das Herz und die Brust zerreissen wollte.
Brust-Beängstigung, früh.
Schmerz, wie eingeklemmt, in der Mitte der Brust, für sich und beim Befühlen, mit Athem-Beengung; eine Viertelstunde lang. *(Htb. u. Tr.)*
Heftiges Zusammenpressen auf der Brust, mit Athemversetzung im Sitzen, früh. *(Htb. u. Tr.)*
470 Drücken in der Mitte der Brust. *(Htb. u. Tr.)*
Heftiger Schmerz in der ganzen Brust, als wollte es dieselbe zersprengen, mit Wundheits-Schmerz darin. *(Htb. u. Tr.)*
Stechen unter der rechten Brust, dass sie nicht still sitzen kann, beim Sitzen und Schreiben; nach dem Aufstehen vergeht es.
Stechen in der rechten Brusthöhle. *(Whl.)*
Stechen in der rechten Brust, bei jedem Athemzuge, als wenn da etwas Böses wäre. *(Whl.)*

475 Stiche in der linken oberen Brust-Seite und zuweilen auch in der rechten. *(Whl.)*

Stechen im Brustbeine, wie mit Messern, meist bei Bewegung.

Stechen im hintern Theile der rechten Brust, bis in die Achselhöhle. *(Htb. u. Tr.)*

Spitziges, (brennendes) Stechen in der linken Brust (-Seite); auch im Sitzen. *(Htb. u. Tr.)*

Stechen mit Athem-Versetzung, bald unterhalb der linken Brust, bald im rechten Achsel-Gelenke, bald in der rechten Weiche; mit einigem trocknen Husten, der den Schmerz vermehrt, früh. *(Htb. u. Tr.)*

480 Wühlen, Kneipen und Spannen, oben in der Brust.

Schmerzhaftes Winden in und unter der Brust.

Zittern in der Brust, wie Wimmern.

Kälte-Gefühl in der Brust. (n. 7 T.)

Brennen in der Brust, mehr in der rechten.

485 Brennen in der Brust, mit Druck-Schmerz.

Am Herzen ein Druck, fast wie Kneipen.

Herzklopfen, Abends, ohne Aengstlichkeit. (n. 24 T.)

Starkes Herzklopfen, und jeder Schlag war im Kopfe fühlbar.

Starkes Herzklopfen beim Kirchen-Gesang.

490 Starkes Herzklopfen, früh, beim Erwachen; sie muss ganz still liegen, ohne die Augen zu öffnen, und ohne zu sprechen.

In der weiblichen Brust, im untern Theile, stechender Schmerz, der beim darauf Drücken sich verstärkt und den Athem versetzt. *(Htb. u. Tr.)*

Schmerzhafte Knoten in den Brüsten. *(Rust's Magaz. a. a. O.)*

Am Steissbeine, Schmerz, der bei Berührung der Stelle zu einem Brennen wird.

Drängender Zerschlagenheits-Schmerz am Steissbeine.

495 Zerschlagenheits-Schmerz und Drücken im linken Darmbein-Rande, Abends vermehrt, dass sie sich zusammen krümmen musste. Bei äusserem Drucke schmerzte die Stelle wie geschwürig. *(Htb. u. Tr.)*

Schmerz, wie von einem Geschwüre unter der Haut, am untersten Ende des Rückgrats, meist nur im Sitzen und Liegen.

Kreuzschmerz im Sitzen, als sollte das Monatliche eintreten. *(Htb. u. Tr.)*

Starke Kreuzschmerzen.

Press-Schmerz im Kreuze.

500 Steifheit im Kreuze.

Ziehender Kreuzschmerz, und wie zerbrochen, im Gehen, Stehen und Liegen.

Scharfes Ziehen quer über das Kreuz, sehr empfindlich bei jedem Tritte.

Stechen dicht über dem Kreuze, beim tief Athmen.

Ein Stich im Kreuze, die Oberschenkel herab, bei jedem Athmen.

505 Ein starker Stich im Kreuzbeine.

Der Rücken ist auf der linken Seite schmerzhaft, dass sie nicht darauf liegen kann, drei Nächte hindurch. *(Htb. u. Tr.)*

Schmerz unten im Rücken.

Heftiger Schmerz in den Lenden, wenn sie, nach einigem Sitzen, aufsteht.

Pressender Schmerz im Rücken, zwischen den Schulterblättern, als hätte er sich Schaden gethan, oder verhoben, mit gleichem Schmerze vorn auf der Brust, bei Bewegung des Armes.

510 Schmerzhaftes Spannen zwischen den Schulterblättern, durch Reiben erleichtert. *(Htb. u. Tr.)*

Stechendes Spannen im rechten Schulterblatte. *(Htb. u. Tr.)*

Abwechselnde Stiche im Rücken, über der rechten Hüfte.

Stechen zwischen den Schulterblättern. *(Htb. u. Tr.)*

Im Nacken, Gefühl, als zöge es ihr auf einer kleinen Stelle die Haut in die Höhe. *(Htb. u. Tr.)*

515 Spannung im Nacken.

Steifheit im Genicke.

Steifheit in der linken Hals-Seite.

Drüsen-Anschwellungen am Halse.

Die Achselgruben geben sehr viel Feuchtigkeit von sich.

520 Starkes Jücken in der rechten Achselgrube.

Die Achseln sind wie beschwert und ermüdet.

Beim Gehen sind Achseln und Brust wie beladen und gedrückt.

Reissen in den Achseln, (das durch Bewegung und Reiben vergeht.) *(Htb. u. Tr.)*

In den Armen und Händen, Zieh-Schmerz.

525 Ein Wühlen, den Arm herab, als wenn es in den Knochen arbeitete; weniger fühlbar, wenn sie sich auf diesen Arm legt.

In dem rechten Oberarme starkes Reissen, beim Aufheben des Armes.

Reissen in der Mitte des rechten Oberarmes, nach Mitternacht, beim Liegen auf dieser Seite; sie konnte vor Schmerz nicht einschlafen. *(Htb. u. Tr.)*

Schmerzliches Reissen im rechten Oberarm-Knochen, gegen den Ellbogen zu. *(Htb. u. Tr.)*

An der Ellbogen-Spitze, ziehendes Stechen; die Haut schmerzt da wie wund, bei leiser Berührung; derb angefasst aber, gar nicht.

550 Stich-Schmerz unter der linken Ellbogen-Beuge, und zur Handfläche heraus. *(Htb. u. Tr.)*

Brennen und Zwängen an der rechten Ellbogen-Beuge, Abends. *(Htb. u. Tr.)*

Im linken Vorderarme, Brennen und Stechen, oft wiederholt und zuweilen bis in das Achsel-Gelenk gehend; durch Reiben nur kurz gebessert. *(Htb. u. Tr.)*

Jücken auf der innern Fläche des rechten Unterarmes, wo nach drei Tagen ein jückender Ausschlag entsteht, der eine grosse Fläche einnimmt. *(Htb. u. Tr.)*

Harte, erhabene, jückende Stelle, quer um den Unterarm, nahe am Hand-Gelenke. *(Htb. u. Tr.)*

555 Das Hand-Gelenk schmerzt wie verrenkt.

Strammender Schmerz in den Hand-Gelenken, bei Bewegung derselben.

Reissen in den Händen.

Stechen wie mit Nadeln in der linken Handfläche, wie auch im rechten Handballen. *(Htb. u. Tr.)*

Ziehendes Stechen an der äussern Kante der Hand, wo die Haut bei leiser Berührung wie wund schmerzt, beim derb Anfassen aber gar nicht weh thut.

540 Oft sehr schmerzhaftes Bohren in den Handknöcheln.

Eingeschlafenheit der Hände, täglich.

Einschlafen der Hand in der Ruhe.

Taubheit der linken Hand, früh im Bette, was nach dem Aufstehen vergeht.

Brennende Hitze in der linken Hand, als er Abends aus dem Zimmer ins Freie kam und sich niedersetzte. *(Htb. u. Tr.)*

545 Lästige Hitze in den innern Handflächen, früh.

Jücken auf den Handrücken und Fingern, viele Tage.

Weisse, jückende Knötchen auf den Handrücken, die nach Kratzen brennen und roth werden. *(Htb. u. Tr.)*

Die mittlern Finger-Gelenke schmerzen bei Bewegung.

Carbo animalis.

Strammen im hintern Gelenke des Mittelfingers, bei Bewegung.
550 Reissen auf dem Rücken (und in den Knochen) der Finger, das durch Reiben vergeht. *(Htb. u. Tr.)*
Stiche in den Fingerspitzen.
Ein ungeheurer Stich in der Spitze des Zeigefingers, wie Wespen-Stich.
Stechen in den Fingern. *(Htb. u. Tr.)*
Eingeschlafenheit der Finger, die später die ganze Hand einnimmt.
555 Jücken an der Finger-Warze.
Frostbeule am kleinen Finger.
In der rechten Hüfte, Klamm, beim Gehen.
Stiche in der linken Hüfte, beim Sitzen.
Die Beine lassen sich nicht ausstrecken, wegen Strammen und Kürze in den Schössen.
560 Widriges Spannen der Haut an den Beinen, mit Gefühl von Brennen oder Eiskälte.
Kalte Beine am Tage.
Kneipende Schmerzen, hie und da an den Beinen.
In den Oberschenkeln, zuckender Schmerz.
Ziehen und Reissen in den Oberschenkel-Muskeln.
565 Reissen im Oberschenkel, unter beiden Hüften, von früh bis Abends, doch Vormittags und im Sitzen ärger. *(Htb. u. Tr.)*
Schmerzhaftes Reissen, während des Stehens, wie im Marke des linken Oberschenkels; im Sitzen vergehend. (während der Regel.) *(Htb. u. Tr.)*
Ein heftig reissender Stich in der Mitte des rechten Oberschenkels, an der Inseite, im Stehen; Abends. *(Htb. u. Tr.)*
Feine, brennende, flüchtige Stiche hie und da im Oberschenkel und Kreuze den ganzen Tag. *(Htb. u. Tr.)*
Bohren und Ziehen, oben, im rechten Oberschenkel-Knochen, nach unruhiger Nacht.
570 In der Knie-Beuge des rechten Beines, Gefühl beim Gehen, als wären die Flechsen zu kurz; im Sitzen vergehend. *(Htb. u. Tr.)*
Schmerzloses krumm Ziehen der rechten Knie-Beuge, die beim Ausstrecken schmerzt; vergeht nach langem Bewegen. *(Htb. u. Tr.)*
Klamm im rechten Knie, beim Gehen.
Zusammenschraubender Schmerz im rechten Knie, im Stehen,

mit Gefühl, als wolle es ihr das Bein zusammen oder krumm
ziehen, Abends. *(Htb. u. Tr.)*
Reissen über dem rechten Knie; auch über dem linken, wie
im Knochen, wo es durch Reiben nur kurz vergeht. *Htb.
u. Tr.)*
575 Reissen und kriebelndes Stechen im rechten Knie, das
nach Reiben in das Schienbein hinunter geht, wo es durch
Reiben nur kurz gemildert wird. *(Htb. u. Tr.)*
Empfindliche Stiche in der linken Kniekehle, beim Spazierengehen. *(Ad.)*
Wundheits-Schmerz im Knie beim Biegen, Tag und Nacht.
Wundheits-Schmerz im rechten Knie, schlimmer beim Gehen.
Im Unterschenkel, vorn, neben dem Schienbeine, Klamm,
beim Gehen.
580 Klamm in den Waden, früh, mehrere Tage.
Schmerzhafter Klamm in den Waden nach Spazieren
Schmerzhaftes Spannen in den Waden, beim Gehen.
Schmerzhaftes Zusammenziehen der Achill-Sehne, öfters wiederholt, Abends. (d. 3. T.) *(Htb. u Tr.)*
Drücken im Schienbeine, beim Gehen.
585 Zerschlagenheits-Schmerz in Schienbeine, beim Gehen im
Freien, absatzweise, mit Spannen in der Wade.
Ziehen am Schienbeine, ruckweise. *(Ad.)*
Nachts zog es ihr schmerzlos im linken Unterschenkel herauf.
Reissen im rechten Unterschenkel, besonders im Knie- und
Fuss-Gelenke.
Reissen im linken Schienbeine hinunter; wie auch in der
äussern Fläche des rechten Unterschenkels und darnach in
der grossen Zehe. *(Htb. u. Tr.)*
590 Schmerzhafter Stich im rechten Unterschenkel, beim Aufstehen nach Knien, der den ganzen Körper durchdringt,
und sie erschreckt. *(Htb. u. Tr.)*
Einschlafen der Unterschenkel, bis zur Wade, am Tage.
Der Fuss knickt beim Gehen um, wie von Gelenk-Schwäche.
Kraftlosigkeit der Fuss-Gelenke, beim Gehen, wie zum Umknicken.
Steifheits-Gefühl im Fuss-Gelenke, früh, beim Aufstehen.
495 Spannen auf den Fussrücken, als wäre eine Flechse zu
kurz; den Tag drauf ist die Stelle geschwollen und empfindlich bei Berührung. *(Htb. u. Tr.)*
Ziehen und Reissen in den Flechsen der rechten Ferse. *(Htb.
u. Tr.)*

Carbo animalis.

Spitziges hinein Stechen in die linke Fusssohle. *(Htb. u. Tr.)*
Schmerz, wie unterköthig, in den Fersen.
Ein stichlichtes Kriebeln in den Füssen, wie von Eingeschlafenheit, früh.
600 Kalte Füsse, im Gehen, Vormittags.
Aeusserst kalte Füsse, auch Abends, noch lang im Bette.
Sehr heisse Füsse.
Im Gehen brennen ihr die Füsse, im Sitzen schwellen sie.
Entzündungs-Geschwulst am Fusse, der an einer Zehe aufbricht.
605 Geschwulst und Spannen der Füsse. *(Htb. u. Tr.)*
Starker Schweiss der Füsse.
In den Zehen, öfters am Tage, Klamm; beim Gehen auf unebenem Wege ist es als wenn sie umknickten.
Verrenkungs-Schmerz im hintern Zeh-Gelenke, beim Gehen und jeder Bewegung.
Reissen in der rechten grossen Zehe. *(Htb. u. Tr.)*
610 Heftig schneidendes Brennen in den Zehen, vorzüglich in den kleinen.
Starkes Jücken der ehemals erfrornen Zehen. (n. 24 T.)
Geschwulst des Ballens der grossen Zehe, früh; es ist viel Hitze darin, und er schmerzt, wie ehedem erfroren und geschwürig.
Sie geht sich leicht wund zwischen den Zehen.
Es entstehen Hühneraugen, die bei Berührung schmerzen.
615 Stechen im Hühnerauge, viele Tage lang.
Drückende Schmerzen in den Gelenken und Muskeln.
Drücken im Magen, in der Brust, und zuweilen im Unterleibe.
Schmerz, wie von Finger-Druck, an den Armen und Beinen.
Reissend ziehender Schmerz in den Fingern und Zehen.
620 Steifigkeit der Glieder, nach Sitzen.
Oefters Gefühl, als wollten Hände und Füsse einschlafen. *(Htb. u. Tr.)*
Einschlafen bald des rechten Armes, bald des rechten Fusses, Abends im Bette. *(Htb. u. Tr.)*
Einschlafen der Arme beim Aufstützen und der Beine beim über einander Legen.
Taubheits-Gefühl in allen Gliedern, besonders auch im Kopfe.
625 Zerschlagenheit in allen Gliedern, besonders bei Bewegung.

Die Gelenkbänder der Ellbogen und Knie schmerzen beim Liegen.

Die Gelenke des Körpers sind wie zerschlagen und auseinander gegangen, kraftlos.

Zerbrochenheits-Empfindung in den Gelenken.

Knacken in den Gelenken.

630 Leichtes Verrenken der Gelenke.

Gang schwankend, wie durch eine äussere Kraft bewirkt.

Anfall: von 10 Uhr Vormittags bis Nachmittags 4 Uhr ist's ihr sehr unbehaglich; sie ist wie dämisch im Kopfe, und unsicher auf den Füssen, bei Blässe des Gesichts, Uebelkeit und blauen Ringen um die Augen.

Schwere und Zittern der Arme und Beine.

Oft Schwere in allen Gliedern.

635 Pochen und Klopfen im ganzen Körper, Abends schlimmer.

Blut-Wallung, ohne Hitze.

Leicht erhitzbar, den ganzen Tag über.

Schwäche und Mangel an Energie des Körpers, mit Kopf-Benommenheit.

Er isst und trinkt, und doch werden seine Kräfte alle Tage schwächer. *(Whl.)*

640 Leichte Erschöpfung durch Gehen.

Das Gehen griff sie sehr an, sie ward gleich matt, besonders in den Hypochondrien.

Nachmittags so starke Bangigkeit und Schwere im Körper, dass ihm das Gehen sehr sauer ward.

Beim Gehen im Freien, viel Schweiss.

Nach Spazieren, müde und schläfrig.

645 Wenig empfindlich für die scharfe Winterluft (in der Nachwirkung.)

Jücken verbreitet sich über den ganzen Körper, besonders Abends im Bette.

Beissen, wie Flohstiche am ganzen Körper, das durch Kratzen immer auf eine andere Stelle geht. *(Htb. u. Tr.)*

Stiche in einer Brand-Narbe.

Mehrere (kleine) Knoten an der Handwurzel, im Genicke und auf dem Fussrücken, die heftig jücken, nach Kratzen brennend jücken, und nach 3 Tagen vergehen. *(Htb. u. Tr.)*

650 Anfall: Schwindel, sie schreit, sperrt den Mund auf, und biegt sich nach rechts und hinten, mit aufgehobenen Händen. *(Whl.)*

Sie will umfallen, sperrt den Mund auf, und sieht nach oben; darauf heiss am ganzen Körper, mit Gesichts-Schweiss und weinerlicher Stimmung. *(Whl.)*

Trägheit und Unlust zu geistiger und körperlicher Arbeit, den ganzen Tag.

Abgespannt, bang und schwermüthig, besonders Nachmittags. *(Htb. u. Tr.)*

Wie im Schlummer, den ganzen Tag, und davon träge, taubhörig, trübsichtig, verdriesslich und dumpfbrütend.

655 Vormittags dummlich und schläfrig, was sich nach dem Mittag-Essen verschlimmert. *(Htb. u. Tr.)*

Vormittags allgemeine Mattigkeit, zum Hinsinken.

Früh, besonders in den Untergliedern, wie ermüdet und abgeschlagen. *(Htb. u. Tr.)*

Früh, nach gutem Schlafe, doch sehr ermüdet, beim Erwachen.

Früh, Trägheit in allen Gliedern.

660 Früh, beim Aufstehen, sehr müde, mit solcher Traurigkeit, dass sie hätte weinen mögen.

Schläfrigkeit mit öfterem Gähnen, den ganzen Vormittag. *(Htb. u. Tr.)*

Abend-Schläfrigkeit, mit Lichtscheu. (d. ersten Tage.)

Sie konnte Abends nicht einschlafen, und hatte überhaupt nur einen sehr leisen Schlaf. *(Htb. u. Tr.)*

Er konnte Nachts bis 5 Uhr früh nicht einschlafen, und war doch, auf zwei Stunden Schlaf, nach dem Erwachen, erquickt.

665 Er kann die Nacht nicht schlafen vor Hitze und Unruhe.

Unruhig und ängstlich wirft sie sich die Nacht herum, ohne Ruhe zu finden, mit öfterm Erwachen. *(Htb. u. Tr.)*

Sehr unruhige Nacht, er kann im Bette keine ruhige Lage bekommen.

Unruhige Nacht; schon um $2\frac{1}{2}$ Uhr war der Schlaf vorüber, wegen innerer Unruhe.

Sehr unruhiger Schlaf; er war sehr aufgeregt und konnte vor 2 Uhr nicht einschlafen.

670 Sehr unruhiger Schlaf mit öfterem Erwachen.

Vor Schlafengehen, Abends, sieht er grässliche Gesichter vor seiner Phantasie.

Beim Einschlafen, Aufschrecken, als wenn sie fallen sollte.

Vor dem Einschlafen, Abends im Bette, Furcht vor dem Ersticken, liegend, beim Schliessen der Augen, die nur beim

Aufsitzen und Oeffnen der Augen verging und so die ganze Nacht den Schlaf hinderte; dabei war der Hals verschleimt.

Nachts so arge Angst und Blutwallung, dass sie sich aufsetzen muss.

675 Nachts viel Schmerzen in den Gelenken.

Nachts Reissen an der Aussenseite des Oberschenkels, das beim Aufstehen vergeht.

Nachts, Klamm in den Ober- und Unterschenkeln.

Nachts stört Wadenklamm den ruhigen Schlaf.

Nachts, Reissen im Knie, das durch Aufstehen vergeht.

680 Nachts, beim Erwachen und Wenden des Beines im Bette, jählinger Schmerz, als wäre der Unterschenkel zerbrochen, darauf ward das Bein schwer, wie Blei.

Nachts, nach dem Niederlegen, Einschlafen des rechten Beines bis in die Zehen, beim Liegen auf dieser Seite, mit Gefühl, als wenn das Bein länger wäre. *(Htb. u. Tr.)*

Nachts Schmerz im Schienbeine, der früh, beim Erwachen, vergangen war.

Nachts, Nasen-Bluten, $\frac{1}{4}$ Stunde lang.

Nachts viel Urin-Abgang.

685 Nachts grosse Abgeschlagenheit des ganzen Körpers, wie zerprügelt. *(Htb. u. Tr.)*

Nach Mitternacht, beim Erwachen, Schweiss in den Kniekehlen und geschwollene Finger.

Beim Einschlafen, Abends, ein innerliches Zittern in den Gliedern und unwillkührliches Zucken in den Knien, Unterschenkeln und Füssen; sie bewegten sich sichtbar, und er musste sie heraufziehen.

Beim Einschlafen, Abends, öfteres Aufschrecken. *(Htb. u. Tr.)*

Im Schlafe, Speichel-Ausfluss.

690 Stöhnen im Schlafe. *(Htb. u. Tr.)*

Lautes Aufreden im Schlafe. *(Htb. u. Tr.)*

Weinen, Nachts im Schlafe, und beim Erwachen Schluchzen.

Träume, Nachts, sehr lebhafte. *(Ad.)*

Lebhafte Träume über wissenschaftliche Gegenstände; er machte literarische Ausarbeitungen in Gedanken und sprach laut. *(Ad.)*

695 Schlaf voll lebhafte Schwärmerei.

Viel schwärmerisch und verwirrte Träume die Nacht, so dass er fast gar nicht schlief.

Lebhafte, fürchterliche Träume, sieben Nächte über.

Träume von Mordthaten. *(Htb.* u. *Tr.)*
Aengstliche Träume Nachts, mit Schreien und Weinen, drauf traurige, dann wohllüstige, mit Pollution.
700 Grosse Frostigkeit, am Tage.
Frostig, lange Zeit hindurch, nach dem Mittag-Essen. *(Htb.* u. *Tr.)*
Er kann sich früh kaum erwärmen.
Es ist ihr gleich frostig, wenn ein Bischen Luft in das Zimmer kommt. *(Htb.* u. *Tr.)*
Immer frostig, mit eiskalten Füssen. *(Htb.* u. *Tr.)*
705 Sehr kalte Füsse, von früh 9, bis Nachmittags 5 Uhr.
Abends sehr kalte Füsse, als sie ins Bette kam. (n. 10 St.)
Abends, kalte Hände und Füsse.
Nachts, im Bette, Fieberfrost, der sie aufweckt.
Frost und kaltes Ueberlaufen, Nachmittags, und Zittern, wie von Innen heraus, ohne Durst, drei Stunden lang; drauf, mit etwas Durst, Brennen in der Haut des Körpers, und in den Augen.
710 Schauder, den Rücken heran, der seinen Anfang aus der Brust zu nehmen scheint, alle Nachmittage. (n. 4 W.) *(Whl.)*
Einen Tag um den andern, gegen Abend etwas Schauder mit Durst, dann sehr heftige trockne Hitze, dass sie glaubt, es sprühen Feuerfunken zu den Augen heraus; die Nacht darauf wenig Schweiss. *(Whl.)*
Abends, Frost, ohne Durst, dann Hitze; was nach dem Niederlegen vergeht. *(Htb.* u. *Tr.)*
Abends, 9 Uhr, Frost am ganzen Körper; dann, nach dem Niederlegen, Hitze, in der sie einschläft, öfters jedoch mit Durst erwacht; gegen Morgen Schweiss. *(Htb.* u. *Tr.)*
Abends, im Bette, Frost; dann Schweiss im Schlafe.
715 Abends, von 5 bis 8 Uhr, Frost mit Gänsehaut; dann, Nachts 11 Uhr, Erwachen mit grossem Schweisse, der das Aufdecken leidet, und bis 2 Uhr dauert. *(Htb.* u. *Tr.)*
Nachts im Bette, war ihm Kopf und Oberkörper heiss, die Beine aber kalt und nur allmählig warm werdend; gegen Morgen Frost, im Bette. (d. 1. T.)
Nachts, Hitze und Durst, ohne Frost vorher und ohne Schweiss darauf. *(Htb.* u. *Tr.)*
Sie kann während der Fieber-Hitze kein Aufdecken vertragen, weil sie sogleich friert. *(Htb.* u. *Tr.)*
Hitze, Nachts, mit Feuchtigkeit der Haut.

Carbo animalis.

720 Schweiss, beim Essen und beim Spazieren.
Starker Schweiss beim Gehen und beim Genusse warmer Speissen.
Schweiss, der die Wäsche gelb färbt.
Starker Nacht-Schweiss.
Nachts, Schweiss am Kopfe.
725 Früh-Schweiss, nach dem Erwachen. (d. 2. T.) *(Htb. u. Tr.)*
Ermattende Nacht-Schweisse. *(Whl.)*
Stinkende Nacht-Schweisse. *(Whl.)*
So wie er die Augen zuthut, verfällt er in einen ungeheuern Schweiss. *(Whl.)*

Carbo vegetabilis, Holzkohle.

Die wohl ausgeglühete Kohle jeder Art Holzes scheint sich gleichförmig in den Wirkungen auf das menschliche Befinden zu erweisen, wenn sie nach der Weise zubereitet und potenzirt worden, deren sich die Homöopathik bedient. Ich gebrauchte die Kohle von Birkenholz; zu einigen Versuchen Andrer diente Kohle von Rothbuche.

Ehedem ward die Holzkohle von den Aerzten für unarzneilich und kraftlos gehalten. Bloss die Empirie setzte zuweilen zu ihren höchst komponirten Pulvern, z. B. gegen Fallsucht, Lindenkohle, ohne Beweis für die Wirksamkeit dieser einzelnen Substanz anführen zu können. Erst in den neuern Zeiten, als Lowitz zu Petersburg die chemischen Eigenschaften der Holzkohle, besonders ihre Kraft, den fauligen und moderigen Substanzen den übeln Geruch zu benehmen und Flüssigkeiten davor zu bewahren, gefunden hatte, fingen die Aerzte an, sie (iatrochemisch) äusserlich anzuwenden. Sie liessen den übelriechenden Mund mit Kohlenpulver ausspülen und die alten, faulen Geschwüre damit belegen und der Gestank liess in beiden Fällen fast augenblicklich nach. Auch innerlich zu einigen Quentchen auf die Gabe eingenommen, nahm es den Gestank der Stühle in der Herbst-Ruhr weg.

Aber diese medicinische Anwendung war, wie gesagt, bloss eine chemische, doch keine dynamische, in die innere Lebens-Sphäre eindringende. Der damit ausgespülte Mund blieb nur einige Stunden geruchlos; der Mund-Gestank kam täglich wieder. Das alte Geschwür ward von ihrer Auflegung nicht besser, und der vor der Hand ihm chemisch benommene Gestank erneuerte sich immer wieder; es war keine Heilung. Das in der Ruhr eingenommene Kohlen-Pulver nahm nur auf kurze Zeit den Gestank der Stühle chemisch hinweg; die Krankheit aber blieb und der ekelhafte Geruch der Ausleerungen kam schnell wieder.

In Gestalt solch gröblichen Pulvers kann auch die Kohle keine andere, als eine chemische Wirkung äussern. Man kann eine ziemliche Menge Holzkohle in gewöhnlicher, roher Gestalt verschlucken, ohne die mindeste Aenderung im Befinden zu erfahren.

Einzig durch anhaltendes Reiben der Kohle (so wie der andern, in rohem Zustande todt und kraftlos scheinenden Arznei-Substanzen) mit einer unarzneilichen Substanz, wie der Milchzucker ist, und durch Auflösung dieses Präparats und Potenzirung (Schütteln) dieser Auflösungen wird ihre, innen verborgene und im rohen Zustande gebundne und, so zu sagen, schlummernde und schlafende (latente), dynamische Arzneikraft gleichsam zum Erwachen und zum Leben gebracht, unter Verschwindung ihres materiellen Aeussern.

Man bedient sich der verschiednen Potenz-Grade, je nach der verschiednen Absicht im Heilen von der Decillion-Potenz an bis zur Million-Pulver-Verreibung zu 1, 2, 3 damit befeuchteter, feiner Streukügelchen zur Gabe.

Man hat Arsenik, Campher und rohen Kaffee als Antidote der Holzkohle befunden; ätherische Salpetersäure aber scheint hülfreicher.

Bei Heilung der dieser Arznei homöopathisch angemessenen Krankheiten wurden folgende Symptome am ehesten gemindert oder gehoben:

Beängstigung; Reizbarkeit; Schreckhaftigkeit; Nächtliche Gespenster-Furcht; Aergerlichkeit; Kopfweh von Erhitzung; Schwere des Kopfes; Blutdrang nach dem Kopfe; Uebelkeits-Kopfschmerz; Verkältlichkeit des Kopfes; Augenschmerz von angestrengtem Schauen; Brennen in den Augen; Hitze und Drücken in den Augen; Brennen und Drücken in den Augenwinkeln; Zuschwären der Augen, Nachts; Ohren-Sausen; Eiterung des innern Ohres und Auslaufen desselben; Jücken an der Nase; Anhaltendes Nasen-Bluten; Flechten im Gesicht; Aufspringen der Lippen; Bluten des Zahnfleisches; Zahnschmerz von Kaltem und Warmem in den Mund genommen; Zusammenziehender Zahnschmerz; Nagender Zahnschmerz; Glucksender Zahnschmerz; Langwierige Lockerheit der Zähne; Trockenheit oder Wasser-Zusammenlaufen im Munde; Mundfäule; Scharren im Halse; Ausrachsen vielen Schleimes aus dem Halse; Bitter-Geschmack im Munde; Salziger Mund-Geschmack; Langwieriger Ekel vor Fleisch; Appetitlosigkeit; Uebermässiger Hunger oder Durst; Leeres Aufstossen; Bitteres Aufstossen; Aufstossen des genossenen Fettes; Aufschwulken der genossenen Speisen; Schweiss beim Essen; Säure im Munde nach dem

Carbo vegetabilis.

Essen; Wüstheit und Drücken im Magen, nach dem Essen; Früh-Uebelkeit; Stete Uebelkeit; Würmerbeseigen, Nachts: Stiche unter den Ribben; Stichschmerz in der Leber: Milz-Stechen; Zerschlagenheits-Schmerz in den Hypochondrien; Gespanntheit des Bauches; Auftreibung des Unterleibes: Schmerz über dem Nabel, beim Befühlen; Kolik vom Fahren: Uebertriebener Winde-Abgang; Dünner, blasser Stuhl; Hellfarbige Schleim-Stühle; Ungenüglicher Stuhl; Leib-Verstopfung; Afterjücken; Aderknoten am After; Schmerz der After-Aderknoten; Bluten aus dem After bei jedem Stuhle: Verminderte Harn-Absonderung; Oefteres ängstliches Harndrängen, bei Tag und Nacht; Bettpissen; Allzudunkler Harn: Schrunde-Schmerz beim Harnen; Pressen in den Hoden; Allzuhäufige Pollutionen; Widernatürlich wohllüstige Gedanken-Fülle; Allzuschnelle Entladung des Samens im Beischlafe; Wundheit und Jücken an den Schamtheilen; Jücken und Brennen an den Geburtstheilen; Geschwulst der Schamtheile; Allzuzeitige Regel; Allzustarke Regel; Schwache Regeln; Blassheit des Blutes bei der Regel; Erbrechen bei der Regel; Scheidefluss; Weissfluss vor der Regel; Nasen-Verstopfung; Wasser-Auslaufen aus der Nase; Arger Schnupfen: Anhaltende Heiserkeit; Früh-Heiserkeit; Katarrh und Halsweh bei Masern; Engbrüstigkeit, Brustbeklemmung; Kurzathmigkeit beim Gehen; Brust-Wassersucht; Stiche in der Brust; Schrunden und Wundheits-Schmerz in der Brust; Bräunliche Flecke auf der Brust; Zieh-Schmerz im Rücken; Jückende Blüthen auf dem Rücken; Nacken-Steifheit; Schmerz im Ellbogen beim Anfassen; Hitze in den Händen; Unruhe in den Beinen; Eingeschlafenheit der Knie; Flechten am Knie; Wadenklamm, Nachts; Anhaltende Gefühllosigkeit der Füsse; Schweiss der Füsse; Röthe und Geschwulst der Zehen, mit Stich-Schmerz, wie nach Erfrierung; Schmerz in den Gliedern, wie von Verrenken und Verheben; Von Verheben Schmerz im linken Unterbauche; Eingeschlafenheit der Glieder; Zerschlagenheit der Glieder, früh, nach dem Aufstehen aus dem Bette; Klopfen hie und da am Körper; Zittrigkeit; Zucken einzelner Glieder, am Tage; Nachwehen vom gestrigen Weinrausche; Langwierige Beschwerden vom Missbrauche der China-Rinde; Leicht Verkältlichkeit; Nesselfriesel; Flechten; Leicht blutende, stinkende (Schenkel-) Geschwüre; Grosse Tages-Schläfrigkeit; Vormittags-Schlaf; Schlaflosigkeit wegen Unruhe im Körper; Nacht-Schwärmerei und Aufschrecken über ängstliche Träume; Oeftere fliegende Hitze; Kälte und Frostigkeit des Körpers; Nacht-Schweiss; Früh-Schweiss.

Eine allzustarke Wirkung wird durch wiederholtes Riechen an Kampher, und noch gewisser, an versüssten Salpeter-Geist, bald hinweg genommen.

Die mit *Ad.* bezeichneten Symptome sind von dem Petersburger Arzte, *Dr. Adams*, die mit *Gff.* von dem Herrn Regierungsrathe, *Dr.* Freiherrn *von Gersdorff*, und die mit *C.* von dem verstorbenen *Dr. Caspari* in Leipzig.

Carbo vegetabilis.

Aengstlich, wie beklommen, mehrere Tage.
Sehr beklommen und voll.
Unaussprechlich beängstigt, alle Nachmittage von **4** bis **6** Uhr.
Abends mehrere Stunden lang steigende Angst, mit Hitze im Gesichte.
5 Abends, Unruhe.
Unruhig, den ganzen Tag.
Er zitterte vor Unruhe und Aengstlichkeit, und konnte nirgend bleiben.
Vor Unruhe und Angst, alle Nachmittage, zitterte er am ganzen Leibe, es war ihm, als hätte er ein grosses Verbrechen begangen, was sich in arges Weinen auflöste, selbst vor fremden Menschen auf der Strasse.
Es ward ihm weinerlich, war ihm Alles fürchterlich, und er war, wie verzweifelt.
10 Grosse Weinerlichkeit, in welcher er sich erschiessen will.
Sie wünscht sich den Tod, so unglücklich fühlt sie sich.
Kleinmüthig und schreckhaft.
Wenn sie unter Menschen sprechen soll, klopfen ihr alle Pulse, und das sonst blasse Gesicht wird aufgetrieben und bläulich roth.
Ungeduldig.
15 Grosse Reizbarkeit.
Ueberreiztheit, als wäre sie übereilt oder in Geschäften übertrieben worden.
Reizbarkeit und Verstimmtheit, bei Abspannung des Geistes. (n. 10 St.) *(C.)*
Reizbarkeit und Empfindlichkeit. *(Ad.)*
Sehr reizbar, den Tag über, und zum Aerger geneigt.
20 Leicht empfindlich und misslaunig. (n. 4 St.) *(Gff.)*
Aergerlich, ungeduldig, desperat, dass er sich erschiessen möchte.
Aergerliche Reizbarkeit, mit Eingenommenheit des Kopfes. *(Gff.)*

Aergerlich reizbar, den ganzen Tag. (d. 2. T.)
Heftiges, reizbares Gemüth.
25 Heftig und ärgerlich, Vormittag.
Sehr ärgerlich, reizbar und zum Zorne geneigt.
Unwillkührliche zornige Aufwallungen. (n. 36 St.)
Empfindliche, weinerliche Stimmung.
Sehr reizbar und verstimmbar, kann er leicht über traurige Begebenheiten weinen, und eben so leicht über die geringste Kleinigkeit lachen, dass ihm die Augen übergehen.
30 Empfindliche, leicht gereizte Stimmung, die, bei Veranlassung, leicht in läppische Lustigkeit auszuarten pflegt, wo dann beim Lachen, Abspannung der Muskeln des Armes und der Hände eintritt. (*Gff.*)
Uebermässig heiter, doch leicht verstimmbar. (*Ad.*)
Verstimmt, (nach Tische). (*Ad.*)
Gleichgültig, untheilnehmend. (*Ad.*)
Gleichgültig hört er Alles, ohne Wohl- oder Missbehagen mit an, und ohne dabei Etwas zu denken.
35 Geist träge, und unaufgelegt zum Denken. (n. 10 St.) (*C.*)
Musik, die er liebt, spricht ihn den ganzen Tag nicht an. (*Ad.*)
Freiheit des Geistes, Leichtigkeit und allgemeines Wohlbefinden (Heilwirkung nach grosser Wüstheit des ganzen Kopfes, wie beim Schnupfen, und allgemeiner Schwere der Glieder und des Körpers.) (n. 4 St.) (*C.*)
Gedächtniss-Mangel, periodisch eintretend.
Plötzlicher Mangel des Gedächtnisses; er konnte sich nicht besinnen, was er so eben mit Jemand gesprochen, und dieser ihm erzählt hatte. (*Ad.*)
40 Langsamer Gang der Ideen, welche sich immer um einen Gegenstand herum drehen, mit Gefühl, als sei der Kopf zu fest gebunden. (*Ad.*)
Eingenommenheit des Kopfes, die das Denken erschwert.
Starke Eingenommenheit des Kopfes, früh, gleich nach dem Aufstehen; er kann nicht gut denken, und muss sich mit Mühe wie aus einem Traume herausreissen; nach dem wieder Niederlegen verging es. (*Gff.*)
Eingenommenheit des Kopfes, mehrere Tage ohne Schmerz.
Eingenommenheit des Hinterhauptes, wie nach Rausch. (*Ad.*)
45 Eingenommenheit des Kopfes, nach dem Mittag-Essen. (*C.*)
Eingenommenheit des Kopfes, Abends, nach Spazierengehen. (n. 19 St.) (*C.*)

Eingenommenheit des Hinterhauptes, wie eine Spannung nach aussen. (n. ½ St.) *(Ad.)*

Dummlichkeit im Kopfe, nach Erwachen aus dem Mittag-Schlafe. *(Ad.)*

Dämisch im Kopfe, mit Druck in der Stirn.

50 Duselig im Kopfe, wie nach Rausch, vom Hinterhaupte nach vorn zu sich verbreitend, Abends ärger und den ganzen Kopf einnehmend, mit Verschlimmerung durch Gehen. *(Ad.)*

Duselig, benebelt, schwindelicht. (d. 3. T.)

Drehend im Kopfe, den ganzen Tag.

Schwindel, bei der geringsten Bewegung.

Schwindel, bei schneller Bewegung des Kopfes.

55 Schwindel, dass er sich anhalten musste. (n. 15 T.)

Schwindel und Schwanken, beim Gehen.

Schwindelicht beim Gehen und Sitzen. (d. 4. T.)

Schwindel, beim Bücken, als ob der Kopf hin und her wackelte.

Schwindel, beim Bücken, beim Umwenden im Bette und beim Gurgeln.

60 Schwindel, im Bette, nach Erwachen aus dem Schlafe.

Schwindelicht, Abends, nach Schlafen, im Sitzen, mit Zittern und Girren im ganzen Körper, und, beim Aufstehen vom Sitzen, wie ohnmächtig, was dann selbst im Liegen noch eine Viertelstunde anhielt.

Schwindel, bloss im Sitzen, als ob der Kopf hin und her wankte.

Kopfschmerz, wie bei Entstehung eines Schnupfens.

Kopfschmerz, der die ganze rechte Seite des Kopfes und Gesichtes einnahm, mit Frost, Kälte und Zittern des Körpers und der Kinnladen.

65 Kopfschmerz bei schneller Abwechselung von Wärme und Kälte.

Dumpfer Kopfschmerz, mit Schwere, vor der Stirne. *(Gff.)*

Dumpfer Kopfschmerz am Hinterhaupte. *(Gff.)*

Kopfschmerz, der aus dem Magen in den Kopf aufsteigt, und ihr die Besinnung auf kurze Zeit raubte.

Schwere im Kopfe.

70 Der Kopf ist ihm so schwer, wie Blei.

Schmerz im Kopfe, wie zu voll.

Spannung im Gehirne, mehr, wie Eingenommenheit, als schmerzhaft.

Krampfhafte Spannung im Gehirne.

Drückender Kopfschmerz, erst im Nacken, dann in der Stirn, drauf Thränen der Augen, mit Verschliessung der Lider.
75 Druck im Hinterhaupte, vorzüglich nach dem Abend-Essen. *(Ad.)*
Heftig drückender Schmerz an und in dem Hinterhaupte, ganz unten. *(Gff.)*
Druck-Schmerz im Hinterkopfe, von Zeit zu Zeit.
Anhaltender Druck-Schmerz oben auf dem Scheitel, mit Wehthun der Haare bei Berührung. *(Gff.)*
Drückender Kopfschmerz im obern Theile des rechten Hinterhauptes, bei Drücken in den Augen. *(Gff.)*
80 Drückender Schmerz an einzelnen Stellen des Kopfes, in gelinden Anfällen, die bald vorübergingen und mit Blähungen in Verbindung zu stehen schienen. (n. 48. St.) *(C.)*
Drückender Kopfschmerz in der Stirn, besonders dicht über den Augen, die beim Bewegen weh thun, den ganzen Nachmittag. *(Gff.)*
Drückendes Kopfweh in der Stirn, das vergeht und wiederkehrt. *(C.)*
Drücken oben auf dem Kopfe, alle Nachmittage.
Drückendes Kopfweh über den Augen, bis in diese hinein. *(Gff.)*
85 Drücken in beiden Schläfen, und oben auf dem Kopfe.
Drücken in der linken Schläfe, von innen nach aussen, mehrere Stunden lang. *(Ad.)*
Druck oben auf dem Kopfe, dann Ziehen im ganzen Kopfe herum, doch mehr auf der linken Seite.
Druck und Ziehen im Kopfe, absatzweise.
Zusammendrückender Kopfschmerz.
90 Druck, als läge Etwas auf dem Scheitel, oder, als würden die Kopf-Bedeckungen zusammen-geschnürt, was sich dann auch in die Stirn verbreitet. *(Ad.)*
Kopfweh, wie von Zusammenziehen der Kopf-Bedeckungen.
Kopfweh, wie von Zusammenziehung der Kopfbedeckungen, vorzüglich nach dem Abend-Essen. *(Ad.)*
Zusammenziehender Schmerz im Kopfe, besonders bei Bewegung.
Der Hut drückt auf dem Kopfe, wie eine schwere Last, und wenn er ihn abnimmt, behält er doch das Gefühl, als sei der Kopf mit einem Tuche zusammen gebunden. *(Ad.)*

95 Spannung im Gehirne, mehr, wie Eingenommenheit, als schmerzhaft.
Krampfhafte Spannung im Gehirne.
Arge Kopfschmerzen fünf Tage lang; beim Bücken wollte es heraus, im Hinter- und Vorderkopfe.
(Schmerz in der rechten Kopf-Seite beim Schütteln.)
Klemmender und schneidender Kopfschmerz über und hinter dem linken Ohre. *(Gff.)*
Kneipender Kopfschmerz im Hinterhaupte.
100 Ziehendes Kopfweh hie und da, besonders in der Stirn, bis über die Nasenwurzel. *(Gff.)*
Einnehmendes Ziehen im ganzen Kopfe, vom Hinterhaupte aus. (n. ½ St.) *(C.)*
Ziehen und Reissen im linken Hinterkopfe. *(Gff.)*
Reissendes Ziehen oben, auf dem vordern Theile des Kopfes. *(Gff.)*
Reissen durch den Kopf, von einer kleinen Stelle am Hinterhaupte aus. *(Gff.)*
105 Reissende Schmerzen in öfteren Anfällen, im Innern des Kopfes, nach der rechten Schläfe zu. *(Gff.)*
Reissen in der linken Kopf-Hälfte, von der linken Hälfte der Nase aus. *(Gff.)*
Kurze starke Risse durch die ganze linke Kopf-Seite. *(C.)*
Dumpf reissendes Kopfweh auf dem Scheitel und in den Schläfen, in Anfällen. *(Gff.)*
Kurze reissende Schmerzen in der rechten Hinterhaupt-Seite. *(C.)*
110 Reissen in der linken Kopfhälfte, mit Ziehen im linken Arme. *(Gff.)*
Reissen in den Schläfen, bis in die Backzähne. *(Gff.)*
Heftiges Reissen in der Stirn, auf einer kleinen Stelle, neben den Schläfen. *(Gff.)*
Die reissenden Schmerzen am Kopfe gehen bisweilen von den Gliedmassen aus, und scheinen sich im Kopfe zu endigen. *(C.)*
Beissend drückender Kopfschmerz, wie das Gefühl in der Nase, bei versagendem Niesen, früh, beim Erwachen, in der rechten Kopfhälfte, auf der er lag, und am Hinterkopfe; beim Aufrichten des Kopfes liess der Schmerz nur nach, beim Aufstehen aus dem Bette aber verschwand er ganz. *(Gff.)*
115 Stiche hie und da in den Kopf hinein, bei allgemeiner Schmerzhaftigkeit der Hirn-Oberfläche.

Stiche im Oberkopfe, vom Lesen.
Heftige Stiche im Oberkopfe.
Stechen im Kopfe, nach den Schläfen zu, in die Höhe.
Stiche in der Stirn, über dem rechten äussern Augenwinkel. (n. 2 St.) *(Ad.)*
120 Stechender Kopfschmerz über dem rechten Auge.
Ein stumpfer, reissender Stich von Zeit zu Zeit tief ins Gehirn, auf der einen Kopf-Seite, wie von einem eingeschlagenen Nagel.
Ein brennendes Stechen auf einer kleinen Stelle am Hinterhaupte. *(Gff.)*
Bohrender Kopfschmerz unter der linken Schläfe.
Bohrender und drückender Kopfschmerz im Vorderhaupte.
125 Zuckender Kopfschmerz.
Puckender Kopfschmerz, sehr heftig, im Hinterhaupte, wie unterköthig, von früh bis Abend. (n. 9 T.)
Klopfender Kopfschmerz, Abends im Bette, mit schwerem Athem.
Klopfen in den Schläfen und Vollheit des Gehirns, nach Erwachen aus tiefem, langem Mittags-Schlafe. *(Ad.)*
Klopfender Kopfschmerz, Nachmittags.
130 Pulsirender Kopfschmerz in der Stirne, nach Tische, mit Druck im Hinterhaupte, Hitze im Kopfe und Aufstossen.
Blutdrang nach dem Kopfe.
Drang des Blutes nach dem Kopfe, mit heisser Stirn und Wüstheit des Kopfes.
Starker Andrang des Blutes nach dem Kopfe, mit Wüstheit darin und heisser Stirne. (n. 6 St.) *(C.)*
Hitze und Brennen in der Stirn.
135 Brennen in der Stirn und Hitze im Munde, mit Schmerzen in den Augen.
Ganz heiss anzufühlende Stelle auf dem Kopfe, wie eine Hand gross, bei anhaltendem Kopfschmerze.
Brennendes und heftig pressendes Kopfweh, Abends im Bette, besonders auf dem Wirbel, und nach vorn zu, bis auf die Stirne. *(Gff.)*
Sumsen im Kopfe, wie von Bienen.
Knicksen im Hinterkopfe, beim Sitzen.
140 Arges Getöse im Kopfe, von Lesen.
Aeusserlich am Kopfe, hie und da ziehende Schmerzen. *(Gff.)*
Oft wiederholter kurzer Zieh-Schmerz am rechten Hinterhaupte. (n. 2½ St.) *(Gff.)*

Reissender Schmerz an der linken Kopf-Seite, über der
Schläfe. *(Gff.)*
Reissen am rechten Hinterhaupte. (n. 4 St.) *(Gff.)*
145 Reissen an der alten Narbe einer Hieb-Wunde, am Ober-
kopfe. *(Gff.)*
Drückender Schmerz auf einer kleinen, ehemals verwundeten
Stelle an der rechten Stirne. (n. 4 St.) *(Gff.)*
Reissen in den Knochen des Kopfes. (n. 24 St.)
Kopfschmerz über den ganzen Scheitel, früh im Bette, mit
Schmerzhaftigkeit der Haare bei Berührung; nach dem
Aufstehen vergehend.
Kriebeln auf den Hinterhaupt-Bedeckungen, als wenn sich
die Haare bewegten. *(Ad.)*
150 Die Haare auf dem Kopfe fallen sehr aus.
Ausschlags-Blüthen an den Schläfen.
Rothe, glatte, unschmerzhafte Ausschlags-Blüthen hie und da
auf der Stirn. *(Gff.)*
Schmerzlose Ausschlags-Blüthen an der Stirn. (d. 5. T.)
Rothes Bückelchen auf der Stirn, bei den Kopfhaaren, das
bloss bei Berührung schmerzt. *(Gff.)*
155 Weisse, kleine Knötchen in der Stirnhaut, wie Drüschen.
(n. 3 T.) *(C.)*
Spannen und Druck in beiden Schläfen und an der Stirne;
er kann dann die Augenlieder nicht offen erhalten.
Die Augen-Muskeln schmerzen beim in die Höhe Sehen. *(Gff.)*
Stumpfer Schmerz im linken Auge. *(Gff.)*
Drücken in den Augen, bei Eingenommenheit des Kopfes.
(n. 6½ St.)
160 Druck in den obern Augenliedern und in der obern Hälfte
beider Augäpfel, bei Bewegung im Freien. *(Ad.)*
Empfindlicher Druck auf dem rechten Augapfel von oben her.
(n. ½ St.) *(Gff.)*
Drücken, wie von Sand, im rechten Auge, mit Wundheits-
Gefühl in den Winkeln. (n. 36 St.) *(C.)*
Drücken in den Augen, wie von einem Sandkorne, mit Wund-
heits-Gefühl, besonders in den Winkeln, und mit Beissen
im rechten Auge. *(Gff.)*
Ein beissendes Drücken im äussern Winkel des rechten Auges. *(Gff.)*
165 Ein reissendes Drücken auf dem linken Auge. *(Gff.)*
Ziehen im rechten Augenlide. (n. 13 T.)
Ziehen über dem rechten Auge durch den Kopf.

Schmerz im Auge, als sollte es herausgerissen werden, bei Kopfschmerz.
Heftiges Stechen in beiden Augen.
170 Jücken um die Augen.
Jücken an den Augenlid-Rändern.
Jücken im innern Winkel des linken Auges. *(Gff.)*
Jücken im rechten Auge. (n. 36 St.) *(C.)*
Jücken im rechten Auge, mit grosser Trockenheit des Lides. (n. 14 T.)
175 Jücken im linken Auge, mit Beissen darin, nach Reiben, besonders im innern Winkel. *(Gff.)*
Beissendes Jücken, besonders im äussern Winkel des rechten Auges. *(Gff.)*
Beissen im linken Augenwinkel. *(Gff.)*
Beissen in den Augenlidern, mit einiger Röthe am Rande derselben. (n. 24 St.) *(C.)*
Brennen in den Augen.
180 Entzündung des rechten Auges.
Geschwulst des linken Auges.
Starkes Thränen und Beissen im rechten Auge. (n. 24 St.) *(Gff.)*
Die Augen schwären früh zu.
Fippern des linken Augenlides. (n. 9 T.)
185 Zittern des obern Augenlides.
Nachts konnte sie die Augen nicht öffnen, als sie nicht einschlafen konnte.
Das linke Augenlid deuchtet ihm zugeklebt, was es doch nicht ist.
Es liegt ihm schwer auf den Augen, so dass er beim Lesen und Schreiben sich sehr anstrengen muss, es zu erkennen.
Nach Anstrengung der Augen wird er auf einige Zeit kurzsichtig.
190 Grosse Kurzsichtigkeit; erst auf ein Paar Schritte kann er einen Bekannten erkennen. (n. 3 T.)
Flimmern vor den Augen, gleich früh, beim Aufstehen. *(Gff.)*
Schwarze, fliegende Flecke vor den Augen.
Ringe vor den Augen, mit einem inwendig helleren Grunde.
Ohrenzwang im linken Ohre. *(Gff.)*
195 Zwängen im rechten Ohre Abends. *(Gff.)*
Zwängen zu beiden Ohren heraus. (n. 17 T.)
Feines Kneipen im linken Ohre. *(C.)*
Reissen im Innern des rechten Ohres. *(Gff.)*

Carbo vegetabilis.

Reissender Schmerz im Grübchen hinter dem rechten Ohre. (*Gff.*)
200 Reissend brennender Schmerz am linken Ohrläppchen. (*Gff.*)
Reissende Rucke oder einzelne Stiche im rechten innern Gehörgange. (*Gff.*)
Einwärts gehende Stiche im linken Gehörgange. (n. 4 ? St.) (*C.*)
Jücken oben am äussern Ohre, was dann heiss wird.
Jücken in den Ohren, mit Neigung, es durch Schlingen zu mindern.
205 Heftiges kriebelndes Jücken im innern rechten Ohre, nach Einbohren mit dem Finger doch stets wiederkehrend. (*Gff.*)
Jücken hinter dem Ohre.
Pulsiren in den Ohren.
Hitze und Röthe des linken Ohres, alle Abende.
Grosse Geschwulst der Ohr-Drüse, bis zum Winkel des Unterkiefers.
210 Es kommt eine dicke, braune Substanz aus dem rechten Ohre.
Ausfluss dicklichter, fleischfarbener, übelriechender Feuchtigkeit aus dem Ohre.
Es liegt ihm schwer vor den Ohren, wie zwei vor dem Gehörgange liegende Sand-Säckchen. (*Ad.*)
Es liegt ihm schwer in und vor den Ohren; sie deuchten ihm, wie verstopft, doch ohne Gehör-Verminderung. (n. $\frac{1}{2}$ St.) (*Ad.*)
Das laute Sprechen ist dem Gehöre empfindlich und unangenehm. (*Ad.*)
215 Klingen in den Ohren.
Klingen im linken Ohre, mit drehendem Schwindel.
Feines Klingen im linken Ohre, Nachmittags. (n. 40 St.) (*C.*)
Brausen in den Ohren.
Arges Sausen vor beiden Ohren.
220 Zirpen in den Ohren, wie von Heuschrecken. (d. 7. T.)
Rascheln im Ohre wie von Stroh, bei jeder Bewegung des Kiefers, (beim Frühstücken).
In der Nasenwurzel, Ziehen.
Gefühl von Schwerheit der Nase.
Zittern der Haut und der Muskeln, rechts an der Nasenwurzel.
225 Ameisenlaufen in der Nase, zwei Tage lang.
Anhaltendes Kriebeln in der linken Nasen-Seite, Abends.
Ausschläge am Winkel des Nasenflügels.
Weisse, jückende Blüthen um die Nase.

Jücken um die Nasenlöcher.
230 Grindige Nasenspitze.
Es kömmt stets viel Schleim aus den hintern Nasenöffnungen.
Nasenbluten, Nachts, mit Wallung im Blute. (n. 52 St.)
Nasenbluten, alle Vormittage, 10 bis 12 Tropfen.
Starkes Nasenbluten, früh, im Bette und gleich darauf Brust-
schmerz.
235 Arges, kaum zu stillendes Nasenbluten. (n. 48 St.)
Starkes Nasenbluten, zwei Wochen hindurch, täglich etliche
Mal, mit grosser Gesichts-Blässe jedes Mal vorher und
nachher.
Die Gesichts-Farbe wird graugelb.
Starke Blässe des Gesichtes.
Weh der Gesichts-Knochen, der Ober- und Unterkiefer.
240 Schmerz in der linken Backen-Seite, als bohrte und brennte
es darin herum, in Absätzen. (n. 6 T.)
Ziehender Schmerz im Backen, zwei Tage lang.
Ziehschmerz im Ober- und Unterkiefer, auf beiden
Seiten, bei Ziehen im Kopfe und Eingenommenheit dessel-
ben. (n. 2 St.) *(Gff.)*
Zuckender Schmerz in mehreren Theilen des Gesichtes.
Zuckend ziehender Schmerz in der Wange und dem Kiefer.
(d. 1. T.)
245 Reissen im Gesichte.
Reissender Gesichts-Schmerz in der linken Wange.
Reissender Schmerz am linken Mundwinkel und von da im
Backen. *(Gff.)*
Ruckweises Reissen im linken Jochbeine, vor dem Ohre,
Abends im Bette. *(Gff.)*
Ruckweises Reissen im Oberkiefer-Knochen der rech-
ten Seite. *(Gff.)*
250 Feiner, reissender Stich an der rechten Backe. (n. 3 St.) *(Gff.)*
Glühende Hitze im Gesichte, nach kurzem Sitzen.
Geschwulst der Backen.
Geschwulst des Gesichtes am Kinne, 2 Stunden lang.
Viele Ausschlags-Blüthen im Gesichte und an der Stirn. *(C.)*
255 Einzelne weisse Knötchen an beiden Schläfen. (n. 4 T.) *(C.)*
Ein weisses Blüthchen unten am Backen.
Lippen-Geschwulst.
Geschwulst der Oberlippe und Backe, mit zuckendem
Schmerze.
Zucken in der Oberlippe.

260 Schmerzhafter Ausschlag an der Oberlippe; das Rothe ist voll Blüthen.
Eiter-Bläschen brennender Empfindung unter dem Rothen der Oberlippe.
Ausschlag im linken Mundwinkel, wie eine jückende Flechte.
Geschwürigkeit des rechten Mundwinkels.
Am Kinn, Ausschläge; Schwäre unter dem Kiefer und vor dem Ohre.
265 Ziehen nach dem Kinne zu, vom rechten Mundwinkel aus.
Am Unterkiefer, krampfiger Schmerz. (n. 13 T.)
Reissende Rucke im linken Unterkiefer. (n. 4 T.) *(C.)*
Zahnweh, bei trocknen Lippen.
Wehthun der Wurzeln der Zähne, oben und unten.
270 Zahnweh in den vordern, gesunden Schneidezähnen. *(Ad.)*
Zahnschmerzen, wie von Saurem, besonders im Zahnfleische, so oft sie Salziges geniesst. *(C.)*
Zahnschmerz; die Zähne sind wie aufgetreten, und der Schmerz ist, wenn die Zähne mit der Zunge berührt werden, wie von einem Geschwüre; beim Essen erneuert sich der Schmerz.
Klemmender Schmerz in den rechten untern Backzähnen. *(Gff.)*
Drückendes Zahnweh, links, in den obern Backzähnen.
275 Ziehender Schmerz in einem hohlen Zahne.
Zieh-Schmerz in einem obern Schneidezahne. *(Gff.)*
Oefters wiederkehrende Zieh-Schmerzen in den sonst gesunden Zähnen. *(C.)*
Häufiges Ziehen in den hohlen Backzähnen. (n. 3 T.) *(C.)*
Ein beissender Zieh-Schmerz in den obern und untern Schneidezähnen, mehr im Zahnfleische. *(Gff.)*
280 Leises Ziehen in den rechten Backzähnen, mit heftigen Rucken. *(Gff.)*
Heftig ziehender Ruck in einem hohlen Backzahne. *(Gff.)*
Ziehender und reissender Zahnschmerz in allen Backzähnen. *(Gff.)*
Nagender und ziehender Schmerz im hohlen Zahne, mit Geschwulst des Zahnfleisches.
Wundheits-Schmerz, mit Ziehen im ersten Backzahn der obern linken Reihe. *(Gff.)*
285 Ein kitzelndes Stechen und Ziehen im ersten, obern, linken Backzahne. *(Gff.)*
Stechender Schmerz, alle Augenblicke, in ganz guten Zäh-

nen, der bald verschwand und einem kurzen Stich-Schmerze im Unterleibe Platz machte. (d. 3. T.)

Bluten der Zähne, beim Reinigen derselben.

Bluten der Zähne und des Zahnfleisches, beim Saugen mit der Zunge. *(Gff.)*

Mehrere Tage, öfteres Bluten der Zähne und des Zahnfleisches. *(Gff.)*

290 Das Zahnfleisch ist schmerzlich empfindlich beim Kauen.

Zieh-Schmerz im Zahnfleische.

Hitze im Zahnfleische.

Wundheits-Schmerz des Zahnfleisches, am Tage.

Geschwulst des Zahnfleisches am hohlen Zahne.

295 Eine Eiter-Blase am Zahnfleische.

Abtreten des Zahnfleisches von den untern Schneidezähnen.

Zurückziehen des Zahnfleisches von den Schneidezähnen, und Entblössung der Wurzeln derselben (durch Quecksilber gehoben). (n. 6 T.) *(C.)*

Ablösen des Zahnfleisches von den obern und untern Schneidezähnen; (bei einem jungen Mädchen, durch Quecksilber gehoben). *(C.)*

Das Zahnfleisch ist los von den Zähnen und empfindlich.

300 Bluten des Zahnfleisches, sehr stark.

Bluten des Zahnfleisches, nach Saugen. (n. 2 T.) *(C.)*

Beim Saugen mit der Zunge am Zahnfleische, entsteht Blut-Geschmack im Munde und der Speichel wird blutig. (n. 51 u. 85 St.) *(C.)*

Beim Saugen am Zahnfleische tritt reines Blut in den Mund, Vormittags, mehrere Tage zu derselben Zeit wiederkehrend. (n. 5 T.) *(C.)*

Die Zunge ist weiss belegt.

305 Mit gelbbraunem Schleime belegte Zunge.

Klamm-Schmerz links an der Zungenwurzel.

Feiner, reissender Schmerz auf der rechten Seite der Zunge.

Empfindlichkeit der Zunge, und Rohheits-Gefühl daran.

Stechen auf der Zunge.

310 Wundheit an der (rechten) Seite der Zunge, mit Stich-Schmerz.

Schwerbeweglichkeit der Zunge, mit erschwertem Sprechen. *(Ad.)*

Schwere der Zunge und Unbiegsamkeit, so, dass ihr die Sprache sehr sauer wird.

Hitze und Trockenheit der Zungenspitze. *(C.)*

Carbo vegetabilis.

Hitze im Munde, mit Rauhheit und Trockenheit der Zungenspitze. (n. 1, 2 T.) *(C.)*
315 Gefühl im Munde und auf der Zunge, wie nach reichlichem abendlichen Weintrinken. (n. 10 St.) *(C.)*
Hitze im Munde, besonders an der Oberlippe.
Trockenheit im Munde ohne Durst.
Trockenheit des Mundes, früh.
Grosse Trockenheit des Mundes, früh beim Erwachen.
320 Vermehrter Speichel-Zusammenfluss im Munde. (n. ¼ St.) *(C.)*
Bitterer Schleim im Munde, früh.
Am Gaumen hinten, ein drückender Schmerz. *(Gff.)*
Drückender Schmerz, dicht hinter dem Gaumen, im Rachen.
Ein reissender Druck hinten im Rachen und an der linken Seite der Zungenwurzel. *(Gff.)*
325 Beissen hinten im Rachen, wie beim Anfange eines Schnupfens, doch noch schärfer beissend. *(Gff.)*
Oefteres Beissen und Brennen im Rachen und Gaumen. *(Gff.)*
Brennen oben im Rachen. *(Gff.)*
Brennen im Rachen und hinten im Schlunde, wie beim Schnupfen. (n. 10 St.) *(C.)*
Bitterkeit am Gaumen, mit Trockenheit der Zunge.
330 Eine Blase oben am Gaumen.
Viel zäher Schleim im Rachen, den er ausrachsen muss.
Viel Schleim-Rachsen.
Schleim im Rachen von unangenehmem Geschmack und Geruch.
Im Halse und Rachen, heftiges Kratzen und Kriebeln, durch Räuspern nur kurz zu erleichtern. *(Gff.)*
335 Kratzen im Halse.
Scharren im Halse.
Kratzen und Rohheit im Halse, mehrere Tage.
Trockenheits-Gefühl im Halse, beim Schlingen.
Eine Art Vollheit und Drücken im Schlunde, bis in den Magen, fast wie Sod.
340 Drücken im Schlunde, auch ausser dem Schlingen, als sei derselbe verengert oder zugezogen. *(Gff.)*
Wie verengert, oder zusammengezogen im Schlunde.
Zusammenziehende Empfindung tief im Schlunde.
Wie Zugezogenheit und innere Geschwulst des Halses.
Halsweh, wie von Geschwulst am Gaumen, mit schmerzhaftem Schlingen, vier Tage lang.

Aufsitzen und Oeffnen der Augen verging und so die ganze Nacht den Schlaf hinderte; dabei war der Hals verschleimt.

Nachts so arge Angst und Blutwallung, dass sie sich aufsetzen muss.

675 Nachts viel Schmerzen in den Gelenken.

Nachts Reissen an der Aussenseite des Oberschenkels, das beim Aufstehen vergeht.

Nachts, Klamm in den Ober- und Unterschenkeln.

Nachts stört Wadenklamm den ruhigen Schlaf.

Nachts, Reissen im Knie, das durch Aufstehen vergeht.

680 Nachts, beim Erwachen und Wenden des Beines im Bette, jählinger Schmerz, als wäre der Unterschenkel zerbrochen, darauf ward das Bein schwer, wie Blei.

Nachts, nach dem Niederlegen, Einschlafen des rechten Beines bis in die Zehen, beim Liegen auf dieser Seite, mit Gefühl, als wenn das Bein länger wäre. *(Htb. u. Tr.)*

Nachts Schmerz im Schienbeine, der früh, beim Erwachen, vergangen war.

Nachts, Nasen-Bluten, $\frac{1}{4}$ Stunde lang.

Nachts viel Urin-Abgang.

685 Nachts grosse Abgeschlagenheit des ganzen Körpers, wie zerprügelt. *(Htb. u. Tr.)*

Nach Mitternacht, beim Erwachen, Schweiss in den Kniekehlen und geschwollene Finger.

Beim Einschlafen, Abends, ein innerliches Zittern in den Gliedern und unwillkührliches Zucken in den Knien, Unterschenkeln und Füssen; sie bewegten sich sichtbar, und er musste sie heraufziehen.

Beim Einschlafen, Abends, öfteres Aufschrecken. *(Htb. u. Tr.)*

Im Schlafe, Speichel-Ausfluss.

690 Stöhnen im Schlafe. *(Htb. u. Tr.)*

Lautes Aufreden im Schlafe. *(Htb. u. Tr.)*

Weinen, Nachts im Schlafe, und beim Erwachen Schluchzen.

Träume, Nachts, sehr lebhafte. *(Ad.)*

Lebhafte Träume über wissenschaftliche Gegenstände; er machte literarische Ausarbeitungen in Gedanken und sprach laut. *(Ad.)*

695 Schlaf voll lebhafter Schwärmerei.

Viel schwärmerische und verwirrte Träume die Nacht, so dass er fast gar nicht schlief.

Lebhafte, fürchterliche Träume, sieben Nächte über.

Träume von Mordthaten. *(Htb.* u. *Tr.)*
Aengstliche Träume Nachts, mit Schreien und Weinen, drauf traurige, dann wohllüstige, mit Pollution.
700 Grosse Frostigkeit, am Tage.
Frostig, lange Zeit hindurch, nach dem Mittag-Essen. *(Htb.* u. *Tr.)*
Er kann sich früh kaum erwärmen.
Es ist ihr gleich frostig, wenn ein Bischen Luft in das Zimmer kommt. *(Htb.* u. *Tr.)*
Immer frostig, mit eiskalten Füssen. *(Htb.* u. *Tr.)*
705 Sehr kalte Füsse, von früh 9, bis Nachmittags 5 Uhr.
Abends sehr kalte Füsse, als sie ins Bette kam. (n. 10 St.)
Abends, kalte Hände und Füsse.
Nachts, im Bette, Fieberfrost, der sie aufweckt.
Frost und kaltes Ueberlaufen, Nachmittags, und Zittern, wie von Innen heraus, ohne Durst, drei Stunden lang; drauf, mit etwas Durst, Brennen in der Haut des Körpers, und in den Augen.
710 Schauder, den Rücken heran, der seinen Anfang aus der Brust zu nehmen scheint, alle Nachmittage. (n. 4 W.) *(Whl.)*
Einen Tag um den andern, gegen Abend etwas Schauder mit Durst, dann sehr heftige trockne Hitze, dass sie glaubt, es sprühen Feuerfunken zu den Augen heraus; die Nacht darauf wenig Schweiss. *(Whl.)*
Abends, Frost, ohne Durst, dann Hitze; was nach dem Niederlegen vergeht. *(Htb.* u. *Tr.)*
Abends, 9 Uhr, Frost am ganzen Körper; dann, nach dem Niederlegen, Hitze, in der sie einschläft, öfters jedoch mit Durst erwacht; gegen Morgen Schweiss. *(Htb.* u. *Tr.)*
Abends, im Bette, Frost; dann Schweiss im Schlafe.
715 Abends, von 5 bis 8 Uhr, Frost mit Gänsehaut; dann, Nachts, 11 Uhr, Erwachen mit grossem Schweisse, der das Aufdecken leidet, und bis 2 Uhr dauert. *(Htb.* u. *Tr.)*
Nachts im Bette, war ihm Kopf und Oberkörper heiss, die Beine aber kalt und nur allmählig warm werdend; gegen Morgen, Frost, im Bette. (d. 1. T.)
Nachts, Hitze und Durst, ohne Frost vorher und ohne Schweiss darauf. *(Htb.* u. *Tr.)*
Sie kann während der Fieber-Hitze kein Aufdecken vertragen, weil sie sogleich friert. *(Htb.* u. *Tr.)*
Hitze, Nachts, mit Feuchtigkeit der Haut.

Leeres Aufstossen nach Suppe und jedem Trinken.

Aufstossen nach Essen und Trinken.

Das Aufstossen ist stets leer und besonders Nachmittags mit viel Blähungs-Anhäufung im Bauche verbunden. *(C.)*

Durch Aufstossen kömmt ein Mundvoll Schleim herauf, immer nur ein Paar Stunden nach dem Mittag-Essen.

405 Süsses Aufstossen.

Bitteres, kratziges Aufstossen.

Saures Aufstossen, gegen Abend, im Freien.

Saures Aufstossen nach Milch-Genuss.

Saures Aufstossen mit Brennen im Magen.

410 Wie stetes Sodbrennen; es kam immer Säure in den Mund herauf.

Oeftere Empfindung, Vormittags, als steige etwas Heisses und Scharfes den Schlund herauf.

Schlucksen, besonders nach jeder Bewegung.

Grosse Neigung zum Schlucksen, bei geringen Veranlassungen.

Uebelkeit und Appetitlosigkeit, auch nüchtern, noch mehr nach dem Essen, mit Aengstlichkeit, Duselichkeit, Dunkelwerden vor den Augen, und weisser Zunge; gegen Abend musste er sich legen, ohne Schläfrigkeit. (n. 6, 7 T.)

415 Augenblickliche Anwandlung von Uebelkeit.

Uebelkeit, früh, eine Stunde nach dem Erwachen, mit Weichlichkeit im Magen.

Uebelkeit alle Vormittage, um 10, 11 Uhr.

Uebelkeit, vor dem Mittag-Essen, bis zum Würgen.

Uebelkeit von allem Essen.

420 Uebelkeit, Nachts.

Beständige Uebelkeit, ohne Appetit und ohne Stuhlgang.

Brecherliche Uebelkeit. (d. 4. T.)

Oft Brecherlichkeit, doch erbrach er sich nicht.

Würmerbeseigen.

425 Die Magen-Gegend ist sehr empfindlich.

Schwere des Magens, und wie Zittern darin.

Schmerzhaftigkeit des Magens, beim Gehen und Stehen, wie schwer und hängend.

Weh in der Herzgrube, Abends, mit Empfindlichkeit derselben bei Berührung, dabei Uebelkeit und Ekel, wenn sie nur ans Essen dachte.

Der Magen ist wie gespannt und voll.

430 Spannen und Drücken über den Magen herüber, von den Ribben her.

Carbo vegetabilis.

Drückende Empfindung in der Gegend des Magens, durch Winde-Abgang mit Poltern, vergehend. *(C.)*
Drücken im Magen, auf Poltern im Unterleibe.
Drücken am Magen, wie auf etwas Böses, schlimmer beim Betasten.
Drückendes Gefühl unter der Herzgrube. (n. 24 St.) *(C.)*
435 Ein anhaltender schmerzhafter Druck in der Herzgrube und im Oberbauche, wie im Magen, Abends nach 7 Uhr. *(Gff.)*
Ein ängstlicher Druck in der Herzgrube. (n. 4 T.)
Kneipen in der Herzgrube, wie von Blähungen.
Krampf im Magen, mit unaufhörlichem sauren Aufstossen.
Magen-Krämpfe und Herz-Abdrücken, bei Säugenden.
440 Zusammenziehender Magenkrampf, selbst die Nacht, bis zur Brust heraufsteigend, bei Leib-Auftreibung; sie musste sich zusammenkrümmen und durfte sich nicht legen, weil dies verschlimmerte; der Schmerz kam anfallsweise und benahm ihr den Athem.
Zusammenziehende Empfindung unter dem Magen.
Zusammenziehender Schmerz neben der Herzgrube, rechts, früh und Nachmittags.
Ein schnürender Schmerz unter der Herzgrube, der vom Drucke des Fingers sich erhöht. *(Ad.)*
Beim Liegen auf dem Rücken und beim Spazierengehen spürt er die Schärfe im Magen.
445 Nagen im Magen, früh, nüchtern.
Krallen im Magen, bis zum Halse herauf, wie Sodbrennen.
Brennendes Gefühl im Magen.
Anhaltendes Brennen im Magen.
Klopfen in der Herzgrube.
450 In den Hypochondrien der rechten Seite, kurzer, aber heftiger Schmerz. *(Gff.)*
Die Leber-Gegend ist sehr empfindlich, und beim Befühlen schmerzhaft.
Zerschlagenheits-Schmerz der Leber.
Spannen in der Leber-Gegend, als wäre es da zu kurz, bei Erwachen aus dem Mittags-Schlafe.
Pressender Schmerz in der Leber, beim Gehen im Freien.
555 Heftiger Riss in der Leber, zum Schreien.
Heftiges Stechen in der Leber-Gegend. (n. 48 St.)
Im linken Hypochondrium, drückender Schmerz.
Drückend stechender Schmerz unter der linken Brust.

Ziehender Schmerz unter den linken Ribben.
460 In beiden Hypochondrien schmerzhaftes, stechendes Reissen, von einem Punkte dicht unter der Herzgrube nach beiden Seiten hinstrahlend. *(Gff.)*
Beide Hypochondrien sind beim Befühlen schmerzhaft.
Wenn er sich bückt, deuchtet es ihm, als lägen Würste rechts und links neben dem Magen.
Drücken unter den kurzen Ribben, nach dem Frühstücke. *(Gff.)*
Jedes anliegende Kleidungs-Stück um die Hypochondrien drückt und ist ihm unerträglich.
465 Bauchweh, wie nach Verkältung; es erhöht sich vor Abgang einer Blähung und hält noch nachher an.
Schwere im Unterleibe.
Der Bauch deuchtet ihm sehr schwer.
Gefühl, als hinge ihr der Leib schwer herab; sie muss ganz krumm gehen.
Schmerz über den ganzen Bauch, bis zum Schambeine, als ob alle Fleischfasern gespannt oder verhärtet wären, was ihn sehr ängstlich macht.
470 Gespanntheit des Bauches, immerwährend. *(Gff.)*
Gespanntheit des Bauches von angehäuften Blähungen, die aber ziemlich reichlich und leicht abgehen, Nachmittags. *(C.)*
Voll und gepresst im Bauche, und wie überfüllt von Speisen, Tag und Nacht, mit Aufstossen.
Spann- und Druck-Schmerz in der rechten Oberbauch-Seite, bis über den ganzen Magen.
Spann- und Druck-Schmerz fast über den ganzen Bauch, mit steter Unruhe und Weinen, wie von Verzweiflung.
475 Drückendes Leibweh im Unterbauche.
Druck-Schmerz in der Nabel-Gegend.
Dumpf drückender Schmerz auf einer kleinen Stelle im Bauche. *(Gff.)*
Ein widriges Drücken im Bauche, dass sie ihn immer mit den Händen halten möchte.
Drückendes Leibweh mit Stuhldrang und Abgang heisser Winde, der es mildert. *(Gff.)*
480 Drückendes Leibweh mit Kollern und Abgang feuchtwarmer, geruchloser Winde, wovon es aufhört. *(Gff.)*
Drückender Schmerz im linken Unterleibe, es geht im Bauche herum mit Kneipen.
Ein kneipender Druck, tief im rechten Unterbauche, gegen die Hüfte zu. *(Gff.)*

Carbo vegetabilis.

Ein klemmender Druck, tief im Unterbauche. *(Gff.)*
Klemmender Leibschmerz, im Unterbauche. *(Gff.)*
485 Oefteres klemmendes Leibweh, besonders in der rechten Bauch-Seite. *(Gff.)*
Kneipende Schmerzen an verschiedenen Stellen des Bauches, die oft schnell vorübergehen. *(C.)*
Feines Bauch-Kneipen, beim krumm Sitzen. *(C.)*
Heftiges Kneipen um die Nabel-Gegend, nach Genuss weniger, unschädlicher Speise; durch Aufstossen und Winde-Abgang vergeht es schnell. *(Gff.)*
Kneipen um den Nabel, bis in den Magen, vier Tage und Nächte (zuerst früh, beim Aufstehen); sie musste sich legen, konnte vor Schmerz nicht gerade stehen und die Nacht davor nicht schlafen, unter stetem Froste; erst die zweite Nacht kam Durchfall, der Nachts am schlimmsten war. (n. 6 T.)
490 Kneipen im Bauche bei gutem Stuhlgange.
Kneipende und stechende Schmerzen im linken Unterbauche. *(Gff.)*
Anhaltendes, drückendes Kneipen im Oberbauche. *(Gff.)*
Das Kneipen im Bauche entsteht fast bloss Nachmittags und Abends, und scheint von Blähungen verursacht, nach deren Abgang es verschwindet. *(C.)*
Zusammenziehende Empfindung im Unterleibe.
495 Schneiden im Bauche, wie Kolik, Abends.
Leib-Schneiden.
Schneiden im Leibe, nur auf Augenblicke, aber sehr oft.
Schneiden im Leibe, das wie ein Blitz durch den Bauch fährt.
Reissendes Weh im Unterbauche, nach dem Nabel herauf. (n. 48 St.) *(Gff.)*
500 Reissender Stich im Unterbauche, bis an den Nabel herauf. *(Gff.)*
Stechender, beim Athmen verstärkter Schmerz in der linken Bauch- (und Brust-) Seite. *(Gff.)*
Ein kriebelnd laufendes Stechen tief im Unterbauche. (n. 28 St.) *(Gff.)*
Stumpfe, kneipende Stiche, wie von unten heraus, im Unterleibe. *(Gff.)*
Brennen im Unterleibe.
505 Brennen um die Nabel-Gegend. *(Gff.)*
Grosse Angst im Unterleibe.

Schmerz im Unterleibe, wie von Verheben, selbst wenn sie nur Etwas mit der Hand verrichtet, wobei der Arm ein wenig in die Höhe gereckt wird; auch beim Berühren entsteht derselbe Schmerz.

Schmerz im Bauche, wie von Verheben oder Verrenken, sobald sie auf der Seite liegt, am meisten in der linken Bauch-Seite.

Aeusserlich, am Unterbauche, Wundheits-Schmerz, auch beim Befühlen. (n. 4 St.) *(Gff.)*

510 Wundheits-Schmerz auf einer Stelle unter dem Nabel. *(Gff.)*

Brennender Schmerz in der Haut neben dem Nabel, oft erneuert. (n. 4 St.) *(Gff.)*

Zerschlagenheits-Schmerz der Bauch-Muskeln.

In der Schooss-Gegend, rechter Seits, Druckschmerz. *(Gff.)*

Kneipender Schmerz in der rechten Schooss-Gegend. *(Gff.)*

515 **Blähungs-Aufstauung im linken Oberbauche mehr nach dem Rücken zu, mit klemmendem Schmerze.**

Die Blähungen stemmen sich hie und da im Bauche, unter den kurzen Rippen, in der Blasen-Gegend, erregen Klemmen und Drücken, und gehen allmählig mit Hitz-Empfindung im Mastdarme ab. *(C.)*

Die Blähungen treiben Nachmittags den Leib auf. *(C.)*

Die Blähungen erzeugen absatzweise ein Gefühl von Lähmigkeit im linken Schenkel. (n. 5 T.) *(C.)*

Blähungs-Bauchweh, mit Abgang geruchloser Winde. *(Gff.)*

520 Die Blähungen gehen im Bauche herum und es giebt bald hier, bald da, einzelne Stiche, besonders in der linken Seite, nach den Rippen hin. *(Gff.)*

Viel Blähungen, mit Kollern und lautem Umgehen im Bauche, Nachmittags. *(C.)*

Es geht ihm im Leibe herum. (sogleich.) *(Gff.)*

Es geht ihm tief im Unterbauche herum. *(Gff.)*

Es geht ihm im Bauche herum und viele, theils laute, theils sachte und etwas feuchte Winde gehen ab. *(Gff.)*

525 Gluckern in der linken Unterbauch-Seite. *(Gff.)*

Hörbares Kollern geht langsam im Leibe herum. (n. 3 St.) *(Gff.)*

Starkes Kollern und Poltern im Bauche, acht Tage lang. *(C.)*

Hörbares Kollern in der Nabel-Gegend. *(Ad.)*

Hörbares Kollern im Bauche, mit etwas Kneipen. *(Ad.)*

530 Nach dem Kollern, Abgang vieler Winde. *(Ad.)*

Unaufhörliches Poltern im Bauche, ohne Stuhldrang.

Carbo vegetabilis.

Gähren im Bauche, drauf durchfälliger Stuhl mit Abgang faulicht stinkender Winde.
Abgang vieler lauter, geruchloser Winde, bei häufigem Aufstossen. (n. 4 T.) *(C.)*
Abgang einiger geruchloser Winde, bei starkem Umgehen der Blähungen im Bauche. (n. ½ St.) *(C.)*
535 Nachmittags plötzlich eine grosse Menge Blähungen, die ohne Beschwerde abgehen. (n. 36 St.) *(C.)*
Ungeheurer Abgang geruchloser Winde, früh, beim Erwachen.
Selbst das sonst leicht Verdauliche erzeugt viel Blähungen und Auftreibung des Unterleibes.
Blähungen faulen Geruches. (n. 1½ St.) *(Gff.)*
Viele sehr übelriechende Blähungen. (n. 1 T.) *(C.)*
540 Abgang faulicht riechender, endlich feuchter Winde unter schmerzhaftem Drängen nach dem Kreuze und von da nach dem Unterleibe. (n. 2 St.) *(Gff.)*
Der Stuhldrang vergeht durch lauten Winde-Abgang. *(Gff.)*
Gefühl, als sollte Stuhl kommen, mit Brennen im After und Blähungs-Abgang. *(Gff.)*
Stuhlgang, den einen Tag keinen, den Tag darauf, zweimal Stuhl.
Gänzlich verstopft. (n. 67. St.) *(C.)*
545 Vergebliches Nöthigen zum Stuhle. (n. 80 St.) *(Gff.)*
Vergebliches Nöthigen zum Stuhle; es gingen nur Winde ab, mit schmerzhaftem Druck im Mastdarme.
Vergeblicher Stuhldrang, Abends. (n. 36 St.)
Plötzliches Nöthigen zum Stuhle, wie Vollheit im Mastdarme, das aber bald verging. *(Ad.)*
Wie Noththun zum Stuhle, ein Gefühl im Leibe und Kreuze, ohne Erfolg. *(Gff.)*
550 Heftiger Stuhldrang mit Kriebeln im After und Druck auf die Blase, nach dem Kreuze zu, wie eine Hämorrhoidal-Kolik, in Absätzen; statt des Stuhles darauf heftige, wehenartige Schmerzen im Unterbauche, nach vorn und hinten, mit Brennen im After und Gefühl, wie zum Durchfalle; nach den Wehen, bei grosser Anstrengung sodann ein wenig, aus weichen Stücken bestehender Koth-Abgang, unter Aufhören der Schmerzen. *(Gff.)*
Noththun zum Stuhle, nach dem Frühstücke, der, obgleich nicht hart, doch nur mit vielem Pressen abgeht. *(Gff.)*
Starkes Nöthigen zum Stuhle, der nur gering und hart abgeht. *(Gff.)*

Zwängen auf den Stuhl, im Mastdarme.

Erst ungewöhnlich spät, Abends 10 Uhr, Stuhl, mit Kollern im Leibe. (n. 44 St.) *(C.)*

555 Die erste Woche seltener, harter Stuhl, nur alle 2, 3 Tage.

Alle 2, 3 Tage harter Stuhl.

Harter Stuhl. *(Gff.)*

Harter, verspäteter Stuhl, mit viel Anstrengung. (n. 30 St.) *(Gff.)*

Zäher, geringer, nicht gehörig zusammenhängender Stuhl mit Unthätigkeit des Mastdarms. (n. 6 T.) *(C.)*

560 Zum zweiten Male Stuhl. (n. 14 St.) *(C.)*

Breiiger Stuhl mit Brennen im Mastdarme.

Dünnerer Stuhl, als gewöhnlich, mit Drängen dazu. (n. 20 St.) *(C.)*

Durchfall. (n. 48 St.)

Scharfer Stuhlgang, bei belegter Zunge.

565 Schleim-Abgang, bei Drang auf den After.

Schleim geht dem Stuhle voraus, dann harter, dann weicher Koth, darauf schneidender Bauchschmerz; die erste Woche hindurch.

Viel Schleim-Abgang mit dem Stuhle.

Viel Schleim-Abgang aus dem Mastdarme, mehrere Tage hindurch.

Gelblicher, fadenartiger Schleim umwindet den Stuhl, welcher am letzten Theile des Kothes völlig blutig ist. *(Ad.)*

570 Alle 6, 7 Minuten schreit das Kind überlaut, während ihm jedes Mal, statt des Stuhles, Schleim mit Blut abgeht.

Vor dem Stuhle, Leibschneiden.

Vor dem Stuhle, quer durch den Bauch ziehender Schmerz. *(C.)*

Bei jedem Stuhlgange, Blut-Abfluss.

Blutfluss aus dem After, beim Stuhlgange.

575 Beim Stuhlgange (wenigen, harten, stückigen Kothes), Brennen im After. *(C.)*

Beim Stuhlgange, Schneiden im After. *(C.)*

Beim Stuhlgange, Stechen im Mastdarme, wie mit Nadeln.

Beim harten Stuhl, schneidender Schmerz im After. *(Gff.)*

Nach dem Stuhle, mehrmaliges Leibweh nach dem Kreuze und der Blase hin, fast wie nach Rhabarber. *(Gff.)*

580 Nach dem Stuhlgange, drängendes oder klemmendes Leibweh. *(Gff.)*

Nach hartem, geringem Früh-Stuhle, kneipendes Stechen in der linken Unterbauch-Seite und unvollkommne Stuhl-An-

Carbo vegetabilis.

regung, wie ein Druck auf den Mastdarm, den ganzen Tag über. (n. 4 T.) *(Gff.)*
Nach dem Stuhle, gänzliche Leerheit im Bauche, vorzüglich beim Gehen bemerkbar. *(C.)*
Nach dem Stuhle, angeschwollen im Leibe, wie Verhärtung. (d. 2. T.)
Nach dem Stuhle, Brennen im After.
585 Nach dem Stuhle, Abspannung.
Nach dem Stuhle, Aengstlichkeit mit Zitter-Empfindung und unwillkührlichen Bewegungen.
Nach dem Stuhle, zittrige Schwäche.
Am After, Beissen. *(Gff.)*
Drückender Schmerz im After. *(Gff.)*
590 Nagen im Mastdarme, ausser dem Stuhle.
Kneipen im Mastdarme ausser dem Stuhle.
Stiche nach dem After zu.
Ein Paar heftige Stiche im After, Abends. *(C.)*
Ein sehr schmerzhafter Stich durch den Mastdarm und After vom Steissbeine aus, wie mit einer heissen Nadel. (n. 6 T.) *(C.)*
595 Kriebeln im Mastdarme und Plage von Maden-Würmern.
Abgang von Madenwürmern.
Jücken am After, früh im Bette, durch Kratzen vermehrt und dann Brennen. *(C.)*
Jücken am After, und nach Reiben, Brennen darin. *(Gff.)*
Brennen rechts am After. (n. 6 St.) *(Gff.)*
600 Brennen am After, mit widrigem Trockenheits-Gefühle darin. (n. 7 T.) *(C.)*
Brennen und Stechen am After.
Blutdrang nach dem After.
Geschwollne, schmerzhafte After-Blutknoten.
An den After-Blutknoten, kitzelndes Jücken.
605 Ausfluss reinen Blutes aus dem Mastdarme, unter reissenden Schmerzen mehrere Tage lang; (bei einer jungen Frau, die nie dergleichen gehabt. (n. 7 T.) *(C.)*
Ausfluss einer scharfen, beizenden Feuchtigkeit aus dem Mastdarme. (n. 24 St.)
Eine klebrige, dumpfriechende Feuchtigkeit dringt Nachts in Menge aus dem After.
Nässen des Afters, mit Drang darauf, beim Harnen.
Wundheit am After.
610 Wundheit am Mittelfleische, mit schmerzhaftem Jücken bei Berührung.

Wundheit mit Jücken und Feuchten des Mittelfleisches, Nachts.
Stich-Schmerz im Mittelfleische, nahe am After. *(Gff.)*
Drückender Wundheits-Schmerz unter dem Steissbeine. *(Gff.)*
Ein grosser, rother Knoten, dicht am After, mit einem schwarzen Blüthchen darauf, wenig jückend.
615 Der Harn geht viel sparsamer ab. (n. 48 St.) *(Gff.)*
Viel Neigung, Urin zu lassen, der jedoch langsam abging.
Drängen auf den Harn, wohl alle Stunden.
Pressen auf die Blase, oft am Tage, doch konnte sie den Harn aufhalten.
Er muss Nachts mehrmals zum Harnen aufstehen, und es geht mehr Urin ab, unter Drücken auf die Blase.
620 Viel Urin-Abgang, nach wenigem Trinken. (n. 6 St.) *(Gff.)*
Reichlicher, hellgelber Harn, (n. 24 St.) *(C.)*
Etwas dicker, milchichter Urin zu Ende des Harnens.
Dunkelfarbiger Harn.
Dunkler, rother Harn, bei Rauhheit der Kehle. *(Gff.)*
625 Dunkelrother Harn, als wäre er mit Blut gemischt. (n. 2 T.)
Röthlicher, trüber Urin.
Der Urin bleibt hell, setzt aber doch etwas Gries ab.
Rother Satz des Urins.
Sehr strenger Geruch des Urins.
630 Beim Harnen, Jücken an der weiblichen Scham.
Beim Harnen, Stechen in der weiblichen Scham.
Brennen in der Harnröhre beim Uriniren.
Beim Harnen, äusserst schmerzhaftes Brennen und Zwicken in der Harnröhre.
Beim Harnen, oft ein Reissen in der Harnröhre; die letzten Tropfen bestehen aus Schleim und gehen schmerzhaft ab.
635 Nach dem Harnen, früh, Reissen und Ziehen in der Harnröhre. *(Gff.)*
Verengerung der Harnröhre, jeden Morgen.
Kneipende Schmerzen in der Harnröhre. (fast sogleich.)
An der Vorhaut, Jücken und Wundsein.
Starkes Jücken, Wundheit und ein Bläschen, innerhalb an der Vorhaut.
640 In den Hoden und im Hodensacke, Kriebeln.
Jücken, neben dem Hodensacke, am Oberschenkel, mit Feuchten der Stelle. (n. 24 St.)
Geschwulst des Hodensackes, hart anzufühlen.
Starkes Jücken am Schamberge.

Gänzlich mangelnder Geschlechtstrieb, früh, selbst durch sinnliche Vorstellungen nicht erregbar. (n. 24 St.) *(Gff.)*

645 Regerer Geschlechtstrieb. (n. 49 T.)

Häufige Erektionen. (n. 24 St.) *(C.)*

Oefters anhaltende Erektionen, drei Tage nach einander.

Stete Erektionen, die Nacht, ohne wohllüstige Empfindung oder Phantasie. *(Gff.)*

Pollution, ohne Träume.

650 Oeftere Pollution, ohne viel Empfindung.

Heftige, die Nerven schmerzhaft erschütternde Pollution, und darauf heftiges Brennen vorn in der Harnröhre, mit argem Schneiden und Brennen beim Harnen, das lange anhielt und sich bei leisem äussern Drucke erneuerte. *(Gff.)*

Im Beischlafe schneller Abgang des Samens, und darauf Brausen des Blutes im Kopfe.

Abgang von Vorsteherdrüsen-Saft, beim Drücken zum Stuhlgange.

An der weiblichen Scham und am After, Jücken.

655 Hitze und Röthe in der Scham.

Brennen an der weiblichen Scham.

Starke Wundheit an der weiblichen Scham, nach vorne zu, Abends.

Schwämmchen (Aphthen) an der Scham.

Rothe, wunde, wie Geschwürchen aussehende Stellen an der Scham, die bloss jücken, nicht schmerzen; unter Abgang von Weissfluss.

660 Schrundender Schmerz an der weiblichen Scham, unter Weissfluss-Abgang, zwei Tage lang; drauf Ausbruch des Monatlichen, das viele Monate gefehlt, drei Tage fliessend, doch ganz schwarz; darnach nur sehr wenig Weissfluss, ohne Schrunden.

Regel 5 Tage zu früh. (n. 21 T.)

Regel 6 Tage zu früh. (d. 2. T.)

Die Regel tritt 5 Tage zu spät ein, (Nachwirkung). (d. 55. T.)

Das sechs Tage später kommende Monatliche war wie beizend und machte die Theile wund.

665 Das abgehende Monats-Blut ist dick und von starkem Geruche.

Vor Eintritt der Regel, arges Jücken einer Flechte.

Gleich vor der Regel, jückender Ausschlag im Nacken und zwischen den Schultern.

Gleich vor der Regel, Zieh-Schmerz vom Unterbauche bis ins Kreuz.

Vor Ausbruch der Regel, Leibweh, wie Krämpfe, von früh bis Abend.

670 Beim Monatlichen, Schneiden im Unterbauche.

Beim minder fliessenden Monatlichen, viel Leibschneiden, Rückenweh, und Schmerz in allen Knochen, wie zerschlagen.

Bei der Regel, heftiger Kopfschmerz, der ihr die Augen zusammenzog.

Bei der Regel, Brennen in den Händen und Fusssohlen.

Weissfluss, nach dem Harnen abgehend. (d. 12. T.)

675 Abgang weissen Schleimes aus der Scheide. (n. 4 T.)

Viel ganz dünner Weissfluss, früh, beim Aufstehen, und dann den ganzen Tag nicht wieder.

Milchfarbiger Weissfluss, der sie wund macht. (n. 12 T.)

Dicklicher, gelblich weisser Scheide-Fluss.

Grünlicher Scheide-Fluss. (d. 6. T.)

680 Blutiger Schleim aus der Scheide. (d. 6. T.)

Beim Scheide-Fluss, Wundheit und Rohheit in den Schamtheilen.

Uebel riechender Athem.

Oefteres Niesen mit stetem und heftigem Kriebeln und Kitzeln in der Nase und katarrhalischer Rauhheit in derselben und oben in der Brust, Nachts im Bette. *(Gff.)*

Wiederholtes starkes Niesen. (n. 5 St.) *(C.)*

685 Sehr häufiges Niesen, ohne Schnupfen. *(Gff.)*

Niesen, mit Thränen des linken Auges, wovon Beissen im innern Winkel entsteht. *(Gff.)*

Heftiges Niesen, und darauf stark beissender Schmerz über und in der Nase, mit Thränen der Augen, wie beim Ausbruche argen Schnupfens; auch beim Schnauben derselbe Schmerz. *(Gff.)*

Unvollkommner, versagender Reiz zum Niesen, bald stärker, bald schwächer. *(Gff.)*

Niesen, mit Stichen im Unterleibe. *(Gff.)*

690 Niesen, mit Brennen auf einem grossen Theile des rechten Bauches. *(Gff.)*

Vergeblicher Niese-Reiz unter Kriebeln in der linken Nasenhöhle, die darauf feucht, nach dem Ausschnau-

ben im rechten Loche verstopft ward, mit schnupfigem
Kriebeln und Beissen in der linken Gaumen-Seite. (n. 5 St.)
(*Gff.*)
Verstopfung des linken Nasenloches, eine Stunde lang. (*Gff.*)
Verstopfung des linken Nasenloches. (n. 1½ St.) (*C.*)
Verstopfung des linken Nasenloches, nach Niesen. (*Gff.*)
695 Stock-Schnupfen.
Stockschnupfen mit Kratzen im Halse.
Stockschnupfen, mehrere Tage.
Gefühl eines beginnenden Schnupfens in der Nasenwurzel. (*Ad.*)
Pressen in der Wurzel und den Knochen der Nase, wie bei
einem starken Schnupfen; doch hat er Luft durch dieselbe.
(*Ad.*)
700 Schnupfen-Reiz, mehrere Tage, Nachts und früh, beim
Erwachen, der sich (zuweiliges Niesen ausgenommen) am
Tage verlor. (*Gff.*)
Jückender Reiz in der Nase, mit vermehrter Feuchtigkeit.
(n. 7 St.) (*C.*)
Vermehrte Feuchtigkeit in der Nase, (nach vorheriger Ver-
stopfung). (n. 3 St.) (*C.*)
Auslaufen des Nasen-Schleims, unter Kriebeln im rechten
Nasenloche, dann heftiges Niesen, Thränen des rechten
Auges und Schnupfen. (*Gff.*)
Abgang grünen Schleimes aus der Nase.
705 Fliess-Schnupfen mit Niesen. (fast sogleich.) (*Gff.*)
Fliess-Schnupfen, alle Abende.
Starker Fliess-Schnupfen.
Schnupfen mit Katarrh. (n. 7 T.)
Arger Schnupfen mit Heiserkeit und Rohheit auf der Brust.
(d. 2 T.)
710 Trockenheits-Gefühl im Halse und an den Choanen.
Ungewöhnliches Trockenheits-Gefühl in der Luftröhre, woge-
gen Räuspern nichts hilft, mehrere Tage lang. (n. 3 T.) (*C.*)
Heiserkeit, Abends. (n. 12 T.)
Früh, fast stimmlos.
Katarrh, dass er kaum laut sprechen konnte. (n. 8 T.)
715 Plötzlich grosse Heiserkeit, Abends, dass er fast keinen
Laut von sich geben konnte, mit starker Engbrüstigkeit,
die ihm beim Gehen im Freien fast allen Athem benahm.
(n. 6 T.)
Heiserkeit und Rauhheit der Kehle, dass sie ohne grosse An-
strengung nicht laut sprechen konnte.

Geringe Rauhigkeit der Sprache, wie beengt oder von Sprechen angegriffen. (n. 3 T.) *(C.)*

Starke Rauhheit der Kehle mit tiefer Rauhheit der Stimme, die ihm versagt, wenn er sie anstrengt; doch ohne Schmerz im Halse. *(Gff.)*

Rauhheit auf der Brust und öfterer Husten-Reiz. *(Gff.)*

720 Rauhheits-Gefühl hinten im Halse. (n. 3 T.) *(C.)*

Kratzen im Halse. (n. 3 T.) *(C.)*

Kratzen im Halse, Abends und Morgens, was sie zum trocknen Husten reizt.

Kratzig im Halse, mit etwas Husten, wobei besonders das linke Auge thränt. *(Gff.)*

Starkes Kriebeln im Halse, durch Räuspern nur kurz zu tilgen, mit viel Speichel-Zufluss. *(Gff.)*

725 Kriebeln im oberen Theile der Luftröhre, als sässe da Etwas fest, zum Husten reizend. (n. 3 St.) *(Gff.)*

Es kriebelt und jückt in der Kehle, mit Pfeifen beim Athmen; es sitzt ihm fest auf der Brust, und er muss Abends, nach dem Niederlegen, trocken husten.

Nach Vergehen des Schnupfens liegt es ihm sehr auf der Brust, auf der es kocht und röchelt; er kann Nachts vor Luft-Mangel nicht im Bette bleiben, und der Husten, der ihn bis zum Erbrechen angreift, löst sich schwer.

Früh nach dem Aufstehen liegt es ihm fest auf der Brust, wie Katarrh, und er muss einige starke Husten-Stösse thun, die ihm aber schmerzhaft durch den Kopf fahren.

Leichte Husten-Anfälle von wenigen Stössen, (n. 5 Min.), wiederholten sich am 5ten Tage um dieselbe Zeit. *(C.)*

730 Husten, von Jücken in der Kehle, (mit zähem satzigen Auswurfe), Abends, bei Schlafengehen und früh, eine Stunde nach dem Aufstehen. *(C.)*

Husten-Reiz, öfters wiederkehrend, hinten im Halse, mit kurzem Husten. *(Gff.)*

Heftiger Kitzel-Husten, mit weisslichem Auswurfe, früh, nach dem Erwachen.

Halbwillkührlicher, rauher Husten, von stetem Rauhheits-Gefühle und Kriebeln im Halse. *(Gff.)*

Husten, von Reiz und Kriebeln im Halse, in einigen tiefen Stössen, von denen die Brust, wie eingedrückt, schmerzt. *(Gff.)*

735 Husten-Reiz, wie von Schwefeldampfe, mit Würgen.

Carbo vegetabilis.

Oefterer Husten von Reiz oben auf der Brust und Rauhigkeit und Kratzen im Halse. (n. 3 T.) *(C.)*

Nach jedem Ausathmen muss er trocken husten, wobei ihn Wärme und Schweiss überläuft.

Husten, nach der geringsten Verkältung, früh, beim Aufstehen aus dem Bette, oder wenn sie aus dem warmen Zimmer in ein kaltes kommt.

Husten, jedes Mal, sobald er sich satt gegessen hat.

740 Abend-Husten, im Bette, und vor dem Schlafengehen.

Nacht-Husten in wiederholten Stössen, mit immer wiederkehrendem Reize dazu.

Kurzer (Kotz-) Husten, Abends.

Er muss Abends so oft räuspern, dass ihm der Kehlkopf wie roh und wund wird.

Oeftere Anstösse kurzen Hustens. *(Gff.)*

745 Krampf-Husten, täglich in 3, 4 Anfällen.

Krampf-Husten, Abends, fünf Stunden lang, (von zu raschem Gehen?) (d. 16. T.)

Angreifender Husten, bei Engbrüstigkeit und Brennen auf der Brust.

Husten, welcher Erbrechen und Würgen hervorbringt, Abends.

Rauher Husten, ohne allen Auswurf.

750 Schleim-Auswurf aus dem Kehlkopfe, durch kurzen (Kotz-) Husten.

Auswurf ganzer Stücke grünen Schleimes.

Arger Husten, mit vielem gelblichen Eiter-Auswurfe, und Stich-Schmerz beim Athmen im linken Hypochondrium, dem starkes Stechen oben, in der linken Brust, nachfolgt.

Beim rauhen Husten, Schmerz im obern Theile der Brust. *(Gff.)*

Beim Husten, Schmerz auf der Brust, wie rohes Fleisch.

755 Beim Husten, arger Schmerz im Kehlkopfe und in der Gegend des Schildknorpels, wie geschwürig.

Beim Husten, schmerzhafte Stiche durch den Kopf.

Beim Husten-Reize, Abends, ein Frösteln und Ziehen in den Backen.

Der Athem blieb gleich weg, wenn sie anfing einzuschlummern, bei vermehrtem Schwindel.

Beim Umwenden im Bette ist sie ausser Athem.

760 Drang zum tief Athmen, mit Stöhnen.

Er muss tief Athem holen, mit Anstrengung der Brust, des Unterleibes, Rückens, Nackens und Kopfes, unter Aufhebung der Füsse.

III.

Schwieriges Athmen, mehr beim Sitzen.

Schwerer Athem, Abends, beim Liegen, mit Klopfen im Kopfe.

Schwerathmigkeit von belegter Brust.

765 Schweres Athmen, Vollheit der Brust und Herzklopfen, selbst bei kleiner Bewegung, am meisten gegen Abend.

Kurzathmigkeit und Beängstigung auf der Brust; er konnte nicht sitzen und musste beständig herumgehen, 10 Tage lang.

Grosser Engbrüstigkeit wegen, muss sie langsamer gehen, als sonst.

Sehr beengt und ermattet auf der Brust, beim Erwachen.

Beengung auf der Brust und kurzer Athem, wie von heraufdrückenden Blähungen. (n. 41 St.) *(Gff.)*

770 Beengendes, drückendes Gefühl auf der Brust, wie aus dem Unterleibe und von Blähungen erzeugt. *(C.)*

Beklemmungs-Gefühl auf der Brust, das nach Aufstossen sogleich vergeht.

Krampfhafte Beklemmung und Zusammenziehung der Brust, 3, 4 Minuten lang.

Wie zusammengepresst in der Brust und den Schultern, früh, nach dem Aufstehen aus dem Bette.

Zusammenschnürung der Brust, in öfteren Anfällen mit Verhinderung des Athmens.

775 Ganz kalter Athem; auch Kälte im Halse, dem Munde und den Zähnen.

Beim Einathmen, ein Drücken in der Luftröhre.

Beim Athemholen, schmerzhaftes Klopfen im Kopfe und den Zähnen.

In der Brust, Schmerz, wie von versetzten Blähungen.

Schmerz bei Ausdehnung der Brust.

780 Dumpfer Schmerz auf dem Brustbeine, auf einer kleinen Stelle gleich über der Herzgrube, wie beim Vorbücken und auch beim Betasten erregbar. *(Gff.)*

Stumpfer Schmerz, erst in der linken, dann in der rechten Brust, mehr beim Aus- als beim Einathmen fühlbar. *(Gff.)*

Stumpfer Schmerz auf der rechten Brust. (n. 6 St.) *(Gff.)*

Rheumatischer Schmerz von den linken Ribben, bis zur Hüfte. *(Gff.)*

Drückend rheumatischer Schmerz in der rechten Seite auf den kurzen Ribben, eine Viertelstunde lang. *(Gff.)*

785 Druck-Schmerz, oben in der rechten Brust, bis durch in das rechte Schulterblatt. *(Gff.)*

Drücken auf der linken Brust. *(Gff.)*
Oefters ein beklemmendes Drücken auf der Brust. *(Gff.)*
Kneipen auf kleinen Stellen in der Brust, von Blähungen abhängend. *(C.)*
Ein drückendes Reissen auf (in) der linken Brust. (n. 26 St.) *(Gff.)*
790 Reissen von der Brust nach dem Rücken zu, früh, im Bette, bis in die Arme und das linke Ohr, mit innerer Hitze, besonders im Kopfe.
Reissen in der rechten Brust. *(Gff.)*
Ziehender, rheumatischer Schmerz auf den rechten kurzen Rihben. *(Gff.)*
Schmerzliches Ziehen in der Brust, (den Schultern und den Armen), mehr auf der linken Seite, mit Hitz-Gefühl und Blutdrang nach dem Kopfe, wobei sie sich kalt anfühlt.
Stich-Schmerz in der Herz-Gegend. (d. 7. T.)
795 Stechender, beim Athemholen verstärkter Schmerz in der rechten Brust- und Bauch-Seite. *(Gff.)*
Tiefer Stich in die rechte Brust, beim tief Athmen. *(Gff.)*
Sehr empfindliche Stiche durch die Brust, die den Athem hemmen, bei Schlafengehen. *(Gff.)*
Stumpfer Stich in der linken Brust, gegen die kurzen Rihben hin. *(Gff.)*
Heftige stumpfe Stiche, wie herausstossend, tief unten in der rechten Brust. *(Gff.)*
800 Starke Stiche unter der linken Brust; sie konnte davor nicht schlafen und nicht gehen; auch im Sitzen hielten sie an, (ohne Frost und Hitze).
Zusammenziehende Stiche unten in der linken Brust, die ihm den Athem versetzen. (d. 3. T.)
Stumpf stechender, beklemmender Schmerz in der Herzgegend, der durch hörbares Kollern in der linken Seite, wie von einer versetzten, nun aufgelösten Blähung vergeht. (n. 3 St.) *(Gff.)*
Gefühl von Schwäche und Angegriffenheit der Brust.
Beim Erwachen fühlt er die Brust wie ermüdet.
805 Jücken inwendig in der Brust.
Blutdrang nach der Brust, früh, beim Erwachen, und belegte Zunge.
Wallung im Blute und Andrang desselben nach der Brust, mit Heiserkeit und Räuspern.

Es war ihr immer, als stiege das Blut nach der Brust, wobei
es ihr im Körper kalt war.
Warme Aufwallung in der Brust, mit Beängstigung, von angehäuften Blähungen im Unterleibe erregt. (n. 9 T.) *(C.)*
810 Andrang des Blutes nach der Brust, und Brennen darin.
Arges Brennen in der Brust, wie von glühenden Kohlen,
fast ununterbrochen.
Brennen auf der linken Brust und rechts neben der Herzgrube.
Mehr Brennen, als stechende Schmerzen in der Herzgegend.
Herzklopfen, am meisten im Sitzen.
815 Oefteres Herzklopfen, einige rasche Schläge.
Ungeheures Herzklopfen, mehrere Tage.
Herzklopfen und aussetzender Puls, Abends, bei Schlafengehen, mehrere Tage.
Pulsiren in der Brust, mit Unruhe und Aengstlichkeit; sie
fühlte das Herz mit der Hand deutlich schlagen.
Aeusserlich, an der linken Brust, beim Befühlen, ein Schmerz,
wie Spannen und Drücken.
820 In der Steissbein-Gegend, stechendes Jücken, Abends im
Bette.
Im Kreuze, Gefühl von Kälte, Taubheit und Spannung.
Spann-Schmerz und Steifheit im Kreuze.
Arger Kreuzschmerz; sie kann nicht sitzen, es ist dann wie
ein Pflock im Rücken; sie muss ein Kissen unterlegen.
Ein reissender Druck im Kreuze. *(Gff.)*
825 Reissend drückender Schmerz links neben der Hüfte, bis
in den Rücken. *(Gff.)*
Reissender Schmerz im Kreuze, der sich bisweilen nach den
Hüften heraufzieht. (n. 3 T.) *(C.)*
Reissen in den Hüften, in Absätzen. (n. 3 T.) *(C.)*
Ziehend drückender Kreuzschmerz bis in das Steissbein herab.
(n. 24 St.) *(C.)*
Ueber der rechten Lende, Schmerz, der den Athem hemmt.
830 Heftiges Brennen, äusserlich auf der rechten Hüfte. *(Gff.)*
Der Rücken schmerzt in der Seite, wie zerschlagen.
Schwäche im Rücken.
Schwere im Rücken und Beklommenheit auf der Brust.
Muskel-Hüpfen im linken Rücken. *(Gff.)*
835 Schmerzhafte Steifheit des Rückens, früh, beim Aufstehen.
Druck-Schmerz neben dem untersten Theile des Rückens.
Ein klemmender Druck-Schmerz neben dem untersten Theile
des Rückgrats.

Carbo vegetabilis.

Empfindliches Kneipen neben dem Rückgrate.
Zieh-Schmerz im Rücken, am meisten beim Sitzen.
840 Zieh-Schmerz im Rücken, Abends.
Rheumatisches Ziehen im Rücken, besonders beim Bücken, mehrere Tage lang. *(C.)*
Rheumatischer Schmerz oben am linken Schulterblatte, nach (gewohntem) Waschen mit (nicht kaltem) Wasser. *(C.)*
Rheumatisches Gefühl im ganzen linken Schulterblatte, beim Schreiben. (n. 6 St.) *(C.)*
Heftiges Reissen im linken Schulterblatte, beim Zurückbiegen des Armes. *(Gff.)*
845 Reissen unten im Rücken, neben dem Kreuze. *(Gff.)*
Stechen zwischen den Schulterblättern, zum Athemversetzen, Nachts.
Eine Wärme im Rückgrate, bis zum Halse herauf.
Brennen auf dem obern Rücken linker Seite.
Brennen auf dem rechten Schulterblatte. *(Gff.)*
850 In den Nacken-Muskeln dumpfer Brenn-Schmerz. *(C.)*
Der Nacken und Kopf schüttelt und zittert, in Anfällen.
Empfindlicher Druck-Schmerz in den Nacken-Muskeln. (n. 4 T.) *(C.)*
Druck- und Spann-Schmerz im Nacken, wie in den Halswirbeln.
Zieh-Schmerz im Genick, der nach dem Kopfe heraufsteigt, worin es dann auch zieht, wobei es ihm übel wird, unter Auslaufen von Wasser aus dem Munde.
855 Reissen in den Nacken-Muskeln. *(Gff.)*
Reissende Schmerzen in den Nacken-Muskeln linker Seite, besonders bei Bewegung. (n. 3 T.) *(C.)*
Ein drückendes Reissen in den Nacken-Muskeln linker Seite, zwei Tage lang. (n. 3 T.) *(C.)*
Am Halse, Druck-Schmerz. (n. 6 T.)
Heftig drückender Schmerz in den Hals-Muskeln (der rechten Seite). *(Gff.)*
860 Drückendes Reissen in den Hals-Muskeln. *(Gff.)*
Die Drüsen am Halse schwellen und schmerzen, besonders die hintern nach dem Nacken zu.
Stechendes Jücken am Halse und Nacken, und rothe Flecke daselbst. (n. 38 St.) *(C.)*
Einzelne, zerstreute, rothe ungleiche Fleckchen am Halse, mit empfindlichem Jücken, Abends. (n. 48 St.) *(C.)*
Blüthen-Ausschlag im Nacken.

70 *Carbo vegetabilis.*

865 Unter der Achselhöhle rechter Seite, drückend ziehender Schmerz, besonders fühlbar beim Bewegen. *(Gff.)*
Brennender Schmerz in der rechten Achselhöhle. *(Gff.)*
Jücken, Feuchten und Wundsein in den Achselhöhlen.
In der Achsel und Schulter, Zieh-Schmerz.
Ziehender Schmerz im linken Schulter-Gelenke. *(Gff.)*
870 Empfindliches Ziehen in beiden Schulter-Gelenken, sowohl beim Bewegen, als in der Ruhe. (n. 16 St.) *(C.)*
Rheumatisches Ziehen in der rechten Achsel. *(Gff.)*
Heftig reissender Schmerz im rechten Achsel-Gelenke, besonders bei Bewegung, mit Ziehen in den Armröhren. *(Gff.)*
Reissender Schmerz im Schulter-Gelenke. (n. 10 St.) *(C.)*
Ein lähmiges Reissen im rechten Achsel-Gelenke, oft wiederkehrend.
875 Stechen in der rechten Achsel, bei Tag und Nacht.
Brennen auf der rechten Achsel. *(Gff.)*
Brennen auf dem Schulter-Gelenke. (n. 3 St.) *(Gff.)*
Lähmige Schwäche der rechten Schulter und des rechten Armes. (n. ¼ St.) *(C.)*
Die Arme sind schwer und lässig beim Bewegen. (n. 4 St.) *(C.)*
880 Schwere in den Armen, bei Ziehen im Rücken.
Zerschlagenheits-Schmerz des rechten Armes.
Klamm in den Armen.
Ziehen im rechten Arme.
Arme und Hände schlafen ihr öfters am Tage ein, vorzüglich aber Nachts, so dass sie im Bette nicht weiss, wo sie dieselben hinlegen soll.
885 Der Oberarm ist ihm vorzüglich schwer. *(C.)*
Zieh-Schmerz am Oberarme, mit Brennen. *(Gff.)*
Dumpfes Ziehen an der Inseite des linken Oberarmes. (n. 4 St.) *(C.)*
Ziehende Schmerzen, von oben nach unten, im rechten Oberarme. (n. 4 St.) *(C.)*
Reissen im linken Oberarme. (n. 5 St.) *(Gff.)*
890 Reissen im linken Oberarme, in einzelnen Anfällen. (n. 4 T.) *(C.)*
Heftiges Reissen im rechten Oberarme, besonders beim Bewegen. (n. 5 T.) *(C.)*
Brennen oben an den Oberarmen. (n. 5 St.) *(Gff.)*
Beissendes Jücken, immer wiederholt, am untern Theile der Inseite des linken Oberarmes, durch Kratzen nur kurz zu tilgen. (n. 54 St.) *(C.)*

Carbo vegetabilis.

Ein grosser Blutschwär auf dem Oberarme und viel jückende
Blüthen umher. (n. 7 T.)
895 In den Ellbogen-Gelenken beider Arme, Schmerz,
wie zerstossen, schon früh im Bette.
Brennen am rechten Ellbogen. *(Gff.)*
Im Unterarme, Zieh-Schmerz, die Ellbogenröhre hinab, nach
der Handwurzel zu. (sogleich.) *(C.)*
Reissen im ganzen rechten Vorderarme. *(C.)*
Ein ziehendes Reissen im linken Vorderarme, vom
Ellbogen bis zur Hand. (n. 48 St.) *(Gff.)*
900 Ziehendes Reissen in der linken Speiche. (n. 14 St.) *(C.)*
Ziehendes Reissen an der obern Seite des linken Unterarmes,
nah am Ellbogen, wo die Stelle auch beim Drücken auf
die Knochenröhre schmerzt. (n. 3 St.) *(Gff.)*
Das Ziehen und Reissen im Vorderarme erstreckt sich, besonders beim Bewegen, bis in die Hand und die Finger. *(C.)*
Ein brennendes Jücken am Unterarme, beim Ellbogen. *(Gff.)*
Auf dem Handrücken, drückender Schmerz. (n. 4 T.) *(C.)*
905 Gefühl im linken Hand-Gelenke, als wären die Sennen zu
kurz, bei gewissen Bewegungen.
Krampfhafte Zusammenziehung der Hand.
Zieh-Schmerz in der Handwurzel.
Ziehen im rechten Mittelhand-Knochen. (n. $\frac{3}{4}$ St.) *(C.)*
Reissen im Innern der linken Hand, von der Wurzel des
kleinen Fingers herein. *(Gff.)*
910 Reissen in der rechten oder linken Handwurzel.
(Gff.)
Klopfender Schmerz in der Hand, im Mittelhand-Knochen
des Mittelfingers. *(Ad.)*
Eiskalte Hände. (n. 48 St.) *(Gff.)*
Schweissige Handballen.
Einschlafen der Hände.
915 Gefühl, früh beim Waschen, als ob die Hände einschlafen
wollten.
Neigung der Hände zum Taubwerden.
Zerschlagenheits-Schmerz auf dem linken Handrücken. *(Gff.)*
Lähmigkeits-Schmerz in der Handwurzel, beim Bewegen.
Eine Art Verstauchungs-Schmerz in der rechten Hand und
dem Hand-Gelenke, als hätte man sich durch starkes Zugreifen zu sehr angestrengt. (n. 3 T.) *(C.)*
920 Gefühl in den Händen, als ob die Muskelkraft geschwächt
wäre, besonders beim Schreiben fühlbar. (n. 6 St.) *(Gff.)*

Carbo vegetabilis.

Schreiben geht langsam und beschwerlich von Statten. (n. 1½ St.) *(C.)*

Eine kleine Geschwulst in der Beuge-Seite des Hand-Gelenkes.

Starkes Jücken in den Handtellern, Nachts.

Feiner, jückender Ausschlag an den Händen.

925 Nach einem argen Stiche in die Hand (Abends), zog es ihr krampfhaft den zweiten und dritten Finger übereinander und machte die andern weit abstehen.

In den Fingern der linken Hand, Reissen.

Reissende Schmerzen in mehreren Fingern, Abends. *(C.)*

Reissen in den Fingern der rechten Hand. (n. 6 St.) *(Gff.)*

Feines Reissen in den zwei mittlern Fingern der rechten Hand. *(Gff.)*

930 Reissen in den Gelenken der zwei letzten Finger. *(Gff.)*

Reissen im rechten kleinen Finger, durch Bewegung vermehrt. *(Gff.)*

Heftiges Reissen im hintersten Gelenke des Zeigefingers der linken Hand. *(Gff.)*

Feines Reissen im Mittel-Gelenke des rechten Zeigefingers. *(Gff.)*

Reissen in der Spitze und unter dem Nagel des linken vierten Fingers. (n. 48 St.) *(Gff.)*

935 Reissen unter dem Daumen-Nagel. *(Gff.)*

Feines Reissen im rechten Daumen, wie im Knochen. *(C.)*

Feines, brennendes Reissen in der Spitze des rechten Daumens. *(Gff.)*

Gichtischer Schmerz im vordern Gelenke des Daumens.

Ein Ziehen im rechten Zeigefinger, nach der Spitze zu.

940 Stechen in einem Finger, beim Aufstehen vom Sitze.

Stich im hintersten Gelenke des linken Mittelfingers. (n. ¾ St.) *(C.)*

Plötzlicher, tiefer Stich im vordersten Gelenke des rechten Mittelfingers. (n. 41 St.) *(C.)*

Stechen, wie von einem Splitter, im vordern Gliede des vierten Fingers. *(C.)*

Stechen im Daumenballen, vom Hand-Gelenke aus.

945 Feine Stiche in der Haut des rechten Zeigefingers durch Beugung des Armes erneuert. (n. 2 St.) *(C.)*

Ein reissendes Stechen in den Mittel-Gelenken der Finger.

Bohrender Schmerz im hintersten Gelenke des Mittelfingers und Daumens. *(Ad.)*

Bohrender Schmerz im Mittel-Gelenke des linken Zeigefingers, in der Ruhe; bei Bewegung aber oder beim Biegen, ein

Carbo vegetabilis.

fein stichlichter, wie von einem Splitter, 6 Stunden lang. *(Ad.)*
Pulsiren auf dem Rücken der Daumen, wiederholt. *(C.)*
950 Ein langsam klopfender Schmerz im vordern Daumengliede. *(Ad.)*
Kältendes Brennen im hintersten Gliede des rechten Mittel- und Ring-Fingers. *(Gff.)*
Kaltschweissige Fingerspitzen.
Geschwulst des vordern Gelenkes des linken Mittelfingers, mit Zieh-Schmerz darin.
Lähmigkeit und Schwäche der rechten Finger, beim Zugreifen. *(C.)*
955 Heftiges Jücken an der äussern Seite des linken Daumens.
In der Hüfte der rechten Seite, Reissen. *(Gff.)*
Reissend drückender Schmerz unter und neben der linken Hüfte, nach dem Rücken und Kreuze zu, oft wiederholt. *(Gff.)*
Zieh-Schmerz im Hüft-Gelenke, den Oberschenkel herab, beim Gehen vermehrt.
Die Beine schmerzen beide, besonders in den Unterschenkeln, beim Sitzen und Liegen, dass er nicht weiss, wo er sie hinlegen soll.
960 Reissen in den Ober- und Unterschenkeln. *(Gff.)*
Reissen im rechten Beine, vom Oberschenkel bis durch den Unterschenkel. *(C.)*
Reissen in den Beinen, das durch starke Blähungs-Anhäufung gesteigert zu werden scheint. *(C.)*
Ziehendes Gefühl in den Beinen, besonders in den Unterschenkeln. *(Gff.)*
Starker lähmiger Zieh-Schmerz vom Bauche aus in das linke Bein herab. *(Gff.)*
965 Unruh-Gefühl im rechten Ober- und Unterschenkel, das ihn immer anders zu sitzen nöthigte. *(C.)*
Eingeschlafenheit der Beine. (d. 3. T.)
Taubheit und Gefühllosigkeit in den Beinen.
Mattigkeit und Lähmigkeits-Gefühl in beiden untern Gliedmassen. (n. 40 St.) *(C.)*
Erstarrungs-Gefühl in den Beinen, nach dem Abend-Schlafe, so dass er unsicher im Gehen war, bis er wieder in Gang kam.
970 Erschlaffung in den Beinen, dass er sie nicht heben konnte, von Mittag bis Abend.
Schwere in den Beinen. (n. 5 T.)

In den Oberschenkeln, Strammen, über dem Knie, früh beim Aufstehen.
Strammen im Oberschenkel, und Ziehen wie Lähmung und Verrenkung. (d. ersten 4 Tage.)
Klamm-Schmerz an der Aussenseite des linken Oberschenkels, unten, beim Gehen, und besonders beim Heben des Oberschenkels und Treppensteigen, mit Schmerzhaftigkeit der Stelle bei Berührung. (n. 35 St.) *(C.)*
975 Zusammenziehender Schmerz im Oberschenkel, bis zum Knie, dass sie beim Gehen einknicken muss.
Muskelhüpfen am hintern Theile des linken Oberschenkels, früh im Bette. *(Gff.)*
Reissender Schmerz in der Mitte des Oberschenkels, öfters wiederkehrend. *(Gff.)*
Rheumatisches Ziehen im linken Oberschenkel, Abends im Bette, durch Liegen darauf gemildert. *(Gff.)*
Stiche fahren beim Gehen im Oberschenkel herab. (d. 12. T.)
980 Stumpfer Stich oben am Oberschenkel. *(Gff.)*
Brennen am Oberschenkel, Nachts, im Bette.
Brennende Empfindung oben an der Aussenseite des Oberschenkels.
Taubheit der Oberschenkel, beim Gehen.
Im Knie thut bei mässigem Anstossen daran der Knochen sehr weh.
985 Schmerz in den Knien beim Treppensteigen.
Spannung in den Knien und Fuss-Gelenken. (n. 5 T.)
Spannung in den Kniekehlen, wie von Müdigkeit, ohne vorgängige Bewegung.
Steifheit und Schwäche im Knie.
Zieh-Schmerz in den Knien, beim Stehen.
990 Drückendes Reissen in beiden Knien und Unterschenkeln.
Stechen in der Kniescheibe, nach Aufstehen vom Sitze, mit Gefühl, als wäre das Knie geschwollen.
Brennender Schmerz an der Inseite des linken Knies. *(C.)*
Starkes Brennen auf dem rechten Knie. *(Gff.)*
Lähmiger Schmerz in den Knien, beim Sitzen und Aufstehen vom Sitze und in der Nacht, beim Liegen, wenn sie sich umwendet oder das Knie ausstreckt.
995 Mattigkeit und Unfestigkeits-Gefühl in den Knien, beim Gehen und Stehen. *(Gff.)*
Lähmigkeit in den Knie-Gelenken, nach Gehen.
Jückende Ausschlags-Bläschen am Knie.

Im Unterschenkel, arger Klamm, besonders in der Fusssohle, beim Gehen im Freien.

Arger Klamm im ganzen Unterschenkel, Nachts, im Bette, besonders in der Fusssohle.

1000 Ziehendes Gefühl den Unterschenkel herab, vom Knie an. *(Gff.)*

Rheumatisches Ziehen in beiden Unterschenkeln, bis nach den Mittelfuss-Knochen. (n. 45 St.) *(C.)*

Ziehen und Knibbern in beiden Unterschenkeln; er kann sie nicht ruhig liegen lassen, und muss sie bald ausstrecken, bald an sich ziehen, eine halbe Stunde lang.

Ziehen im linken Unterschenkel, mit Unruhe darin. *(C.)*

Kitzelnde Unruhe in den Unterschenkeln, Abends.

1005 Reissen im rechten Unterschenkel. *(Gff.)*

Reissen im Unterschenkel, von der Wade herab, bis zum innern Fussknöchel. *(Gff.)*

Stiche in (einem Knoten) der Wade.

Geschwollene, bei Berührung schmerzende Stelle an der Wade.

Lähmiges Gefühl im linken Unterschenkel.

1010 Jückende Quaddeln an den Waden.

In den Fusssohlen, Klamm, Abends, nach dem Niederlegen; es zog ihm die Zehen krumm.

Schmerz in den Mittelfuss-Knochen, als würden sie zerrissen, beim Auftreten.

Reissen im Knochen über dem linken Fussknöchel. *(Gff.)*

Ziehen in den Füssen, am meisten beim Sitzen.

1015 Ein Stich zuweilen im linken Fuss-Gelenke, wie vertreten.

Brennen in den Fusssohlen, nach Stehen.

Brennen in den Fusssohlen, im Sitzen und Gehen.

Starker Fuss-Schweiss. (n. 9 T.)

Schweissige Füsse, beim Gehen.

1020 Geschwulst des kranken Fusses.

Unruhe im linken Fusse; er musste ihn hin und her bewegen.

Beim Gehen schmerzen die Fusssohlen, wie zu weich.

In den Zehen des rechten Fusses, reissender Schmerz, vermehrt beim Gehen. *(Gff.)*

Reissen in den mittlern Zehen des rechten Fusses. *(Gff.)*

1025 Arges Reissen unter den Zeh-Nägeln, von Abends bis Nachts; es ging bis in die Sohlen. (d. ersten 4 Tage.)

Schmerz unter dem Nagel der rechten grossen Zehe. *(Gff.)*

Schmerz im Gelenke der grossen Zehe.

Es fuhr ein Stich in die rechte grosse Zehe.

Stich-Schmerz im Hühnerauge der kleinen Zehe.
1030 Strammen in den Knie- und Hüft-Gelenken, früh, beim Erwachen.
Spannen in den Knien und der linken Hand, als wären sie durch zu starke Bewegung angestrengt.
Zich-Schmerz in den Gliedern.
Ziehende Schmerzen fast in allen Theilen des Körpers, besonders unter der Brust, im Nacken und in den Armen.
Ziehen im Rücken und den Füssen, bloss beim Sitzen.
1035 Zich-Schmerz im Kreuze, dem Unterleibe und der linken Rücken-Seite, bis in die Arme; es zog ihm die linke Seite des Körpers ganz krumm.
Ziehen in den Gelenken der Hand, des Ellbogens und der Schulter, vorzüglich beim Morgen-Winde, und durch Bewegung vergehend.
Rheumatisches Ziehen im ganzen Körper, mit Kälte der Hände und Füsse. *(Gff.)*
Zich-Schmerz in den Händen und Füssen.
Reissen in verschiedenen Theilen des Körpers, Nachts im Bette.
1040 Reissen, früh, beim Erwachen, in der linken Schulter, dann in der rechten Hand, dann im rechten Oberkiefer, in den Schneidezähnen. *(Gff.)*
Oefters reissende Schmerzen hie und da, z. B. im linken Hinterhaupte, in der linken Gesichts-Hälfte, in der linken Schulter, dem linken Oberschenkel u. s. w., mit starkem Drucke in Armen und Beinen. *(Gff.)*
Reissende und ziehende Schmerzen an verschiedenen Stellen des Körpers. *(Gff.)*
Zu den ziehenden und reissenden Schmerzen in den Gliedern gesellen sich allmählig gelind brennende. *(C.)*
Wenn die reissenden, ziehenden, brennenden Schmerzen auch nur für kurze Zeit die äussere Brust befielen, so brachten sie stets ein Gefühl von Athem-Beengung mit sich. *(C.)*
1045 Die meisten Schmerzen erscheinen beim Gehen im Freien.
Bei den Schmerzen grosse Angst und Hitze.
Bei jedem kleinen Schmerze fühlt sie sich unglücklich.
Nach den Schmerzen, grosse Mattigkeit.
Nach zweitägiger Dauer der (rheumatischen) Schmerzen, ungeheures Gefühl von Mattigkeit in den befallenen Theilen. *(C.)*

1050 Das Blut ist sehr in Wallung.
Kriebeln im ganzen Körper.
Eingeschlafenheit der Glieder.
Die Glieder, auf denen er liegt, schlafen leicht ein.
Zerschlagenheit aller Glieder.
1055 Grosses Zerschlagenheits-Gefühl, in den Gelenken, wobei das Strecken der Glieder wohl thut, früh, nach dem Erwachen, im Bette; allmählig vergehend nach dem Aufstehen. *(Gff.)*
Grosse Schwere im linken Arme und Beine, wie Lähmung.
Nach langem Sitzen, fühlt er sich beim Aufstehen schwer und steif in den Gliedern, was sich nach einigem Gehen legt.
Mangel an Energie der Muskel-Bewegungen. (n. 1 St.) *(C.)*
Die Beuge-Gelenke scheinen unfähig, den Körper zu erhalten. (n. 5 T.) *(C.)*
1060 Jedes Glied am Leibe thut weh, so auch der Rücken, mit vielem Kopfweh und grosser Schwäche.
Zittrigkeit im Körper, mit Hinfälligkeit.
Unaufgelegt zu körperlichen Anstrengungen. *(C.)*
Mattigkeit, vorzüglich in den Beinen. *(Ad. u. Gff.)*
Allgemeine Abgespanntheit gegen Mittag, Neigung, sich mit dem Kopfe anzulegen und zu ruhen; Leerheit des Kopfes, mit Hunger-Gefühl. (n. 12 St.) *(C.)*
1065 Gefühl grosser Mattigkeit, früh, mit Zittern in den Gliedern, und um den Magen, wie nach vielem Weintrinken. (n. 24 St.) *(Gff.)*
Empfindliche Schwäche im Körper, Abends, wie von einem starken Blut-Verluste.
Angegriffen und ermattet, als wenn er von einer schweren Krankheit erstanden wäre.
Schwäche, wie von Betäubung, Vormittags.
Die Mattigkeit ist vorzüglich beim Gehen bemerkbar, weniger beim Sitzen und dann meistens nur in den Armen, beim Schreiben. *(C.)*
1070 Nach kurzem, langsamem Gehen im Freien, Mattigkeit. *(Gff.)*
Jählinge Mattigkeit, während des Gehens im Freien, die sich aber bald verlor. (n. 3 T.)
Anfälle von jählinger Ohnmachts-Schwäche.
Sehr oft nur augenblickliche Anfälle von Ohnmacht, zum Hinsinken, auch wohl mit Schwindel; drauf Leibschneiden,

und Greifen im Bauche, wie zu Durchfall, doch kam nur
gewöhnlicher Stuhl. (n. 24 St.)

Anfall von Schwindel, Vormittags, mit Uebelkeit und Dunkelwerden vor den Augen, Klingen vor den Ohren, Zittern, warmem Schweiss über den ganzen Körper, der auf der Stirn in Tropfen stand; kurz vor dem Anfalle, Nasenbluten in einigen Tropfen.

1075 Anfall: beim Schauen zum Fenster hinaus befällt ihn schnell ein Uebelkeits-Schwindel; er fällt bewusstlos hin und liegt mehrere Minuten, und, als er wieder zu sich kommt, war es ihm, als hätte er in einem schweren Schlafe gelegen, aus dem er sich kaum herauswinden konnte; nach dem Erwachen, Brecherlichkeit, die ihn zwei Stunden lang zum Liegen zwang und beim Aufstehen sich wieder erneuerte; er ward darauf höchst weinerlich und verzweifelt. (n. 6 T.)

Anfall: der Knabe wird heiser, verzieht die Augen (als stäche es darin), wenn er sprechen will, und sie thränen dann; darauf bekommt er rothe Backen, zeigt beim Schlingen Schmerz, hat lauten Athem im Schlafe, hustet, bricht die Milch weg, wird eigensinnig und schreit oft. (n. etl. St.)

Im warmen Zimmer schwitzt er leicht am Oberkörper und erkältet sich dann eben so leicht.

Jücken am ganzen Körper, Tag und Nacht.

Arges Jücken an den Armen, den Händen und zwischen den Fingern, dass er Nachts nicht einschlafen konnte, doch ohne Ausschlag.

1080 Jückende Stiche auf der Seite, auf der er liegt, Abends im Bette.

Flohstichartiges Jücken an mehreren Stellen des Körpers. *(C.)*

Feines, leises Stechen über den ganzen Körper, wenn sie im Bette warm wird.

Jücken und Stechen an mehreren Theilen des Körpers. *(C.)*

Jücken und Brennen an verschiedenen Stellen der Haut, am Rücken, auf der Brust, am Nabel, an den Oberschenkeln u. s. w. *(Gff.)*

1085 Brennen an verschiedenen Stellen der Haut, Nachts im Bette.

Gelind brennende Schmerzen an verschiedenen Stellen der Haut. *(C.)*

Brennen auf der Haut, wie von Senfpflaster, hie und da, auf
dem Rücken, in den Seiten, in der rechten Bauch-Seite
u. s. w. (n. 12 St.) *(Gff.)*
Nessel-Ausschlag, einige Wochen lang. (n. 4 T.)
Eine Stich-Wunde fängt wieder an zu bluten, zu verschiedenen Zeiten.

1090 Eine wund geriebene Stelle, welche mit Oberhaut schon
fast wieder bedeckt war, fängt aufs Neue an, hautlos zu
werden und zu feuchten.
Um das Geschwür (am Unterschenkel), Drücken und Spannen.
Ein schon geheiltes Geschwür bricht wieder auf und giebt,
statt Eiter, Lymphe von sich, mit Blut gemischt; die
Stelle ist hart und schmerzt beim Anfassen.
Das Geschwür der Fontanelle giebt eine fressende Feuchtigkeit von sich.
Der Eiter des Geschwüres wird stinkend, wie Aas.

1095 Mattigkeit, früh im Bette. *(Gff.)*
Früh grosse Mattigkeit und Dehnen der Glieder.
Matt und unerquickt steht sie früh vom Schlafe auf, aber
nach einigen Stunden ist sie kräftiger.
Grosses Müdigkeits-Gefühl, früh im Bette, besonders in den
Gelenken, nach dem Aufstehen vergehend. *(Gff.)*
Träge, früh, matt, zittrig in den Gliedern, und leicht
schwitzend. (n. 2 T.) *(C.)*

1100 Abends, Mattigkeit.
Trägheit, Abends, Schläfrigkeit und Unaufgelegtheit.
Gähnen. *(Ad.)*
Viel Gähnen und Dehnen. *(Gff. u. C.)*
Häufiges Dehnen und Renken, welches wohl thut. (n. 5
T.) *(C.)*

1105 Schläfrigkeit mit häufigem Gähnen. *(Gff.)*
Schläfrigkeit, die durch Bewegung vergeht, Vormittags im Sitzen und beim Lesen. *(Ad.)*
Schlaf-Neigung, nach dem Mittag-Essen, ohne schlafen zu
können.
Grosse Tages-Schläfrigkeit; er musste vor und nach Mittage
schlafen; Nachts war sein Schlaf schwärmerisch. (n. 8 T.)
Nach Tische, stundenlanger, ununterbrochener, aber von
ängstlichen Träumen beunruhigter Schlaf. *(Ad.)*

1110 Nach dem Essen, Schlaftrunkenheit.
Abends, sehr zeitig, Neigung zum Schlafe.
Abendliche Schlaf-Trunkenheit.

Spätes Einschlafen, erst um 1 Uhr.
Er kann Nachts doch nicht einschlafen, obgleich die Augen voll Schlafs sind.
1115 Sie kann Nachts nicht einschlafen, aber auch die Augen nicht öffnen.
Schlaflosigkeit, wegen Unruhe im Körper.
Unruhiger Schlaf, ohne Erquickung; früh Ausdünstung.
Unruhiger Schlaf und öfteres Erwachen. (d. 1. N.)
Erwachen schon früh um 4 Uhr.
1120 Unruhiger Schlaf mit öfterem Erwachen, und früh, im Bette, Kopfweh, mit Brennen, hie und da am Körper. (*Gff.*)
Abends, nach dem Niederlegen, überfällt ihn eine Angst, dass er kaum liegen bleiben kann. (n. 19 T.)
Abends, nach dem Niederlegen, Angst, wie von Bedrückung der Brust, mit Hitze im Kopfe, Hitze in den Händen, und Schweiss vor der Stirne; sie konnte nicht im Bette bleiben vor dem Gefühle, als wolle es ihr das Herz abdrücken; die Gegenstände um sie her wurden immer enger und kleiner, und wenn's finster in der Stube war, kamen ihr äusserst schreckliche Figuren vor das Gesicht.
Abends im Bette, stechender Kopfschmerz bis zum Hinterhaupte durch. (n. 16 St.)
Abends, nach dem Niederlegen, thaten ihm die Augen weh.
1125 Abends im Bette, ziehende Empfindung in beiden Beinen.
Abends im Bette, Unruhe in den Beinen, sie musste sie oft ausstrecken.
Mehrere Abende im Bette, starkes Zucken in Armen und Beinen, was sie lange vom Einschlafen abhielt.
Beim Einschlummern fährt er auf und schrickt zusammen.
Abends sehr kalte Füsse und Hände.
1130 Abends im Bette, die Füsse vor 1 Uhr nicht zu erwärmen.
Nachts, im Schlafe, Gehör-Täuschung; er wähnte Jemand gehen zu hören, der an sein Bett träte; dies erweckte ihn mit Aengstlichkeit.
Nachts fuhr er vor Geräusch zusammen, mit Schauder im Rücken.
Nachts erwacht er mehrmal wegen Pulsiren im Kopfe, als würde ihn der Schlag rühren, mit Aengstlichkeit; gleich nach dem Erwachen war er bei sich und fühlte, dass es eine Täuschung sei, denn das Schlagen im Kopfe war nicht mehr da; als er aber versuchte, im Schlummer das Weitere selbst abzuwarten, zogen sich die Beine und Knie

Carbo vegetabilis.

unwillkührlich herauf und der Rücken krümmte sich; und er fühlte, dass, wenn er länger mit dem Erwachen gewartet hätte, er in Ohnmacht gefallen sein würde.

Nachts, nach dem Einschlafen, erwacht er in mehreren Anfällen mit einer Empfindung, wie Blutdrang nach dem Kopfe, mit Sträuben der Haare, einer von Schauder begleiteten Aengstlichkeit und Gefühl, als wenn man ihr mit der Hand über den Körper striche, und wie Ameisenlaufen in der Haut, bei jeder Bewegung im Bette; dabei das Gehör so empfindlich und überscharf, dass das geringste Getön im Ohre wiederhallte.

1135 Nachts, Kopfweh.

Nachts, arger Schmerz im Hinterhaupte und Bohren im Vorderkopfe, bei Schweiss, ganz blassem Gesichte, kalten, zitternden Händen, und Uebelkeit im Magen.

Nachts, ein Druck unter dem Magen, bei unruhigem Schlafe mit ängstlichen Träumen.

Nachts erwacht er alle Stunden mit Erektionen.

Sie wird sehr früh von Drang zum Harnen aufgeweckt.

1140 Nachts, anhaltendes Niesen.

Nachts, Schwere im Rücken und in den Beinen, wie Müdigkeit.

Nachts, Zieh-Schmerz in dem Arme, auf dem er liegt.

Nachts unruhig, mit Zieh-Schmerz in den Gliedern.

Sie kann Nachts nicht anders ruhig bleiben, als mit herangezogenen Beinen an den Unterleib.

1145 Nachts im Bette schmerzen die Hühneraugen drückend.

Nachts erwacht sie oft mit Kälte in den Beinen und Knien.

Nachts erwacht er oft mit Hitze und Durst.

Vormitternacht, starker Schweiss des Körpers und selbst am Kopfe.

Früh, beim Erwachen, zitterige Aengstlichkeit.

1150 Früh, 3 Uhr, beim Erwachen aus unruhigem Schlafe mit vielen ängstlichen Träumen, ein heftig klemmendes, wehenartiges Leibweh, das besonders auf das Kreuz (und die Blase) drückte, unter Kollern im Bauche. (*Gff.*)

Früh, im Bette, ein Stechen unter den linken Rippen und von da bis in den Bauch, die Herzgrube und die Brust strahlend, am Kehlkopfe drückend, beim Athmen verstärkt, und beim Vergehen, durch Druck auf den Bauch erneuert. *(Gff.)*

Beim Erwachen aus längerem Schlafe, Jücken am After, durch Kratzen vermehrt und in Brennen verwandelt. (n. 32 St.) *(C.)*

Sehr traumvolle Nächte. (n. 16 St.) *(Gff.)*

Sehr viele Träume. (d. 1. N.) *(C.)*

1155 Viele lebhafte, beunruhigende Träume. (d. 2. N.) *(C.)*

Lebhafte, aber unerinnerliche Träume. *(Gff.)*

Ein sehr lebhafter, geiler Traum. (d. 2. N.)

Schreckhafte Träume.

Beängstigende Träume in unruhigem Schlafe. *(Gff.)*

1160 Aeusserst ängstliche Träume. *(Gff.)*

Aengstliche, fürchterliche Träume.

Peinigende Träume stören den Schlaf.

Viel zusammenhängendes Sprechen im Schlafe, worüber er aufwacht, sich des Geträumten erinnernd.

Fieberhafte Kälte, Abends; er spürt keine Ofenwärme.

1165 Kälte im linken Arme und linken Beine.

Aengstlichkeit, wie ein Fieber; die Hände werden kalt und sie zittert dabei.

Oefteres Frösteln; vorzüglich Nachts, Frösteln und Kälte.

Abendliches Frösteln.

Einstündiger Frost-Schauder, öfters.

1170 Frost und Durst.

Innerer Frost mit starkem Durste.

Abends, Fieberschauder und Müdigkeit und noch vor Schlafengehen, fliegende Hitze. (n. 10 T.)

Frösteln und Hitze, gegen Abend. (n. 12 T.)

Fieber-Frost, früh, mit Durst, Schütteln und blauen Fingernägeln, bis Nachmittags; dann Abends, Hitze und Schweiss, ohne Durst.

1175 Mehrere Tage: Vormittags 11 Uhr, Frost; Abends, 6 Uhr, Hitze.

Abends, Hitz-Empfindung mit grosser Angst, obgleich sie über und über kalt anzufühlen war.

Abends, allgemeine brennende Hitze unter grosser Müdigkeit und Phantasiren, Nachts.

Viel Hitze, den ganzen Tag, doch stets mit kalten Füssen.

Abends sehr aufgeregt, bei aufgelaufenen Adern.

1180 Nachts, im Bette, Hitze.

Carbo vegetabilis.

Nachts konnte sie wegen Hitze im Blute nicht schlafen.
Sehr zum Schweisse geneigt. *(C.)*
Häufiger starker Schweiss im Gesicht (bei einem zweijährigen Knaben.) *(C.)*
Früh, beim Erwachen, vermehrter Schweiss. (d. 3. T.) *(C.)*
1185 Warmer Früh-Schweiss. (n. 29 St.) *(C.)*
Nacht-Schweiss faulichten Geruches.
Sauer riechender Schweiss. (n. 8 T.)
Puls, häufiger. (n. 2 St.) *(C.)*
Schwacher, matter Puls.

Causticum, Aetzstoff.

Die Kalkerde, im Zustande des Marmors, verdankt ihre Unlösbarkeit im Wasser und ihre milde Beschaffenheit einer mit ihr verbundenen Säure von der niedrigsten Ordnung, die der Marmor im Glühe-Feuer als Gas entweichen lässt und indess, als gebrannter Kalk, (ausser gebundenem Hitzstoffe) eine andere Substanz in seine Zusammensetzung aufgenommen hat, welche, ungekannt von der Chemie, ihm seine ätzende Beschaffenheit ertheilt, so wie seine Auflösbarkeit in Wasser zu Kalkwasser. Diese Substanz, obgleich selbst nicht Säure, verleiht ihm die kaustische Kraft, und lässt sich durch Zusatz einer flüssigen (feuerbeständigen) Säure, die sich mit der Erde durch nähere Verwandtschaft verbindet, in der Destillation abscheiden, als wässeriges Causticum (Hydras Caustici?).

Man nimmt ein Stück frisch gebrannten Kalk von etwa zwei Pfunden, taucht dieses Stück in ein Gefäss voll destillirten Wassers, eine Minute lang, legt es dann in einen trocknen Napf, wo es bald, unter Entwickelung vieler Hitze und dem eignen Geruche, Kalk-Dunst genannt, in Pulver zerfällt. Von diesem feinen Pulver nimmt man zwei Unzen, mischt damit in der (erwärmten) porcellänenen Reibeschale eine Auflösung von zwei Unzen bis zum Glühen erhitztem und geschmolzenem, dann, wieder erkühlt, gepülvertem, doppelsaurem schwefelsaurem Kali *(bisulphas kalicus)* in zwei Unzen siedend heissem Wasser, trägt diess dickliche Magma in einen kleinen gläsernen Kolben, klebt mit nasser Blase den Helm auf, und an die Röhre des letztern die halb in Wasser liegende Vorlage, und destillirt unter allmäliger Annäherung eines Kohlenfeuers von unten, das ist, bei gehörig starker Hitze, alle Flüssigkeit bis zur Trockenheit ab. Dieses etwas über anderthalb Unzen betragende Destillat, von Wasser-Helle, enthält in konzentrirter Gestalt jene erwähnte Substanz, das Causticum, riecht wie Aetz-Kali-Lauge und schmeckt hinten auf der Zunge schrumpfend und ungemein

Causticum.

brennend im Halse, gefriert nur bei tiefern Kälte-Graden als das Wasser und befördert sehr die Fäulniss hinein gelegter thierischer Substanzen; auf Zusatz von salzsaurem Baryt lässt es keine Spur Schwefelsäure, und auf Zusatz von Oxal-Ammonium, keine Spur von Kalkerde wahrnehmen.

Von diesem Destillate thut man einen Tropfen in ein, mit 99 oder 100 Tropfen Weingeist bis zu zwei Dritteln angefülltes Gläschen, potenzirt die Mischung durch zehn Schüttel-Schläge, und fährt so fort, durch noch 29 ähnliche, andre Gläschen mit Weingeist, die Verdünnung und jedesmalige Potenzirung mit zehn Schüttel-Schlägen bis zur decillionfachen Kraft-Entwickelung (*causticum* $\overline{X}$) zu bringen.

Ein, höchstens zwei feinste Streukügelchen mit letzterer Flüssigkeit befeuchtet, ist die Gabe dieses mächtigen Antipsorikums, deren Wirkungs-Dauer oft weit über 50 Tage reicht.

Im zweiten Bande der reinen Arzneimittellehre findet sich ein (unreineres) Präparat von Causticum, unter dem Namen Aetzstoff-Tinktur, aber die Prüfung desselben auf seine eigenthümlichen Veränderungen des menschlichen Befindens war noch sehr unvollkommen. Nachdem ich aber dessen antipsorische Tugenden erkannt hatte, ward dessen Prüfung vervollständigt in folgendem Verzeichnisse, und so die homöopathische Wahl dieses grossen Antipsorikums für den angemessenen Fall möglich gemacht, welche bei geringerer Zahl seiner Symptome, ohne nachtheilige Fehlgriffe, oft unmöglich war.

Als Antidot seiner allzu stürmischen Wirkung bei sehr erregbaren Kranken dient das ein- bis zweimalige Riechen an versüsstem Salpetergeist, vermuthlich auch, an Tinktur des rohen Kaffees.

Das Causticum lässt sich nach Zwischengebrauche andrer, antipsorischer Arzneien, mit Vortheil wiederholen, wo es wieder homöopathisch angezeigt war, doch immer in einem andern Potenz-Grade.

Bei Heilung der dieser Arznei homöopathisch angemessenen Krankheiten wurden folgende Symptome am ehesten gemindert oder gehoben:

Hypochondrische Niedergeschlagenheit; Melancholie; Kummervolle Gedanken die Nacht, und am Tage Weinen; Bangigkeit; Misstrauen für die Zukunft; Hoffnungslosigkeit; Schreckhaftigkeit; Zornigkeit; Aergerlichkeit; Schwindelichte Duseligkeit; Dumpfes, düsteres, Kopf einnehmendes Drücken im Gehirne; Stechen am Kopfe; Stiche in den Schläfen; Strammendes Stechen im Oberkopfe; Augen-Thränen; Augen-Entzündung; **Augen-Verschwären**; Anfangender schwarzer Staar; Vor den Augen schwebende dunkle Gewebe; Flimmern vor den Augen; Brummen und Summen vor den Ohren und im Kopfe; Ohren-Brausen; Ausschlag auf der Nasen-Spitze; Alte Warzen an der Nase, oder in den Augenbrauen; Schmerzhafte, aus ihren Höhlen getriebene Zähne; Langwierige Eiterung einer Stelle des Zahnfleisches; **Zahn-Fistel**; Schleim-Beschwerden im Schlunde und hinter dem Gaumen; Schleim-Auswurf durch Rachsen und Kotzen; Widerwille gegen Süsses; Ohnmachtartige Wabblichkeit; Erbrechen säuerlichen Wassers; Drücken im Magen, nach Brod-Essen; Drücken und Greifen im Magen; **Krampfartige Magenschmerzen**; Stiche in der Herzgrube; Drücken im Oberbauche; Drücken im ganzen Unterleibe, nach dem Essen; Dickheit des Bauches bei Kindern; Aufgetriebenheit des Unterleibes; Blähungs-Versetzung mit hartem Stuhle; Langwierige Leib-Verstopfung; Zäher und fettig glänzender Stuhl; Hellfarbiger und weisser Stuhl; Beim Stuhlgange, Schneiden im Mastdarme; Beim Stuhlgange, Blutfluss; Jücken am After; Herauspressen der Mastdarm-Aderknoten; Mastdarm-Fistel im Hinterbacken; Urin-Drang mit Durst; **Unwillkührliches Harnen bei Tag und Nacht**; **Unwillkührlicher Harn-Abgang beim Husten, Niesen und Gehen**; Viele Pollutionen; Mangel an Erektionen; **Weibliche Abneigung gegen Beischlaf**; **Zögernde Regel**; Allzu schwache Regel; Wundheit zwischen den Beinen an der Scham; **Scheidefluss**; — **Verstopfung beider Nasenlöcher**; Unablässiger Stockschnupfen; Langwierige Heiserkeit; Kurzer Husten; Unfähigkeit den losgehusteten Schleim auszuwerfen; Kurzathmigkeit; **Stiche am Herzen**; Schmerzhafte Rücken-Steifheit, besonders beim Aufstehen vom Sitzen; Steifheit im Genick und Kreuze; Ziehen und Reissen in den Schulterblättern; Strammen im Genicke; Kropfähnliche Halsdrüsen-Geschwulst; Ziehen in den Armen; Ausschläge an den Armen; Pressender Schmerz über dem Ellbogen; Vollheits-Empfindung in der Hand, beim Zugreifen; Stechen im Finger bis zum Ellbogen; Schmerzen in der Sohle, dem Rücken, Knöcheln und Zehen der Füsse, beim Gehen;

Kalte Füsse; Geschwulst der Füsse; Schmerz in den Wehadern und Aderkröpfen; Unsicherheit des Gehens eines Kindes und leichtes Fallen desselben; Unruhe im Körper; Herzklopfen; Zitterige Schwäche; Aengstliche Träume; Frostigkeit; Empfindlichkeit gegen Kälte; Nacht-Schweiss.

Die Namen derer, welche Beiträge zu nachstehenden Symptomen lieferten, sind durch folgende Chiffern angedeutet: *Br.* — *Becher; Fr.* — *Franz; Htm.* — *Hartmann; Hrn.* — *Herrmann; Hbg.* — *Hornburg; Lgh.* — *Langhammer; Ng.* — *ein Ungenannter; Rl.* — *Rummel; Stf.* — *Stapf.*

Causticum.

Traurige, weinerliche, kummervolle Stimmung, wie ausser sich.
Schwermüthige Stimmung.
Das Kind ist weinerlich über jede Kleinigkeit.
Uebertrieben mitleidig; bei Erzählungen Anderer und ihnen angethaner Grausamkeiten ist sie ausser sich vor Weinen und Schluchzen und kann sich nicht zufrieden geben.
5 Gemüth betrübt und etwas ängstlich.
Aengstlichkeit, den ganzen Tag, als wenn er Böses begangen oder zu befürchten hätte, oder ein Unglück vorgefallen wäre. *(Lgh.)*
Aengstliches, unruhiges Gemüth, als stünde ihm Unangenehmes bevor, was ihn von aller Arbeit abhält. *(Br.)*
Grosse Aengstlichkeit den Tag über. (n. 13 T.)
Aengstlichkeit bei den Körper-Beschwerden.
10 Immer ängstlich und schweissig. *(Ng.)*
Aengstlich und wie betäubt im Kopfe. *(Ng.)*
Die grösste Angst, 12 Stunden lang.
Aengstlich sorgsam bei allen Vorfällen.
Grosse Befürchtungen bei allen Vorfällen.
15 Verzagtheit, Unlust, höchste Abmattung und Hinfälligkeit. *(Rl.)*
Muthlosigkeit.
Voll furchtsamer Ideen, Abends.
Furchtsamkeit, Nachts.
Wenn sie die Augen zumacht, hat sie nichts, als fürchterliche Fratzen und verzerrte Menschen-Gesichter vor sich.
20 Aeusserste ängstliche Furchtsamkeit; sie hatte so grosse Angst vor einem nahen Hunde, der ihr Nichts that, dass sie am ganzen Leibe zitterte; jedes Geräusch auf der Strasse setzte sie in Bangigkeit, und wenn sie Knaben klettern sah, gerieth sie in grosse Unruhe, dass sie Schaden nehmen möchten.
Furcht und Aengstlichkeit macht, dass sie wünscht, nicht mehr zu leben.

Er beschäftigt sich mit Todes-Gedanken, unter Unruhe und grosser Sorge.

Höchste Reizbarkeit des Gemüthes; der geringste Aerger fährt ihr durch den Körper, dass ihr die Knie einsinken.

Unzufriedenheit mit sich selbst, bei finsterer Miene. *(Rl.)*

25 Langes, verdrussvolles Schweigen. (n. 6 St.) *(Hbg.)*

Verdriesslich, still und in sich gekehrt, da er doch vorher sehr lustig war. (sogleich.) *(Ng.)*

Mürrisch und unaufgelegt, Vormittags. *(Ng.)*

Verdriesslichkeit. *(Hbg.)*

Sehr verdriesslich und träge.

30 Verdriesslich den ganzen Tag, mit sich selbst uneinig, missvergnügt, besorgt, und dennoch nicht unaufgelegt zu Geistes-Arbeiten. *(Lgh.)*

Verdriesslich den ganzen Tag; Alles, was ihn umgab, machte einen widrigen Eindruck auf ihn. *(Lgh.)*

Verdriesslich und niedergeschlagen, ohne ärgerlich zu sein. (d. 1. T.)

Sehr ärgerlich. (n. 48 St.)

Aergerliche, gereizte Stimmung. *(Rl.)*

35 Aergerlich, reizbar, keine Freude an Musik.

Aergerlich weinerlich,

Ueble, reizbare Laune. (n. 4 T.)

Sehr empfindlich, hitzig und auffahrend.

Unbändige Uebelnehmigkeit.

40 Empfindlich und zum Zorne geneigt, mit grosser Angegriffenheit der Nerven; dabei leichter frostig und von Bewegung leicht erhitzt.

Leicht sehr heftig nach dem Mittags-Schlafe, bei grossem Missmuthe.

Aufgebracht über Kleinigkeiten,

Aufgelegt zum Zanken und Poltern, bei mürrischer Laune. *(Hbg.)*

Aufgelegt zum Zanken und Lärmen, ohne ärgerlich zu sein. *(Fr.)*

45 Zänkerei. (n. ¼ St.)

Widerspänstigkeit,

Wüthige Rechthaberei und Zanksucht.

Unaufgelegt zur Arbeit. (n. 10, 20 St.)

Zuweilen fröhliches und bald darauf ärgerliches Gemüth.

50 Bald ausgelassen lustig, bald niedergeschlagen.

Die ersten 12 Stunden, Heiterkeit, leichte Stimmung, leichter Gedanken-Zufluss*); nach **21** Stunden aber (früh nach dem Erwachen und den ganzen Vormittag) ängstlich, zittrig, schläfrig, eingenommen im Kopfe, drückend schwer im Hinterhaupte und in der Stirne, und schwer in den Gliedern, unter fast beständigen Schmerzen in den Gelenken und Muskeln der Finger, Arme, Schultern, Knie und Füsse. *(Stf.)*

Obgleich (z. B. politische) Zänkereien an ihn gebracht wurden, blieb er doch ziemlich ruhig, fühlte sich zwar empfindlich, vermied aber doch, davon zu sprechen, und in Leidenschaft zu gerathen. (Heilwirkung.) (d. ersten Stdn.) *(Stf.)*

Den ganzen Tag heitre Laune, Zufriedenheit mit sich selbst und sehr gesprächig; er wünschte sich immer mit Jemand zu unterhalten. (Heilwirkung.) *(Lgh.)*

Aufgelegt und redselig, Vormittags. *(Ng.)*

55 Gedächtniss-Schwäche.

Zerstreutheit und Gedankenlosigkeit. *(Fr.)*

Unaufmerksamkeit und Zerstreutheit.

Er ist unaufmerksam und zerstreut.

Unaufgelegt zum Aufmerken. *(Fr.)*

60 Eine augenblickliche Abwesenheit der Gedanken, bei der es schien, als denke er über Etwas nach, ohne jedoch zu denken. (n. ½ St.) *(Fr.)*

Eine Art Gedankenlosigkeit; wenn er etwas verrichtete, war es ihm immer, als hätte er noch Wichtigeres zu thun, und wusste doch nicht, was?, er dachte darüber nach, und dachte doch Nichts. *(Fr.)*

Gedanken-Schwäche, langsame Ideen-Folge. *(Fr.)*

Er spricht oft Worte verkehrt aus und verwechselt die Silben und Buchstaben, (wie z. B. Schnaufender Lupfen, statt: laufender Schnupfen), mehrere Tage lang. *(Rl.)*

Dummheit im Kopfe, wie (eingeschraubt oder) trunken, mit Röthe des Gesichtes. *(Ng.)*

65 Umnebelter Geist.

Eingenommenheit des Kopfes von früh an, den ganzen Tag, wie in einer dumpfigen Stube, worin Wäsche gewaschen und getrocknet wird; beim Bücken verschlimmert; beim

---

*) So weit scheint es Heilwirkung auf einen vorher gegentheiligen Zustand des Gemüthes und Geistes gewesen zu sein.

Gehen im Freien nicht vergehend, wohl aber bei der Rückkehr in das Zimmer.

Eingenommenheit und Hitze des Kopfes. (n. 7 T.)

Eine augenblickliche (schmerzhaft spannende) Eingenommenheit des Kopfes; fast wie leises, klopfendes Kopfweh; nach dem Essen vergehend. *(Stf.)*

Duselig, früh, beim Erwachen, mit schmerzhafter Eingenommenheit des Kopfes. *(Stf.)*

70 Duselig im Kopfe. *(Stf.)*

Dämisch im Kopfe, früh, und schnupfig.

Wie betäubt und trunken im Kopfe. (n. 24 St.)

Wie trunken und schwindelicht, mit Zerstreutheit der Gedanken.

Es ist ihm immer, als könnte er fallen, ohne Schwindel.

75 Schwindel, wie von geistigen Getränken. *(Hbg.)*

Schwindel, fast wie Bewusstlosigkeit; nach Gehen, im Sitzen, er wäre fast gefallen.

Schwindel, herumdrehender, mit Schwere des Kopfes, im Stehen und Sitzen.

Schwindlicht im Kopfe, mit Aengstlichkeit im ganzen Körper. *(Ng.)*

Schwindel mit Schwäche im Kopfe.

80 Schwindel, vorwärts und seitwärts.

Schwindel, früh, beim Aufstehen aus dem Bette.

Schwindel und Hinfallen, ohne Veranlassung. *(Rl.)*

Schwindel bei angestrengtem Sehen auf einen Punkt.

Schwindel, beim Sehen in die Höhe (nach einem hohen Thurme), so heftig, dass er umfällt. *(Rl.)*

85 Ein augenblicklicher Schwindel im Sitzen, als wollte er wanken. (n. 3½ St.) *(Stf.)*

Schwindel beim Bücken, der beim Aufrichten vergeht, früh. *(Ng.)*

Schwindel im Stehen.

Schwindel in freier Luft; es läuft Alles mit ihr herum und die Personen kommen ihr grösser vor, als sonst; im Zimmer vergeht er. *(Ng.)*

Schwindel, der in freier Luft sich mindert. *(Stf.)*

90 Kopfschmerz mit Uebelkeit.

Ein betäubender Schmerz an der Stirn, beim Sitzen und Lesen, der sich beim Gehen und Stehen nicht verlor. *(Lgh.)*

Schmerz im Oberkopfe, als wäre das Gehirn zerrissen oder zertrümmert, vorzüglich früh beim Erwachen. (n. 3 St.)

Das ganze Gehirn schmerzt beim Schütteln des Kopfes.
Gefühl, als wäre das Hirn los, und würde erschüttert durch Gehen im Freien.
95 Kopfweh, Nachts, als wäre ein Geschwür darin.
Ein Früh-Kopfschmerz, der seit langer Zeit bestanden, verschwindet. (Heilwirkung.) *(Ng.)*
Kopfweh, als stämme sich Etwas zwischen dem Stirnbeine und dem vordern Gehirne, oder als wenn die Stelle hinter dem Stirnbeine hohl wäre. *(Fr.)*
Ein Drücken zuweilen, tief im Kopfe, mit Kopf-Schwere.
Drückender Schmerz im rechten Stirnhügel.
100 Drückender Kopfschmerz von allen Seiten mit Kneipen im Ohre und bohrendem Zahnschmerze.
Drückender Schmerz im rechten Seitenbeine und in beiden Schläfen.
Drückender Schmerz in der rechten Kopf-Seite, bis ins Auge.
Drückender Kopfschmerz in der rechten Schläfe.
Drückendes Kopfweh am obern Rande des Schläfebeins. *(Fr.)*
105 Ein langsamer Druck über der rechten Augenhöhle. *(Hbg.)*
Ein scharfes Drücken in der linken Seite der Stirne. *(Fr.)*
Ein schneller Druck, wie von einem darauf fallenden scharfen Steine, im Wirbel, in der Gegend der Kranznaht. *(Hbg.)*
Ein schmerzlich ziehendes Drücken vorn in der Stirn. *(Htm.)*
Ein ziehendes Drücken in der rechten Hinterhaupt-Seite und den Nacken-Muskeln, was sich bei starkem Gehen vermehrt; im Freien entstanden. *(Fr.)*
110 Ein zusammenziehendes Drücken in der Stirn, in freier Luft, das immer heftiger wird, je stärker er geht, und plötzlich verschwindet, als er sich tief bückt. *(Fr.)*
Zusammendrückender Kopfschmerz. *(Hbg.)*
Wie von Zusammendrückung des Kopfes, duselig, die ganze Woche.
Herauspressender Kopfschmerz in den Schläfen, Tag und Nacht, mit Uebelkeit zum Erbrechen. (n. 9 T.)
Eingeschraubtheit und Schwere des Kopfes, was in der Luft vergeht. *(Ng.)*
115 Gefühl im Kopfe, als wollte Alles vorn heraus, beim Bücken. *(Stf.)*
Strammender Kopfschmerz aus dem Genicke heran. (n. 24 St.)
Spannender und ziehender Kopfschmerz zwischen den Augen.
Spannen in der rechten Schläfe und dem Auge, das wie gelähmt war.

Spannen auf der linken Kopfseite.
120 Ziehender Schmerz im Hinterhaupte. *(Rl.)*
Oefters ein Ziehen auf der linken Seite des Oberkopfes.
Ziehen in der linken Stirne.
Heftiger Zieh-Schmerz in der Schläfe, allmählig bis auf das Höchste steigend und dann plötzlich verschwindend. (n. 24 St.) *(Rl.)*
Reissen im Kopfe, durch Bewegung oder Ruhe weder vermehrt noch vermindert, mehrere Tage lang, schwächer oder stärker.
125 Reissender Schmerz in der Mitte der Stirn und den Hals-Wirbelbeinen, am Tage im geheizten Zimmer, und beim Tabakrauchen; doch vorzüglich Nachts, wo er davor nicht schlafen konnte.
Reissen in der linken Kopf-Seite, besonders in der Stirn und Schläfe, das Abends anfing und immer mehr zunahm, mit Geschwulst der schmerzhaften Seite. (d. 16. T.)
Heftiges Reissen in der linken Kopfseite, besonders (Nachmittags 4 Uhr) in der Schläfe. *(Ng.)*
Schmerzhafte Risse in der rechten Schläfe. *(Ng.)*
Ein stechendes Reissen nach der linken Seite des Scheitels hin. (d. 6. T.) *(Ng.)*
130 Ein stechendes Reissen im Kopfe, das in der Stirn anfing und sich nach der rechten Seite durch den ganzen Kopf zog. *(Htm.)*
Stechen im Kopfe und Wärme darin. *(Ng.)*
Stechen in den Schläfen.
Stiche in der linken Seite des Kopfes, mehrere Abende.
Stiche auf der rechten Seite des Kopfes heran, eine halbe Stunde lang.
135 Heftige Stiche im Hinterkopfe, eine halbe Stunde lang.
Stumpfe Stiche im linken Schläfebeine die sich jedes Mal in einen Kreis verbreiten, wo sich der Schmerz mindert oder verliert. (n. 9 T.)
Stichartiger Kopfschmerz, früh, beim Erwachen, und fast den ganzen Tag.
Umherziehende langsame Stiche in der linken Seite des Vorderhauptes über dem Auge.
Ein strammendes Stechen von dem untern Theile der Stirn bis an den Oberkopf. (n. 10 T.)
140 Ein schmerzhaft drückendes Schneiden entsteht sogleich

oben auf dem Stirnbeine, wenn er die Arme, beim Bücken, stark bewegt. *(Fr.)*

Ein unschmerzhaftes Wühlen im ganzen Kopfe.

Zuckender Kopfschmerz in der rechten Stirn- und Kopf-Seite. *(Rl.)*

Ein zuckend kneipender Schmerz durch den Kopf. *(Rl.)*

Rucke und arge Schläge im Kopfe, alle Minuten, in allen Lagen, bei Ruhe und Bewegung.

145 Schlagen und Klopfen im ganzen Scheitel, als wolle dort Alles heraus, früh, nach dem Aufstehen. *(Ng.)*

Klopfender Schmerz, ein sehr schmerzhaftes Pochen in den Hirn-Arterien.

Klopfen im Scheitel, mit Stichen untermischt, in Anfällen.

Klopfender Schmerz in der rechten Hinterhaupt-Seite, der durch Reiben gegen den Scheitel vergeht, wo es dann wie zerschlagen schmerzt. *(Ng.)*

Arges Pochen in der Stirn, drei Tage lang, mehr Nachmittags, mit Strammen im Genicke. (n. 12 T.)

150 Pochender Kopfschmerz in der rechten Schläfe bei Bewegung; für sich sonst nur drückend.

Ein schmerzhaft drückendes Pochen in der Stirn, wie mit einer stumpfen Spitze. *(Hbg.)*

Dumpfes, schmerzhaftes Schlagen der Arterien im Kopfe, über den Augenhöhlen. *(Fr.)*

Wallung im Kopfe, und wie berauscht, was im Freien vergeht. *(Ng.)*

Brausen des Blutes im Kopfe, Abends.

155 Blutdrang nach dem Kopfe, mit Hitze desselben.

Innere Wärme und Hitze im Kopfe, ohne äussere, besonders, nach dem Mittag-Essen, in der Stirn. *(Ng.)*

Innere Wärme in der Stirn und im Rücken, als wenn Schweiss ausbrechen wollte. *(Ng.)*

Brennen in der rechten Schläfe und Stirn-Seite, oder in der Scheitel-Gegend. *(Ng.)*

Oefters ein kältendes Brennen vor dem Scheitel. *(Ng.)*

160 Brennender Kopfschmerz in der Stirn, als wenn das Gehirn vorn entzündet wäre, nach der Rückkehr aus dem Freien in die Stube. *(Fr.)*

Am Hinterhaupt-Beine, jähliger Schmerz im Sitzen, als wäre da in den Muskeln Etwas verrückt worden. *(Fr.)*

Gefühl am Hinterhaupt-Beine, als wären diese Theile taub, holl oder abgestorben. (n. ¼ St.) *(Fr.)*

Causticum.

Schmerz auf einer kleinen Stelle des Scheitels, wie gestossen, oder geschlagen, bloss beim Befühlen.
Schmerz am Oberkopfe, beim Aufdrücken oder Berühren.
165 Schmerzhaftigkeit des Haarkopfes, beim Reiben.
Zwischen den Augen oft Ziehen und Drücken.
Spannung und Wärme an der Stirne und Nase, mit leisem Ziehen in den Augen von Zeit zu Zeit.
Die Haut am Kopfe sparrt und spannt.
Auf dem Haarkopfe, vor dem Scheitel, ein reissendes Brennen. *(Ng.)*
170 Gefühl wie Schütteln oder Zittern in der Haut der rechten Schläfe, das bis zum Niederlegen anhält. *(Ng.)*
Bewegung der Kopfhaut nach der Stirne hin. (n. 13 T.)
Kriechende Empfindung auf dem Scheitel.
Jücken auf dem Haarkopfe.
Jücken an der Stirne.
175 Stechendes Jücken an verschiedenen Theilen des Kopfes, am rechten und linken Seitenbeine, an der Stirne, am rechten Backen, hinter dem linken Jochbogen nach dem Ohre zu und oben am Schläfebeine. *(Fr.)*
Unwillkührliches Nicken mit dem Kopfe, gleich, als drückte ihn Jemand nieder (während des Schreibens). *(Fr.)*
Ausfallen der Kopfhaare.
Im Auge, drückender Schmerz, der sich bei Berührung vermehrt.
Ein Druck-Schmerz in die Augen aus der Stirne.
180 Drücken in den Augenhöhlen und hinter den Augen. *(Fr.)*
Ein sehr schmerzhaftes Drücken in den Augen, früh, ehe er die Augen offen erhalten kann; wenn er sie wieder zumacht, lässt der Schmerz nach.
Drücken in den Augen, als wenn Sand darin wäre.
Drücken im obern Augenlide, als wolle ein Gerstenkorn entstehen.
Drücken im obern Augenlide, wie von Geschwulst, als bekäme es ein Gerstenkorn. *(Fr.)*
185 Drücken im rechten Auge, wie von Geschwulst der Augenlider, welche auch wirklich roth sind, bei wässrigen Augen. *(Fr.)*
Druck-Schmerz über dem rechten Auge, als solle das obere Augenlid herunter gedrückt werden. (n. $\frac{3}{4}$ St.) *(Htm.)*
Drücken in den Augen, als würden sie eingedrückt und wollten heraus.

Drücken im linken Auge, als würde es herausgedrückt. *(Fr.)*

Ein inneres Drücken im Auge, wie eine Ausdehnung desselben. *(Fr.)*

190 Ausdehnender Schmerz im rechten Augapfel. *(Fr.)*

Ziehen im Bogen der rechten Augenbraue.

Reissen und Drücken in den Augen.

Jücken über den Augen.

Jücken in den Augen und in den Winkeln, das durch Reiben vergeht, (mit nachfolgendem Wässern derselben). *(Ng.)*

195 Jücken im rechten Augapfel, früh. *(Ng.)*

Jücken der Augen, vorzüglich an den Lidern. *(Fr.)*

Jücken am untern Augenlide und an der innern Fläche desselben; mit Brennen, sobald er das Auge berührt oder bewegt.

Jücken, wie Flohstich, im innern linken Augenwinkel, mit Reiz zum Reiben. *(Fr.)*

Wohllüstiges Jücken am rechten Augenwinkel, das zum Reiben nöthigt, eine Stunde lang. (n. 8 St.) *(Lgh.)*

200 Beissen im Augenlide. *(Rl.)*

Beissen in den Augen, wie Salz. *(Stf.)*

Beissen und Drücken in den Augen, welche schwer deuchten, mit Röthe der Augenlider.

Ein jückender Wundheits-Schmerz im innern Winkel des rechten Auges, früh, nach dem Erwachen, wie von hinein gerathenem Salze, heftig zum Reiben nöthigend, und dadurch doch sehr vermehrt, so dass Wasser hervorquillt, ohne Röthe des Auges. *(Stf.)*

Schrundender Schmerz am linken Augenlide. (n. 4 T.) *(Rl.)*

205 Hitze in den Augen.

Brennen in den Augen, ohne Röthe.

Brennen in den Augen und Trockenheit derselben, Nachmittags; oder auch Abends, mit Stechen darin, wie von Nadeln, nebst Lichtscheu. *(Ng.)*

Brennen in beiden innern Augenwinkeln. (d. 3. 4. T.)

Brennen des linken Augenlides. *(Rl.)*

210 Brennender Schmerz am Rande der Augenlider, wie von Verbrennen mit Schiesspulver. *(Hbg.)*

Entzündung der Augen, mit brennenden und drückenden Schmerzen. (n. 4 T.)

Entzündete Augenlider von Zeit zu Zeit, mit Ansetzen verhärteter Augenbutter zwischen den Wimpern.

Entzündung der Augen, mit Drücken darin am Tage und morgentlicher Zugeschworenheit.
Zugeschworne Augen, früh. *(Ng.)*
215 Trockenheits-Gefühl der Augen, mit Druck darin. *(Stf.)*
Ein Reiben wie Sand in den Augen.
Erst Trockenheit der Augen, früh, und Steifheit, dann Wässern derselben. *(Stf.)*
Wässern der Augen, besonders in der Luft. (d. 2. u. 3. T.) *(Ng.)*
Thränen der Augen, selbst im Zimmer, am meisten aber im Freien.
220 Ungewöhnliches Thränen der Augen, in der Stube, ohne Röthe derselben. *(Br.)*
Die vorher fliessenden Augen wurden besser. (Heilwirkung.) *(Ng.)*
Augenbutter in und an den Augenwinkeln. *(Lgh.)*
Fippern der linken Augenbraue. (n. 2 T.)
Sichtbares Zucken der Augenlider und der linken Augenbraue.
225 Gefühl, als wären die Augenlider geschwollen, früh am meisten. *(Hrn.)*
Schwere-Gefühl im untern Augenlide, als wenn er es nicht gut aufheben könnte, oder es angeklebt wäre an das untere Lid und nicht gut los zu machen.
Hang zum Schliessen der Augen; sie fielen ihm unwillkührlich zu.
Das Oeffnen der Augen ist erschwert, mit Gefühl, als wären die Lider geschwollen, am meisten früh.
Matt in den Augen.
230 Gefühl, als wollten die Augen aus Mattigkeit zufallen.
Die Pupillen scheinen anfangs verengert, nach 10, 12 Stunden aber erweitert zu werden. *(Stf.)*
Erweiterte Pupillen. *(Fr.)*
Schwarzwerden vor den Augen, eine halbe Stunde lang. (n. 5 T.)
Verdunkelung des Auges auf einen Augenblick, beim Schnauben.
235 Verdunkelung der Augen, öfters, vorzüglich, wenn er ins Helle sieht, als würde er von einem zu starken Lichte geblendet, und könnte dann gar Nichts sehen. *(Fr.)*
Verdunkelung der Augen; es kam ihm vom Kopfe herab in das linke Auge, und das Licht sah aus, wie viele Lichtpunkte in einem schwarzen Kreise.

Beim Lesen werden einige Buchstaben unsichtbar. *(Rl.)*

Verdunkelung der Augen, öfters, als wären sie mit einer feinen Haut überzogen.

Verdunkelung der Augen, früh, beim Schnauben, als zöge sich eine Haut vor die innern Winkel bis zur Hälfte der Pupille.

240 Verdunkelung der Augen, als wenn ein Flor davor gezogen wäre, im Stehen. *(Fr.)*

Verdüsterung der Augen zuweilen, wie von Flor.

Trübsichtigkeit, als wäre ein dünnes Häutchen über die Augen gezogen, oder Nebel davor, durch Wischen und Reiben vermehrt. *(Htm.)*

Trübheit der Augen. *(Rl.)*

Trübsichtigkeit, wie von einem dicken Nebel vor den Augen, auch früh, nach dem Erwachen, bis nach dem Waschen. *(Ng.)*

245 Langsichtigkeit, den ersten Tag; er kann nicht mehr ohne Brille lesen.

Kleine, runde Gestalten steigen, während des Liegens, selbst bei offnen Augen, vor seinem Gesichte empor. *(Fr.)*

Wenn er zu lange auf Etwas schaut, so flittern die Gegenstände vor seinen Augen, und Alles geht durcheinander, wovon ein Druck-Schmerz in den Augen entsteht.

Flirren vor den Augen, wie Insekten-Schwarm.

Flimmern vor den Augen.

250 Flimmern vor den Augen, wie Flor davor.

Feuerfunken vor den Augen, auch am hellen Tage.

Wenn er mit den Augen blinkt, sieht er auch am hellen Tage Feuerfunken.

Lichtscheu; die Augen schmerzen bei Bewegung, wenn er ins helle Tages-Licht schaut.

Lichtscheu den ganzen Tag, er muss beständig mit den Augen blinken.

255 Ohrenschmerz, Abends, im rechten Ohrgange. (n. 48 St.)

Beim Reinigen des Ohres schmerzt der Ohrgang wie wund und geschwürig. *(Rl.)*

Druck-Schmerz vor dem Ohre, am Warzenfortsatze.

Spannen hinter dem Ohre. *(Hbg.)*

Gefühl von Herausdrängen im Ohre. *(Rl.)*

260 Schmerz in den Ohren, als drängte sich da Alles heraus, und als sollten sie aufplatzen, wie ein Reissen, mit Jücken gemischt.

Wie beengt im linken Ohre, und in der ganzen Kopfseite, Abends, beim Niederlegen; er kann auf dieser Seite nicht einschlafen; beim Angreifen war es, als ob das Fleisch abgeprellt wäre, durch stärkeres Drücken aber ward es erleichtert.
Ohren-Zwang.
Reissen im linken Ohre. (d. 12. T.) *(Ng.)*
Reissen im Trommelfelle, bei spannender Düsterheit im Kopfe.
265 Bohrender Schmerz im rechten Ohre. *(Ng.)*
Bald Bohren, bald pulsartiges Pochen hinter dem linken Ohre. (d. 4. T.)
Stechen, wie bohrende Messerstiche, äusserlich hinter dem linken Ohre, oft mit jählingem allgemeinen Schweisse, zu 8 Minuten lang, täglich mehrere Mal. (n. 7. T.)
Stiche im rechten Ohre, ruckweise und schnell hintereinander. *(Stf.)*
Spitzige, absetzende Stiche vor dem rechten Ohre, am Warzenfortsatze.
270 Ein reissender Stich-Schmerz im Ohre, mit Sausen, wie Sturmwind.
Stechen am äussern Ohr-Rande, mit Brenn-Schmerz, vorzüglich Abends im Bette.
Kriebeln im linken Ohre, wie von einem Insekte, mit Jücken. *(Ng.)*
Jücken im linken Ohre. *(Rl.)*
Jücken im Ohre, vom Halse aus, in der Eustachischen Röhre.
275 Ein stechendes Jücken, vorn im rechten Ohrgange. *(Fr.)*
Jücken am Ohrläppchen, wie von einer kleinen Flechte. *(Rl.)*
Wie Anblasen eines kalten Windes an der Mündung des rechten Ohres. *(Ng.)*
Eine Beule hinter den Ohren.
Geschwulst des äusseren Ohres, mit zusammenziehendem Schmerze.
280 Geschwulst des Ohrganges, mit Ohrenzwang und Auslaufen blutiger Feuchtigkeit.
Auslaufen und Eitern des innern Ohres, mit üblem Geruche.
Beim Aufstossen fährt Luft ins Ohr. *(Rl.)*
Verstopftheits-Gefühl im rechten Ohre.
Verstopftheits-Gefühl in den Ohren, früh.
285 Wiederhall in den Ohren, alle Morgen.
Wiederhall in den Ohren von ihren Worten und Tritten.
Die Töne schallen im Ohre und er hört schwerer.

Klingen im linken Ohre. *(Ng.)*
Klingen vor dem rechten Ohre, Abends.
290 Pfeifen im linken Ohre. *(Ng.)*
Helles Singen in den Ohren, wie Heimchen in der Ferne; dann Klopfen, dann wieder Singen. (n. 8 St.) *(Stf.)*
Sausen vor den Ohren. (n. 5 T.)
Sausen im rechten Ohre. *(Ng.)*
Brausen vor den Ohren, öfters, am Tage.
295 Brausen, Abends, kurz vor Schlafengehen, erst vor dem einen, dann vor dem andern Ohre, eine Minute lang.
Rauschen vor den Ohren, wie von einem Wasser-Wehre, mit Schwerhörigkeit.
Donnernde Töne im rechten Ohre.
Im Nasenflügel, Ziehen, vom äussern rechten Augenwinkel her.
Ein schneidender Riss durch den rechten Nasenflügel. *(Ng.)*
300 Kitzeln in der linken Nasenhöhle, das durch äussern Druck vergeht. *(Ng.)*
Jücken in der Nase.
Jücken an den Nasenlöchern.
Starkes Jücken an der Nase.
Jücken an der Nasenspitze und den Nasenflügeln. *(Fr.)*
305 Die Nasen-Scheidewand schmerzt bei Berührung.
Wundheits-Schmerz am untern Theile der Nase, wie bei heftigem Schnupfen.
Wundheit im Innern der Nase.
Geschwulst der Nase, öfters des Morgens, die Abends wieder vergeht.
Ausschlags-Blüthen auf der Nasenspitze.
310 Ausschlags-Blüthe auf der Nasenwurzel. *(Rl.)*
Ausfallen der Haare aus den Nasenlöchern, deren er sonst viele darin hatte.
Er schnaubt früh Blutiges aus der Nase, mehrere Morgen nach einander. (n. 24 St.)
Starkes Nasenbluten. (n. 7, 9 T.)
Heftiges Bluten aus dem linken Nasenloche. (n. 8 St.) *(Lgh.)*
315 Geruch fehlt, bei ganz verstopfter Nase.
Das Gesicht hat ein sehr krankes Ansehen. (n. 7 T.)
Sehr gelbe Gesichtsfarbe. (n. 21 T.)
Missfarbiges Gesicht, gelblich um die Schläfe, blassbläuliche Lippen.

Kurzer, heftiger Zieh-Schmerz im rechten Backen und dann
im Ohre.. (n. 2 T.) *(Rl.)*
520 Reissen im linken Backen-Knochen.
Reissen im linken Backen, unter dem Ohre. *(Ng.)*
Reissen und Stechen im Backen.
Stechen am Unterkiefer-Backen.
Pochen und Zucken in den Backen-Muskeln, doch wenig
sichtbar. (n. 3 T.)
525 Empfindlicher Brenn-Schmerz oben an den Backen, vor
den Ohren, als wenn ein Ausschlag da entstehen wollte. *(Fr.)*
Brennen und kältendes Brennen an den Jochbeinen. *(Ng.)*
Geschwulst der Backen mit klopfendem Schmerze.
Jücken im Gesichte.
Jücken am Kopfe, an der Nase und am Kinne.
530 Viel Jücken an der Nase, am Kinn und am Halse, unter
den Ohren.
Jücken an beiden Augenbrauen, am linken Jochbeine, an den
Schläfen und den Ohren, durch Kratzen vergehend. *(Ng.)*
Brennendes Jücken neben der Nase. *(Ng.)*
Fressendes Jücken im Gesichte unter Blutandrang zu demselben, mit Hitze und Röthe, und darauf Entstehung vieler
kleiner, rother Blüthchen. *(Stf.)*
Ausschlag im Gesichte.
535 Feiner Ausschlag im Gesichte, mehr zu fühlen, als zu
sehen. *(Rl.)*
Eine Ausschlags-Blüthe zwischen den Augenbrauen, über der
Nase.
Ausschlags-Blüthen am Backen der linken Seite, mit
argem Jücken.
Rothe Blüthen an der linken Stirn-Seite, der linken Schläfe,
auf der Nase, und auf der Mitte des Kinnes, mit Eiter
gefüllt, beim Berühren stechend, und beim Abheilen sich
mit Schorfe bedeckend.
Brennende Bläschen im Gesichte, die beim Berühren ein fressendes Wasser von sich geben, das zu Grindchen trocknet. *(Stf.)*
540 In den Lippen, krampfhafte Empfindung.
Feines Reissen in den Lippen. *(Ng.)*
Schmerz an der Lippe, als wäre sie wund. *(Stf.)*
Rother Fleck über der Oberlippe, der wie aufgesprungen aussieht und Brenn-Schmerz verursacht. (n. 5 T.)
Wundheit im linken Mundwinkel. (n. 7 T.) *(Rl.)*

345 Jücken um den Mund herum.

Geschwulst der Unterlippe, mit einer Ausschlags-Blüthe, in der es sticht und kriebelt.

Ausschlags-Blüthe im linken Mundwinkel, mit kriebelndem Stechen.

Kleine Blüthen unter dem linken Mundwinkel, 24 Stunden lang. *(Ng.)*

Ausschlags-Blüthen neben der Oberlippe.

350 Bläschen-Ausschlag im rechten Mundwinkel, der ihn beim Essen sehr schmerzte.

Ein Geschwür brennenden Schmerzes am Innern der Oberlippe.

Flechte an der Unterlippe.

Am Kinne, unweit der Unterlippe, ein Eiter-Blüthchen mit rothem Hofe. (n. 27 St.) *(Lgh.)*

Spannend ziehender Schmerz unten am Kinne. *(Fr.)*

355 Reissen unten am Kinne.

Reissen in der Mitte des Kinnes, im Knochen.

Brennend schneidender Schmerz im Kinne, rechter Seite, als wenn ein Stück Glas heraus schnitte. (n. 3 St.) *(Fr.)*

Entzündungs-Geschwulst unter dem Kinne, als wolle ein Abscess entstehen, mit brennendem Schmerze.

Im Unterkiefer-Gelenke, rechter Seite, Schmerzhaftigkeit. (n. ½ St.) *(Stf.)*

360 **Gefühl von Spannung und Schmerz in den Kinnbacken, dass sie den Mund nur schwierig aufthun konnte und nicht gut essen, weil ein Zahn zugleich so hoch stand.**

Er kann die Kinnlade nicht ohne grosse Mühe von einander bringen, noch den Mund gehörig aufsperren; es ist, als wäre es unter dem Unterkiefer, am Halse, geschwollen oder gespannt.

Ziehen, erst vom rechten, dann vom linken Aste des Unterkiefers nach seinem Gelenke, und von da zurück in der Richtung nach dem Mundwinkel der jedesmaligen Seite zu.

Reissen im rechten Unterkiefer. *(Ng.)*

Gichtische Schmerzen in der Unterkinnlade. (n. ¼ St.)

365 Prickelndes Wühlen in der Unterkinnlade. *(Hbg.)*

Brenn-Schmerz im Unterkiefer.

Zahnschmerz der rechten obern und untern Backzähne. *(Fr.)*

Zahnschmerz mit vielem Speichel-Spucken. (n. 24 St.)

Schmerzhafte Empfindlichkeit der Zähne, bei Berührung.

570 Früh sind Zähne und Zahnfleisch sehr empfindlich.
Beim Oeffnen des Mundes fährt es schmerzhaft in die Zähne.
Schmerz in einem gesunden Zahne, beim Eindringen kalter Luft.
In den Zahn-Wurzeln ein eignes Gefühl, das ihn zum Zähneknirschen nöthigt. *(Ng.)*
Schmerz in den Zähnen, wie geschwürig, Nachts, und auch am Tage, wenn sie den Mund bewegt.
575 Arger Schmerz in den Zähnen, wie Wundheit, früh; dann Klopfen darin; auf Bluten des Zahnfleisches verschwand der Schmerz.
Drückender Zahnschmerz.
Ein Dumpfes Drücken, wie von aussen, an den Wurzeln der beiden vordern obern Backzähne. (n. ½ St.) *(Fr.)*
Ziehen in den Zähnen, (n. 26 St.)
Ziehender Zahnschmerz im zweiten rechten Backzahne, wie mehr an der äussern Fläche desselben und bis in die Schläfe hinaufgehend. *(Fr.)*
580 Heftig ziehender Zahnschmerz, mit Jücken in den Zahnlücken. *(Rl.)*
Ziehender Schmerz in den Zähnen der untern linken Reihe. *(Ng.)*
Reissen in den Wurzeln der Unterkiefer-Zähne, früh, alle 4 Minuten erneuert. *(Br.)*
Reissender Zahnschmerz bis in den Kopf und das linke Auge.
Reissender Zahnschmerz in beiden rechten Zahnreihen, bis in das Jochbein, mit Zerschlagenheits-Schmerz der Kinnladen dieser Seite, beim darauf Drücken und Kauen. *(Ng.)*
585 Reissender Schmerz in allen Zähnen, als wenn sie herausfallen wollten. *(Ng.)*
Reissen in einer faulen Zahnwurzel der untern linken Reihe. *(Ng.)*
Reissen im hintern Backzahne der linken obern Reihe, in der Luft ärger. *(Ng.)*
Stechender Zahnschmerz. (n. 16 T.)
Stechen im Zahne, beim Aufbeissen. (n. 12 St.)
590 Stumpfe Stiche in den obern Backzähnen, aufwärts.
Stumpfe Stiche in den untern Backzähnen unterwärts.
Bohrender Schmerz in einem untern Backzahne, bis in die Nase und das Auge.
Ein schmerzhaft prickelndes Wühlen in den untern Backzähnen, bis zum Ohre hin. (n. 1 St.) *(Hbg.)*

Ein starker Ruck in den Zähnen, fast sogleich,
395 Klopfender Zahnschmerz mit schmerzhaftem Zahnfleische, dass er nicht darauf kauen konnte.
Klopfender Zahnschmerz im kranken Backzahne.
Brennender Schmerz in den hohlen Zähnen, beim Essen und Trinken.
Zahnschmerz, aus Pressen, Reissen und Stechen zusammengesetzt, Tag und Nacht, mit rother (rosenartiger) Backen-Geschwulst, und einem geschwollenen Knäutel am Zahnfleische, der in Eiterung übergeht; sieben Tage lang.
Lockerheit einiger Zähne.
400 Schmerzhafte Lockerheit der Schneidezähne.
Wackelnde Schneidezähne. *(Rl.)*
Das Zahnfleisch ist schmerzhaft empfindlich, ohne Zahnschmerz.
Dumpfziehender Schmerz im Zahnfleische des Unterkiefers. *(Fr.)*
Geschwulst und Schmerzhaftigkeit des Zahnfleisches, vorn und hinten.
405 Geschwulst des Zahnfleisches linker Seite, mit grosser Empfindlichkeit beim Essen und abendlichem krampfigen Schmerze darin.
Geschwulst des Zahnfleisches.
Geschwulst des Zahnfleisches, mit Schärfe in der Scham beim Harnen. (n. 16 T.)
Starkes Bluten des Zahnfleisches. (n. 10 T.)
Im Munde, Geschwulst des innern Backens; beim Kauen beisst er sich hinein. *(Rl.)*
410 An der Zunge, auf der linken Seite, Schmerz, als hätte er sich darauf gebissen. *(Rl.)*
Wundheits-Schmerz auf und unter der Zunge und am Gaumen.
Schmerz, wie verbrannt, auf der Zungenspitze und am Zungen-Rande. *(Stf.)*
Brennendes, kratziges Gefühl auf der Zungenspitze, wie nach Verbrennung mit glühend Heissem, mit vielem Speichel-Zuflusse, und Lätschigkeit im Munde den ganzen Tag, die von Essen nicht verging. *(Stf.)*
Brennen an der Zungenspitze. *(Ng.)*
415 Trockene Zunge und Durst. (n. 10 St.)
Bläschen am Zungen-Rande. *(Stf.)*
Eine schmerzhafte Blase an der Zunge.
Eine schmerzhafte Blase an der Zungen-Spitze.
Oben am Gaumen eine wundschmerzende Stelle.

420 Wundheits-Schmerz und Brennen am Gaumen. *(Ng.)*
Am vordern Gaumen eine Stelle, die, mit der Zunge berührt, wie geschwürig schmerzt. *(Fr.)*
Stiche links im Gaumen. *(Ng.)*
Kriebeln und brennendes Prickeln im hinteren Gaumen. *(Ng.)*
Rauhheit im Munde, wie mit einer Haut belegt, nach kratzigem Gefühl auf der Zunge. *(Stf.)*
425 Brennendes, kratziges Gefühl im Munde (vom Geruche). *(Stf.)*
Trockenheit im Munde und an den Lippen, doch ohne Durst.
Starke Trockenheit im Munde, ohne Durst, den ganzen Vormittag.
Trockenheit im Munde, mit Durst, den ganzen Tag. *(Ng.)*
Brennende Trockenheit im Munde.
430 Viel Speichel-Zufluss. *(Stf.)*
Zusammenfluss wässrigen Speichels im Munde, Vormittags, mit Wabblichkeit. (d. 2. T.)
Wasser-Zusammenlaufen im Munde. (n. 1 St.) *(Ng.)*
Wasser-Zusammenlaufen im Munde, mit ranzigem Geschmacke. *(Ng.)*
Schleim kommt ihr in den Hals, den sie durch Rachsen nicht herausbringen kann, sondern hinunter schlucken muss, ½ Stunde nach dem Mittag-Essen. *(Ng.)*
435 Schleim-Rachsen.
Oefteres Ausräuspern von Schleim, der sich aber gleich wieder ersetzt. *(Ng.)*
Rachsen und Auswerfen vielen Schleimes mit Wundheits-Gefühl und Brennen im Schlunde, von Abends 5 Uhr, bis Nachts. *(Ng.)*
Ausrachsen zähen Schleimes, der anfangs schwer, später leicht losgeht. *(Ng.)*
Trockenheit hinten im Halse, 3 Tage lang. *(Ng.)*
440 Trockenheit im Halse, ohne Durst.
Trockenheit des Halses, früh.
Trockenheit des Halses, mit trocknem Hüsteln. *(Ng.)*
Trockenheit bald, bald Feuchtsein im Halse. *(Ng.)*
Trockenheit im Halse, beim Schlingen fühlbar, darauf Kratzen im Halse hinunter.
445 Kratzig im Rachen, besonders Abends und beim Schlingen fühlbar.
Kratzig und krallig im Halse, mit Sodbrennen. *(Rl.)*
Rauh im Halse, mit Gefühl, wie Sodbrennen. *(Ng.)*

Rauh im Halse, mit Gefühl von Luft-Mangel beim Athmen. *(Ng.)*
Kratziger, kralliger Halsschmerz, mit Gefühl beim leer Schlingen, als müsse er über einen Knoll weg schlucken. *(Rl.)*
450 Rauher, heiserer Hals, mit Wundheits-Schmerz, sowohl für sich, als auch beim Sprechen und Schlingen.
Wundheits-Gefühl im Halse, hinter dem Gaumen.
Wund schmerzendes Halsweh.
Ein brennend stechender Wundheits-Schmerz im Schlunde und am Zäpfchen, beim Schlingen vermehrt.
Wie innerlich zerrissen, im Halse, nicht beim Schlingen, sondern beim Anstrengen des Kopfes, so wie beim Heben und Tragen.
455 Wie geschwollen im Halse, und rauh. (n. 2 T.)
Der Schlund ist wie zu enge und verschwollen.
Sie muss immer schlingen; es ist ihr, als wäre der Hals nicht gehörig weit, und beim Schlucken fühlt sie Trockenheit darin.
Immer Neigung zum Niederschlingen.
Halsweh, wie von einem Knäutel darin, mit Stich-Schmerz.
460 Drücken im Halse, hinter dem Gaumen und am Kehldeckel.
Ein stumpfes Drücken im Schlunde, wie unter dem Brustbeine, als wäre ein allzugrosser Bissen verschluckt. *(Fr.)*
Ein würgendes Drücken im Schlunde, früh, beim Erwachen, wie vom Verschlingen nicht klein gekauter Brodrinde.
Heftiges Halsweh, dass er fast nicht schlucken kann, weil es dann wie mit Nadeln sticht; nach dem Mittag-Essen um vieles erleichtert. *(Ng.)*
Halsweh, als wären die Zungenbänder angewachsen.
465 Zusammenziehende Empfindung im Halse, öfters.
Kälte-Gefühl im Halse, das schnell aufsteigt und sich über den Gaumen verbreitet, mit häufigem Speichel-Zuflusse. *(Stf.)*
Hörbares Knarren, tief im Halse.
Geschmack im Munde, wie von verdorbenem Magen, Nachmittags; mehrere Tage hindurch. *(Ng.)*
Es kömmt ihm eine scharfe Flüssigkeit in den Mund.
470 Bitter im Munde, doch nur kurze Zeit. *(Ng.)*
Schmieriger, schlieriger Mund-Geschmack. (n. 4 T.)
Fettiger Mund-Geschmack.
Fauliger Mund-Geschmack.
Heftiger Durst, viele Tage lang. (n. 2 T.)
475 Mehrere Morgen, viel Durst.

Starker Durst auf kaltes Getränk, von früh bis Nachmittags. *(Ng.)*
Starker Durst auf Bier.
Er isst allzu hastig.
Ungewöhnlich zeitiger Hunger. *(Ng.)*
480 Eine Art Heisshunger.
Ungeheurer Hunger, der ihm Kopfschmerz macht, wofür Essen hilft.
Wenig Appetit, aber das Essen schmeckt.
Anhaltende Empfindung von Sattheit und Appetitlosigkeit, und eine Stunde darauf, Hunger, mit Wohlgeschmack der Speisen.
Wenig Appetit, aber viel Durst, vorzüglich nach dem Essen.
485 Verminderter Geschmack an Speisen.
Appetit fehlt; wohl Hunger, aber das Essen schmeckt nicht, 3 Tage lang.
Sie hätte wohl Appetit, aber es ist, als wage sie nicht, zu essen, ohne jedoch Ekel zu haben.
Wenn er auch mit Appetit sich zum Essen anschickte, oder zu essen anfing, war derselbe doch gleich weg.
Er hat Appetit, aber im Essen ward ihm die Speise gleich zum Ekel.
490 Schon beim Anfange des Essens, Ekel.
Widerwille gegen Süssigkeiten.
Er kann bloss Geräuchertes zu sich nehmen; auf Genuss frischen Fleisches wird es ihm übel, wie zum Erbrechen.
Wenn sie, bei mangelndem Hunger, Etwas zu sich nimmt, ist es ihr schon, wie satt und voll, mit der Empfindung, als wenn der Magen Nichts haben wolle, und sie sich wohler befinden würde, wenn sie nicht gegessen hätte.
Nach dem Essen, beim Gehen, wässert der Mund und es kommt mehr Feuchtigkeit in die Nase.
495 Nach dem Essen ist's ihr, als wäre die Speise im Halse stehen geblieben.
Nach dem Essen bleibt der Geschmack der Speisen lange im Munde.
Nach Tische, verschleimt im Halse.
Nach dem Abendessen, Sodbrennen.
Nach dem mit Appetit genossenen Abend-Essen, Uebelkeit.
500 Schon während des Essens, Uebelkeit.
Nach dem Frühstücke, Magen-Drücken. (n. 5 T.)
Bald nach dem Essen, Schneiden von der Herzgrube nach

dem Unterleibe zu, mit Geschmack des Essens im Munde, und Aufstossen nach dem Geschmacke des Genossenen, bei Kopf-Eingenommenheit, Durchfall und Frösteln; er musste sich legen.

Schon während des Essens, ein schneidendes Kneipen im Unterleibe, das nach Abgang einer Blähung gleich wieder verschwand. (n. 6 St.) *(Lgh.)*

Nach dem Essen, starke Auftreibung des Unterleibes.

505 Nach Essen und Trinken wird der Bauch gleich voll, mit Unruhe und Ziehen darin.

Nach dem Essen, bei übersättigtem Magen, Knurren im Bauche.

Nach dem Mittag-Essen, gleich Noththun zum Stuhle, der unter Pressen abgeht und hart ist.

Nach dem Mittag-Essen, Jücken am After.

Nach Trinken wässert die Nase und sondert mehr Feuchtigkeit ab.

510 Nach dem Mittag-Essen, öfters ein scharfes Drücken auf der Brust, ohne Bezug auf Athmen, vorzüglich beim Gehen. (d. ersten 3 W.)

Nach dem Essen, Stechen in der linken Brust-Seite.

Nach dem Abend-Essen, Zittern und Bänglichkeit.

Nach Tische, Frostigkeit.

Nach Tische, Frösteln. *(Rl.)*

515 Nach Tische, Frostig, mit Gesichts-Hitze.

Nach dem Essen, Wärme und Röthe im Gesichte. *(Hbg.)*

Nach Tische, viel Hitze im Gesichte und in den Augen. (n. 8 T.)

Empfindung, wie von verdorbenem Magen, bei Auftreibung des Unterleibes. (n. 15 T.)

Aufstossen von Luft. (n. ½ St.) *(Ng.)*

520 Leeres, geschmackloses Aufstossen blosser Luft. *(Stf. u. Hbg.)*

Sehr häufiges, meist leeres Aufstossen, (n. 9 T.)

Häufiges lautes Aufstossen, das lange anhält. *(Ng.)*

Aufstossen nach dem Geruche der Speissen.

Aufstossen nach dem Genossenen, 5 Stunden nach dem Essen.

525 Aufstossen, wie nach unverdaut gebliebener Speise.

Aufstossen mit Geschmack der genossenen Früh-Suppe. *(Ng.)*

Aufstossen mit angenehmen, mandelartigen Geschmacke *(Ng.)*

Aufstossen mit Moschus-Geruch. *(Ng.)*

Heftiges Aufstossen, mit herbem Geschmacke. (n. 14 T.)

530 Versagendes Aufstossen, es kommt ihr bloss bis in die Mitte des Halses, wo es stehen bleibt.

Es ist ihr immer, wie zum Aufstossen, was aber doch nicht geht, sondern allerlei Beschwerde macht.

Aufstossen mit Würgen in der Speiseröhre, so dass es den Athem beengt, was durch nochmaliges Aufstossen vergeht. *(Ng.)*

Brennend heisses Aufstossen, Nachmittags und Abends, ohne übeln Geschmack.

Sodbrennen. *(Ng.)*

535 Es brennt öfters aus dem Magen herauf, als hätte er Pfeffer gegessen.

Schlucksen. (n. $\frac{1}{4}$ St.) *(Ng.)*

Gefühl beständigen Aufwallens, als wenn Kalk in seinem Magen gelöscht würde, mit rollendem Luft-Aufstossen. *(Ng.)*

Oefteres Aufschwulken unschmackhaften Wassers, oder Aufsteigen desselben in den Mund, mit Uebelkeit, die durch Aufstossen vergeht. *(Ng.)*

Aufrülpsen von Wasser, einigemal, mit Wehthun im After. *(Ng.)*

540 Würmerbeseigen, mehrmals, Vormittags, mit salzigem Geschmacke des aufsteigenden Wassers. (n. 17 T.)

Eine Art Würmerbeseigen; es kommt ihr, Abends, beim Liegen, kühles Wasser aus dem Magen herauf, das sie immer ausspucken muss.

Wabblicht und schwach im Magen, mit Wechsel von Frost und Hitze. *(Ng.)*

Nüchternheits-Gefühl im Magen. *(Ng.)*

Weichlichkeit um den Magen. (n. etl. St.)

545 Ein Ekel-Gefühl im Halse.

Uebel im Magen, wie weichlich, ohne Brecherlichkeit. *(Ng.)*

Uebelkeit. (sogleich.)

Uebelkeit mit Aengstlichkeit.

Uebelkeits-Gefühl, vor dem Essen, mit Hunger.

550 Uebelkeit, und eine halbe Stunde darauf, Hunger, Nachmittags.

Uebelkeit alle Morgen.

Uebelkeit und Brecherlichkeit, den ganzen Nachmittag bis Abend.

Uebel im Magen, wie zum Erbrechen, mit häufigem Aufschwulken von Wasser in den Mund, das zu stetem Ausspucken nöthigt. *(Ng.)*

Brecherlichkeit mit Leerheits-Gefühl im Magen und säuerlich bitterlichem Mund-Geschmacke.
555 Saures Erbrechen und darauf oft noch saures Aufstossen.
Erbrechen geronnenen Blutes, Nachts.
Magenweh, mit Aufschwulken, was nach dem Mittag-Essen vergeht. *(Ng.)*
Leerheits-Gefühl im Magen, ob sie gleich genug gegessen hatte, Nachmittags. *(Ng.)*
Heftige Magen-Schmerzen, früh, bald nach dem Aufstehen, durch jede rasche Bewegung vermehrt; mit Hitze in der rechten Kopf-Seite; sie muss sich legen, und der Schmerz scheint ihr bald wie im Magen, bald wie in der Brust. (n. 27 T.)
560 Magen-Schmerzen, die sich durch Niederlegen beruhigen.
Zerschlagenheits-Schmerz im Magen, auch beim darauf Drücken fühlbar. *(Ng.)*
Drücken im Magen, früh, nach dem Aufstehen aus dem Bette, und bloss im Sitzen.
Druck auf dem Magen, früh, nüchtern, und bald darauf ein zusammenziehendes Gefühl im Unterleibe. (n. 2 T.)
Drücken am Magenmunde, vermehrt durch Andrücken an eine Tischkante, wie auch durch laut Lesen, viel Sprechen, Liegen auf dem Rücken, und wenn die Luft den Unterleib berührt.
565 Drücken in der Herzgrube. *(Fr.)*
Arger Druck in der Herzgrube.
Ein tacktmässiges kältendes Drücken in der Herzgrube, wie von einem Eiszapfen. *(Hbg.)*
Ein anhaltendes stichartiges Drücken in der Herzgrube. *(Htm.)*
Spann-Schmerz in der Herzgrube.
570 Magen-Krampf.
Magenkrampf, wie Drücken und Zusammenziehn, früh, beim Erwachen aus schreckhaftem Traume, mit Uebelkeit und Wasser-Zusammenlaufen im Munde. (n. 21 T.)
Zusammenziehendes, nicht sehr schmerzhaftes Gefühl in der Magen-Gegend. *(Ng.)*
Raffen in der Herzgrube.
Ein kneipendes Raffen in der Herzgrube, bei tief Athmen.
575 Stiche im Magen, zehn Minuten lang.
Stiche in der Herzgrube, die das Herz zusammenzuziehen scheinen.
Kriebeln in der Magen-Gegend.

Causticum.

Anhaltendes Gefühl angenehmer Wärme im Magen und im Bauche. *(Ng.)*
Bei gesteigertem Magenschmerze schauderts ihr.
580 Im Hypochondrium der linken Seite, spitzes Stechen. *(Ng.)*
Heftiges Stechen auf den ersten falschen, linken Ribben. *(Ng.)*
Kurzer Brenn-Schmerz im linken Hypochondrium.
In der Leber, ein spannender Druck-Schmerz, beim Liegen auf dem Rücken.
Stechen in der Leber-Gegend, Nachmittags, 4 Stunden lang. (n. 12 T.)
585 Stiche in der Leber-Gegend, beim Fahren, auf einem Hühner-Ei grossen Flecke, der auch beim Befühlen Stich-Schmerz machte, unter grosser Schlaf-Neigung und allgemeiner Mattigkeit.
Stich-Schmerz unter den rechten Ribben, Abends.
Heftige Stiche unter der letzten wahren Ribbe der rechten Seite. *(Htm.)*
Schmerzhafter Riss in der Leber, Abends, (d. 17. T.)
Leibweh, früh.
590 Im Bauche, Drücken, bis in den Schlund hinauf, Abends. (n. 10 T.)
Ein Druck im Magen und Bauche, unter und über dem Nabel, mit nächtlichem, dreimaligen Durchfalle und periodischem Athem hemmenden Stechen vom Rücken bis vorn in die rechte Bauch-Seite hindurch. (n. 2 T.)
Drücken im Unterleibe, viele Nachmittage nach einander, so stark, dass sie ihre Haus-Arbeit nicht verrichten konnte.
Drücken im Unterbauche, wie von einer Last.
Ein dumpfer Druck-Schmerz, tief im Unterbauche, zuletzt mit Fieber, Hitze, Angst und Unruhe, so dass er Nachts weder schlafen, noch liegen konnte; der Unterbauch war bei Berührung schmerzhaft, wie in einer Unterleibs-Entzündung.
595 Drückender Schmerz im Unterleibe und kurzer Athem, früh, nach dem Aufstehen.
Aufgetriebenheit der linken Unterribben-Gegend.
Aufgetriebenheit links im Unterleibe, bis in den Schooss. (n. 6 St.)
Ausdehnung und Angespanntheit des Bauches, so dass sie nur mit Mühe Athem holen kann, zugleich häufiger Winde-Abgang. *(Ng.)*

Grosse Auftreibung des Bauches, dass sie die Kleider lösen muss, mit häufigem Abgang lauter Winde, die aber nur auf kurze Zeit erleichtern. *(Ng.)*
600 Starke Auftreibung des Bauches, besonders Abends. *(Ng.)*
Aufgetriebner Bauch, mit innerem Drücken, besonders beim tief Athmen.
Voller, harter Unterleib, Abends.
Angespannter Unterleib, Abends. (n. 10 St.)
Schmerzhafte Anspannung des Unterleibes, dass sie die Kleider lösen muss; dabei Bauchschmerzen, wie Krämpfe.
605 Spannen in der rechten Seite des Unterleibes.
Spannen und Pressen im Oberbauche.
Ein zusammenziehendes Spannen im Magen und Unterleibe.
Zusammenziehendes Gefühl um die Oberbauch-Gegend. *(Ng.)*
Schmerz im Unterleibe, als wenn er mit einem Stricke zusammen gezogen würde, beim Athmen.
610 Ein zuckendes Zusammenziehen im Bauche, Mittags. (n. 9 T.)
Schmerz, wie umklammert, in beiden Lenden.
Kneipendes Bauchweh, mit Gesichts-Blässe.
Kneipen um den Nabel, früh im Bette, nach dem Aufstehen vergehend. *(Ng.)*
Kneipen um den Oberbauch, öfters wiederkehrend. *(Ng.)*
615 Kneipen auf einer kleinen Stelle der rechten Bauch-Seite, unter dem Nabel, nach dem Essen. *(Ng.)*
Kneipen und Schneiden in der rechten Bauch-Seite, wie zum Durchfalle. *(Ng.)*
Heftiges Kneipen und Schneiden im ganzen Bauche, mit Gähnen. *(Ng.)*
Schneiden im Bauche und Blähungs-Abgang, beim Einathmen. *(Fr.)*
Schneiden im Oberbauche, auf einem schmalen Streifen, mit weichem Stuhle; nach dem Mittag-Essen vergehend. *(Ng.)*
620 Schneidender Leibschmerz, früh, und darauf drei weiche Stühle, und den ganzen Tag Gefühl im Bauche, wie zum Durchfalle. (n. 8 T.)
Schneidender Schmerz in der Schambuge, bei Bewegung, vorzüglich beim Gehen. *(Fr.)*
Stiche im Unterleibe, lange hintereinander fort, so dass er nicht sitzen bleiben konnte.
Stechen in der rechten Bauch-Seite, Abends.
Ein Stich in die rechte Bauch-Seite, durch den Bauch durch und am Kreuze heraus. *(Ng.)*

625 Ein heftiger Stich in der linken Seite des Unterleibes. *(Stf.)*
Ein flüchtiger Stich im linken Unterleibe.
Scharfe Stiche in der linken Lende, an der letzten falschen Ribbe.
Scharfe Stiche über der linken Hüfte, an der letzten falschen Ribbe.
Scharfe Stiche in der rechten Lende über dem Schaufelbeine, die sich aufwärts nach den Ribben zu schlängeln, doch schnell vorübergehen, wie ein elektrischer Funke.
630 Stumpfe Stiche über dem Schaufelbeine unter der letzten falschen Ribbe.
Stumpfstechender Schmerz in der rechten Bauch-Seite, beim Liegen. *(Rl.)*
Ein stumpfer Stich in der rechten Bauch-Seite, und darauf Zerschlagenheits-Schmerz in den linken untern Ribben, der auch beim darauf Drücken fühlbar ist. *(Ng.)*
Stechen am ganzen Bauche, wie mit Nadeln. *(Ng.)*
Zerschlagenheits-Schmerz und Kneipen in der rechten Brust-Seite, dann Stechen zur Scham heraus, öfters. *(Ng.)*
635 Leerheits-Gefühl im Unterleibe, durch darauf Drücken erleichtert.
Kriebeln im Nabel, mit Gefühl, als wenn Durchfall kommen sollte. *(Ng.)*
Kriebeln und Umgehen im Bauche, wie nach einer Purganz. *(Ng.)*
Pulsiren im Unterleibe.
Kälte-Empfindung im Unterleibe, mit Knacken und Knistern darin. *(Hbg.)*
640 Brennender Schmerz im Unterleibe, um die Magen-Gegend, der ihn aus dem Schlafe weckt; doch überhingehend. *(Stf.)*
Geschwulst des Nabels, mit Schmerzhaftigkeit rund herum, beim Betasten.
Leichtes Verkälten des Bauches; wenn die Luft denselben berührt, bekommt er Magen-Drücken und Durchfall.
Fippern oder Muskel-Zucken, unten an der linken Bauch-Seite, beim krumm Sitzen. (n. 4 St.)
Stechendes Brennen an der rechten Bauch-Seite, mit Gefühl, als wolle sich da Etwas ablösen. *(Ng.)*
645 In den Weichen, Zerschlagenheits-Schmerz, zuweilen mit Stechen. *(Ng.)*

Stechen die rechte Weiche herunter, als wenn ein Bruch
entstehen sollte, nach dem Frühstücke. *(Ng.)*
Drängen von beiden Leisten-Gegenden nach vorn, mit vergeblichem Harndrange; im Sitzen. *(Ng.)*
Viel Blähungs-Versetzung mit hartem Stuhle. (d. erste W.)
Blähungs-Anhäufung im Unterleibe, nach geringer Mahlzeit,
wovon die Mastdarm-Aderknoten hervorgetrieben werden,
die sehr schmerzen und feuchten. (n. 5 T.)
650 Umgehen im Bauche, mit Schneiden; nach weichem Stuhle
vergehend. *(Ng.)*
Rollen im Bauche, mit öfterem Abgange von Winden. *(Ng.)*
Lautes Kollern im Unterleibe, beim Sitzen, wie von Leerheit. (n. 1 St.) *(Lgh.)*
Hörbares Knurren und Quarren im Bauche, wie von Fröschen.
Es brechen Blähungen ober- und unterwärts hervor.
655 Allzu häufiger Blähungs-Abgang. (n. 4 T.)
Oefter Abgang lauter Winde, den ganzen Nachmittag. *(Ng.)*
Häufiger Blähungs-Abgang, ohne Beschwerde im Unterleibe. *(Ng.)*
Häufiger Blähungs-Abgang, nach dem Frühstücke. *(Br.)*
Häufiger Abgang stinkender Blähungen, ohne Beschwerde. *(Stf.)*
660 Kein Stuhl. (d. 2. u. 3. T.) *(Ng.)*
Stuhl-Verstopfung. (n. 24 St.)
Vergeblicher Stuhldrang, öfters, mit vielen Schmerzen,
Aengstlichkeit und Röthe im Gesichte. (n. 4, 10, 30 T.)
Oefteres Nöthigen zum Stuhle, ohne dass mehr abgeht, als
Blähungen. (n. 3 T.) *(Rl.)*
Drang zum Stuhle, doch ist der After schmerzlich krampfhaft zusammengezogen, dass gar kein Stuhl erfolgte; das
Pressen dauerte aber immer noch fort. (d. 2. T.)
665 Stuhldrang, mit Knurren im Bauche. *(Ng.)*
Beim Nöthigen zum Stuhle, ängstliche Besorgniss, dass ihm
Uebles begegnen könne.
Der Stuhl geht besser im Stehen ab.
Harter, fester Stuhl. (d. 3. 4. T.) *(Ng.)*
Unter der Empfindung, als wolle bloss eine Blähung abgehen,
geht Koth ab.
670 Er muss Nachts zum Stuhle aufstehen, der sehr weich ist.
(Ng.)
Der Stuhl kam brockenweise; dann zogs den Mastdarm

Causticum.

zusammen und der Stuhl kam nun weich, aber ganz dünn geformt, wie eine Federspule. (n. 16 St.)

Weicher Stuhl mit Blähungs-Abgang. *(Ng.)*

Halbdünner Stuhl. *(Hbg.)*

Halbflüssige (Durchfall-) Stühle. *(Ng.)*

675 Flüssiger Stuhlgang.

Flüssiger Stuhl, früh. *(Ng.)*

Durchfall, mit Zwängen und Brennen im After. *(Ng.)*

Leicht Durchfall von Verkältung des Unterleibes.

Abendlicher Durchfall. *(Ng.)*

680 Nächtlicher Durchfall.

Stuhlgang mit einem Spulwurme. *(Ng.)*

Stuhlgang mit weissem Schleime. (n. 6. T.)

Schleim und helles Blut kommt mit knotigem, schwierigem Stuhle, ohne Spur von Aderknoten.

Schmerzloser Abgang von Blut, bei weichem Stuhle.

685 Blutiger Stuhl, mit Brennen und Wundheits-Gefühl im Mastdarme.

Vor dem Stuhle, windender Schmerz im Unterleibe. *(Rl.)*

Beim Stuhlgange, Stechen im Mastdarme.

Nach dem Stuhlgange, Brennen im After, beklommener Puls und Herzklopfen.

Nach dem Stuhle, Brennen im After, was ihn kraftlos macht.

690 Nach dem Stuhle, zittrige Mattigkeit und Herzklopfen.

Nach dem Stuhlgange, Beängstigung, Hitze im Gesichte und Neigung zum Schwitzen.

Nach dem Stuhle, Abends, Beängstigung auf der Brust und sehr aufgetriebner Unterleib.

Nach dem Stuhle, Aengstlichkeit.

Nach dem (erst harten, dann weichen) Stuhle, erst Engbrüstigkeit, dann Auftreibung und Kneipen in beiden Hypochondrien, besonders im rechten, bei jedem Tritte.

695 Nach dem Stuhle, oft Uebelkeit.

Nach dem (an diesem Tage dritten) Stuhle floss ihm salziges und schleimiges Wasser aus dem Munde (Wümerbeseigen.)

Nach dem Stuhle, Abgang von Vorsteherdrüsen-Saft.

Im Mastdarme, Druck, den ganzen Tag.

Anhaltender Druck im Mastdarme und After, schlimmer nach dem Stuhle.

700 Oft plötzlich durchdringender, pressender Schmerz im Mastdarme.

Gefühl, als sässe Etwas hartes im Mastdarme, wie ein Obstkern. *(Rl.)*

Drängen im Mastdarme, als sässe Koth da, welcher fort wollte. *(Rl.)*

Krampf im Mastdarme, wobei es unmöglich war, zu gehen, sie musste sogleich still sitzen. (n. einigen St.)

Ein Stich im After, (vor der Mahlzeit).

705 Jücken im After. *(Ng.)*

Ungeheures Jücken am After, Tag und Nacht. (n. 2 T.)

Arges Jücken im Mastdarme und in den Schamtheilen.

Jücken und Stechen im Mastdarme.

Kriebelndes Jücken am After.

710 Kriebeln im Mastdarme. (n. etl. St.)

Beissender Schmerz im After, nach dem Stuhle.

Heftiges Brennen im After, beim Stuhle.

Wundheits-Schmerz am After und Nässen desselben. *(Rl.)*

Aderknoten am After, die den Stuhlgang hindern. (n. 13 T.)

715 Grosse, schmerzhafte Blut-Aderknoten. *(Rl.)*

Wundschmerzhaftigkeit der After-Aderknoten, durch Gehen und Nachdenken unerträglich erhöht.

Harte After-Aderknoten, äusserst schmerzhaft stechend, brennend, bei Berührung, Gehen, Stehen und Sitzen gleich stark; durch Stuhlgang erleichtert; 14 Tage lang. (n. 19. T.)

Geschwollne After-Aderknoten, mit jückendem Stechen und vielem Feuchten.

Grosse, schmerzhafte Eiter-Beule, nahe am After, viel Eiter und Blut entleerend, bei hoher Angegriffenheit. *(Rl.)*

720 Schmerz im Mittelfleische.

Im Mittelfleische starkes Pulsiren.

In der Harn-Blase, Schmerzen; er kann keinen Harn lassen, und kommen ja ein paar Tropfen, so hat er heftige Schmerzen in den Harnwegen, bei Leib-Verstopfung und Krämpfen im Mastdarme.

Vergebliches Drängen zum Harnen, und kommen ja einige Tropfen so bekommt er heftigen Schmerz in der Blase, und (nach vielem Gehen, um es zu bessern) auch Krämpfe im Mastdarme. (d. 21 T.)

Drang zum Harnen, ohne dass Etwas abgeht, nach langem Warten kommt nur sehr wenig, und das Drängen erneuert sich bald wieder, ohne allen Schmerz, Abends. *(Ng.)*

725 Oefteres Drängen zum Harnen.

Drängen auf den Urin, nach Gehen.

Causticum.

Oefterer Harndrang und nach demselben, Frostschütteln im Freien, das im Zimmer vergeht. *(Ng.)*
Sehr oft Harndrang mit unwillkührlichem Harn-Tröpfeln.
Oefterer Harndrang, ohne Abgang; dann, beim Sitzen, unwillkührlicher Abfluss. (d. 1. T.)
730 Es treibt ihn Nachts oft zum Harnen. (n. 15 T.)
Nachts muss er zweimal zum Harnen aufstehn, der reichlich abgeht; dabei auch Durchfall, der sich früh wiederholt. *(Ng.)*
Bett-Pissen, mit starker Erektion, ohne Wohllust-Gefühl. *(Ng.)*
Nachts, im Schlafe, entgeht ihr der Urin. (n. 7 T.)
Unwillkührlicher Abgang des Harns beim Husten und Schnauben.
735 Der Urin setzt in Pausen ab. *(Ng.)*
Zögernder Abfluss der letzten Tropfen Harnes.
Weniger Harn, bei grossem Durste. *(Ng.)*
So leichtes Harnen, dass er den Strahl fast gar nicht empfindet und im Finstern nicht weiss, dass er harnt. *(Ng.)*
Oefteres Harnen.
740 Ungewöhnlich reichlicher Harnabgang. (d. 5. T.)
Oefteres, sehr vermehrtes Harnen; der Harn macht bald einen hefigen Satz. *(Ng.)*
Oefteres Lassen vielen Urines. *(Rl.)*
Der Harn geht oft sehr drängend und in weit grösserer Menge ab, als er trinkt.
Sehr häufiges Harnen wenigen Urins, ohne Schmerz oder Drängen. *(Stf.)*
745 Weisser Harn, wie Wasser.
Bleicher Urin, wie Wasser. *(Ng.)*
Oft dunkelbrauner Harn.
Röthlicher Harn, doch ohne Satz. *(Ng.)*
Der Harn wird beim Stehen trübe und wolkig.
750 Viel dehnbarer Schleim im Harne.
Beim Harnen, Brennen in der Harnröhre.
Brennen des Urins. *(Ng.)*
Harn-Brennen, in der Harnröhre in der Gegend des Fleisch-Bändchens.
Harn-Brennen nach einer Pollution.
755 Beim Harn-Abgange, Brennen in der Harnröhre, oder in der Wurzel derselben. *(Ng.)*
Bei und nach dem Harnen, eine Schärfe; es frisst, wie Salz in der Scham. (n. 11, 17 T.)

Nach dem Harnen, Abends, Schmerz in der Harnröhre, mit dumpfem Weh auf dem Oberkopfe.

Jücken an der Mündung der Harnröhre. (d. 8. T.) *(Ng.)*

Schneiden in der Harnröhre.

760 Brennendes Gefühl in der Harnröhre. *(Rl.)*

Brennen, plötzlich, in der Harnröhre, Nachts.

In der Ruthe, Brenn-Schmerz.

Grosse, rothe Flecke an der Ruthe.

Vermehrte Eichel-Schmiere; es sondert sich ungemein viel hinter der Eichelkrone ab.

765 Jücken am Bändchen der Eichel. *(Rl.)*

Jücken an der innern Fläche der Vorhaut, bald kitzelnd, bald beissend.

Blasen unter der Vorhaut, die zu eiternden Geschwüren wurden.

Jückende Schorfe am Innern der Vorhaut. *(Rl.)*

In den Hoden, drückender Schmerz, Mittags.

770 Drückender Schmerz, wie gequetscht, im rechten Hoden.

Risse in den Hoden.

Stiche in dem rechten Hoden. (n. 6 T.)

Der Hodensack jückt und schwitzt.

Jücken am Hodensacke und der Haut der Ruthe. *(Fr.)*

775 Jückend schneidender Schmerz an der Scheidewand des Hodensackes. *(Fr.)*

Erregung des Geschlechtstriebes. (n. etl. St.)

Erhöhter Geschlechtstrieb. (d. ersten Tage) *(Ng.)*

Erhöhter, sehr reger Geschlechtstrieb, bei Unlust zu aller Arbeit. *(Rl.)*

Geschlechtstrieb wenig rege. (n. 32 T.)

780 Es kommt zu keiner Ruthe-Steifheit beim Beischlafe; er war impotent. (n. 27 T.)

Wohllüstige Zuckungen des Gliedes, bei halber Steifigkeit.

Oeftere kleine Erektionen, früh, nach dem Beischlafe. *(Rl.)*

Erektion mit Trieb zum Beischlafe, früh. (d. 2. T.) *(Ng.)*

Steifigkeit der Ruthe, den ganzen Vormittag. (d. 2. T.) *(Ng.)*

785 Reiz zur Samen-Entleerung.

Heftige Pollutionen und stete unbändige Erektionen, Nachts und den ganzen Vormittag. (n. 50 St.) *(Ng.)*

Pollutionen, mehrere Nächte nacheinander, auch im Nachmittags-Schlafe (bei einem Impotenten). (n. 3 T.)

Oeftere Pollutionen bei einem alten Manne. (n. 7 T.)

Pollution, und darauf, Harnbrennen.

Causticum.

790 Nach Pollution, den Tag über dämisch im Kopfe.
Bei Ausspritzung des Samens im Beischlafe, ging Blut mit aus der Harnröhre. (n. 21 T.)
Nach dem Beischlafe, krampfhafter Zieh-Schmerz im Mastdarme (After).
In den weiblichen Geschlechtstheilen, Brennen. *(Stf.)*
Verzögert die Regel um 10 Tage, dann fliesst sie aber vollständiger.
795 Verspätigt die sonst stets richtige Regel um 2, 3 Tage. (n. 11 T.)
Verzögert die eben zu erwartende Regel (sogleich).
Beschleunigt den Eintritt der Regel um 11 Tage, die sonst immer 2, 3 Tage zu spät kam. (n. 24 T.)
Nachts geht bei der Regel kein Blut ab.
Stärkerer Blut-Abgang bei der Regel.
800 Wenn die Regel schon beendigt ist, lässt sich doch noch hinterdrein viele Tage lang von Zeit zu Zeit etwas Blut-Abgang spüren.
Das Monats-Blut ist von üblem Geruche und erregt Jücken an der Schaam.
Vor der Regel, wie melancholisch; es kam ihr Alles in schwarzen Farben vor.
Vor der Regel, die beiden letzten Tage, viel Kreuzschmerz und ängstliche Träume.
Gleich vor der Regel, und am ersten Tage derselben, ein hin und her ziehender Schmerz im Unterleibe.
805 Bei Eintritt der Regel, Leibschneiden, ohne Durchfall, mit Reissen im Rücken und Kreuze, vorzüglich bei Bewegung,
Bei der Regel, Leibschneiden und Durchfall.
Bei der Regel, Schmerz im Unterleibe, als wäre Alles entzwei, mit Kreuzschmerz, wie zerschlagen und Blut-Abgang in grossen Stücken.
Bei der Regel, Rückenschmerz.
Bei der Regel, eine Art Stich-Schmerz unter der linken Brust.
810 Bei der Regel ist sie ganz gelb im Gesichte.
Bei der Regel, missmüthig und sehr müde.
Bei der Regel, Schwindel und Drehen im Kopfe, beim Vorbücken am schlimmsten; Nachmittags gemindert. *(Stf.)*
Scheide-Fluss, Nachts abgehend. (n. 3 T.)

Sehr starker Scheide-Fluss; er schiesst von ihr, wie das Monatliche und riecht auch so. (n. 14 T.)

---

815 Oefteres Niesen, früh.
Oefteres Niesen, früh nach dem Aufstehen. *(Ng.)*
Häufiges Niesen, (sogleich.)
Versagendes Niesen. *(Fr.)*
Jücken in der Nase, als käme ein Schnupfen. *(Fr.)*
820 Brennen in den Nasenlöchern, wie zum Schnupfen.
Verstopfung der Nase.
Stock=Schnupfen, mit starker Verstopfung der Nase; das Einathmen wird durch die Nase und den Mund gehemmt.
Schnupfen mit Verstopfung der Nase und Niesen. (d. 2. T.) *(Ng.)*
Kurzer Schnupfen, mit Niesen. (fast sogleich.) *(Rl.)*
825 Abgang stinkenden Schleimes aus der Nase und Niesen. *(Ng.)*
Starker Fliess-Schnupfen und früh zugeklebte Augen. (n. 13 T.)
Arger Fliessschnupfen, zwei Wochen lang, mit schmerzhaftem Nacht-Husten und siebentägigem Kopfschmerze.
Schnupfen und Heiserkeit, dass sie nicht laut sprechen konnte. (n. 14 T.)
Starker Stock-und Fliess-Schnupfen, mit Rauhheit im Halse und Schrunden auf der Brust von argem Husten. (n. 32 T.)
830 Arger Schnupfen und Husten, mit Schmerzen in der Brust, Ziehen in den Gliedern, öfterem Erwachen Nachts und Froste.
Reiz in der Kehle, wie beim Anfange eines Schnupfens mit allgemeinen Fieberbewegungen.
Im Kehlkopfe, empfindlicher Druck-Schmerz beim Schneuzen.
Empfindliches Ziehen im Kehlkopfe, ohne Veranlassung.
Trockenheit im Kehlkopfe.
835 Trockenheits-Gefühl in der Luftröhre.
Brennen und Rauhheit im Halse, mit heiserer Stimme. *(Ng.)*
Rauher Hals, belegte Brust und fieberhafte Kälte.
Belegtheit der Brust (Luftröhre) nach dem Essen.
Rohheit der Brust, früh.
840 Kratzen auf der Brust.
Heiser und rauh im Halse, früh. *(Ng.)*
Heiserkeit.

Starke Heiserkeit, besonders früh und Abends, mit Kratzen im Halse.

Heiserkeit viele Tage; sie konnte kein Wort laut sprechen.

845 Die Stimme verstopft sich mehrere Morgen, als sei ein Keil im Kehlkopfe, den er herauswerfen sollte.

Die Kehl-Muskeln versagen ihre Dienste; er kann trotz aller Anstrengung die Worte nicht laut hervorbringen.

Katarrh, mit nächtlicher Trockenheit des Halses und Verstopfung der Nase, im Liegen. (n. 16 T.)

Katarrh mit Husten und Scharren in der Kehle.

Oefteres Bedürfniss in der Kehle, Etwas weg zu räuspern.

850 Schleim-Räuspern, mit Schmerz im Halsgrübchen.

Schleim-Räuspern, früh.

Reiz zum Husten, schon früh im Bette.

Kitzel-Husten, öfters. (n. 4 T.)

Husten von unaufhörlichem Kriebeln erregt.

855 Husten von Kriebeln erregt, oder wenn er sich bückt, um Etwas aufzuheben.

Husten, in kurzen Stössen, von Schleim im Halse, welcher dort kitzelt. *(Ng.)*

Husten von Kitzel im Halse und Rauhheit, ohne Auswurf oder mit erst spät erfolgendem. *(Ng.)*

Hüsteln von stetem Kitzel im Halse. *(Ng.)*

Husten, mit Scharren im Halse, ohne Auswurf.

860 Husten-Reiz, bei jedem Ausathmen.

Husten, von jedem Sprechen erregt.

Husten, nach Kälte, wenn sie wieder warm wird.

Husten-Reiz, schon früh im Bette.

Früh, beim Erwachen, anhaltender, angreifender, trockner Husten, wie nach Erkältung, der ihn nicht wieder einschlafen liess. *(Lgh.)*

865 Husten, nur Nachts, beim Erwachen.

Alle Nächte, nach Mitternacht, 2 Uhr, ein zweistündiger Husten mit vielem Auswurfe; am Tage selten und wenig Husten.

Auch Nachts, starker Husten.

Husten weckt sie aus dem Schlafe, Abends und früh; am Tage wenig oder kein Husten.

Kurzer Husten, mit etwas Schleim-Auswurf, besonders nach dem Essen.

870 Kotz-Husten, mit Schwerathmigkeit.

Heiserer Husten, am meisten früh und Abends, die Nacht nicht.

Trockner Husten, der Brennen auf der Brust verursacht.

Oefteres trocknes Hüsteln, nur selten mit Schleim-Auswurf. *(Ng.)*

Trockner, hohler Husten, von 5 bis 6 Stössen, mit Wundheits-Gefühl auf einem Streifen im Innern der Luftröhre heran, wo es bei jedem Husten-Stosse schmerzt und fast den Athem hemmt.

875 Hohler Husten, vorzüglich Nachts und früh, mit festsitzendem Schleime auf der Brust, welche bei und ausser dem Husten stichtigt wund und wie unterköthig schmerzt; bei Stock-Schnupfen und Nasen-Verstopfung. (n. 24 T.)

Heftiger Husten, zuweilen ganz trocken, mit Schmerz in der rechten Bauch-Seite.

Vor Antritt eines Husten-Anfalles, Kurzathmigkeit.

Beim Husten schmerzt die Brust, wie wund.

Beim Husten, Stiche in der linken Brust.

880 **Beim Husten, starkes Röcheln auf der Brust.** (n. 24 St.)

Husten, mit Röcheln bei jedem Athemzuge, als wäre viel Schleim in der rechten Brust-Seite; Vormittags.

Beim Husten, Schmerz über der linken Hüfte, als wollte es da aufplatzen.

Athem-Versetzung beim Sprechen und schnell Gehen; sie muss jähling nach Luft schnappen.

Plötzliche Athem-Versetzung im Freien (auf der Jagd) unter sehr schnellem Herzklopfen; er konnte sich nicht aufrecht erhalten, musste niederknien, schwitzend über und über; der Athem war sehr kurz, das Blut drängte nach dem Kopfe, das Gesicht ward blauroth, als sollte ihn der Schlag rühren; was eine Stunde lang anhielt. (d. 4. T.)

885 Kurzathmigkeit, beim Gehen im Freien.

Kurzer Athem, früh, mit drückendem Schmerze im Unterleibe, was am Tage vergeht. (n. 6 T.)

Kurzer Athem und Brustbeklemmung.

Mangel an Athem, bei Schwäche der Oberschenkel. (n 9 T.)

Schweres und tiefes Einathmen. *(Hbg.)*

890 Engheits-Gefühl und Luft-Mangel im Halse, mit Auftreibung in der linken Seite desselben; er muss die Halsbinde lösen. *(Ng.)*

Causticum.

Empfindung auf der Brust, als wären die Kleider zu enge.
Gefühl, als wäre die Brust zu enge.
Engbrüstig, mehr beim Sitzen.
Engbrüstigkeit, nach Niederlegen.
895 Beengung der Brust, mit Heiserkeit und Rauhheit im Halse. (*Ng.*)
Beengung der Brust; er muss öfter tief athmen. (d. 1. T.) (*Rl.*)
Krampfhafte Engbrüstigkeit.
Schmerzhafte Beklemmung der Brust, Nachmittags, welche durch Tanzen verging. (n. 16 T.)
Beklemmung auf beiden Seiten der Brust, als würde sie zusammen gedrückt. (*Fr.*)
900 Schmerzhaftes Zusammendrücken der Brust von beiden Seiten, nach dem Brustbeine zu, mit Beengung des Athems und Schwäche der Stimme.
Oeftere Anfälle von Erstickung beim Einathmen, als wenn Jemand die Luftröhre zuschnürte, dass es den Athem augenblicklich versetzte, im Sitzen. (*Htm.*)
Grosse Herz-Beklemmung, mit Schwermuth.
In der Brust, an der untersten Ribbe der linken Seite ein Druck-Schmerz.
Druck-Schmerz in der rechten Brust, Abends.
905 Drücken in den Ribben-Muskeln, quer über die Brust, beim Vorbücken.
Druck über Brust und Magen.
Druck auf der Brust, gleich über der Herzgrube.
Drücken auf der rechten Brust-Seite. (n. 24 St.)
Drücken auf der Brust mit kurzem oder schwierigem Athmen. (*Ng.*)
910 Drückender Schmerz oberhalb des Schwertknorpels, gerade herauf.
Ein reissendes Drücken vorn auf der Brust, fast bloss, oder doch am schlimmsten in der freien Luft.
Spannen um die Brust, das lange anhält. (d. 2. T.) (*Ng.*)
Schmerzhaftigkeit, wie ein Ziehen nach allzustarkem Laufen oder Singen, inwendig im obern Theile der Brust, mit Schwere-Gefühl darauf. (n. 3 St.) (*Stf.*)
Rheumatischer Schmerz in der Brust und dem Unterleibe. (*Ng.*)
915 Ein stechendes Reissen in der linken Brust-Seite. (*Ng.*)
Stiche in der rechten Brust, beim Einathmen. (n. ½ St.) (*Htm.*)

Stumpfer Stich in der rechten Brust, in der Gegend des Schlüsselbeines.

Stechen in der linken Brust, unter der Warze.

Ein heftiger Stich in der linken Brust-Seite, beim Einathmen. *(Ng.)*

920 Stechen unterhalb der linken weiblichen Brust, durch Reiben vergehend. *(Ng.)*

Stumpfe Stiche in der linken Brust-Seite, dem Schwertknorpel gegenüber. *(Htm.)*

Stumpfer Stich in der linken Brust-Seite, über dem Herzen, bei Bewegung.

Scharfe, langsame Stiche auf der linken Brust, der Herzgrube wagerecht. *(Htm.)*

Stiche, Nachts, ohne Athem-Versetzung, wie mit einem Messer, vorn in die linke Brust und hinten im Rücken eingestossen, mit grosser Angst und Unruhe, dass er sich fortwährend herumwälzen muss, ohne schlafen zu können.

925 Stechen im Brustbeine, beim tief Athmen und Heben.

Ein Stich im Brustbeine beim tief Athmen und bei Körper-Arbeit. (n. 16 T.)

Ein Stich erst, 8 Minuten lang anhaltend, unten am Brustbeine, beim Ein- und Ausathmen, dann ein mit abwechselnder Stärke den ganzen Vormittag anhaltender, beim Ausathmen am stärksten fühlbarer, Stich im Brustbeine, der mit einem anhaltenden stumpfen Stiche im linken Achsel-Gelenke gleichsam zusammenhing, der ebenfalls beim Ausathmen am fühlbarsten war.

Stiche in der Brust, wie mit einem Nagel. *(Hbg.)*

Stechen tief in der Brust, beim tief Athmen, eine Stunde lang, Vormittags. (n. 14 T.)

930 Stechen von der Tiefe der Brust zum Rücken heraus.

Stiche, wie mit Nadeln, auf der Brust, beim Gehen im Freien. *(Lgh.)*

Wie zerschnitten in der Brust, mit Brennen, früh. *(Ng.)*

Schmerz in der rechten Brust-Seite, als würde die Lunge vom Ribbenfell losgerissen, fast stets, selbst im Liegen.

Zerschlagenheits-Schmerz unter der rechten weiblichen Brust, beim Athmen unverändert. *(Ng.)*

935 Verrenkungs-Schmerz in den untern linken Brust-Muskeln, bei Bewegung des linken Armes. (n. ½ St.) *(Fr.)*

Brausen in der linken Brust, in der Herzgegend, mehrere

Causticum.

Morgen, im Bette, bis zum Aufstehen; bei jeder Bewegung lässt's zwar nach, kommt aber im Liegen wieder.
Hitze innerlich in der Brust.
Hitze in der Brust, zuweilen bis in den Hals herauf. *(Ng.)*
Brenn-Schmerz auf der Brust und zuweilen Stechen.

940 Unter der Haut der Brust, kleine spitzige Stiche.
Scharfe Stiche auf der Brust, neben der Warze, die sich jedes Mal schnell nach dem Nabel zu ziehen, vorzüglich beim Einathmen.
Stiche an der Brust, unter dem Arme, bis zur Herzgrube, mit Bangigkeit, (und darauf Kollern im Bauche und Kneipen nach der Brust zu, was sich nach Winde-Abgang wieder ganz verlor). (n. 29 T.)
Stumpfe Stiche neben der Achselhöhle, nach der Brust zu.
Starkes Jücken um die Brüste.

945 Herzklopfen mit Mattigkeit (n. etl. St.)
Starkes Herzklopfen, früh, mit unordentlichem Pulse und Rücken-Weh.
Arges Herzklopfen, Abends, mit grosser Aengstlichkeit, die den Athem sehr verkürzte, ohne besondere Gedanken. (d. 6. T.)
Aengstliches Herzklopfen mit taktmässigen Zusammenziehungen des Unterleibes.
In der Steissbein-Gegend, dumpfziehender Schmerz. *(Fr.)*

950 Zuckender Schmerz im Steissbeine. (n. 7 T.) *(Rl.)*
Zerschlagenheits-Schmerz im Steissbeine. *(Fr.)*
Kreuzschmerz; sie fühlt jede Bewegung des Körpers schmerzlich im Kreuze.
Drückender Kreuz-Schmerz beim Sitzen.
Druck-Shhmerz im Kreuze, dass er krumm gebückt bleiben musste; (bei Druck-Schmerz im Unterbauche).

955 Heftig spannender Schmerz im Kreuze.
Ein kneipender Klamm-Schmerz im Kreuze und den Hinterbacken. *(Rl.)*
Ein drückender Klamm-Schmerz im Kreuze und der Nieren-Gegend, beim Sitzen. (d. 4. T.)
Heftige Risse im Kreuze. *(Ng.)*
Zerschlagenheits-Gefühl im Kreuze, beim Gehen; im Sitzen vergehend. *(Ng.)*

960 Zerschlagenheits-Schmerz im Kreuze, gegen Abend, mehrere Stunden lang, mit Abgang von Weiss-Fluss. (n. 31 T.)

Heftiger Verhebungsschmerz im Kreuze, bei Bewegung. (n. 2 T.) *(Rl.)*

Steifigkeit im Kreuz-Gelenke. (n. ¼ St.) *(Fr.)*

Einzelne jückende Stiche im Kreuze. *(Fr.)*

Wundheits-Schmerz im Kreuze, mit nachfolgendem Pressen im Unterbauche, als wollte Alles zum Mastdarme und zur Scham heraus; wie eine Blähungs-Kolik. (vom Verheben.)

965 Oefteres Pulsiren im Kreuze.

Rücken-Schmerz, ein Drücken in der Mitte des Rückens.

Ein drückender Klamm-Schmerz im Rücken, in der Nieren-Gegend.

Heftig drückender, mit Reissen verbundener Schmerz nach dem Rücken zu, am Rande des rechten Schulterblattes, vermehrt durch zurück Biegen des rechten Oberarmes und des Kopfes, endlich bei jeder Bewegung des Körpers, wenn auch der Theil nur wenig erschüttert ward, am stärksten beim Wenden des Kopfes nach der linken Seite.

Ein stechendes Durchzucken im Rücken und Kreuze, was ihm den Athem benahm.

970 Ziehen im Rücken, und wie zerschlagen; von da ging dieser Schmerz in das Kreuz und den Unterleib, wo sich viele Blähungen unter Bauchschmerz anhäuften, bei deren Abgang Weissfluss zum Vorschein kam.

Reissen im Rücken auf einer kleinen Stelle. *(Ng.)*

Reissen in den Rückenwirbeln, zwischen den Schulterblättern, bis in das rechte Schulterblatt und dann auch bis in das linke.

Stiche im Rücken. (n. 20, 27 T.)

Stiche im Rücken, wie von Nadeln, im Sitzen.

975 Ein Stich im Rücken und dann Rückenschmerz.

Kriebeln im Rücken. *(Ng.)*

Jücken in der Haut des Rückens. (n. 10 St.) *(Stf.)*

Jücken des Rückens und etwas Schweiss.

Viel Jücken auf dem Rücken und den Waden.

980 Ein Blutschwär auf dem Rücken.

Zwischen den Schulterblättern, Steifigkeits-Schmerz. (n. 5 T.) *(Rl.)*

Arger Spann-Schmerz, oben in den Schulterblättern, bei Bewegung.

Reissen im rechten Schulterblatte. *(Hrn)*

Schmerzhaftes Reissen zwischen den Schulterblättern. *(Ng.)*

985 Ziehen im linken Schulterblatte.

Ein drückendes Ziehen in den Schulterblättern.
Heftige Stiche im linken Schulterblatte, wie mit Nadeln.
Ein drückend stechender Schmerz neben dem rechten Schulterblatte, beim Schlingen und Ausrachsen, so wie beim angestrengt Sprechen.
Brennen in der Mitte des rechten Schulterblattes. *(Ng.)*
990 In den Nacken-Muskeln ein Spannen, beim schnell Aufrichten des Körpers und Drehen des Kopfes,
Spannen im Nacken, als wenn sie Jemand an beiden Ohren rückwärts zöge. *(Ng.)*
Steifheit des Nackens, dass er den Kopf nicht bewegen konnte.
Steifheit des Nackens und Halses, mit Schmerz am Hinterkopfe; die Muskeln waren wie gebunden, so dass sie den Kopf fast gar nicht bewegen konnte. (n. 12 T.)
Zuckende Bewegung im Nacken, gegen den Kopf.
995 Stechen im Genicke, Nachts, beim Liegen.
Schauder im Nacken, bis ins Gehirn, Abends.
Zerschlagenheits-Schmerz im Nacken. (n. 4 T.) *(Rl.)*
Friesel im Nacken, zwischen den Schulterblättern und auf dem Backen, mit Jücken.
Ein spannendes Knötchen im Nacken. *(Ng.)*
1000 Sehr jückende und nässende Flechte im Nacken.
In den Hals-Muskeln, ein Spannen und Zerren, auch in der Ruhe. *(Hbg.)*
Anhaltendes Spannen in der rechten Hals- und Brust-Seite, so dass es den Körper auf die rechte Seite zieht. *(Ng.)*
Ein kneipender Schmerz an der rechten Hals-Seite. *(Rl.)*
Steifheits-Schmerz in der rechten Hals-Seite. *(R.)*
1005 Steifigkeit der rechten Hals-Seite, mit Spann-Schmerz. *(Fr.)*
Drücken im Halsgrübchen, beim tief Athmen.
Brennen auf einer kleinen Stelle der rechten Hals-Seite, mit einem rothen Flecke daselbst. *(Ng.)*
In der Achselgrube, stechendes Brennen. *(Ng.)*
Die Achsel schmerzt den ganzen Tag bei Bewegung des rechten Armes. *(Ng.)*
1010 Drücken auf der Achsel.
Steifheit in den Achseln.
Reissen im linken Achsel-Gelenke.
Reissen in der rechten Achsel, mit Zerschlagenheits-Schmerz

am innern Rande des rechten Schulterblattes, beim Bewegen des rechten Armes oder beim rechts Drehen des Kopfes; dreht sie denselben links, so spannt die Stelle. *(Ng.)*
Scharfe Stiche auf der Schulterhöhe, rechts und links.
1015 Ein stumpfer Stich in die linke Achsel. *(Ng.)*
Die linke Achsel schmerzt, wie ausgerenkt, von früh bis Abend. *(Ng.)*
Lähmigkeits-Schmerz in der linken Achsel. *(Ng.)*
Der linke Arm zuckt mehrmals zusammen. *(Rl.)*
Konvulsionen im (linken, schwachen) Arme auf und nieder nach einiger Anstrengung; drauf grosse Schwere des Armes; dann eine Art Kollern in den Muskeln herab, bis in das Bein, wie das Laufen einer Maus, wodurch die Zuckungen verschwanden.
1020 Druck-Schmerz im rechten Arme.
Ziehen im rechten Arme, welcher schwer, wie gelähmt, deuchtet. (n. 14 T.)
Ziehende Schmerzen in den Muskeln der Arme. *(Stf.)*
Dumpfes Reissen in Armen und Händen.
Arges Reissen in dem Arme und der Hand, bis in den Rücken.
1025 Gichtisches Ziehen hie und da in den Arm- und Hand-Gelenken und den Schultern, anscheinend durch Bewegung vermehrt. *(Stf.)*
Einzelne Stiche im Arme, bis in die linke Brust.
Langsam reissender Stich im rechten Arme, von der Achsel bis in die Hand. (n. 1¼ St.) *(Htm.)*
Neigung zum Erstarren des linken Armes, Nachts im Schlafe, worüber er erwachte. *(Ng.)*
Erstarrung des linken Armes bei Heben desselben über den Kopf, und längerem aufrecht Halten; es ist, als flösse das Blut darin zurück, und in der rechten Brust-Seite schmerzt es dabei, wie von Verkürzung der Muskeln.
1030 Grosse Schwere und Schwäche in den Armen.
Schwere im rechten Arme, wie Nachgefühl von einem heftigen Schlage auf den dicksten Theil des Vorderarmes.
Schwäche im rechten Arme, mit lästigem Kriebeln vor beiden Achseln. *(Ng.)*
Zittern des rechten Armes, wenn er mit ausgestrecktem Arme Etwas hält.
Kraftlosigkeit, fast wie Lähmung, des rechten Armes, mit Steifheits-Gefühl, vorzüglich beim Schreiben. *(Fr.)*
1035 Jücken an den Armen.

Der Oberarm schmerzt im Fleische, wie verstaucht. (n. 7 T.)
Zieh-Schmerz im Knochen des linken Oberarms.
Zieh-Schmerz im Delta-Muskel, bis nach dem Schlüsselbeine
zu, bald in diesem, bald in jenem Arme. *(Stf.)*
Ziehender Schmerz in den Muskeln, unten am linken Oberarme. *(Lgh.)*
1040 Reissen im linken Oberarme und im Achsel-Gelenke.
Reissen im linken Oberarme, und im rechten, dicht unter
dem Achsel-Gelenke. (sogleich.)
Reissen im Knochen des linken Oberarmes bis zum Ellbogen-Gelenke, in welchem es am meisten schmerzt.
Ein ziehendes Schneiden im Delta-Muskel des rechten Armes. *(Fr.)*
Kneipen im Delta-Muskel des Oberarmes, mit Kältegefühl,
das sich in Brennen endigte. *(Hbg.)*
1045 Stechender Schmerz am linken Oberarm-Knochen, oben,
nahe am Gelenk-Kopfe, nach aussen zu.
Stiche im Delta-Muskel des Oberarmes, wenn sie Etwas trägt.
Stich-Schmerz im rechten Oberarme, beim Heben des Arms.
Scharfe Stiche im linken Oberarme, nahe an der Achsel.
Spitziges Stechen am rechten Oberarme, zuweilen durch Reiben vergehend. *(Ng.)*
1050 Brennen an der äusseren Fläche des linken Oberarmes.
(Ng.)
Das Ellbogen-Gelenk schmerzt, als hätte er sich daran gestossen. *(Stf.)*
Schmerz in der linken Ellbogenbeuge, beim Ausstrecken des
Armes, als wäre eine Flechse zu kurz. *(Rl.)*
Fippern, äusserlich am Ellbogen-Gelenke, beim Aufstützen
des Armes. (n. 3 St.)
Zieh-Schmerz in den Ellbogen-Gelenken und den Unterarmen.
1055 Bohren in der Ellbogen-Spitze, mit Gefühl, als wollte es
ihr den Arm zusammen biegen. *(Ng.)*
Zerschlagenheits-Schmerz in der Ellbogen-Beuge, und den
Brust-Muskeln, durch äussern Druck sehr vermehrt. *(Rl.)*
Im Vorderarme, Reissen, in den Knochen.
Reissen in den Vorderarmen. *(Ng.)*
Reissen in den Flechsen des rechten Vorderarmes. *(Ng.)*
1060 Reissen im linken Vorderarme, vom Ellbogen herab.
Ein klopfendes Reissen im linken Vorderarme. *(Ng.)*
Zusammenziehender Schmerz in den Muskeln, unten, am
linken Vorderarme. *(Lgh.)*

Stechen an den Flechsen der Inseite des rechten Unterarmes hinauf. *(Ng.)*
Schmerzhaft ziehende Stiche in den Muskeln unten am rechten Vorderarme. *(Lgh.)*
1065 Bohren und Reissen auf einer kleinen Stelle des rechten Unterarmes, gleich unter dem Ellbogen, wie im Knochen. *(Ng.)*
Brennen quer über den Vorderarm, dicht am Hand-Gelenke. *(Ng.)*
Kälte- und Erstarrungs-Gefühl im rechten Vorderarme und den Fingern; er konnte die Hand selbst am geheizten Ofen nicht erwärmen.
Lähmung der Vorderarme; er konnte sie kaum aufheben, vor Schwere und Steifheits-Gefühl. *(Fr.)*
Lähmiger Schmerz in der rechten Ellbogen-Röhre. *(Ng.)*
1070 Kleine zitternde Zuckungen am rechten Vorderarme, während des Schreibens. *(d. 2. T.)*
Geschwulst am Unterarme, wie auf der Beinhaut, die bloss beim Aufdrücken wehthut. *(Rl.)*
Kleine, jückende Blüthchen an den Vorderarmen.
Kriechen in der Haut des rechten Vorderarmes, durch Reiben vergehend. *(Ng.)*
Jücken (zuweilen mit Brennen nach Kratzen) und jückende Blüthen und Bläschen an den Vorderarmen. *(Ng.)*
1075 In den Händen, krampfhafte Empfindung.
Krampfhafte Schwäche in den Händen, früh beim Erwachen.
Vollheits-Empfindung in der innern linken Hand, beim Zugreifen.
Geschwulst der Hände, Nachts, mit Kriebeln darin.
Zieh-Schmerz im Hand-Gelenke.
1080 Ziehende Schmerzhaftigkeit im linken Hand-Gelenke, nach aussen zu. *(Stf.)*
Zieh-Schmerz vom rechten Hand-Gelenke, bis in die Finger.
Zieh-Schmerz vom Handwurzel-Knochen durch den Mittelhand-Knochen, bis in den kleinen Finger, wo es in der Spitze am schlimmsten ist; beim Ausstrecken der Hand ist der Schmerz noch grösser und zieht den Finger unwillkührlich zusammen, worauf sich das Ziehen von den Handwurzel-Knochen aus auch der übrigen Finger bemächtigt, und sie nach und nach alle krumm zieht, bald mehr, bald weniger.
Reissen im rechten Hand-Gelenke. *(Ng.)*
Reissen bald auf dem einen, bald auf dem andern Handrücken.

1085 Sehr schmerzhaftes Reissen auf dem Handrücken, bis in die Mittelfinger, mit Klamm-Schmerz. *(Ng.)*
Reissen am innern Rande der rechten Hand, nach dem kleinen Finger zu, wie im Knochen. *(Ng.)*
Reissen in den Händen und Fingern. (n. 24 St.)
Reissen in der Hand, in dem Mittelhand-Knochen des rechten und linken Daumens.
Stechen in der linken Handfläche, mit Kriebeln in den Fingern. *(Ng.)*
1090 Ein kriebelndes Stechen im rechten Hand-Gelenke und dem zweiten und dritten Finger.
Zuckende Stiche in den Muskeln der linken Hand, quer über den Rücken derselben, bei Bewegung der Arme. (n. 9 St.) *(Lgh.)*
Verstauchungs-Schmerz, oder wie vergriffen, im rechten Hand-Gelenke. (n. 18 T.)
Ein stechender Verrenkungs-Schmerz im rechten Hand-Gelenke, bei der Arbeit. (n. 10 T.)
Ein spannender Verrenkungs-Schmerz, quer über der linken Hand, bei Bewegung derselben. (n. 26 St.) *(Lgh.)*
1095 Kälte der Hände, die sich im linken Arme bis an den Ellbogen erstreckt.
Einschlafen der Hand, mit Kriebeln darin. (n. 5. T.) *(Rl.)*
Zittern der Hände. (n. 21 T.) *(Hbg.)*
Grosse Schwere in der rechten Hand.
Lähmiges Gefühl in der rechten Hand, mehrere Wochen lang. *(Rl.)*
1100 Kraftlosigkeit in den Händen, in einem allzuwarmen Zimmer.
Jücken an beiden Händen.
Jücken auf dem linken Handrücken. *(Stf.)*
Viel Jücken in den Handtellern.
Jücken in der Handfläche, und nach Kratzen jückende Bläschen, die Wasser enthalten. *(Ng.)*
1105 Die Finger-Knebel (hintersten Gelenke) spannen beim Biegen, Vormittags.
Kleine Zuckungen der Finger, beim Schreiben. (d. 4. T.)
Ein ziehendes Zucken in den linken Fingern. *(Stf.)*
Wie elektrische Zucke fahren aus dem Unterleibe mehrmals in die Finger und ziehen diese krumm. *(Stf.)*
Ziehende Schmerzen in den Finger-Gelenken.
1110 Zieh-Schmerzen in den Gelenken der linken Finger. *(Stf.)*

Reissen in den Fingern. *(Ng.)*
Reissen im linken Mittelfinger, mit Klammschmerz. *(Ng.)*
Reissen in den Gelenken des rechten Zeigefingers, die auch beim Aufdrücken schmerzhaft sind. *(Ng.)*
Flüchtiges Reissen im linken Zeigefinger.
1115 Reissen in allen Spitzen der Finger der rechten und linken Hand, mit Zittern der Hände.
Stiche im kleinen Finger, die dann weiter herauf gingen, wie Messer-Stiche, mit Bangigkeit und Weh-Gefühl ums Herz. (n. 10 T.)
Quetschungs-Schmerz in den Fingerspitzen, als wollten sie aufspringen, bald an dieser, bald an jener Hand. (n. 3 St.) *(Stf.)*
Quetschungs-Schmerz in der Spitze des rechten kleinen Fingers. *(Ng.)*
Klopfender Schmerz, wie von einem Geschwüre, im hintern Gelenke des rechten Daumens. *(Ng.)*
1120 Brennen in den Fingerspitzen.
Ein schiessender Brenn-Schmerz in den Gelenken der Finger. (n. 32 St.) *(Hbg.)*
Kriebeln am linken Ringfinger, mit Zucken an der Inseite des Oberarmes. *(Ng.)*
Taubheit und Gefühllosigkeit der Finger, mit Strammen darin.
Absterben der Finger; sie werden eiskalt, weiss und gefühllos. *(Stf.)*
1125 Oefteres Absterben der Finger, besonders früh.
Jücken zwischen den Fingern. *(Rl.)*
Jücken an den hintersten und mittleren Gelenken der Finger der linken Hand. *(Fr.)*
Ein stichlichtes Jücken im Zeigefinger. *(Ng.)*
Jücken am linken Zeigefinger, und nach Kratzen, ein brennend jückendes Knötchen. *(Ng.)*
1130 Ein Knötchen am rechten Daumen, ohne Empfindung. *(Ng.)*
Jückende Flechte auf dem Rücken des Ringfingers.
Geschwürigkeit der Daumen-Spitze.
Unter den Nägeln der Finger, Schmerz beim Zufassen.
Arger, brennender Druck-Schmerz unter den Finger-Nägeln; beim Anfassen aber, Schmerz, wie unterschworen.
1135 Die Hinterbackenschmerzen, beim Sitzen, wie von einer Prellung, oder wie erböllt.
Jücken an den Hinterbaken und hinten am Oberschenkel. *(Rl.)*
Ein stechendes Jücken auf dem rechten Hinterbacken. *(Ng.)*

Jückende Flechte an den Hinterbacken. (n. 6 T.) *(Rl.)*
In der Hüft-Gegend, heftiger Klamm-Schmerz.
1140 Kneipen und Zwicken in der Hüft-Gegend, über der
Pfanne, als würden die Muskeln mit einer Zange gepackt,
mit einem Kälte-Gefühl, das sich in Brennen endigt, auch
in der Ruhe. *(Hbg.)*
Spannen in der Beuge des rechten Oberschenkels, früh, beim
Aufstehen und beim Beugen des Knies. *(Ng.)*
Drückender Schmerz über der Pfanne des Hüft-Gelenkes, der
sich beim Bewegen nicht vermehrt.
Ein ziehender Druck-Schmerz in der Hüfte, beim Sitzen und
Gehen.
Reissen in der Pfanne des Hüft-Gelenkes. *(Hrn.)*
1145 Reissen in der linken Hüfte, wie im Knochen, in Ruhe
und Bewegung; beim Aufdrücken, Zerschlagenheits-
Schmerz. *(Ng.)*
Reissen im Hüft-Gelenke und das ganze Bein herab, im Sitzen
und Gehen. (n. 10 St.)
Stiche in der linken Hüfte, wie am Knochen.
Dumpfe Stiche am Hüft-Gelenke, nach dem Unterleibe zu,
alle 2 Minuten einer, 2 Stunden lang. (d. 10. T.)
Oefters ein Stich in der rechten Oberschenkelbeuge. *(Ng.)*
1150 Verrenkungs-Schmerz, oder wie vertreten, oder ver-
staucht, ruckweise, im linken Hüft-Gelenke, dass er einige
Schritte lahm gehen musste; plötzlich kommend und ver-
gehend. *(Stf.)*
Ein prickelnder Brenn-Schmerz in der Hüft-Gegend. *(Hbg.)*
Jücken an beiden Hüften. *(Fr.)*
Wundheit oben, zwischen den Beinen.
In den Beinen, Zieh-Schmerz, wie in den Knochen.
1155 Ziehen im rechten Beine, mit Halsweh, Abends.
Arges Ziehen und Reissen, beim Gewitter, in beiden Beinen,
von den Zehen bis in den Oberschenkel heran.
Muskel-Zuken in beiden Beinen.
Scharfe, langsame Stiche in den Beinen, erst vom Hüft-Gelenke und dann von der Kniescheibe an abwärts, schmerzhafter in der Ruhe, als beim Gehen. (n. 2 St.)
Ein langsamer reissender Stich im Beine, vom Fussknorren
bis ans Knie und von da bis aus Hüft-Gelenk, doch nicht
im Knie selbst. (n. ¼ St.) *(Htm.)*
1160 Zerschlagenheits-Schmerz in den Ober- und Unterschenkeln, früh im Bette.

Schmerz, wie verdreht, oder verlähmt in den Muskeln der Beine, (Nachmittags und Abends.)

Lästige Unruhe in beiden Beinen, früh, im Bette, Stunden lang.

Unruhe im linken Beine, Nachts; sie wusste nicht, wohin sie es legen sollte.

Unruhe in den Beinen, Abends, so stark, dass sie nicht still sitzen konnte.

1165 Starkes Kriebeln in den Ober- und Unterschenkeln, wie auch im Fusse.

Leichtes Einschlafen der Beine.

Viel schmerzhafte Schwere in den Beinen.

Mattigkeit in den Beinen, besonders den Unterschenkeln und Knien; er will im Gehen immer ausruhen. *(Ng.)*

Ungeheure Müdigkeit der Beine, früh, beim Erwachen, im Bette, die nach dem Aufstehen verschwindet.

1170 Schmerzhafte Schwäche der Beine, in den Ober- und Unterschenkeln, im Gehen.

Zittern der Beine, beim Anfange des Steigens (z. B. auf einer Leiter), welches aufhört, wenn er steht und fortarbeitet.

Zittern und Schütteln der Beine, wie von Frost, im Freien, beim Gehen und Stehen; im Zimmer vergeht es. *(Ng.)*

Aderkröpfe (Wehadern, *varices*) an den Beinen.

Jücken an den Beinen. *(Stf.)*

1175 Marmorirte Haut, voll dunkelrother Aederchen, **auf** den Ober- und Unterschenkeln.

In den Oberschenkeln, zuckende Schmerzen, von den Hinterbacken herab. (n. 5 T.) *(Rl.)*

Muskel-Zucken im linken Oberschenkel, über dem Knie.

Risse in der Mitte des linken Oberschenkels, die beim Aufstehen vom Stuhle vergehen. *(Fr.)*

Ein kratzendes Reissen im linken Oberschenkel.

1180 Ein lähmiges Reissen an der äussern Fläche des rechten Oberschenkels. *(Ng.)*

Stechen im linken Oberschenkel. (sogleich.)

Ein Stich im linken Oberschenkel, bis zur Brust herauf, Abends, beim Gehen.

Ein heftiger Nadel-Stich an der äussern Fläche des rechten Oberschenkels, gleich über dem Knie. *(Ng.)*

Schnelle Hitze, innen, am linken Oberschenkel.

Causticum.

1185 Schlagen in den Flechsen des linken Oberschenkels, gleich über dem Knie. *(Ng.)*
Gefühl von übermässiger Müdigkeit im obern Theile des Oberschenkels, nach innen zu, am schlimmsten bei Ruhe des Gliedes, wo es ihn den Schenkel stets hin und her zu bewegen nöthigt. *(Fr.)*
Schwäche in den Oberschenkeln, mit Mangel an Athem.
Wie gelähmt in den Oberschenkeln, beim Sitzen und Gehen. *(Fr.)*
Zitternde oder bebende Empfindung, wie schmerzhaftes Dröhnen, im Fleische des Oberschenkels. *(Ng.)*
1190 Jücken an den Oberschenkeln.
Ein stechendes Jücken am Oberschenkel, nach aussen zu. *(Fr.)*
Heftig jückender Nesselausschlag besonders an den **Oberschenkeln**, gleich über dem Knie. (d. 12. T.)
Wundheit, wie aufgerieben am Oberschenkel, oben, **innen**, am Hodensacke, mit Jücken und beim Reiben mit Schrunden. (n. 40 St.)
Schmerzhafte Wundheit, oben, an der Inseite der weiblichen Oberschenkel, wo sie sich beim Gehen berühren.
1195 Im Knie des linken Beines, Steifigkeit, beim Gehen.
Strammen in den Kniekehlen im Sitzen und zu Anfange des Gehens; beim weiter Gehen gebessert.
Steifheits-Schmerz in der Kniescheibe, beim Aufrichten. *(Rl.)*
Spann-Schmerz und Steifheit in der Kniekehle, beim Gehen. *(Rl.)*
Zieh-Schmerz in den Knien, wie von Ermüdung durch Gehen, mehr beim Ausstrecken, als beim Biegen der Knie.
1200 Zieh-Schmerz, mehr über den Knien.
Ziehen in den Knie-Gelenken. *(Rl.)*
Ziehender und zuckender Schmerz in der linken Kniescheibe. *(Rl.)*
Zucken im linken Knie, Nachmittags. *(Ng.)*
Erst ziehender, dann zuckender Schmerz im Knie. *(Rl.)*
1205 Reissen an der Aussenseite des linken Knies. *(Ng.)*
Reissen im rechten Knie. (n. 48 St.)
Reissen im linken Knie und von da abwärts bis durch die Zehen. *(Ng.)*
Ein ziehendes Reissen im Knie und von da bis in die Fussknöchel, Abends.
Reissen und Stechen im Knie, dass er nicht auftreten und Nachts davor nicht schlafen kann.

1210 Ein Stich im Knie, bei der Arbeit. (n. 10 T.)
Schmerzhaftes Bohren im rechten Knie, zuweilen mit Zerschlagenheits-Schmerz beim darauf Drücken. *(Ng.)*
Wundheits-Schmerz am Knie.
Geschwür-Schmerz, äusserlich am Knie, der sich bis zum Oberschenkel verbreitet. (n. 14 T.)
Schmerzhaftes Knacken im Knie, beim Gehen, als würde es zerbrochen oder verrenkt.
1215 Ausserordentliche Müdigkeit des Knie-Gelenkes und Schwere der Füsse, nach dem Spazieren. *(Fr.)*
Müdigkeit der Knie-Gelenke, mehr beim Treppen-Steigen, als beim Gehen auf dem Ebenen. *(Fr.)*
Schwäche im Knie, zum Einknicken.
Knicken der Knie, beim Gehen.
Viel Jücken auf der Kniescheibe.
1220 Jücken, besonders in der rechten Kniekehle. (n. 3 T.) *(Rl.)*
Im Unterschenkel, ein harter Druck, am Schienbeine herab.
Spannen in der rechten Wade, als wenn Jemand die Haut mit Gewalt zusammenzöge, in Ruhe und Bewegung, Abends. *(Ng.)*
Klamm in der Wade, früh im Bette. (n. 20 St.)
Zusammenziehen der rechten Wade, in Ruhe und Bewegung. *(Ng.)*
1225 Klammartiges Ziehen die ganze äussere Seite des rechten Unterschenkels herab, im Sitzen und Stehen. *(Fr.)*
Zieh-Schmerz im Unterschenkel.
Ziehen in der Wade, mit Gefühl, als ob der rechte Schenkel kürzer wäre, beim Aufstehn vom Sitze und beim Gehen. *(Ng.)*
Reissen an der Aussenseite des linken Unterschenkels, vom Knie hinab, im Sitzen, beim Aufstehn vom Sitze bis in das Hüft-Gelenk: beim Gehen und darauf Drücken sodann Zerschlagenheits-Schmerz in der Hüfte, der im Sitzen nicht vergeht. *(Ng.)*
Reissen in der linken Wade hinab. (n. 1 St.) *(Ng.)*
1230 Reissen von der äussern Fläche der rechten Wade bis zum äussern Rande des Fusses, bei Bewegung des Fusses und der Zehen schlimmer. *(Ng.)*
Heftiges Reissen in den Flechsen unter der rechten Wade. *(Ng.)*
Reissen in der Wade und im Fussrücken. *(Ng.)*
Reissen an der linken Achillsehne im Sitzen. *(Ng.)*

Ein brennendes Reissen im Schienbeine. *(Ng.)*
1235 Absetzende Stiche in der linken Wade. *(Ng.)*
Zerschlagenheits-Schmerz an der rechten Wade, der sich bis in und um die Knie erstreckt, den ganzen Vormittag. *(Ng.)*
Schmerz, wie von einem Stosse, am rechten Schienbeine. *(Ng.)*
Kriebeln und Prickeln in der linken Wade, als wollte sie einschlafen, zuweilen bis in die Knie-Beuge. *(Ng.)*
Stumpfes, summsendes Eingeschlafenheits-Gefühl in beiden Unterschenkeln und Knien, früh. (d. 4 T.)
1240 Ein rother, schmerzhafter Fleck auf dem Schienbeine, der sich in die Länge ausbreitet und beim Abheilen jückt.
Eine Blase an der Wade, drittehalb Zoll im Durchmesser, fast ohne Schmerz; es geht Wasser heraus 2 Tage lang, und die Stelle heilt ohne Eiterung.
In den Fuss-Sohlen Weh, wie ein Nervenleiden.
Drücken auf dem Fussrücken. *(Ng.)*
Spannen in der Ferse und Achill-Senne. (n. 20 T.)
1245 Klamm in der rechten Fusssohle und Achill-Senne, beim Ausdehnen.
Klamm in den Füssen. (n. 4 u. 11 T.)
Klamm im Fusse, beim Ausstrecken.
Steifheit im Fuss-Gelenke.
Ziehen in den Fuss-Gelenken. (n. 12 St.) *(Stf.)*
1250 Zieh-Schmerz im Fuss-Gelenke, beim Sitzen, mit Gefühl beim Auftreten, als wenn der Unterschenkel zusammenknicken wollte. *(Fr.)*
Ziehen im rechten Fusse, Abends.
Zieh-Schmerz im rechten Fussspanne bis in die grosse Zehe, wo es nur bei Bewegung fühlbar wird. *(Ng.)*
Reissen im innern Rande des Fusses, auch früh, im Bette. *(Ng.)*
Reissen am äussern Fussknöchel, Abends. *(Ng.)*
1255 Reissen auf dem linken Fussrücken.
Reissen im Fussballen, hinter der grossen Zehe. *(Ng.)*
Ein plötzlicher Riss in der rechten Ferse. *(Ng.)*
Verrenkungs-Schmerz im Fuss-Gelenke, wenn sie einen falschen Tritt thut, oder ihn hin und her auf die Seite biegt, wobei es auch im Gelenke knackert.
Verrenkungs-Schmerz im Fuss-Gelenke, beim Gehen, oder als würde es zerbrochen.

1260 Schmerz, wie zermalmt oder ermüdet, im Fussgelenke, beim Sitzen nach Gehen, der sogleich verschwindet, wenn sie wieder geht.
Brennen in den Fusssohlen.
Anschwellung vorzüglich des vordern Theiles des Fusses, Abends spät, mit Hitze, Brenn-Gefühl und innerem Jücken, als wäre er erfroren gewesen; er schmerzt auch so, bei äusserem Drucke, wie unterköthig.
Kalte Füsse. *(Fr.—Hbg.)*
Immer sehr kalte Füsse.

1265 Kriebeln und Jücken in der Ferse, als wenn sie einschlafen wollte; es nöthigt zum Kratzen und vergeht darnach. *(Ng.)*
Kriebeln in beiden Fusssohlen, als wäre etwas Lebendiges darin.
Ein sumsend brennendes Kriebeln in den Fusssohlen.
Einschlafen der Füsse, im Sitzen und Liegen. *(Ng.)*
Bollheit und Taubheit der Ferse, beim Auftreten.

1270 Mattigkeit der Füsse, früh, dass er kaum stehen kann. *(Ng.)*
Viel Jücken auf dem Fussrücken,
Starkes Jücken auf dem Fussrücken. (n. 16 T.)
Heftiges Kitzeln auf dem rechten Fussrücken, dass sie nicht genug kratzen kann. *(Ng.)*
Grosse Blasen an den Füssen, von einigem Reiben.

1275 Fress-Blase an der Ferse, die sich unter vielem Jucken allmählig verliert.
Geschwürige Ferse.
In der grossen Zehe, im hintern Gelenke, arger, drückender Schmerz.
Reissen am Rande und der Aussenseite der kleinen Zehe. *(Ng.)*
Heftiges Reissen in der grossen Zehe.

1280 Heftiges Reissen in der linken grossen Zehe, nach der Spitze zu. *(Ng.)*
Ein brennendes Reissen in den Zehen und unter den Nägeln derselben. *(Ng.)*
Feine Stiche in der grossen Zehe.
Ein langer Stich in der grossen Zehe. *(Rl.)*
Heftige Nadel-Stiche im Ballen der grossen Zehe, bei und ausser Bewegung.

1285 Heftig brennendes Stechen im Ballen der grossen Zehe, und unter dem Nagel derselben. *(Ng.)*
Ein kriebelndes Brennen am Ballen der grossen Zehe. *(Ng.)*
Schmerz, wie verbrannt, in der grossen Zehe.
Entzündungs-Schmerz hinter dem Nagel der grossen Zehe. *(Ng.)*
Schmerz, wie geschworen, in der grossen Zehe.
1290 Kriebeln (und Stechen) in den grossen Zehen, als wenn sie einschlafen wollten. *(Ng.)*
Kriebeln am Ballen der grossen Zehe. *(Ng.)*
Kitzel in den Zehen, als wären sie erfroren gewesen.
Wohllüstiges Jücken im vordern Gelenke der grossen Zehe bei und ausser Bewegung.
Nagel-Geschwür, wühlend brennenden Schmerzes neben dem Nagel der linken grossen Zehe, mit wildem Fleische. *(d. 3. T.)*
1295 Im Hühnerauge der kleinen Zehe, heftige Stiche.
Bohrender Schmerz im Hühnerauge.
Brennender Schmerz im Hühnerauge.
Hie und da am Körper, klemmender Schmerz. *(Rl.)*
Muskel-Zucken an diesem und jenem Körpertheile.
1300 Ein kleines Zucken hie und da am Körper.
Anhaltendes Fippern an der rechten Körper-Seite und verschiedenen andern Theilen der Haut.
Druck-Schmerz in den Armen und Oberschenkeln.
Ziehen in den Gliedern hie und da. *(Stf.)*
Ziehen in den Fingern, Sohlen und Zehen.
1305 Ziehen in mehreren Theilen des Körpers, das sich zu Reissen erhöht.
Schnell vorübergehender Zieh-Schmerz im rechten Zeigefinger und der linken zweiten Zehe.
Gichtische Schmerzen in allen Gliedern. (n. ½ St.)
Reissen in allen Gliedern, bald in diesem, bald in jenem, bald heftiger, bald gelinder, doch fortwährend. (n. 1 St. u. so mehrere Tage hindurch.)
Reissen, vorzüglich in den Gelenken, und von ihnen aus durch verschiedene Knochen des Körpers, auch in mehreren zugleich; der Schmerz wird durch äusseren Druck nicht vermehrt.
1310 Reissen in mehreren Gliedern des Körpers, am schlimmsten in den Gelenken und von diesen aus nach den Knochen-Röhren hin. *(Hrn.)*

Stechende Schmerzen, fast in allen Theilen des Körpers.
(d. ersten Tage.)
Eine Art Stich-Schmerz in den Gelenken, nach Erkältung.
Flüchtig stechende oder zusammenziehende Schmerzen, bald hier, bald da am Körper. (n. Aufhören der Regel.)
Zerschlagenheits-Schmerz im ganzen Körper, besonders in den Armen, beim Sitzen, was bei der Arbeit und in freier Luft vergeht. (n. 12 T.)
1315 Jeder Körpertheil, den er anfühlt, schmerzt, wie zerprügelt. *(Rl.)*
Zerschlagenheit der ganzen rechten Körper-Seite.
Steif in allen Gelenken, wenn sie eine Viertelstunde sich nicht bewegt, im Sitzen oder Liegen, dass sie Mühe hat, wieder in Gang zu kommen.
Kriebeln in Armen und Beinen, als wollten sie einschlafen. (n. 5 T.) *(Rl.)*
Eingeschlafenheit und Kälte der ganzen linken Körper-Seite.
1320 Taubheit und Abgestorbenheit aller weichen Theile auf der ganzen linken Körper-Seite, auch am Fusse und Kopfe, als wenn kein Blut in der Haut wäre.
Die Erstwirkungen scheinen später einzutreten, als bei andern antipsorischen Mitteln.
Kaffee scheint die Zufälle zu erhöhen. *(Ng.)*
Beim Gehen im Freien und Abends scheinen die Beschwerden schlimmer zu werden. *(Stf.)*
Nach wenig Gehen im Freien stieg ihm das Blut nach dem Kopfe und dem Gesichte, und es ward ihm trübe, wie Nebel vor den Augen.
1325 Nach langsamen Spazieren im Freien, sehr erhitzt und lebhaft aufgeregt.
Nach Spazieren, fliegende Hitze und Unbehaglichkeit. (n. 4 St.)
Beim Gehen im Freien, starker Schweiss.
Nach Spazieren, Schweiss auf dem Rücken und Unterleibe, lang anhaltend.
Beim Gehen Schweiss, mit grosser Mattigkeit Nachmittags.
1330 Nach etwas Gehen im Freien, Mattigkeit mit Unlust zur Arbeit. (n. 6 St.)
Die im Freien entstandenen Beschwerden verschwinden im Zimmer, bis auf etwas drückendes Kopfweh in der Stirne. *(Fr.)*
Grössere Empfindlichkeit gegen die freie Luft (im Mai), als im Winter.

Die freie Luft greift sie stark an. *(Ng.)*
Sehr empfindlich gegen Kälte. (n. 10 T.)
1335 Sehr empfindlich gegen Zugwind; er ist ihm sehr unangenehm und erregt ihm seine drückenden Schmerzen. *(Rl.)*
Grosse Verkältlichkeit; nach kurzer Zugluft, sogleich Frösteln über den ganzen Körper.
Jücken am ganzen Körper. *(Fr.)*
Jücken am ganzen Körper, Nachts, mit trockner Hitze.
Jücken an verschiedenen Theilen des Körpers. *(Fr.)*
1340 Jücken, das durch Kratzen vergeht, an verschiednen Körperstellen. *(Ng.)*
Jücken, bald hier, bald da, besonders am Kopfe und im Gesichte. *(Ng.)*
Ein stichartiges Jücken über die Haut.
Ein fein stechendes Jücken, wie von Flöhen, das zum Kratzen zwingt, auf dem Rücken, den Achseln, den Armen und Oberschenkeln, besonders aber auf den Fingerrücken.
Ein Kriechen in der Haut, wie von Ameisen.
1345 Wo sie hingreift, brennt es.
Jücken am ganzen Körper, mit Röthe, wie Scharlach und vielen Bläschen; durch Kratzen vergeht das Jücken nicht. *(Ng.)*
Blüthen-Ausschlag an verschiednen Theilen des Körpers, mit nagend fressendem Jücken, das nach Kratzen brennt. *(Hrn.)*
Knoten unter der Haut, bis zur Grösse einer Haselnuss, auf der rechten Körper-Seite an der Brust, dem Arme, dem Rücken und der Ellbogen-Beuge, mit Stich-Schmerz beim Berühren und Wund-Schmerz beim stark Aufdrücken (n. 24 T.); späterhin schmerzen sie auch unberührt stechend, was sich beim Betasten nicht vermehrt.
Ausschlag, wie Spitzpocken, bei einem Säuglinge.
1350 Grosse Blasen auf Brust und Rücken, mit Brust-Beängstigung und Fieber, aus Frost, Hitze und Schweiss bestehend.
Grosse, schmerzhafte Blasen auf der linken Brust- und Rücken-Seite, welche aufplatzen; Alles unter grosser Fieber-Hitze, Schweiss und Beängstigung.
Ein Ausschlags-Knötchen (am Zeigefinger) wird zur Warze.
Ausschläge von der Grösse eines Nadelkopfes, mit hohler Spitze, ohne Feuchtigkeit, an Stirn, Nacken, Schulterblättern, Armen, Unterbauch, besonders an den Oberschenkeln und in den Kniekehlen; sie jucken vorzüglich

in der Wärme, und besonders in der Bettwärme, mit Brennen nach Kratzen; ausser der Wärme stecken sie, von weisslicher Farbe, kaum sichtbar in der Haut, kommen aber beim Kratzen schnell hervor und hinterlassen nach dem Aufkratzen rothe Flecke von grösserem Umfange; 5 Tage lang. (n. 16 St.)

Alte braune Leberflecke werden erhaben und jucken fressend. *(Stf.)*

1355 Schon fast geheilte Haut-Verletzungen schlagen wieder zu Unheil und fassen Eiter.

Ein Geschwür (am Unterschenkel) ist mit rothem Hofe umgeben, der hart und entzündet ist, und giebt mehr Blut, als Eiter von sehr stinkendem Geruche von sich; der Schmerz macht die Nächte schlaflos.

Viel Wallung im Blute. (d. 1. T.)

Jede nur geringe Beengung durch die Kleider um den Magen und die Hüften ist ihm beschwerlich und unerträglich.

Unruhe im ganzen Körper, vorzüglich im Kopfe, wie ein schmerzloses Wühlen, etliche Tage, zu verschiedenen Zeiten.

1360 Unruhe, beim Aufstehen vom Sitzen und im Gehen.

Unerträgliche Unruhe in den Gliedern Abends.

Unruhe im Körper und Beängstigung am Herzen, im Sitzen; sie muss aufstehen und herumgehen.

Bei Unruhe im Blute und Aengstlichkeit des Gemüthes wurde sie plötzlich so unwohl und schwach, dass sie weder stehen, noch gehen konnte; sie musste liegen.

Schwäche und Zittern in allen Gliedern. (d. 18 T.)

1365 Zitterig. *(Rl.)*

Allgemeines Zittern.

Zittern im ganzen Körper, früh, beim Erwachen.

Innere Zitter-Empfindung.

Unfestigkeit der Glieder, wie bei Trunkenheit; er wankt hin und her und es deuchtet ihm, er schwanke noch mehr, als es wirklich der Fall ist, beim Gehen; doch ohne Schwindel. *(Fr.)*

1370 Matt, abgeschlagen und wie gerädert im ganzen Körper, besonders Abends, als stünde ihm eine grosse Krankheit bevor. *(Ng.)*

Gefühl in allen Gliedern, wie nach einer grossen Anstrengung, nach Aufstehen vom Sitze.

Mattigkeit, mit Schweiss beim Gehen. (n. 48 St.)

Mattigkeit mit Aengstlichkeit.
Sehr schwächlich, und nach einer kleinen Arbeit gleich abgespannt.
1575 Nach wenigem Gehen, Müdigkeit, dass er die Beine nicht erschleppen konnte. *(Rl.)*
Schwäche in allen Gliedern, dass er kaum gehen konnte, und die Hände im Sitzen gestreckt liegen lassen musste. *(Hbg.)*
Ohnmachtartiges Sinken der Kräfte.
Ohnmachts-Anfall nach dem Niederlegen ins Bette. (n. 12 St.)
Lähmige Schwäche der Gliedmassen. (n. 3 St.)
1580 Anfall von Zucken in den Gliedern, Abends.
Krampf-Anfall: früh im Bette, Hitze; nach dem Anfstehen fuhr es ihm kühl in den Arm; darin bekam er zuerst einen Ruck, mit starken Zuckungen am Oberkörper, im Rumpfe und in den Armen, jedoch mit unverminderter Besinnung, nur mit Bänglichkeit. (n. 13 T.)
Krampf-Anfall: Im Schlummer, Abends im Bette fühlte er, dass er die Zunge nicht recht bewegen konnte, richtete sich, schreiend, auf, fiel aber wieder zurück, streckte Arme und Beine aus, dann bewegte er sie, verdrehte die Augen, knirrschte mit den Zähnen; dabei lief ihm Speichel aus dem Munde und er war eiskalt; nach $\frac{1}{4}$ Stunde kam die Besinnung wieder, aber mit ihr eine grosse Aengstlichkeit, die nach $\frac{3}{4}$ Stunden zurückkehrte, bei flüchtigen Gedanken und lallender Zunge; was Alles sich auf einen Schluck kaltes Wassers wieder gab.
Anfall: Es kam ihm, Abends, im Zimmer in den Kopf, der sich unwillkührlich hin und her drehte; dabei ward ihm duselig und bange, das Gesicht blöde, und er bekam Hitze im ganzen Körper; was Alles verschwand, als er an die freie Luft kam. (n. 29 T.)
Beim Gehen im Freien fiel er plötzlich ohne Bewusstsein hin, stand aber auch gleich wieder auf. (n. 1. St.)
1585 Anfall (von Mutter-Krämpfen): Schmerzen bald im Unterbauche, bald im Magen, bald in der Brust, bald im Kreuze, die sie zwangen, sich krumm vorwärts zu biegen; ohne die heftigsten Schmerzen konnte sie sich nicht gerade richten, keine Kleider auf der Magen-Gegend vertragen, und durfte auch das leicht Verdaulichste nicht essen, ohne die heftigsten Schmerzen im Unterleibe und Magen zu bekommen; bloss aufgelegte Wärme-Steine machten au-

augenblickliche Erleichterung; es war Alles wie drückend vollgestopft im Unterleibe, als wenn er zerspringen sollte, bei stetem, vergeblichem Drange zum Aufstossen. (n. etl. T.)
Anfall: erst Schmerz im Rücken, wie Ziehen und Zerschlagenheit, was dann ins Kreuz und von da in den Bauch ging, wo sich viele Blähungen mit grossen Schmerzen anhäuften, die später abgingen, zugleich mit Weissfluss-Abgang. (n. 25 T.)
Sehr müde, er möchte kein Glied rühren. *(Rl.)*
Grosse Müdigkeit, Mittags, die sich beim Gehen im Freien verlor.
Müdigkeit, früh im Bette, wie zum wieder Einschlafen, nach dem Aufstehen vergeht sie.

1390 Gähnen, Dehnen und Renken der Glieder, öfters. *(Stf.)*
Dehnen und Renken der Glieder, besonders Nachts.
Heftiges Gähnen, den ganzen Abend ohne Schläfrigkeit. (n. 12 St.) *(Stf.)*
Häufiges, heftiges Gähnen, dem oft ein abgebrochnes Schlucksen vorausging, von Vormittag 11, bis Nachmittag 3 Uhr. *(Br.)*
Häufiges, öfteres Gähnen, Vormittags und Nachmittags. *(Ng.)*

1395 Schlaffheit und kaum zu überwindende Schläfrigkeit. *(Hbg.)*
Sehr schlafmüde am Tage.
Schläfrigkeit, besonders im Sitzen, doch auch im Gehen. *(Hbg.)*
Ungewöhnliche Schläfrigkeit, Nachmittags. *(Stf.)*
Ungemeine Neigung zu schlafen; sie könnte alle Stunden schlafen, aber der Schlaf erquickt sie nicht.

1400 Grosse Schläfrigkeit, dass er (auch in Gesellschaft) kaum widerstehen kann und sich legen muss. *(Ng.)*
Schlafsucht. *(Hbg.)*
Sie schläft länger, als gewöhnlich, und ist früh kaum zu ermuntern. (n. 3 T.)
Sehr verschafen, früh. (n. 9 T.)
Langer Früh-Schlaf. *(Rl.)*

1405 Er schläft nach dem Mittagessen ein und wird Abends zeitig schläfrig. (n. 3 T.) *(Rl.)*
Nach dem Mittag-Essen muss er sich gegen Gewohnheit legen und schläft. *(Ng.)*
Er schläft während der Unterhaltung ein. *(Ng.)*

Abends sehr müde; sie muss sich legen, und kann doch vor
1 Uhr nicht einschlafen, wegen Munterkeit; es thaten ihr
die Beine weh, wie zu schwer.

Spätes Einschlafen, Abends, wegen grosser Hitze im Körper.
(Ng.)

1410 Schlaflosigkeit, Nachts, wegen trockner Hitze.

Nachts kann er keine ruhige Lage bekommen und
keine Minute still liegen.

Er kann keine ruhige Lage finden; jeder Theil thut weh,
wie gedrückt.

Oefteres Erwachen aus dem Schlafe, ohne bewusste Ursache.
(Ng.)

Schlaf bis Mitternacht, dann kann er nicht wieder einschlafen, wegen Zerschlagenheits-Schmerz des ganzen Körpers,
drei Nächte.

1415 Er wacht alle Nächte um 2 Uhr auf und kann dann nicht
wieder einschlafen.

Er wacht jede (Winter-) Nacht um 4 Uhr auf und kann
dann fast nie wieder einschlafen.

Nachts, im Bette, beim Aufrichten und wieder Niederlegen,
Schwindel.

Die ganze Nacht stechende Kopfschmerzen, besonders in
den Augenhöhlen, am Tage nicht.

Nachts, offner Mund und davon Trockenheit desselben.

1420 Nächtliche Mund-Trockenheit. (n. 12 T.)

Beim Erwachen aus dem Abend-Schlafe, grosse Uebelkeit.

Nachts, bei Erwachen mit hellem Bewusstsein, Magendrücken,
das sie früh, bei vollem Erwachen, nicht mehr fühlte.

Nachts, Unruhe und Zucken im Unterleibe, was ihn vor 12
Uhr nicht einschlafen liess.

Nachts, arge Leibschmerzen unweit des Schoosses; die sich
durch den Unterschenkel bis in den Schooss erstrecken.

1425 Nachts, öfterer Drang zum Harnen, der sie aus dem
Schlafe weckt. *(Ng.)*

Nachts, trockner Husten, welcher den Schlaf stört.

Nachts, Zieh-Schmerz in den Arm-Röhren, welcher nicht
schlafen lässt.

Nachts, vor Mitternacht, Erwachen mit Neigung zu Krampf
im Arme und Eingeschlafenheits-Kriebeln darin. *(Ng.)*

Nachts, in der Bett-Wärme, unerträgliches Reissen im Oberarme, vorzüglich im Achsel-Gelenke.

1430 Nachts, kann sie sich im Bette nicht rühren, vor Stich-Schmerz im rechten Oberarme.

Nachts schmerzen die Arme im Achsel-Gelenke und im Ellbogen, wie eingeschlafen, worüber sie oft erwacht; früh, nach dem Erwachen, war der Schmerz am ärgsten.

Nachts that die Seite, die Hüfte und der Oberschenkel, worauf er lag, wie zerschlagen, weh, oder wie gedrückt, und er musste sich oft umwenden.

Nachts schmerzhafte Schwere in den Beinen, welche sie nicht schlafen lässt. (n. 3 T.)

Nachts, im Bette, Schwere-Gefühl in den Unterschenkeln und Füssen.

1435 Nachts, Reissen in der Kniescheibe, wovor er die ganze Nacht nicht schlafen kann.

Nachts, Waden-Klamm.

Nachts, mit unruhigem Schlafe, allgemeiner Schweiss. *(Hbg.)*

Nachts, öfters Erwachen, mit gelindem Schweisse über und über, der sich beim Wachen mehrte. *(Lgh.)*

Er erwacht gegen 4 Uhr früh mit starkem Schweisse über den ganzen Körper, ohne Durst, und 24 Stunden darauf ebenso. *(Br.)*

1440 Nachts musste sie sich immer wenden und hatte am Morgen gelinden Schweiss.

Nachts, beim Erwachen aus dem Schlafe, jedesmal Schauder. *(Lgh.)*

Um Mitternacht starker innerer Frost, besonders in Armen und Beinen, mit zerschneidendem Schmerze im Rücken, dann allgemeiner Schweiss, mit Sumsen und Schwere im Kopfe; musste bis Mittag liegen bleiben. (n. 29 T.)

Gegen Morgen, Frost, im Schlafe.

Unruhe, Nachts im Bette, mit heftigem sehr ängstlichen Weinen und undeutlichen Worten.

1445 Abends, vor dem Einschlafen Angst; der Knabe kann nicht einschlafen, weil er immer an ängstliche Dinge denken müsse; mit Mühe kann man ihn bewegen, Abends zu Bette zu gehen.

Alle Nächte sehr unruhig; wenn sie eine kurze Zeit geschlafen hatte, ward sie von grosser Angst und Unruhe aufgeweckt, die ihr kaum erlaubte, 10 Minuten auf einer Stelle liegen zu bleiben; sie musste sich dann setzen, ihr Kopf warf sich unwillkührlich von einer Seite zur andern, bis sie ermattet wieder einschlief. (n. 12 T.)

Nachts, Angst und Unruhe, die ihn nicht schlafen lässt, (n. 20 T.)
Nachts, im Schlafe, macht er viele Bewegungen mit den Armen und Beinen.
Sie schläft 16 Nächte hindurch sehr unruhig und weint mitunter im Schlafe.
1450 Lautes Lachen im Schlafe. *(Ng.)*
Er lacht laut im Traume.
Er schwatzte nach Mitternacht wimmernd im Schlafe: komm her! komm her! und schlief dann so leise, dass man keinen Athem hörte.
Anfangs lustige, dann verwirrte geschichtliche Träume. (d. 1 T.) *(Ng.)*
Viele Träume, Nachts.
1455 Viele verworrene Träume.
Geile Träume mit Samen-Ergiessungen. *(Ng.)*
Aergerliche Träume.
Aergerliche, sehr erinnerliche Träume. (n. 5 T.) *(Rl.)*
Träume voll Streitigkeit, bei unruhigem Schlafe. (d. erste Nacht.) *(Lgh.)*
1460 Trauriger Traum, von verstorbenen Bekannten. *(Ng.)*
Aengstliche Träume.
Schreckhafter Traum, vor dem sie sich nach dem Erwachen aus Angst nicht wieder erholen und nicht wieder einschlafen konnte. (d. 21 T.)
Im Schlafe erschrickt sie oft und schreit.
Schreckhaftes Zusammenfahren beim Einschlafen.
1465 Mehrmaliges Aufschrecken. (d. 4 u. 5 Nacht.)
Oefteres Aufschrecken aus dem Schlafe. (d. 1 N.) *(Lgh.)*
Oft Aufschrecken aus dem Schlafe. (n. 3, 12 T.)
Früh, beim Erwachen, Beängstigung.
Früh, beim Aufstehen ist sie nicht munter und sehr matt; sie muss sich setzen beim Ankleiden; nach einiger Zeit wird sie wieder munter.
1470 Kälte in freier Luft, nach dem Mittag-Essen. *(Ng.)*
Schmerzhafte Kälte der Hand und der Fusssohle.
Kälte der Hände und Füsse. *(Fr.)*
Kälte der ganzen linken Körper-Seite.
Oft innere Kälte, mit kalten Händen und Füssen.
1475 Frost-Schauder in der ganzen rechten Körper-Seite.
Empfindung, als ob ein kalter Wind zwischen die Schulterblätter, mitten auf das Rückgrat bliesse, welcher Theil selbst am warmen Ofen kalt blieb.

Gefühl, als wenn kaltes Wasser vom rechten Schlüsselbeine an, über die Brust, bis an die Zehen liefe, auf einem schmalen Striche. *(Ng.)*

Frost über den ganzen Körper, in der freien nicht kalten Luft.

Viel innerer Frost, alle Tage. (d. 1 Woche.)

1480 Frost in verschiedenen Theilen des Körpers. *(Fr.)*

Frost-Schütteln, zuweilen mit Gänsehaut, auch im warmen Zimmer; oder im Freien und dann im Zimmer vergehend. *(Ng.)*

Frostigkeit und Gähnen. *(Ng.)*

Anhaltender Fieber-Schauder auf dem Rücken. *(Lgh.)*

Häufiges Schaudern, bald in diesem Arme, bald in jenem Beine, bald über den ganzen Körper.

1485 Schneller Schauder vom Gesicht aus über die Brust bis an die Knie. *(Fr.)*

Schauder vom Gesichte an, hinten über den Rücken herab, bis in die Knie. *(Fr.)*

Einzelne Schauder-Anfälle im Rücken, bis fast über den Unterleib hin, ohne Hitze darauf oder dabei.

Frost-Schauder über den ganzen Körper, ohne Durst und ohne Hitze darauf. *(Lgh.)*

Schauder im ganzen Körper, so oft er die linke Hand nach Bewegung niederlegt. *(Ng.)*

1490 Schauder mit Gänsehaut den ganzen Tag, so oft sie an die freie Luft kommt. *(Ng.)*

Gefühl, als wenn ein Schauder von der rechten Schläfe durch die Stirn ginge, wo es klopft. *(Ng.)*

Schauder mit Gänsehaut und Drängen zu Stuhl, der sehr weich ist und von schmerzhaftem Bauchkneipen begleitet; dann allgemeiner Frost mit äusserer Kälte, die im Zimmer bald vergeht, wo sich dann inneres Wärme-Gefühl im Kopfe einstellt. *(Ng.)*

Nachmittags, 4 Uhr, erst Frost und Grieseln in den Beinen bis in den Rücken, mit Mattigkeit, drei Stunden lang; dann Schweiss, ohne Hitze und ohne Durst.

Es ist ihm fieberhaft, bald Frösteln, bald Gesichts-Hitze.

1495 Einstündiger Fieber-Frost, dann Hitze in der Stirne.

Frost, die erste halbe Nacht, dann Hitze und gegen Morgen feuchte Haut; dann erst etwas Ruhe und Schlaf. (n. 3 T.)

Er ist immer entweder frostig oder im Schweisse.

Alle Abende eine zweistündige Hitze, von 6 Uhr an. (n. 7 W.)

Hitze über den ganzen Körper, ohne Schweiss und ohne
Durst; darauf eine allmählige allgemeine Kühle, mit Gähnen und Renken der Arme. *(Htm.)*
1500 Oeftere Anfälle von Schweiss am ganzen Körper. *(Ng.)*
Früh lag er im Schweisse.
Nacht-Schweiss, zwei Nächte nacheinander. (n. 36 St.)
Nacht-Schweiss, mehrere Nächte nacheinander. (n. 11 T.)
Sauer riechender Nacht-Schweiss, über und über. (n. 26 T.)
1505 Nacht-Schweiss. *(Ng.)*

Clematis erecta, L. — Flammula Jovis. Brenn-Waldrebe.

Der aus den Blättern dieses in Zäunen und Hecken auf hügeligten Anhöhen perennirenden Krautes kurz vor seiner Blühe-Zeit gepresste, scharfe Saft wird in seinen verschiednen, potenzirten Verdünnungs-Graden, in kleiner Gabe gegen viele, aus Merkurial-Siechthum entstandene und mit Psora komplicirte Uebel, in schlimmen Kopf- und Haut-Ausschlägen, besondern Harn-Beschwerden, Strikturen der Harnröhre und eignen Arten sehr lästiger Augen-Entzündungen heilsam befunden. Herr Med. R. D. *Stapf* hat diese Arznei in Hoden-Entzündungen und verhärteten Hoden-Geschwülsten nach schlecht behandelten Trippern (Sand-Kloss) hülfreich gesehen. In ältern Zeiten hat *A. von Stoerk* [*]) ihre Tugenden sogar in krebsartigen Geschwüren der Lippen und der Brüste, in schwammigen Auswüchsen, in Tophen, hartnäckigen Haut-Ausschlägen, besondern Arten langwierigen Kopfwehs und in Melancholien aus Erfahrung gerühmt.

Oefteres Riechen an Kampher mässigt seine allzu heftige Wirkung, so wie auch die davon erregten Zahnschmerzen in der Zaunrebe ihre Beruhigung finden sollen.

Die Namens-Verkürzungen meiner Mit-Beobachter sind: *Fr.* — Dr. *Franz; Gtn.* — Zahnarzt *Gutmann; Fr. H.* — Dr. *Friedrich Hahnemann; Lgh,* — Dr. *Langhammer; Stf.* — Dr. *Stapf; Fc.* — Dr. *Foissac* in Paris.

---

[*]) Libellus de Flammula Jovis, Viennae, 1769 und deutsch: Leipzig, 1778.

Clematis erecta.

In traurige Gedanken versunken und in Befürchtungen bevorstehenden Unglücks. *(Lgh.)*
Mürrisch, ohne Ursache, und missvergnügt, *(Gtn.)*
Verdriesslich, maulfaul, wünscht gar nicht ausgehen zu dürfen. *(Gtn.)*
Unlust zu sprechen, welche Abends verging. *(Lgh.)*
5 Gleichgültig, still, fast gedankenlos. *(Kr.)*
Er sieht starr vor sich hin. *(Gtn.)*
Eingenommenheit und Düsterheit des Kopfes, in der Stirn-Gegend, mit Neigung zu Schwindel.
Düster und schwer im Kopfe, gleich früh, beim Aufstehen. *(Gtn.)*
Drückend spannender Kopfschmerz im vordern Theile des Gehirnes, im Gehen heftiger, als im Sitzen, mit Schwere des Kopfes. (n. 7½ St.) *Gtn.*
10 Drückend spannender Kopfschmerz in der ganzen rechten Seite, mehr in den Knochen, als im Gehirn. *(Gtn).*
Ziehender Kopfschmerz, mit etwas Drücken, in den Seiten des Scheitels. *(Fr.)*
Ziehender Schmerz auf der Stirne, links. (n. 2 St.) *(Lgh.)*
Bohrender Schmerz in der linken Schläfe. *(Lgh.)*
Wühlender, drückender Kopfschmerz in der rechten Hälfte des Gehirns, beim Gehen. *(Gtn.)*
15 Stösse im Gehirn, nach vorn heraus. *(Gtn.)*
Hämmern im Kopfe, Abends, beim Liegen. *(Fr. H.)*
In der Haut der Stirne, links, brennendschneidender Schmerz, am heftigsten, wenn die Haut glatt gezogen ist. *(Gtn.)*
Schmerzhafte Ausschlags-Blüthen auf der Stirne. *(Fr.)*
Augenschmerz, ein Drücken auf der Mitte des linken Augapfels. *(Kr.)*
20 Stiche im innern Augenwinkel.
Stechender Schmerz im innern Winkel des linken Auges,

wie von einem scharfen und spitzen Körper, einige Minuten lang. (n. 13 St.) *(Gtn.)*

Beissen in den Augen, am schlimmsten, wenn er sie zuschloss; nach dem Schliessen, wenn er sie wieder öffnete, war ihm das Licht höchst empfindlich. *(Fr.)*

Beissender Schmerz in den Augen, besonders in den Lid-Rändern.

Beissen in den Augen, fast wundartig, mit Röthe der Adern darin und Thränen; beim Schliessen der Augen ward das Beissen heftiger und das Auge so empfindlich gegen die Luft, dass er sich nicht getraute, sie wieder zu öffnen; auch ward's ihm ganz schwarz davor. *(Stf.)*

25 Brennender Schmerz im obern Lide des rechten Auges. *(Gtn.)*

Brennender Schmerz im innnern Winkel des linken Auges. *(Gtn.)*

Entzündung des Weissen im Auge und Thränen derselben. *(Fr.)*

Entzündung der innern Augenwinkel und matter Blick. *(Gtn.)*

Ohrenschmerz, feine pickende Stiche im Innern des rechten Ohres. *(Gtn.)*

30 Brennender Schmerz am linken äussern Ohre. *(Gtn.)*

Glocken-Geläut vor den Ohren. *(Gtn.)*

Im Gesichte, brennender Schmerz auf der linken Wangenhaut. *(Gtn.)*

Ausschlags-Blüthchen auf der Stirn (n. 5 St.) *(Lgh.)*

Viele Blüthchen, vorzüglich auf der Stirn, welche mit einem feinen Stich entstehen, und bei Berührung etwas schmerzen. *(Kr.)*

35 Blüthchen an sich schmerzlos, über den Augenbrauen, an der Nasen-Wurzel, am Kinn, an der Nasenspitze, welche Eiter fassen und bei Berührung etwas schmerzen. *(Kr.)*

Durch die Unterlippe linker Seite ein brennend schneidender Stich, als wenn sie zerschnitten würde. (n. 5 St.) *(Gtn)*.

Eine-juckende Blase an der Unterlippe, gleich unter dem Rothen, welche Wasser ergoss und dann mit einer zähen Haut überzogen ward. (n. 3 T.) *(Fr. H.)*

Im Oberkiefer, linker Seite, ziehende Stiche nach oben im Takte des Pulses. *(Kr.)*

Auf der Oberlippe, schmerzhafte Ausschlags-Blüthen. *(Fr.)*

40 Die Unterkiefer-Drüsen sind geschwollen, mit harten Knötchen, welche klopfen und spannen, als wollten sie schwären, und bei Berührung schmerzen und Zahnschmerz aufregen. *(Kr.)*

Clematis.

Zahnschmerz im letzten hohlen Backzahne, der in Verbindung mit den obern Zähnen, auch wenn jene schmerzlos waren, sehr weh that, durch Brod, wenn es hinein kam, sehr verschlimmert. *(Kr.)*

Zahnschmerz, erträglich bei Tage, in wagerechter Lage im Bette aber bis zur Verzweiflung steigend und durch keine Lage und Richtung, sondern bloss durch ruhiges Verhalten allmählig zu lindern. *(Kr.)*

Zahnschmerz, bis zum Verzweifeln heftig, mit Herumwerfen im Bette, Schwäche der Gliedmassen und Angstschweiss, der das Aufdecken nicht vertragen kann; die ganze Nacht. *(Kr.)*

Der Zahn-Schmerz verbreitet sich über die ganze Schläfe-Gegend, bis auf den Scheitel. *(Kr.)*

45 Der Zahnschmerz macht ihn zu aller Arbeit, besonders zum Denken unfähig, *(Kr.)*

Dumpfer Schmerz in einem hohlen Zahne, durch kaltes Wasser nur kurz beschwichtigt, auch gemildert durch heraus Ziehen von Luft, wobei es einen Stich gab, als wenn Etwas in dem Zahne sich aufhübe. *(Kr.)*

Ein Stich im Zahne, und von diesem aufwärts, in der ganzen linken Gesichtsseite heran, ziehend zuckender Schmerz nach dem Takte des Pulses, mit ruckweisem Zwängen im Ohre und Schmerzhaftigkeit des Auges, bei Bewegung. *(Kr.)*

Zuckendes Stechen im Zahne, welches als ziehendes Zucken über das Wangenbein bis zum Ohre geht, worin es zwängt, und bis zum Auge, das sehr angegriffen ist, schmerzt und weder Bewegung noch Licht vertragen kann, mit Schmerzhaftigkeit des Augapfels bei Berührung. *(Kr.)*

Zuckender, stechend ziehender Zahnschmerz im linken Oberkiefer, bald in diesem, bald in jenem unbestimmten Zahne, der ganzen Reihe. *(Kr.)*

50 Zuckend ziehender Zahnschmerz, am Tage, durch Tabakrauchen vermehrt und durch fest Andrücken eines Tuches nur auf Minuten gelindert. *(Kr.)*

Der hohle Zahn scheint wie länger, und schmerzt bei der mindesten Berührung; dabei läuft viel Wasser aus dem Munde. *(Kr.)*

Das Zahnfleisch der linken untern Backzähne schmerzt wie wund, am heftigsten beim Essen. *(Gtn.)*

In der Zungen-Wurzel, stumpfe, bohrende Stiche. *(Gtn.)*

Clematis.

Trockne Zunge, früh, beim Erwachen. *(Kr.)*
55 Der ausgespuckte Speichel ist mit Blut vermischt. *(Gtn.)*
Langdauernde Sattheit; er konnte bei Tische wohl essen, und es schmeckte ihm; er fühlte aber gleich, dass es ihm zu viel sei und er immer noch keine Speise nöthig habe. *(Htm.)*
Nach dem Essen, Uebelkeit, während des Tabakrauchens. *(Lgh.)*
Nach Tabakrauchen, Uebelkeit, die ein Gefühl von Schwäche in den Untergliedern erzeugte, dass sie zu wanken schienen und er sich legen musste. *(Fr.)*
Dreimal Aufstossen. (sogleich.) *(Kr.)*
60 Die Leber-Gegend schmerzt beim Befühlen und Bücken, wie zerschlagen, zwei Wochen lang. *(Kr.)*
In der rechten Bauch- und Nieren-Gegend, ein zusammenziehend schneidender Schmerz, beim Gehen. *(Fr.)*
Knurren im Bauche, wie von Leerheit. (n. 1 St.) *(Lgh.)*
Im Bauchringe, rechter Seite, heraus drückender Schmerz, als wolle ein Bruch hervortreten, oder sei schon heraus.
In der Leisten-Drüse, zuckender Schmerz.
65 Geschwulst der Leisten-Drüse (Bubo). *(Anton v. Störk, vom Brenn-Kraute, Leipzig 1787.)*
Oefterer Stuhl, der immer dünner und dünner wurde, ohne Leibschneiden. (n. 3 T.) *(Gtn.)*
Harndrang, ohne Schmerz. *(Lgh.)*
Langdauernde Zusammenziehung und Verengerung der Harnröhre; der Urin kann nur tropfenweise abgehen, wie bei einer krampfhaften Striktur.
Er kann den Harn nicht auf einmal entleeren; er stockte öfters im Laufen, bis er heraus war; dann tröpfelte das Uebrige wider seinen Willen ab, und während des Harn-Stockens, fühlte er ein stossweises Brennen und Reissen im vordern Theile der Harnröhre. *(Htm.)*
70 Oefteres Harnen, doch wenig auf einmal. *(Lgh.)*
Harnfluss. *(Störk, a. a. O.)*
Urin röthlich und in Menge abgehend, ohne Schmerz. (n. 5, 6 St.) *(Htm.)*
Er harnt eiterige Materie aus. *(Störk, a. a. O.)*
Beim Anfange des Wasserlassens brennt (beisst) es am schlimmsten, während des Harn-Abganges sticht es zur Röhre hinaus, und nach dem Lassen brennt und beisst es noch nach; ausser dem Harnen reisst es im Gliede vor.

Clematis.

75 Beim Harnen, schmerzhaftes Ziehen im Samenstrange, bis in den Unterleib. (n. 24 St. u. d. 6. T.)
Während des Harnens, Stechen von der Bauchhöhle zur Brust herauf, heftiger beim Einathmen. *(Gtn.)*
Die Harnröhre schmerzt beim Befühlen.
Der Hode schmerzt beim Befühlen wie zerschlagen, unter Ziehen und Dehnen in der Leisten-Gegend, dem linken Oberschenkel und Hodensacke, welcher beim Befühlen und im Gehen klemmend schmerzte. *(Htm.)*
Aufwärts ziehender Schmerz in den Hoden und dem Samenstrange.
80 Geschwulst beider Hoden.
Hoden-Geschwulst. *(Stf.)*
Schmerzhafte Empfindlichkeit der Hoden. (d. 3 T.) *(Fc.)*
Geschwulst der rechten Hälfte des Hodensackes, welche sich verdickte und sammt dem Hoden tief herabsenkte; **24** Stunden lang. *(Htm.)*
Aufregung des Geschlechtstriebes. (d. 1, 2 T.) *(Fc.)*
85 Abscheu vor Wohllust, den Tag über, selbst während der Erektionen, als wenn er den Geschlechtstrieb im Uebermasse befriedigt hätte. *(Htm.)*
Unwillkührliche Erektionen am Tage. *(Htm.)*
Gewaltige, mehrstündige Erektion mit Stichen in der Harnröhre. (d. 3. T.) *(Fc.)*
Heftiger Zieh-Schmerz im linken Samenstrange. (d. 3. T.) *(Fc.)*
Pollution, die Nacht nach dem Einnehmen, und Tages darauf eine im Mittags-Schlafe.
90 Beim Abgange des Samens im Beischlafe, Brenn-Schmerz am Hahnenkopfe in der Harnröhre.
Regel, 8 Tage zu früh und stärker, als ehedem.

Niesen, früh. (n. 28 St.) *(Lgh.)*
Arger Fliess-Schnupfen, bei dem ihm zuweilen wässrichte Feuchtigkeit ganz unwillkührlich aus der Nase schoss. *(Fr.)*
Hüsteln, beim gewohnten Tabakrauchen. *(Lgh.)*
95 In der ganzen Brusthöhle, anhaltender Druckschmerz, ohne Bezug auf Athem. (n. 10 St.) *(Gtn.)*
Stumpfe Stiche in der Brust, etwas **heftiger beim Ein- und Ausathmen.** *(Gtn.)*
Stumpfer Stich in der rechten Brust, **fortwährend beim Ein- und Ausathmen.** *(Gtn.)*

Stumpfstechende Stösse in der ganzen linken Brust- und Bauch-Seite, dass er laut aufschreien musste. (n. 15 T.) *(Gtn.)*
Scharfer Stich in der Herz-Gegend, von innen heraus. *(Kr.)*
100 Aeusserlich an der Brust, über dem Herzen, reissender Schmerz. *(Gtn.)*
Eine verhärtete Drüse unter der Brust-Warze, welche beim Angreifen schmerzt.
Am Oberarme, ein drückender Schmerz. (n. 48 St.)
In der Ellbogen-Beuge, drückender Schmerz, beim Ausstrecken des Oberarmes.
Im linken Vorderarme, heftig ziehende Stiche in allen Lagen. (n. 1¼ St.) *(Lgh.)*
105 Im Handgelenke, während des Gehens im Freien, scharfes, heftig ziehendes Stechen. (n. 11 St.) *(Lgh.)*
Feiner Stich-Schmerz über und über in den (mit dem Safte befeuchteten) Händen, sobald man sie mit Wasser befeuchtet und wäscht.
Im rechten Daumen, ziehendes Reissen, in Ruhe und Bewegung. (n. 9 St.) *(Lgh.)*
Hüftweh, 3 Tage lang. (d. 3. T.) *(Fr.)*
Um die Lenden, ein Ausschlag grosser Pusteln, welche beim Befühlen sehr schmerzen.
110 Stumpfe Stiche in der rechten Lende, ausser dem Athmen bloss. *(Gtn.)*
Im Oberschenkel des rechten Beines, Ziehen und Dehnen, das zuweilen in schmerzlichen Zügen bis dicht an das männliche Glied kam. (n. 8 St.) *(Htm.)*
Reissender Schmerz im rechten Oberschenkel, beim Sitzen und Liegen. *(Fr. H.)*
Ein Blutschwär am Oberschenkel.
Im Knie, flüchtiges Reissen.
115 Es zieht ihm, wenn er gegangen ist, im Knie und Oberschenkel heran, wie Reissen, doch nicht im Gelenke.
Die Unterschenkel sind schwer und müde, zwei Tage lang. *(Fr. H.)*
Dumpfe Stiche auf der linken Wade, im Sitzen. *(Lgh.)*
Im Fusse, an dem ein Geschwür ist, Ziehen und Spannen im Gehen.
Anhaltendes Weh-Gefühl am Ballen der rechten Ferse, als wenn er sich durch Springen erböllt hätte. (n. 6 St.) *(Lgh.)*
120 Kriebeln, vorn in der rechten Fusssohle, wie von Eingeschlafenheit. *(Kr.)*

Clematis.

Auf den Zehen, Abends, nach dem Niederlegen, heftiges, zum Kratzen reizendes Jücken, und zwischen den Zehen, Schweiss. *(Lgh.)*

Heftiger Wundheits-Schmerz in der linken grossen Zehe, nach der innern Seite zu, in der Ruhe am heftigsten. (n. 8 St.) *(Lgh.)*

Muskelzucken an fast allen fleischigen Theilen des Körpers. *(Kr.)*

Lebhaft fühlbarer Aderschlag durch den ganzen Körper, besonders im Herzen. *(Kr.)*

125 Grosse Neigung zum Genusse der freien Luft. *(Htm.)*

Brenn-Schmerz oder Hitz-Gefühl an mehreren Stellen des Körpers, ohne Röthe. *(Kr.)*

Krätzartige Pusteln über den ganzen Körper. *(Störk, a. a. O.)*

In der Wunde, Abends, nach Schlafengehn, pulsweise stechende Stösse; auch früh um 5 Uhr.

In den Geschwüren, Kriebeln und Klopfen; in den Rändern, bei Berührung, Stechen.

130 Klopfender Schmerz im Geschwüre, früh.

Brenn-Schmerz in den Geschwüren. *(Störk, a. a. O.)*

Früh Gefühl im Körper, wie nach einer Pollution, oder als sei sie unterdrückt worden. *(Kr.)*

Dröhnen durch den ganzen Körper, nach dem Niederlegen, besonders auf der (rechten) Seite, auf der er lag. *(Kr.)*

Müdigkeit in allen Gliedern, die Knie haben keinen Halt und knicken leicht zusammen; nach einem Spaziergange. (n. 3 St.) *(Kr.)*

135 Müdigkeit und Schläfrigkeit nach dem Essen, dass er sich legen musste, bei starkem Schlagen der Adern; als er geweckt wurde, war er nicht munter und fiel im Schlummer wieder nieder. *(Kr.)*

Stete Schläfrigkeit mit Unlust zur Arbeit. (n. 4 St.) *(Gtn.)*

Schläfrigkeit und Gähnen im Sitzen. (n. 3 St.) *(Lgh.)*

Abends kann er, gegen Gewohnheit, lange Zeit nicht einschlafen. *(Kr.)*

Ob ihm gleich die Augen beständig zufielen und er sehr müde war, konnte er doch die ganze Nacht nicht in Schlaf kommen; es war ihm innerlich wie trocken heiss.

140 Unruhiger Schlaf, Nachts, mit Umherwerfen, Umkehren des Deckbettes und Träumen, deren er sich früh wohl erinnern konnte. *(Fr.)*

Früh, beim Erwachen, fühlt er sich nicht gestärkt; er schwitzt etwas und will nun erst schlafen, dabei verträgt er das Aufdecken nicht, wegen unangenehmen Kälte-Gefühls. *(Kr.)*

Früh, beim Erwachen, Schlaftrunkenheit und Müdigkeit, er möchte gern aufstehen, fühlt sich aber allzu ermattet. *(Fr.)*

Mancherlei Träume beunruhigen und unterbrechen den Schlaf. *(Lgh.)*

Unruhige Träume die Nacht.

145 Lebhafte, mitunter ängstliche Träume. *(Kr.)*

Aengstliche Träume Nachts, z. B. von Feuers-Gefahr. *(Htm.)*

Traum, dass er wegen eines angeschuldigten Verbrechens unschuldig verhaftet werde. *(Stf.)*

Lebhafte, zum Theil wohllüstige Träume. *(Lgh.)*

Schauder, bei warmer Luft, über und über, nach geringer Entblössung. *(Lgh.)*

150 Starker Nacht-Schweiss. *(Störk, a. a. O.)*

Colocynthis, Koloquinte.

Am besten wird zur Bereitung der Arznei von Koloquinte ein Gran von der getrockneten Frucht dieses gurkenartigen Krautes *(cucumis colocynthis)* mit Milchzucker, auf die am Ende des ersten Theiles angegebne Art, zur millionfachen Pulver-Verdünnung binnen 3 Stunden gerieben und dann aufgelöst zur Dezillion-Potenz gebracht, um sich derselben in allen Graden von Dynamisation nach der Beschaffenheit der Krankheits-Umstände bedienen zu können. Sie ist, wohlbereitet, von ungeheurer Kraft selbst in der kleinsten Gabe.

Man giebt Campher, Causticum, rohen Kaffee, und Staphis agria als Antidote der Koloquinte an.

Vorzüglich hülfreich erwies sich dieselbe in folgenden Uebeln: Aengstlichkeit; Mangel religiöser Gefühle; Gesichts-Grind; Zahnschmerz; Magenschmerz, auch nach dem Essen; heftige Koliken, besonders nach Aergerniss; Knurren im Bauche; Leistenbruch; Langwieriger Durchfall; Zerschlagenheits-Schmerz im Achsel-Gelenke nach Aergerniss; Nachtheile und Beschwerden mannichfacher Art von Indignation und Erbitterung, oder innerer, nagender Kränkung über unwürdige Behandlung seiner selbst oder anderer, sein Mitleid erregender Personen, z. B. Klamm in den Waden und Gedärmen, Krampf-Kolik, Gallen-Kolik, Gallen-Fieber, Schlaflosigkeit u. s. w.; Hüftweh, wo das Hüft-Gelenk wie mit eisernen Klammern am Becken und der Kreuzbein-Gegend befestigt ist, mit periodisch aus dem Lenden-Muskel in den Schenkel herabfahrenden Schmerzen.

Der Haupt-Charakter der Koloquinte ist, Klamm-Schmerzen zu erregen, in innern und äussern Theilen, d. i. tonische Krämpfe, mit klemmend drückenden Schmerzen, und dann ist *Staphis agria* das Antidot. Auch (Kaffee-Trank und) Kampher heben nachtheilige Wirkungen derselben auf.

Die Namens-Verkürzungen meiner Mit-Beobachter sind: *Aeg.* — Dr. *Aegidi; Fr. H.* — Dr. *Friedrich Hahnemann; Hbg.* — *Hornburg; Gtm.* — *Gutmann; Lgh.* — Dr. *Langhammer; Stf.* — Medicinalrath Dr. *Stapf; Rt.* — Dr. *L. Rückert.*

Colocynthis.

Niedergeschlagen, freudlos; Unlust zu sprechen. *(Gtm.)*
Unlust zu sprechen den ganzen Tag. *(Lgh.)*
Mürrisches Wesen; er nimmt Alles übel und giebt nicht gern Antwort. *(Rt.)*
Höchste Verdriesslichkeit; es ist ihm Nichts recht; er ist äusserst ungeduldig; es ärgert ihn jedes Wort, das er antworten soll, und setzt ihn in die peinlichste Verlegenheit; es ärgert ihn Alles, auch das Unschuldigste.
5 Unbehaglichkeit; er wünscht und begehrt viel. *(Rt.)*
Grosse Angst. *(Hoyer* in Misc. N. C. Dec. III. an. 7. 8. — Breslauer Sammlungen 1727. S. 48.)
Eingenommenheit des Kopfes, besonders im Vorderhaupte. *(Gtm.)*
Eingenommenheit und Düsterheit des Kopfes. (Alibert in Med. Nat. Zeit. 1799.)
Düster und öde im Kopfe, wie nach einem nächtlichen Zech-Gelage. *(Hbg.)*
10 Dummheit und Schwindel im Kopfe, beim Anfange des Leibwehes. *(Fr. H.)*
Schwindel, beim schnellen Wenden des Kopfes, wie in der linken Schläfe entstehend, als sollte er fallen, mit einem Wanken in den Knien. *(Stf.)*
Kopfschmerzen, sehr heftig, wie von Zugluft, beim Gehen im Freien sich verlierend. *(Lgh.)*
Drucke im Innern des Kopfes, einzelne, leise, bald hier, bald da. *(Rt.)*
Drückendes Kopfweh längs der Pfeilnaht, heftiger beim Bewegen und Schütteln des Kopfes und beim Bücken. *(Stf.)*
15 **Ein pressend drückender Kopfschmerz im Vorderhaupte, am heftigsten beim Bücken und in der Rücken-Lage, 6 Stunden lang.** *(Gtm.)*
Ein pressender Klamm-Schmerz im obern Theile des Gehirns. *(Gtm.)*

Colocynthis.

Pressender Zieh-Schmerz in der linken Stirn-Seite. *(Gtm.)*
Ziehender, halbseitiger Kopfschmerz. (n. 1¼ St.) *(Hbg.)*
Reissender Kopfschmerz im ganzen Gehirne, was in der Stirne zu einem Drücken wird, als wollte es die Stirn herauspressen, heftiger bei Bewegung der Augenlider. *(Gtm.)*
20 Bohrende Stiche in der rechten Schläfe, durch Berührung vergehend. *(Lgh.)*
Schmerzhaft drückendes Wühlen in der linken Schläfe. *(Gtm.)*
Schmerzhaft reissendes Wühlen durch das ganze Gehirn, durch Bewegung der obern Augenlider zu unerträglicher Höhe gesteigert. (n. etl. St.) *(Aeg.)*
Aeusserlich an der Stirn, ein dumpfer Stich-Schmerz, früh, nach dem Aufstehen. (n. ¼ St.) *(Lgh.)*
Brennender Schmerz in der Stirnhaut, über den Augenbrauen. *(Gtm.)*
25 Beissendes Brennen auf dem Haarkopfe linker Seite. *(Gtm.)*
Die Haar-Wurzeln schmerzen.
Augenschmerz, ein scharfes Schneiden im rechten Augapfel. *(Gtm.)*
Ein brennendes Schneiden im rechten untern Augenlide, in der Ruhe. *(Gtm.)*
Stiche, wie von Messern, im rechten Augapfel, bis zur Nasen-Wurzel hin. *(Aeg.)*
30 Schrunde-Schmerz in den Augenlidern.
Brenn-Gefühl im rechten obern Augenlide. (n. 34 St.) *(Gtm.)*
Brennender Schmerz im ganzen rechten Augapfel. *(Gtm.)*
Ein prickelnder Brennschmerz im rechten innern Augenwinkel. *(Gtm.)*
Ein beissendes Brennen unter dem obern Augenlide.
35 Starkes Jücken im rechten Augapfel, zum Reiben nöthigend. *(Gtm.)*
Gesichts-Verdunkelung. *(Orfila,* Toxicologie I, 567.)
Funken vor den Augen. *(Schneider,* in Annal. d. Heilk. April 1811).
Ohrenzwang im rechten Ohre, durch Einbringen des Fingers nicht vergehend. *(Gtm.)*
Drücken hinter dem linken Ohre. *(Hbg.)*
40 Schmerzhaftes Ziehen hinter dem linken Ohre, das lang anhält. *(Hbg.)*
Kriebeln im innern Ohre, das durch Einbringen des Fingers vergeht. *(Gtm.)*
Ein jückendes Stechen tief im Ohre, von der Eustachischen

Röhre bis zum Trommelfell ziehend und durch Einbringen des Fingers vergehend. (n. 1½ St.) *(Stf.)*

Ein schneidender Stich-Schmerz in der untern Höhlung des rechten äussern Ohres, der durch Einbringen des Fingers vergeht. *(Gtm.)*

Schwerhörigkeit. *(Orfila, I. 567.)*

45 In der Nase, ein pochender und wühlender Schmerz, von der linken Seite, bis in die Wurzel. *(Gtm.)*

Heftiges Jücken im linken Nasenloche, das zum Kratzen reizt, Abends, mit Reiz, wie zum Schnupfen. (n. 15 St.) *(Lgh.)*

Die Gesichts-Muskeln sind schlaff und blass, und die Augen wie eingefallen. *(Gtm.)*

Reissen und Spannen auf der linken Seite des Gesichts, bis an das Ohr und in den Kopf.

Wühlender Brenn-Schmerz im Backen, mehr bei Ruhe, als bei Bewegung. *(Gtm.)*

50 Eine Ausschlags-Blüthe auf dem linken Backen, die bei Berührung beissend schmerzt, und nach Kratzen eine wässrichte Feuchtigkeit von sich giebt. (n. 4½ St.) *(Lgh.)*

Weisse Blüthen im Gesichte, vorzüglich zwischen Auge und Ohr, auf der Stirn und am Kinne, mit etwas Zucken für sich und beissendem Schmerze bei Berührung. (n. 4 St.) *(Lgh.)*

Am Mundwinkel der rechten Seite, brennender Schmerz. *(Gtm.)*

Ein Eiterblüthchen am linken Mundwinkel. (n. 2 St.) *(Lgh.)*

In den Kinn-Muskeln, Fippern, bloss in der Ruhe der Theile. *(Gtm.)*

55 Die Zähne der untersten Reihe schmerzen, als würde der Nerv gezerrt und angespannt. *(Hbg.)*

Stechend klopfender Schmerz in den rechten untern Backzähnen, wie Aufklopfen mit einem Metall-Drahte. *(Stf.)*

Schmerzhafte Lockerheit eines untern Schneide-Zahnes.

Im Munde, an der rechten Backe, und an der Zungen-Seite, beissender Schmerz. *(Gtm.)*

Weisse Zunge, mit Rauhheits-Gefühl darauf, wie von allzu vielem Tabakrauchen. *(Lgh.)*

60 Rauhe Zunge, als wenn Sand darauf gestreut wäre. (n. 36 St.) *(Fr. H.)*

Am Gaumen, ein kratziges Gefühl, auch ausser dem Husten. *(Stf.)*

Colocynthis.

Feines Stechen im Halse, wie von der Granne einer Kornähre, am oberen Theile des Gaumen-Vorhanges. *(Stf.)*
Feine, beissende Stiche im Rachen, beim Schlingen nicht bemerkbar. *(Gtm.)*
Speichel im Munde, geschmacklos, wie Wasser.
65 Metallischer, schrumpfender Geschmack oben auf der Zungen-Spitze. *(Stf.)*
Ekelig fauler Geschmack, stärker im Rachen, als im Munde. *(Gtm.)*
Bitterkeit im Munde, 4 Stunden lang. (sogleich.) *(Fr. H.)*
Bittrer Geschmack im Munde, nach Biertrinken.
Appetitlosigkeit. *(Alibert, a. a. O.)*
70 Verminderte Esslust, obgleich das Essen richtig schmeckt. *(Fr. H.)*
Durst-Gefühl im Schlunde. *(Rt.)*
Heftiger Durst. *(Hoffmann,* a. a. O. — Bresl. Samml. a. a. O.)
Viel Appetit zum Trinken, ohne Durst; der Mund ist immer wässerig, das Getränk schmeckt sehr gut, aber gleich nach jedem Trunke tritt ein fader Geschmack in den Mund.
Leeres Aufstossen. *(Hbg.)*
75 Leeres Aufstossen, was Herzklopfen und Krampf im Schlunde verursacht und eine stete Neigung zum Würgen und Erbrechen unterhält. *(Aeg.)*
Aufschwulken einer gallichten Feuchtigkeit.
Oefteres Schlucksen. (n. 1¼ St.) *(Lgh.)*
Uebelkeit. *(Schneider,* a. a. O.)
Uebelkeit, zwei Stunden lang (sogleich.) *(Fr. H.)*
80 Uebelkeit, 6 Stunden lang, bis Nachts zum Einschlafen; früh nach dem Erwachen wiederholt. *(Fr. H.)*
Uebelkeit, 8 Stunden lang. (n. 5 M.) *(Fr. H.)*
Erbrechen, sehr häufiges. *(Hoffmann,* Ephem. N. c. Cent. X obs. 30.)
Zweimaliges Erbrechen, bloss der Speisen, ohne übeln Geschmack und ohne Uebelkeit. (n. 10 M.) *(Fr. H.)*
Im Magen ein Druck, wie von einem Steine. *(Hbg.)*
85 Drückender Magenschmerz.
Heftiges Drücken im Magen, Herz-Drücken. (sogleich.) *(Hoffmann, a. a. O.)*
Druck-Gefühl in der Magen-Gegend, besonders nach dem Essen, mit Empfindung, wie von Hunger, gegen die wiederholtes Essen nicht hilft, täglich. *(Rt.)*

Leibschmerzen der heftigsten Art. (*Hoffmann*, a. a. O.)
Unsägliches Leibweh. (*Stalpaart van der Wiel*, Cent. I. obs. 41.)

90 Ungeheurer Leibschmerz auf einer kleinen Stelle unter dem Nabel, der sich nach dem Nacht-Schweisse durch den ganzen Bauch verbreitet. (*Fr. H.*)

Heftiges Bauchweh, das durch Tabakrauchen gemildert wird, doch mit Zurücklassung einer langdauernden Empfindung im Leibe, als hätte er sich verkältet. (*Fr. H.*)

Schmerzen im Bauche, wie von Verkältung, oder von mancherlei unschicklich unter einander genossenen Speisen. (*Hbg.*)

Leibschmerzen mit Unruhe im ganzen Körper, wobei beide Wangen wie von einem Schauder durchweht werden, der vom Unterleibe heraufsteigt und nach stärkerem Schmerze sogleich wieder verschwindet. (*Hbg.*)

Anhaltendes Bauchweh durch alle Eingeweide, aus Zerschlagenheits-Schmerz und Drücken zusammengesetzt.

95 Druck in den Eingeweiden, welcher zuweilen von Leerheit herzurühren scheint, durch Essen aber eher vermehrt wird, vorzüglich beim Vorbücken, im Sitzen; sechs Tage nach einander, besonders Abends. (*Rt.*)

Druck im Unterleibe, wie von Vollheit. (*Hbg.*)

Starke Auftreibung des Unterleibes von Zeit zu Zeit.

Dumpf spannender Bauchschmerz, welcher durch Aufdrücken verging. (*Gtm.*)

Auftreibung des Bauches, mit Blähungs-Abgang und kolikartigem Bauchweh. (*Stf.*)

100 Kolik. (*Tulpius*, obs. lib. 4. Cap. 25. — *Alibert*, a. a. O.)

Klammartiges Bauchweh, dass er weder ruhig sitzen, noch liegen, noch gehen kann, mit leerem Drang und Zwang auf den Stuhl nach dem Essen. (*Hbg.*)

Klemmen im Bauche, als würden die Därme zwischen Steinen eingeklemmt, und drohten herauszustürzen, zuweilen mit Blutdrang nach Kopf und Gesicht und Schweiss daran, welche Theile sich beim Nachlass der Schmerzen wie von einem kühlen Lüftchen angeweht fühlten. (*Hbg.*)

Klemmender Bauch-Schmerz, als würden die Därme eingepresst, mit Schneiden gegen die Schambein-Gegend hin, und solcher Heftigkeit unter dem Nabel, dass es ihm die

Gesichts-Muskeln verzerrte und die Augen zuzog; nur ein Druck auf den Bauch mit der Hand, und die Einbiegung desselben minderten den Schmerz. *(Hbg.)*

Zusammen Zwängen der Bauch-Eingeweide um die Schambein-Gegend herum. *(Hbg.)*

105 Immer stärkeres Zusammenschnüren der Unterleibs-Eingeweide, alle 10 bis 20 Minuten, das durch starken Gegen-Druck mit der Hand verschwindet. *(Hbg.)*

Raffen in den Eingeweiden, als würde im ganzen Bauche mit Gewalt eingegriffen; er konnte davor weder liegen, noch sitzen und auch nur ganz gekrümmt gehen; beim ruhig Liegen minderten sich die Schmerzen nicht, wohl aber durch starkes Bewegen oder Herumwälzen. *(Hbg.)*

Raffen und Kneipen im Unterleibe. (n. 21 St.) *(Hbg.)*

Kneipende Schmerzen im Bauche, welche sich über dem Schamhügel endigten. *(Hbg.)*

Kneipendes Bauchweh, ohne Stuhlgang. (n. 34 St.) *(Gtm.)*

110 Schneidende Bauchschmerzen. (Breslauer Samml. a. a. O.)

Schneiden im Bauche, mit Knurren und Knarren. *(Hbg.)*

Anhaltendes Schneiden im Unterbauche, dass er gebückt gehen muss, dabei Mattigkeit im ganzen Körper, die das Gehen erschwert, mit Bangigkeit vor bevorstehender Arbeit. *(Gtm.)*

Schneiden im Oberbauche, das bald vergeht. *(Rt.)*

Periodische Anfälle fürchterlichen Schneidens im Bauche von der linken Nieren-Gegend ausgehend und den Schenkel krampfhaft nach dem Bauche zu ziehend, so dass sie die möglichst gebückteste Stellung annehmen musste. *(Aeg.)*

115 Ein drückendes Schneiden im Oberbauche, wie von Blähungen, beim Einathmen. *(Rt.)*

Ein schrundendes Schneiden im Unterbauche, das beim Gehen anfing und bei jedem Tritte an Heftigkeit vermehrt ward. (n. 5 T.) *(Rt.)*

Stiche unter den letzten Rippen. *(Rt.)*

Stechender Leibschmerz auf einer kleinen Stelle der Nabel-Gegend, der ihn nöthigt, sich zusammen zu krümmen, und am meisten von Heben verschlimmert wird. (n. ⅔ St.) *(Fr. H.)*

Bohrender Schmerz im linken Schoosse, dicht an den Becken-Knochen. *(Gtm.)*

120 Wühlend reissender Bauchschmerz in der Nabel-Gegend, beim Ausathmen und laut Lachen heftiger. *(Gtm.)*

Zerschlagenheits-Schmerz der Unterbauchs-Gedärme, am meisten beim Gehen und gebückt Sitzen fühlbar.

Bewegungen im Unterleibe, als wenn er noch nüchtern wäre, Nachmittags. (n. 8 St.) *(Lgh.)*

Leere im Unterleibe, als wäre Nichts darin. *(Hbg.)*

Leerheit im Bauche, wie nach einem starken Durchfalle. *(Stf.)*

125 Steter Druck in der Schambein-Gegend. (n. 8, 10 St.) *(Hbg.)*

Spann-Schmerz im rechten Schoosse, beim Aufdrücken heftiger. *(Gtm.)*

In der Leiste, Schmerz, als drücke sich da ein Bruch heraus, und beim Aufdrücken, Schmerz, als gehe ein Bruch hinein, eine halbe Stunde lang, Nachmittags, und den andern Tag zu derselben Stunde.

Drängen von beiden Seiten des Unterbauches nach der Mitte des Schoosses zu, wie Blähungen, welche nicht abgehen wollen, zur Samen-Entleerung reizend.

Von Blähungen, welche abzugehen sich weigern, ungeheure Schnitte und Stiche in einzelnen Därmen, die Nachts auch aus dem Schlafe wecken.

130 Stetes Knurren und Mauen im Bauche, wie von Fröschen, Zurückbleibende, versetzte Blähungen, *(Hbg.)*

Trügende Neigung, Winde zu lassen; später erst gingen einige sehr starke ab. *(Hbg.)*

Oefterer Geräuschvoller Blähungs-Abgang. *(Lgh.)*

Alle Bauchschmerzen von Koloquinte vergingen von einer Tasse Kaffee, worauf er aber sogleich zu Stuhle musste, *(Hbg.)*

135 Nach Genuss einer einzigen Kartoffel, heftiges Leibweh und schneller Stuhl-Abgang. *(Fr. H.)*

Heftige Nöthigung zum Stuhle öfters', mit Empfindung am After und im untern Theile des Mastdarms, als wären diese Theile von langwierigem Durchlaufe geschwächt nnd erschlafft. *(Hbg.)*

Er muss den Stuhl mit grosser Anstrengung zurückhalten, um ihn nicht vor Erreichung des Nachtstuhles wider Willen fahren zu lassen. *(Hbg.)*

Heftiger Drang zum Stuhle, welcher reichlich war, gelblich braun, halb dünn, wie von einer Purganz, und von säuerlich fauligem Geruche, mit kurzem Verschwinden der Bauch-Schmerzen darnach. *(Hbg.)*

Wenig Koth-Ausleerung, zäh und schleimig. *(Hbg.)*

140 Harter Stuhl mit wenigem Pressen. (n. 48 St.) *(Gtm,)*

Sehr harter, in Stücken abgehender Stuhl. (n. 5, 6 T.) (Nachwirkung?) *(Rt.)*
Durchfall, Tag und Nacht, mit Uebelkeit, ohne sich erbrechen zu können. *(Fr. H.)*
Durchfall, 15 Stühle in 18 Stunden, wovon das Leibweh allmählig nachlässt. *(Fr. H.)*
Grünlichgelbe Durchfall-Stühle, mit Empfindung, als wenn er sich verkältet hätte. *(Fr. H.)*
145 Dünner, schäumiger, safrangelber Stuhl von moderigem Geruche, fast wie von verbranntem grauen Löschpapiere. (n. 12 St.) *(Hbg.)*
Erst wässricht schleimige, dann gallichte, zulezt blutige Stühle. *(Hoffmann,* a. a. O,)
Blutige Stühle. *(Hoyer,* a. a. O. — Bressl. Samml. a. a. O.)
Ruhr. *(Zacut. Lusitanus* in Pharm. 208.)
Blutfluss aus dem After. *(Tulpius,* a. a. O.)
150 Blutfluss aus dem After, einige Stunden nach dem Tode. *(Schenk,* obs. lib. 7,)
Tödliche Ruhe. *(Plat.,* obs. liber 3, S. 858,)
Im After ein heftig juckender Stich ausser dem Stuhle. *(Gtm.)*
Heftig jückender Stich im Mastdarme und After. (n. 1 St.)
Schmerz unten im Mastdarme von geschwollenen Aderknoten, beim Sitzen, Gehen und Stuhlgange.
155 Blinde Hämorrhoiden.
Harn-Verhaltung. *(Orfila,* I, 168.)
Der Harn scheint sparsam abgesondert zu werden. *(Hbg.)*
Harn-Zwang, öfters, mit geringem Urin-Abgange. (n. 1 St.) *(Lgh.)*
Zwängen zum Harnen, ohne dass er Harn lassen kann, der überhaupt sehr spärlich abging. *(Hbg.)*
160 Drang zum Harnen, mit Druck auf die Schambein-Gegend. (n. 8 St.) *(Hbg.)*
Urin, sogleich, von unausstehlichem Geruche; er ward im Stehen alsbald dick, gallertartig, klebrig, wie geronnenes Eiweiss. *(Schneider,* a. a. O.)
Bald nach dem Harnen ein drückender Schmerz in der Spitze der Harnröhre, als ob sie gequetscht wäre. (n. 14 St.) *(Lgh.)*
Ein stichartiger Riss durch die Harnröhre hin.
Riss-Schmerz in der Eichel.
165 Im rechten Hoden, schmerzhafte Zucke.
Schmerzhaftes Aufziehen der Hoden. *(Orfila,* a. a. O.)
Priapismus. *(Orfila,* a. a. O.)

Starker Geschlechtstrieb, mit Erektionen.

Gänzliche Impotenz; die Vorhaut blieb hinter die Eichel zurück gezogen, obgleich das Gemüth nicht ohne Geschlechts-Neigung war.

---

170 Fliess-Schnupfen, früh, ohne Niesen. *(Lgh.)*
Hüsteln beim Tabakrauchen, Abends. *(Lgh.)*
Oefterer kitzelnder Reiz im Luftröhr-Kopfe, zu trocknem Husten. *(Stf.)*
Die Stelle im Kehlkopfe, wo es kratzt und zum Husten kriebelt, wird kratziger beim Einathmen. *(Stf.)*
Der Athem wird zwiefach kürzer, mehrere Tage, ohne Engbrüstigkeit und ohne Hitze.

175 Engbrüstigkeit-Anfall, Nachts, mit langsamem, schweren Athmen, was ihn zum Husten zwingt.
Starke Beklemmung der Brust, wie durch einen Druck von aussen, beim Einathmen, wobei es in der Brust auch sticht. *(Rt.)*
Beklemmung der Brust, drückend, als wäre Alles zu eng, mit Zusammenpressung auf den Seiten, besonders beim vorgebückt Sitzen und Abends, sechs Tage lang. *(Rt.)*
Beim Einathmen pfeift es auf der Brust, früh. (n. 1¾ St.) *(Lgh.)*
Beim Einathmen, stumpfe Stiche, beim Ausathmen, gelinder Druck in der Brust, sechs Tage lang. *(Rt.)*

180 Druck in der Mitte des Brustbeins, als läge Etwas auf der Lunge. *(Rt.)*
Druck-Schmerz mit stumpfen Stichen in der Herzgrube, der zum schnell Athmen nöthigt; es ist, als könne sich die Lunge nicht gehörig ausdehnen. *(Rt.)*
Einzelne Stiche in der Brust und unter den Ribben, hie und da, alle Tage. *(Rt.)*
Herzklopfen. *(Schneider, a. a. O.)*
Greifender Schmerz in den rechten Ribben-Muskeln. *(Gtm.)*

185 Muskel-Zucken in den rechten Ribben-Muskeln, was beim Aufrichten verging. (n. 5 St.) *(Gtm.)*
Laufen und Kriebeln; wie von Inseckten, in der linken Brust- und Bauch-Haut. *(Gtm.)*
Im Rücken, über den Hüften, Schmerz, mit Uebelkeit und Frost. *(Fr. H.)*
Spannender Stich-Schmerz in der rechten Lende,

bloss beim Einathmen fühlbar, und am heftigsten
in der Rücken-Lage. *(Gtm.)*
Spannender Stich-Schmerz zwischen den Schulterblättern, am
meisten beim Gehen, so dass er eine Weile krumm gehen musste.
190 Stumpfer Stich unter dem rechten Schulterblatte, beim Einathmen. *(Rt.)*
Drückender Zerschlagenheits-Schmerz unten im Rücken, mit
hartem Drucke in der Herzgrube, bei Ruhe und Bewegung
gleich.
Zieh-Schmerz, innerlich in der Gegend des rechten Schulterblattes, als würden die Nerven und
Gefässe angespannt. *(Hbg.)*
Arger Zieh-Schmerz von der rechten Hals-Seite bis über das
Schulterblatt herunter, als würden die Nerven gewaltsam
gesperrt und gezerrt, oder wie zerschlagen. *(Hbg.)*
Wundheits-Schmerz im linken Schulterblatte, in der Ruhe.
(Gtm.)
195 Im grossen Halsmuskel der linken Seite ein ziehender Schmerz,
wie eine heftige Zusammenziehung; bei Bewegung und im
Gehen zieht er sich nach Hinten und vergeht ganz. *(Stf.)*
Steifheit der linken Hals-Seite, schmerzhaft bei Bewegung.
(Hbg.)
Starker, strengziehender Schmerz in den linken Halsmuskeln,
ärger bei Bewegung. *(Hbg.)*
Im Nacken schmerzhaftes Ziehen, selbst in der Ruhe, bald
darauf Steifheit des Nackens, schmerzhaft für sich und
noch mehr bei Bewegung des Kopfs. *(Hbg.)*
Gefühl im Nacken, gegen die Hervorragung des Hinterhaupt-
Beines zu, als läge quer über eine schwer drückende Last,
gleich empfindlich in Ruhe und Bewegung des Kopfes. *(Hbg.)*
200 Eiter-Geschwulst der Achseldrüsen. *(Kölpin in Hufel. Journ.
III. S. 577.)*
Der Arm schmerzt hinter dem rechten Schulterblatte wie ver-
staucht, in Ruhe und Bewegung. *(Hbg.)*
Drückend ziehender Knochen-Schmerz in den Arm-Röhren,
in der Ruhe, besonders unter dem Kopfe des Schulter-
Knochens und über dem Hand-Gelenke, wo es auch beim
Heben des Armes, wie in der Beinhaut, schmerzt.
Stiche in den Armen, von Zeit zu Zeit bald hier, bald da.
(n. 4 St.) *(Rt.)*

Lähmiger Zerschlagenheits-Schmerz in den Armen, von Zeit zu Zeit. (n. 5 T.) *(Rt.)*

205 Im Oberarme, rechter Seite, prickelnder Brenn-Schmerz bei Bewegung. *(Gtm.)*

In der Ellbogen-Beuge, rechter Seite, feiner jückender Stich, in der Ruhe. *(Gtm.)*

Im Vorderarme rechter Seite, Spann-Schmerz, (n. 27 St.) *(Gtm.)*

In der Handfläche, krampfhafter Schmerz, dass er die Finger nur schwierig aufmachen konnte; stärker in der Ruhe, als bei Bewegung. *(Gtm.)*

Im Daumen der rechten Hand, heftige Zieh-Scmerzen, wie in den Flechsen, im Ballen anfangend und an der Spitze des Daumens verschwindend. (n. 5 St.) *(Lgh.)*

210 Brenn-Schmerz auf einem Punkte des rechten Mittel-Fingers. *(Hbg.)*

In den Gesäss-Muskeln linker Seite, ein kitzelndes Jücken, beim Sitzen. (n. ¼ St.) *(Hbg.)*

Der rechte Oberschenkel schmerzt, bloss beim Gehen, als wenn der ihn hebende Psoas-Muskel zu kurz wäre. (n. 32 St.) *(Gtm)*

Ein ziehendes Spannen am rechten Oberschenkel.

Stechendes Reissen in den Oberschenkeln, im Sitzen (und Stehen). *(Rt.)*

215 In der Kniekehle, bloss bei Bewegung, Stich-Schmerzen, wie von Nadeln, welche zuletzt in jückendes Stechen übergingen. *(Gtm.)*

Kälte-Gefühl an den Knien, die doch warm sind.

Lähmiger Schmerz im Knie, beim Gehen, als wäre es im Gelenke fest gebunden.

Heftiges, zum Kratzen reizendes Jücken in der linken Kniekehle, mit Beissen nach Kratzen. (n. 14 St.) *(Lgh.)*

Am Unterschenkel ein spannender Druck auf den Schienbeinen, selbst im Sitzen. *(Rt.)*

220 Klamm in den Unterschenkeln.

Klamm in den Muskeln neben dem Schienbeine, Nachts, gegen Morgen, durch Biegung des Kniees verstärkt.

Heftiger Wadenklamm, vorzüglich nach Beischlafe.

Fippern in der rechten Wade, in der Ruhe, was bei Bewegung verging. *(Gtm.)*

Reissender Schmerz in den Waden zuweilen, beim Sitzen und Stehen. *(Rt.)*

225 Scharfes Schneiden in der linken Wade, an der Inseite bei Ruhe. *(Gtm.)*
Jückender Stich im rechten Schienbeine, am heftigsten in der Ruhe. *(Gtm.)*
Jückender Stich im rechten Unterschenkel, auch bei Bewegung. *(Gtm.)*
Jückender Stich in der rechten Wade, der durch Reiben nicht verging. *(Gtm.)*
Schwäche der Unterschenkel, wie von Ermüdung.
230 Die bisher schmerzlosen Aderknoten des Unterschenkels werden schmerzhaft. *(Gtm.)*
Im Fuss-Gelenke Drücken und Reissen, im Sitzen. *(Rt.)*
Reissen in der rechten Fusssohle, am heftigsten in der Ruhe. *(Gtm.)*
Starkes Reissen auf dem Rücken des linken Fusses herauf. *(Lgh.)*
Reissen in der Knochenhaut des Fersenbeins.
235 Jückend bohrender Stich auf dem Rücken des rechten Fusses, am heftigsten in der Ruhe. *(Gtm.)*
Einschlafen des linken Fusses, auch in der Ruhe. *(Hbg.—Gtm.)*
Zittern der Füsse wie nach heftigem Schrecke mit Schauder-Frost. *(Fr. H.)*
Unter dem Nagel der linken grossen Zehe, reissender Schmerz.
Ungemeine Neigung der Muskeln aller Körpertheile, sich schmerzhaft zu Klamm zusammen zu ziehen.
240 Zusammenziehung aller Gliedmassen, so dass er einem Igel ähnelt. *(Stalpaart, a. a. O.)*
Zucken einzelner Muskeltheile der Gliedmassen. *(Hoffmann, a. a. O.)*
In die Länge hin reissende Stiche am ganzen Körper, dem Kopfe, dem Rücken, dem Bauche und den Gliedern. *(Lgh.)*
Jücken, wie nach starkem Schweisse; früh beim Erwachen und nach dem Aufstehen, am ganzen Körper, besonders an Brust und Bauche. (n. 26 St.) *(Lgh.)*
Ein beschwerliches Jücken, Nachmittags und Abends, und Schweiss darnach. *(Hoffmann, a. a. O.)*
245 Ein beissendes Jücken hie und da, Abends im Bette, was durch Kratzen nur kurz verscheucht wird und zuletzt in eine Unruhe ausartet, wobei er die Glieder stets bewegen muss, ohne einschlafen zu können. (n. 32 St.)

Krätzartiger Ausschlag. *(Kölpin, a. a. O.)*
Abschuppen der ganzen Körper-Haut. *(Salmuth,* Obs. C. III. obs. 2.)
Gänzlich gesunkene Kräfte. *(Hoyer, a, a. O.)*
Ohnmacht. *(Valentini,* in Eph. N. C. an. III. obs. 78.)
250 Ohnmachten mit Kälte der äusseren Theile. *(Hoffmann, a. a. O.)*
Tödliche Ohnmacht. *(Hoyer, a. a. O.)*
Mattigkeit in allen Gliedern, beim Gehen im Freien, wie nach einer weiten Fussreise, mit grosser Schwere der Unterschenkel und Zittern, vorzüglich des rechten, so dass ihm der Schweiss am ganzen Körper ausbrach, (n, 11 St.) *(Lgh.)*
Schläfrigkeit und Unlust zu geistigen Arbeiten. *(Gtm.)*
Unüberwindliche Schläfrigkeit und Neigung sich zu legen, im Schlummer aber stete Unruhe in den Gliedern, besonders in den Beinen.
255 Unruhiger Schlaf, er wirft sich von einer Seite zur andern. *(Hbg).*
Schlaflosigkeit die ganze Nacht; Gedanken und Ueberlegungen über Gegenstände des Lebens und seiner Verhältnisse beschäftigen ihn ruhig und leidenschaftlos.
Um Mitternacht eine Art Blähungs-Kolik, von plötzlich hie und da entstehenden Blähungen, die sich schmerzhaft abstossen (kämpfen), und keinen Ausgang nehmen. (d. 2, N.)
Im Schlafe liegt er fast immer auf dem Rücken, die eine Hand unter dem Hinterhaupte, den andern Arm über dem Kopfe.
Durch viele Träume gestörter Nacht-Schlaf. *(Lgh.)*
260 Sehr lebhafte nicht ängstliche Träume, die an Lebhaftigkeit so zunehmen, dass er darüber erwacht.
Lebhafte, angstvolle Träume.
Träume voll mühsamen Nachdenkens und Geistes-Anstrengung.
Er träumt viel und Mancherlei. *(Hbg.)*
Geile Träume mit Samen-Erguss ohne Erektion, beim Liegen auf dem Rücken. *(Gtm.)*
265 Wohllüstige Träume, ohne Pollution, die den Schlaf stören. *(Lgh.)*
Geile Träume mit unbändigen Erektionen ohne Pollution. *(Gtm.*
Wohllüstige Träume und Samen-Erguss. *(Hbg.)*
Kälte des ganzen Körpers.
Eiskalte Hände, Abends, bei warmen Füssen.

270 Eiskälte-Gefühl in den Fusssohlen, ob sie gleich nicht kalt sind.
Heftiger Frost. *(Fr. H.)*
Schaudern durch den ganzen Köper, früh, nach dem Aufstehen, mit kalten Händen, bei Hitze des Gesichtes und übrigen Körpers, ohne Durst. (n. ½ St.) *(Lgh.)*
Schnelles Wärme-Ueberlaufen über den ganzen Körper, ohne Durst. *(Rt.)*
Hitz-Gefühl im Innern des ganzen Körpers, der auch äusserlich warm anzufühlen ist. *(Hbg.)*
275 Wärme des Gesichtes, früh, nach dem Aufstehen, bei Eiskälte der Hände und Finger-Spitzen. *(Lgh.)*
Fieber-Hitze. *(Hoffmann,* a. a. O.)
Nacht-Schweiss. *(Fr. H.)*
Nachts, heftiger Schweiss an Kopf, Händen, Schenkeln und Füssen, urinartigen Geruches.
Früh-Schweiss, beim Erwachen, an den Unterschenkeln. *(Lgh.)*
280 Langsamer, voller Puls. (d. ersten 10 St.) *(Hbg.)*
Geschwinder, voller Puls. *(Schneider,* a. a. O.)
Herzklopfen. *(Schneider,* a. a. O.)
Wenn er still liegt, fühlt er den Schlag des Herzens und der Adern durch den ganzen Körper. *(Rt.)*

Conium maculatum, Flecken-Schierling.

(Der aus dem ganzen, eben zu blühen anfangenden Kraute frisch ausgepresste, und mit gleichen Theilen Weingeist gemischte Saft, wovon man, wie die Homöopathik mit allen ihren, auf diese Weise unverderblich erhaltenen Pflanzen-Säften thut, zwei Tropfen in ein, mit 100 Tropfen Weingeist auf zwei Drittel angefülltes Gläschen fallen lässt, dasselbe, verstopft, mit zehn Arm-Schlägen schüttelt und hiervon einen Tropfen ferner durch 27 andre solche (100 Tropfen Weingeist enthaltende) Gläschen verdünnt und jede Verdünnung mit zehn Schüttel-Schlägen potenzirt zu decillionfacher ($\overline{x}$) Kraft-Entwickelung; doch kann man auch eben sowohl zwei Gran der frischen Pflanzenblätter mit Milchzucker zur millionfachen Pulver-Verdünnung binnen 3 Stunden reiben, und das Präparat aufgelöst weiter potenziren.)

Aus dem, was in den sechsziger und siebenziger Jahren des vorigen Jahrhunderts von Störck und seinen vielen Nachahmern in zahlreichen Büchern von den grossen Erfolgen des *conium maculatum* geschrieben worden ist, ersieht man gar leicht die nicht geringe Arzneikräftigkeit dieser Pflanze. Allein, so oft auch wunderbare Hülfe durch ihren Gebrauch bei den scheusslichsten Krankheiten, wenigstens anfänglich, zuwege gebracht ward, so oft, ja noch weit öfter, stiftete auch ihre Anwendung in den beliebten grossen, oft wiederholten Gaben Schaden, nicht selten unersetzlichen Schaden, und tödtete Menschen in nicht geringer Zahl.

Das Räthsel, so viel Aufsehn erregende, so freudige als traurige Erfahrungen meist redlicher Beobachter sich dergestalt in's Angesicht einander widersprechen zu sehen, konnte bloss in den neuern Zeiten die Homöopathie lösen, welche zuerst zeigte, dass, um mit heroischen Arzneien wohlthätig zu verfahren und wirklich zu heilen, nicht (wie leider bisher) jede unerkannte Krankheit so geradezu mit öftern, möglichst grossen Gaben des heftigen, ungekannten Mittels bestürmt werden dürfe, sondern: „dass nach vorgängiger Ausprüfung und Erforschung

„der eigenthümlichen Wirkungen desselben an gesunden Men-
„schen das Arzneimittel nur in solchen Krankheits-Zuständen,
„deren Symptome mit denen der Arznei grosse Aehnlichkeit
„haben, anzuwenden sei mittels kleinster Gaben der höhern und
„höchsten Verdünnungen mit angemessener Kraft-Entwickelung
„bereitet."

So Etwas kontrastirt freilich ungemein mit jenen halsbrechenden, bis zu 140 Granen des Dicksaftes (Extraktes) oder bis zu einem Weinglase voll frisch ausgepressten Schierlings-Saftes gesteigerten, und wohl sechs Mal täglich wiederholten Gaben jener Zeit; dafür wird aber auch vom ächten Homöopathiker keine Fehl-Cur mehr damit gemacht — werden nicht ferner Kranke zu Hunderten, wie damals, mit dieser Arznei zu Tode gemartert.

Jene vielen, abschreckenden Beispiele liessen mich nicht eher, als seit einigen Jahren, diese Pflanze als eine der wichtigsten antipsorischen Arzneien erkennen, und ich gebe ihr seitdem hier die rechte Stelle.

Oft müssen ihrer Anwendung erst einige andre antipsorische Mittel vorangegangen sein, wenn sie ihre Wohlthätigkeit zeigen soll. Man giebt sie in den kleinsten Gaben.

Mehr oder weniger Riechen an versüsstem Salpetergeist, in einigen Fällen auch wohl etwas Kaffee-Trank mindert allzu stürmische Wirkungen derselben.

Bei Heilung der dieser Arznei homöopathisch angemessenen Krankheiten wurden folgende Symptome am ehesten gemindert oder gehoben, selbst wo das Uebel in abgesonderten Anfällen erschien:

Traurigkeit; Hypochondrie; Aengstlichkeit; Unmuth und Trübsinn; Muthlosigkeit; Reizbarkeit; Schreckhaftigkeit; Neigung zum Aerger; Unlust zur Arbeit; Vergesslichkeit und Schwäche im Kopfe; Schwindel, beim Umsehen, als wollte der Kranke auf die Seite fallen; Schwere des Kopfes; Anfälle reissenden Kopfwehes, zum Liegen; Stiche im Oberkopfe; Langwieriger Stich-Kopfschmerz; Ausfallen der Haare auf dem Kopfe; Jücken unter den Augen, und beim Reiben, beissendes Brennen; Kälte-Gefühl in den Augen, beim Gehen im Freien; Gerstenkorn am Augenlide; Kurzsichtigkeit; Weitsichtigkeit; Dunkle Punkte und farbige Streifen vor den Augen, im Zimmer Blenden der Augen vom Tages-Lichte; Stechen im Ohre, beim Gehen ins Freie; Reissen mit Stechen in und um die Ohren; Ziehendes Stechen im Ohre herauswärts; Verhärtete Ohrdrüsen-

Geschwulst; Anhäufung von Ohrschmalz; Brausen in den Ohren; Sumsen, Sausen, Lauten und Klingen in den Ohren; Eiter-Ausfluss aus der Nase; Jücken im Gesichte; Jückende Blüthen im Gesichte; Gesichts-Flechte; Fressende Geschwüre im Gesichte; Gesichts-Hitze; Trockenheit und Abschälen der Lippen; Zieh-Schmerz in guten Zähnen vom Gehen im Freien; Stich-Schmerz in den Zähnen; Unwillkührliches Niederschlucken; Kratzen im Halse; Rachsen; Vollheit im Halsgrübchen mit versagendem Aufstossen; Häufiges leeres Aufstossen, den ganzen Tag; Lautes Aufstossen nach dem Geschmacke der Speisen; Sodbrennen zum Halse herauf; Heisshunger; Brod will nicht hinunter, es schmeckt nicht; Nach dem Essen Brennen im Schlunde herauf; Uebelkeit der Schwangern; Magen-Säure; Magen-Drücken beim Essen; Zusammenzieh-Schmerz im Magen; Magen-Krampf; Stiche im linken Hypochondrium; Vollheit im Unterleibe, früh, beim Erwachen; Beklemmendes Zusammenziehen des Unterbauches; Winden und Wühlen in der Nabel-Gegend; Wundheits-Gefühl im Bauche, bei Gehen auf Steinpflaster; Blähungs-Versetzung; Kollern und Knurren im Bauche; Leibschneiden bei Blähungs-Abgang; Leib-Verstopfung mit vergeblichem Drange zum Stuhle; Harter Stuhl, nur aller zwei Tage; Durchfall; Mit Blut bezogener Stuhl; der Harn-Abgang stockt plötzlich beim Uriniren und fliesst nur erst nach einer Weile wieder; Drücken auf die Blase, als wollte der Harn gleich fort; Weisstrüber, Dick-Harn; Beim Wasserlassen, Schneiden in der Harnröhre; Impotenz und Mangel an Erektionen; Ungenügliche, kurz dauernde Ruthe-Steifigkeit; Unkräftiger Beischlaf; Mattigkeit nach dem Beischlafe; Mutter-Krämpfe; Mutterkrämpfe, es fängt über der Scham an zu wühlen, spannt den ganzen Bauch auf, kommt in die Brust und sticht in der linken Seite; Kneipen und Greifen in der Bährmutter; Pressen nach unten und Stechen in der Scheide; Stiche in den Schamlefzen; Jücken an der Scham und in derselben; Allzuschwache Regel; Bei der Regel, Pressen nach unten und Ziehen im Oberschenkel; Scheidefluss; Beissender, wundmachender Weissfluss.

Allzu vieles Niesen; Verstopfung der Nasenlöcher; Morgentliche Nasen-Verstopfung; Jahre lange Nasen-Verstopfung; Lästiges Gefühl von Trockenheit der Nase; Husten, vorzüglich bei Scrophel-Kranken; Kurzathmigkeit beim Gehen; Engbrüstigkeit, früh, beim Erwachen; Früh-Engbrüstigkeit; Stiche im Brustbeine; Rucke in der Brust; Drücken und Zusammenpressen über den Hüften; Spannung im Nacken; Wundheits-Schmerz in den untersten Halswirbeln; Achseln, **wie wund gedrückt**; Schweiss der Handteller; Zieh-Schmerz in den Hüften; Müdigkeit in den Knieen; Wadenklamm; **Kälte der Füsse und Hände**; Verkältlichkeit der Füsse; Unruhe in den Beinen; Jücken in der Haut; Oeftere rothe, jückende Flecke am Körper; Braune Flecke am Körper; Nessel-Ausschlag von starker Körper-Bewegung; Alte feuchtende Flechten; Unruhe, besonders in den Beinen; Hysterische und hypochondrische Paroxysmen; Hypochondrie von Enthaltsamkeit bei ehelosen Manns-Personen; Anfall, bei dem es stichlicht vom Magen her kommt und unter den linken Ribben hin bis in den Rücken sticht; Stiche hie und da am ganzen Körper; **Beschwerden und Angegriffenheit vom Gehen im Freien**; Jählinge Erschlaffung beim Gehen; Zerschlagenheit der Glieder; Schmerzhaftigkeit der Körperhaut; Mattigkeit im ganzen Körper, vorzüglich in den Beinen; Mattigkeit früh im Bette; Krankheits-Gefühl in allen Gliedern, wie Uebermüdung; Tages-Schläfrigkeit; Abend-Schläfrigkeit mit Zuziehn der Augenlider; Spätes Einschlafen, Abends, im Bette; Schwärmerischer Schlaf; Viele nächtliche Träume; Unerquicklicher Schlaf; Nächtliche Schmerzen.

Die Namens-Verkürzungen derer, welche Beiträge zu nachstehenden Symptomen geliefert, sind: *Fr.* — Dr. *Franz; Gr.* — Dr. *Gross; Lgh.* — Dr. *Langhammer; Rl.* — Dr. *Rummel; Wl.* — Dr. *Wislicenus.*

Conium maculatum.

Mehr traurig, als heiter.

Sie wird leicht von Kleinigkeiten gerührt und zum Weinen bewegt.

Hypochondrische Niedergeschlagenheit und Gleichgültigkeit, beim Gehen im Freien. *(Fr.)*

Hysterischer Anfall, mit Frost und einer Art krampfhafter Bewegungen. *(Gelding, verm. Schrift. S. 118.)*

5 Hysterische Aengstlichkeit. (Medic. obs. and Inq.)

Aengstlichkeit. *(Schmucker.)*

Aengstlichkeit in der Gegend der Herzgrube. *(Störk, lib. d. Cic., 2,)*

In tiefes Nachdenken versunken, dachte er befürchtend über Gegenwart und Zukunft nach und suchte die Einsamkeit. *(Lgh.)*

Scheu vor Menschen, bei ihrer Annäherung, und dennoch Scheu vor Alleinsein.

10 Die Nähe und das Gerede vorbeigehender Leute ist ihm sehr zuwider und es kömmt ihm die Neigung an, sie anzupacken und sie zu misshandeln.

Abergläubige Gedanken.

Furchtsam, weinerlich, verzagt.

Furcht vor Dieben.

Einbildung, als sei Jemand Nachts zur Thüre hereingekommen.

15 Schreckhaftigkeit.

Oft Todes-Gedanken.

Trübe Verstimmung. (d. 1 T.) *(Rl.)*

Sehr missmüthig, alle Nachmittage von 3 bis 6 Uhr, als wenn ihn eine grosse Schuld drückte, dabei gelähmt in allen Gliedern, gleichgültig und theilnahmlos.

Aeusserst verdriessliche und ängstliche Gedanken nach dem Essen, früh, mit Kopf-Eingenommenheit in der Stirne. (n. 29 St.) *(Fr.)*

Conium maculatum.

20 Verdriessliche Stimmung, er weiss nicht, womit er sich beschäftigen soll, die Zeit vergeht ihm zu langsam. (n. 8 St.) *(Wl.)*
Mürrisches Wesen; Alles, was ihn umgab, machte einen widrigen Eindruck auf ihn. *(Lgh.)*
Grosse Unzufriedenheit.
Verdriesslich und ärgerlich über Kleinigkeiten.
Steter Missmuth und Aerger.
25 Es fallen ihm ärgerliche Dinge ein.
Leicht erregter Aerger und Zorn.
Gleichgültigkeit.
Theilnahmlosigkeit.
Gemüth ohne alle angenehme Gefühle.
30 Unaufgelegt zur Arbeit.
Heiteres Gemüth und Lust zu sprechen. (Heilwirkung.) *(Lgh.)*
Heiteres, freies Gemüth. (n. 3, 4 T. — Heilwirkung.) *(Fr.)*
Heiter, wohl und kräftig, früh. (Wechselnde Heilwirkung n. 24 St.) *(Fr.)*
Gedächtniss Mangel.
35 Verlust des Gedächtnisses. *(W. Rowlay, seventy four cases, Lond. 1779.)*
Unbesinnlichkeit, nach Erwachen aus dem Mittags-Schlafe.
Ausserordentliche Unbesinnlichkeit.
Er kann sich beim Sprechen nicht gehörig ausdrücken und nicht recht besinnen.
Er verspricht sich oft.
40 Dummheit; schweres Begreifen dessen, was man liest, mit Kopf-Eingenommenheit.
Dummheit, wie Betäubung, er versteht das Gelesene schwer.
Dummlicht im Kopfe, nach dem Trinken.
Stumpfheit aller Sinne. *(Sim. Paulli.)*
Unempfindlichkeit mit Trägheit. *(Sim. Paulli.)*
45 Er geht wie im Halb-Schlafe herum.
Voll Phantasien, früh. (n. 24 St.)
Hastigkeit.
Verwirrte Gedanken. *(Van Ems, in Boerhave, praelect. d. m. n. I, S. 236.)*
Delirien. *(Andry.)*
50 Wahnsinn, Delirien. *(Cullen.)*
Eingenommenheit des Kopfes. (n. 1 St.)
Eingenommenheit der linken Kopfhälfte, wie von Kälte, oder als füllte das Gehirn den Schädel nicht aus.

Stete Benommenheit des Vorderkopfes in der Stirn, in der Gegend der Augenbrauen und Nasenwurzel. (d. ersten Tage.)
Eingenommenheit und Schwere des Kopfes, nach festem Schlafe, beim Erwachen.
55 Eingenommenheit und Schwere des Kopfes. (n. 5 T.)
Schwere des Kopfes.
Der Kopf ist schwer. *(Watson, philos. transact.)*
Schwere-Gefühl im Hinterhaupte, das öfters vergeht und wiederkommt, entsteht beim gebückt Sitzen von Zeit zu Zeit, und vergeht stets durch Aufrichten. *(Wl.)*
Duselig und wirblich im Kopfe, zwei Tage lang.
60 Sehr duselig beim Gehen.
Trunkenheit. *(Bierchen, Tal om Kraftskador.)*
Das mindeste Geistige berauscht ihn.
Selbst gewässerter Wein stieg ihm in den Kopf.
Anhaltende Betäubtheit des Kopfes, mit steter Neigung, still zu schlafen.
65 Wanken. *(Van Ems.)*
Schwindel im Kreise herum, wenn er vom Sitze aufsteht.
Schwindel nach Bücken, beim Wiederaufrichten, als wollte der Kopf springen.
Schwindel, am schlimmsten im Liegen, als ginge das Bett im Kreise herum.
Schwindel, früh, beim Aufstehen aus dem Bette.
70 Schwindel beim Treppen-Absteigen; sie musste sich anhalten und wusste einen Augenblick nicht wo sie war.
Schwindel, der den Kopf angreift. *(Fothergill, Med. obs. III, S. 400.)*
Schwindel, dass ihm Alles um den Ring zu gehen schien. *(Boerhave, praelect. ad inst. VI. S. 255.)*
Kopfweh, einfacher Schmerz, beim Gehen im Freien, es ist ihm dumm; auch früh, bis zum Frühstücke.
Kopfschmerz beim Auftreten, sie fühlt jeden Tritt im Kopfe.
75 Tägliches Kopfweh, wegen allzu kleiner, mit Drängen verbundener, obgleich öfterer Stuhlgänge.
Kopfschmerzen mit Uebelkeit und Schleim-Erbrechen. (d. 3. T.) *(Rl.)*
Heftiges Kopfweh mit Schwindel, woran sie traurig und ohne zu sprechen, auf einer Stelle sitzend, drei, vier Tage lang zubrachte. *(Lange, dub. cic. vex. Helmst. 1774.)*

Betäubung verursachendes, drückendes Kopfweh, äusserlich an der Stirne. *(Lgh.)*

Kopfweh, früh, beim Erwachen, wie in epidemischen Fiebern, als wäre das Gehirn zerrissen, vorzüglich nach dem Hinterhaupte zu. (n. 10 St.)

80 Kopfweh, früh, als wäre der Kopf zerschlagen, oder wollte auseinandergehen.

Einseitiger, allmählig erhöhter Kopfschmerz, wie zerschlagen, und wie ein abwärts Drücken von etwas Schwerem, durch Bewegung der Augen nach der leidenden Seite vermehrt.

Kopfweh, wie zu voll, als wollte der Kopf platzen, früh, beim Erwachen.

Gefühl in der rechten Gehirnhälfte, als wenn ein grosser fremder Körper darin wäre.

Dumpfes Drücken im Kopfe, beim Gehen im Freien; er musste die Stirne reiben.

85 Drückender Schmerz in der rechten Gehirnhälfte, nach hinten zu.

Drücken in beiden Schläfen. (n. etl. St.) *(Rl.)*

Drückendes Kopfweh über den Augen, von innen heraus. *(Wl.)*

Drückender Kopfschmerz, wie von einem Steine, oben auf dem Stirnbeine. (d. 3 T.) *(Fr.)*

Spannen im Kopfe, und wie ein Zusammendrücken von beiden Schläfen aus, nach jedem Essen; er muss sich mit dem Vorder-Kopfe auf den Tisch auflegen. *(Fr.)*

90 Kopfschmerz wie von äusserer Zusammengezogenheit oben auf dem Stirnbeine, der beim Bücken und Auflegen der eignen Hand vergeht, mit Frostigkeit, Schwindel und verdriesslicher Unbesinnlichkeit. (n. 1½ St.) *(Fr.)*

Zieh-Schmerz im Gehirne, mitten hinter der Stirn. (d. erst. Tage.)

Ziehen im Kopfe, mit Eingeschlafenheit des Gehirns, was nach dem Essen sich mindert. *(Fr.)*

Ziehender Schmerz in den Schläfen, beim Berühren. *(Fr.)*

Reissen in der rechten Schläfe und dem rechten Ohre.

95 Reissender Kopfschmerz im Hinterhaupte und Genicke, und vorzüglich in den Augenhöhlen, mit steter Uebelkeit, sie musste zu Bette liegen.

Reissender Schmerz durch die Schläfe, früh. (d. 4 T.) *(Fr.)*

Reissendes Kopfweh in der Schläfe-Gegend, mit Drücken in der Stirn, nach dem Essen. (d. 3 T.) *(Fr.)*

Reissender Schmerz in den Schläfen, beim Essen. *(Fr.)*
Langsames Reissen links im Hinterhaupte, beim Gehen. (n. ½ St.) *(Fr.)*
100 Reissende Stiche vom linken Seitenbeine bis in die Stirn-Gegend herab.
Stiche in der Stirn.
Stechen zur Stirn heraus, früh, nach dem Aufstehen.
Stechender Kopfschmerz zur Stirn heraus, mit Neigung sich zu legen, Vormittags.
Stechender Schmerz zur Stirn heraus, Mittags.
105 Stechender Kopfschmerz in der Stirn, den ganzen Tag; doch muste sie sich nicht legen.
Stich-Schmerz im Kopfe, wie von Nadeln, wohl eine Stunde lang.
Stechen in den Seitenbeinen des Kopfes und in der Stirne, mit Schwindel, dass er stehen bleiben und sich setzen musste; dabei auch Stechen in den Nacken-Muskeln.
Schmerz im Hinterkopfe, bei jedem Pulsschlage als würde derselbe mit einem Messer durchbohrt.
Klopfen in der Stirne.
110 Wuchten und Greifen in der Stirne, wie aus dem Magen, mit so grosser Empfindlichkeit des Gehirnes, dass es schon vom Geräusche und vom Sprechen schmerzhaft erschüttert ward.
Beim Schütteln des Kopfes, Kopfweh von der Stirn bis zum Hinterhaupte, als sei Etwas los.
Bei jedem Tritte, im Gehen, ein Knipsen im Scheitel, ohne Schmerz; nicht im Sitzen.
Hitze im Kopfe.
Taubheits- und Kälte-Gefühl auf der einen Kopf-Seite.
115 Aeusserlicher Druck-Schmerz an der Stirne. *(Lgh.)*
Scharfer Druck auf einer kleinen Stelle der Kopf-Bedeckungen.
Zieh-Schmerz an den Schläfe-Knochen.
Zieh-Schmerz an der Stirn, über den Augenbrauen.
Viel Jücken auf dem Haarkopfe.
120 Mehrere Ausschlags-Knötchen über der Stirn, wovon eines so gross wird, wie eine Haselnuss, binnen 15 Tagen, und bei Berührung an seiner Spitze schmerzt. (n. 24 St)
Ausfallen der Kopfhaare.
Die Augenhöhlen schmerzen vorzüglich beim Kopfweh.
Drücken in den Augen, am meisten beim Lesen.
Drücken im äussern Augenwinkel, wie von einem Sandkorne.

Conium maculatum.

125 Drücken im Auge, wie von einem Sandkorne, vorzüglich Vormittags, mit Entzündung und Röthe des Weissen im Auge und beissenden Thränen.

Schmerzhaftes Drücken in den Augen, wenn sie Abends im Bette dieselben zum Schlafen schliesst.

Ziehender Schmerz in den Augen, mit Röthe derselben.

Stechen im innern Winkel des Auges, dessen Lider zusammengeklebt sind, früh.

Ein jückendes Stechen in den innern Augenwinkeln, durch Reiben nicht zu tilgen. (n. 1¼ St.) *(Wl.)*

130 Jücken um das linke Auge.

Jücken am Rande der Augenlider.

Beissender Schmerz im innern Augenwinkel, als wäre Aetzen des hineingekommen, mit Thränen des Auges. *(Wl.)*

Hitze in den Augen.

Eine fast brennende Hitze zieht Vormittags und Abends schnel durch das Auge.

135 Brennen in den Augen.

Brennen auf der innern Fläche der Augenlider.

Brennen in den Augen, gegen Abend, mit Drücken in den Augenhöhlen.

Rothe Augen. *(Baylies.)*

Entzündete Augenlider, mit Ansatz von Gerstenkörnern an einigen Stellen; der Knabe blinzelt oft.

140 Gelbliches Augenweiss. (d. 10 T.)

Mattes Ansehen der Augen. *(Gr.)*

Augenbutter in den Augen, früh.

Fippern des obern Augenlides.

Zitternder Blick, als wenn das Auge zitterte.

145 Bewegung der Augen, als wenn sie herausgedrückt würden. *(Fothergill.)*

Hervorgetretene Augen.

Schwieriges Oeffnen der Augenlider, früh, sie sind zugezogen. *(Rl.)*

Erweiterte Pupillen. (n. 1 St.) *(Fr.)*

Verengerte Pupillen. (Heilwirkung — n. 3¼ St.) *(Lgh.)*

150 Gesichts-Schwäche. *(Gatacker,* Essays on med. subj.)

Verdunkelung der Augen. *(Baylies, Andrée.)*

Blindheit, gleich nach dem Schlafe, in der Sonnenhitze. *(Amat. Lusitanus,* Cent. V. cur. 93.)

Blindheit, Nachmittags, von kurzer Dauer; nach Klage über

Kopf- und Augenschmerz verliert das Kind die Sehkraft, und auch später noch zuweilen. *(Gr.)*

Düsterheit vor den Augen, beim Gehen im Freien; im Zimmer ist es heller.

155 Weitsichtigkeit (bei einem Kurzsichtigen); er konnte ziemlich entfernte Gegenstände deutlich erkennen. (n. 3½ St.) *(Lgh.)*

Grössere Kurzsichtigkeit als sonst; er konnte nur ganz nahe Gegenstände erkennen. (n. 29 St.) *(Lgh.)*

Er sah die Gegenstände doppelt und dreifach und lauter Bogen vor den Augen.

Vor dem rechten Auge schwebt wie ein Faden.

Wolken und lichte Flecken vor den Augen.

160 Feurige, durcheinander sich bewegende Zacken vor dem Gesichte, wenn er die Augen zuthut, Nachts.

Die Gegenstände sehen roth aus. *(Greding.)*

Beim Sehen einer nahgehaltenen Schrift schienen sich die Zeilen auf und nieder zu bewegen.

Feuerfunken vor den Augen, beim Gehen im Freien.

Erhöhte Reizbarkeit des Auges. (d. ersten Tage.)

165 Ohrenschmerz, als wenn das innere Ohr auseinander gezwängt wird.

Jählinger scharfer Druck im Ohre, fast wie Ohrzwang.

Theils ziehender, theils reissender Schmerz im äussern Ohre.

Ziehen im Innern des linken Ohres.

Stechen in beiden Ohren.

170 Stiche hinter beiden Ohren, besonders im zitzenförmigen Fortsatze und hierauf ein stumpfer Schmerz an dieser Stelle.

Ein kneipendes Stechen im Ohre, beim Trinken.

Scharfe Stösse zum Ohre heraus, vorzüglich und stärker beim Schlingen. (n. ¾ St.) *(Wl.)*

Klopfen des Blutes in den Ohren.

Heftiges Jücken im äusseren Ohre.

175 Schmerzhaftes Spannen der Haut hinter den Ohren und am Warzen-Fortsatze; selbst ohne Bewegung. (n. 1½ St.) *(Wl.)*

Blutrothes Ohrschmalz.

Schmerzhafte Empfindlichkeit des Gehörs, bei Geräusch Schreck verursachend.

Unerträglichkeit des Lärms und Sehnsucht nach Stille und Ruhe. (d. ersten Tage.)

Er fährt von jedem Schalle zusammen.

Conium maculatum.

180 Beim Schnauben fährt es ihr vor die Ohren und sie sind dann wie zugestopft.

Helles Klingen im Ohre.

Sumsen im rechten Ohre.

Sausen im linken Ohre, mit Schwerhörigkeit, während des Essens erhöht.

Sausen in den Ohren, wie vom Sturmwinde, mehr nach dem Mittag-Essen, bis Schlafengehen, und bei Kopf-Anstrengung im Sitzen, am meisten aber beim Liegen im Bette; auch Nachts, beim Erwachen.

185 Geräusch vor dem rechten Ohre, wie von einem Wasserfalle. (n. 14 St.)

Geräusch in den Ohren, als wenn das Blut durch das Gehirn rauschte.

Wübbern und Brummen im rechten Ohre.

Wübbern und Brummen in beiden Ohren.

In der Nase, Zucken.

190 Ein augenblickliches Zucken an der Wurzel der Nase.

Oefteres Jücken auf der Nase. (n. 2 T.)

Kriebeln auf dem Rücken der Nase. (n. 1½ St.) *(Wl.)*

Jückendes Kriebeln in der Nase. *(Wl.)*

Jücken in der Nase.

195 Ein stichlicht jückender Reiz in der rechten Nasen-Seite, wie von einem fremden Körper drin.

Jückendes Kriebeln auf der Spitze und in den Löchern der Nase. *(Wl.)*

Brennen an den Nasenlöchern.

Ein stechender Wundheits-Schmerz in der Nasen-Scheidewand, beim Aufdrücken, als wäre da eine Blüthe.

Ein Eiterblüthchen in der Falte neben dem rechten Nasenflügel.

200 Blutsturz aus der Nase. (*Ehrhardt*, Diss. de Cic. Argent. 1763.— *Lange,* a. a. O.)

Oefteres Nasenbluten.

Nasenbluten, beim Niesen. *(Gr.)*

Geruchs-Sinn übermässig fein.

Eine Art Theer-Geruch hinten in der Nase, den er auch zu schmecken wähnt.

205 Von den hintern Nasen-Oeffnungen bis zum Munde, Schnupfen-Geschmack.

Gesichts-Hitze, Blutdrang nach dem Kopfe, und Schnupfen-Gefühl in der Nase. (n. 4 St.)

Gesichts-Farbe krank und blass. (n. 7 T.)

Grosse Blässe des Gesichtes, früh.
Bläue des Gesichtes. *(Sim. Paulli,* Quadrip. Botan. Cic. maj.)
210 Bläuliches, geschwollenes Gesicht. *(Störk.)*
Geschwulst des Gesichtes. *(Landeutte,* Journal de Médec. XV.)
Geschwulst am Jochbeine und obern Zahnfleische, mit Spann-Schmerz. (d. 3 T.)
Gesichts-Schmerz, Nachts.
Druck-Schmerz auf den Knochen über dem rechten Auge, an an der Nase und im Jochbeine, Abends, spät, 10 Minuten lang.
215 Reissend stechender Gesichts-Schmerz, dicht vor dem Ohre, am Backen, Abends.
Feiner Stich durch die rechte Gesichts-Seite, neben dem Jochbeine. (n. 2 St.) *(Wl.)*
Feine Stiche durch den rechten Backen, nach dem Mundwinkel zu. *(Wl.)*
Anhaltendes stechendes Jücken die rechte Wange und Gesichts-Seite herab, was nur durch wiederholtes Kratzen vergeht. *(Fr.)*
Jückendes Fressen an der Stirn, das durch Reiben nur kurz vergeht. *(Wl.)*
220 Schrunden in der Gesichts-Haut, als wäre sie wund, nach Waschen und Abtrocknen des Gesichtes.
Auf einem alten Leberflecke an der Backe entsteht ein Blüthchen.
Ausschlags-Blüthe auf der Stirn mit spannend ziehendem Schmerze. (d. 4 T.) *(Fr.)*
Knötchen auf der Stirn mit Spann-Schmerze, der bei und nach Berührung zu einem Reissen im ganzen Umfange desselben wird. (n. 2, 3 T.) *(Fr.)*
Zittern der Unterlippe. *(Störk.)*
225 Jücken an der Oberlippe. (n. $\frac{1}{2}$ St.) *(Wl.)*
Blasen an der Oberlippe, am Rande des Rothen, schrundenden Schmerzes.
Lippen-Geschwüre, nach Fieber. *(Greding.)*
Am Kinne, feine Stiche, aufwärts durch die Kinnlade. *(Wl.)*
Ziehen vom Kinnbacken nach dem Ohre und dem Kopfe hin, doch nicht schmerzhaft, bald nach dem Trinken.
230 Arges Jücken um das Kinn.
Kinnbacken-Krampf. *(Ehrhardt.)*
Zähne-Knirschen. (Med. Obs. and Jnq. IV. Lond. **1771.**)

Conium maculatum.

Zahnschmerz (Reissen?) nach dem Ohre, Auge und Backen-Knochen hin, bloss beim Essen.
Drückender Zahnschmerz.
235 Ziehen in einem hohlen Zahne, beim kalt Essen, nicht beim kalt Trinken, bis durch die Schläfe. (n. 3 St.) *(Fr.)*
Zieh-Schmerz von den untern rechten Zähnen bis ins Jochbein.
Ziehen und Bohren im linken Backzahne.
Bohrende Nadel-Stiche zwischen den linken Zahnfächern, bei Bewegung des Unterkiefers. *(Lgh.)*
Zucken und Nagen in den Zähnen.
240 Lockerheits-Schmerz der Zähne, beim Kauen.
Lockerheit der Backzähne, als wenn sie herausfallen wollten.
Das Zahnfleisch schmerzt brennend.
Geschwollenes, blaurothes Zahnfleisch, wie mit Blut unterlaufen.
Bluten des Zahnfleisches der Backzähne.
245 Leichtes Bluten des Zahnfleisches.
Zungen-Schmerz. *(Sim. Paulli.)*
Steife, geschwollene, schmerzhafte Zunge. *(Störk.)*
Schwere Sprache. *(Andrée.)*
Sprachlosigkeit. *(Störk.* — *Ehrhardt.)*
250 Halsweh, ein Wundheits-Schmerz beim Schlingen. (d. 2. T.)
Krämpfe im Schlunde. *(Ehrhardt.)*
Schwer Schlingen.
Verhindertes Schlingen. *(Ehrhardt.)*
Wenn sie im Winde geht, muss sie viel schlucken.
255 Trockenheit des Mundes. *(Störk.)*
Trockenheit des Mundes, mit Säure-Empfindung darin.
Trockne Zunge. *(Baylies.)*
Speichelfluss. *(Bierchen,* a. a. O.)
Starker Speichelfluss. *(Valent.* in Hufel. Journ. XXIX. iii.)
260 Oefteres Schleim-Rachsen.
Fauliger Mund-Geschmack, beim Essen und beim Schlingen.
Der Magen ist mit Säure geplagt, bei fadem etwas faulichten Mund-Geschmacke.
Säuerlicher Geschmack im Munde.
Bitter saurer Geschmack, nach dem Frühstücke.
265 Bitterkeit im Munde und Halse.
Bitterkeit im Halse.

Bittrer Geschmack im Halse zuweilen, ohne Veranlassung. *(Fr.)*
Abnahme des Appetits. (d. ersten 4 Tage.)
Appetitlosigkeit. *(Andry. — Pharm. helv. — Lange. — Landeutte.)*
270 Gänzliche Appetitlosigkeit und grosse Magenschwäche. *(Lange.)*
Sogleich verminderter Appetit zu Speisen und Tabakrauchen.
Durst. *(Baylies. — Fothergill.)*
Viel Durst, alle Nachmittage.
Heftiger Durst den ganzen Tag. (n. 74 St.) *(Lgh.)*
275 Grosses Verlangen auf Kaffee.
Viel Appetit zu Saurem.
Grosses Verlangen auf Salz und salzige Speisen.
Nach Genuss weniger Milch, schnelle Aufblähung des Unterleibes.
Nach dem Essen, Auftreibung im Oberbauche, mit Drücken im Magen, was bänglich den Athem versetzt.
280 Nach dem Essen, früh, Leibweh, und den ganzen Tag grosse Vollheit im Magen und auf der Brust.
Gleich nach dem Essen, Anhäufung von Blähungen, die dann in Menge mit Geräusch und Erleichterung abgehen.
Nach dem Essen, Uebelkeit, mit Sattheits-Gefühl.
Nach jedem Essen, Uebelkeit und Brecherlichkeit.
Nach dem Mittag-Essen, Uebelkeit, mit drückendem Kopfweh im Nacken, im Scheitel und in der Stirne.
285 Bei Anfang des Abendessens Schlucksen.
Nach dem Essen (Abends), Bauchschmerz in der Nabel-Gegend, als wären die Gedärme zerschlagen. *(Fr.)*
Bald nach dem Essen, Zieh-Schmerz im Unterleibe, in der Nabel-Gegend. *(Fr.)*
Nach dem Mittag-Essen, ziehendes Leibweh im Unterbauche, im Sitzen. *(Fr.)*
Wenn sie Etwas gegessen hat, kommt, wie aus dem Magen, eine Art matter Hitze durch die Arme, bis in die Finger, worauf die Hände blass werden und absterben.
290 Frost zu Ende der Abend-Mahlzeit.
Nach dem Essen Beklemmung und hartes Drücken, äusserlich auf dem Brustbeine.
Beim Essen und Trinken, Schweiss.
Nach dem Frühstücke, grosse Mattigkeit und Abspannung der Bauchmuskeln.

Conium maculatum.

Nach dem Essen, grosse Schwäche und Abspannung.
295 Nach dem Essen ist es ihr ganz sauer im Munde.
Nach dem Essen, saures Aufstossen.
Nach dem Essen schwulkt ihr Saures aus dem Magen auf.
Nach dem Essen bekommt sie den ganzen Mund voll sauren Wassers.
Nach dem Frühstücke, versagendes Aufstossen.
500 Oefteres Aufstossen.
Unvollständiges Aufstossen und davon Magenschmerz.
Oefteres leeres Aufstossen, vorzüglich früh.
Aufstossen, vorzüglich gegen Abend.
Viel leeres Aufstossen, ohne Geschmack und Geruch.
505 Saures Aufstossen, Abends.
Säuerliches Aufstossen, mit Brennen im Magen.
Fauliges Aufstossen. *(Schmucker.)*
Aufstossen mit Geschmack des Genossenen.
Aufstossen nach dem Geschmacke der Speisen, selbst 6 Stunden nach der Mahlzeit.
510 Aufstossen nach dem Geschmacke der Speisen, ohne Brecherlichkeit, mit Aufschwulken.
Aufschwulken einiger Speisen aus dem Magen beim Aufstossen.
Sodbrennen, Abends.
Ranziges Sodbrennen.
Schlucksen.
515 Uebelkeit, öfters und gänzliche Appetitlosigkeit. *(Lange.)*
Uebelkeit, Abends, mit grosser Ermattung, dass ihr das Sprechen sauer ward.
Früh-Uebelkeit, die nach erfolgtem Stuhlgange vergeht.
Uebelkeit und Brecherlichkeit. *(Störk. — Fothergill.)*
Uebelkeit und Brecherlichkeit nach jedem Essen.
520 Brecherlichkeit. *(Cullen.)*
Brecherlichkeit mit Aufstossen und Mattigkeit. *(Greding.)*
Brecherlichkeit nach dem Essen und Schlucksen darauf, doch dabei gehöriger Geschmack und guter Appetit.
Erbrechen, öfters, mit gänzlicher Appetitlosigkeit. *(Lange.)*
Heftiges Erbrechen. *(Ehrhardt.)*
525 Schleim-Erbrechen, Nachmittags, bei Kopfschmerzen, mit Uebelkeit und nachfolgendem häufigen Aufstossen. *(Rl.)*
Der Magen ist oft durch Blähungen aufgespannt.
Aufblähung des Magens.

Drücken in der Herzgrube, wie von Vollheit, mit Stichen untermischt und durch Einathmen und Bewegung vermehrt.

Drücken von der Herzgrube herauf bis in den Schlund, als wollte ein runder Körper heraufsteigen. (d. 2 T.)

530 Ein Druck in der Herzgrube, als wenn es drin herumzöge, und dann in der Brust-Seite einige Stiche, auch früh.

Zieh-Schmerz von der Herzgrube bis in den Schlund herauf, mit kurzem, schwierigem Athem, früh, nach dem Aufstehen und nach dem Stuhlgange. (d. 11 T.)

Zusammenzieh-Schmerz im Magen, mit Kältegefühl darin und Kälte im Rücken, weckte sie früh aus dem Schlafe.

Krampfhafte Schmerzen im Magen,

Magenkrampf. (Pharm. helv. a. a. O.)

535 Krampfhaftes Kneipen im Magen. *(Fothergill.)*

Kneipen im Magen, was die Brust zusammenzieht, mit Zusammengreifen im Rücken und vielem Aufstossen, weckt sie aus dem Schlafe.

Kneipen im Magen, das später dumpf in die Gedärme übergeht.

Stechen in der Magen-Gegend, gegen Abend.

Feine Stiche in der Herzgrube. *(Wl.)*

540 Wundheits-Gefühl und Rohheits-Empfindung im Magen.

Wundheits-Schmerz in der Herzgrube, wie unterköthig, früh, beim Liegen und Umwenden im Bette, drei Morgen. (n. 13. T.)

Beengung der Herzgrube, beim rückwärts Lehnen, mit Stokken des Athems und der Sprache.

Um die Hypochondrien schmerzhafte Spannung, wie von einem zusammenschnürenden Bande.

In der Leber, Druck-Schmerz, beim Gehen.

545 Drückender Schmerz in der rechten Bauch- und Brust-Seite, durch Einathmen vermehrt.

Strammen in der rechten Bauch-Seite, beim tief Athmen.

Scharfes Ziehen im vordern Leberflügel.

Scharf ziehende Rucke unter den rechten Ribben.

Schmerzhafter Riss in der Leber-Gegend.

550 Stich-Schmerz in der Leber-Gegend, in Absätzen. (n. 16 St.)

Stiche in der Leber-Gegend.

Stich in der Leber-Gegend, der den Athem hemmt.

Im linken Hypochondrium, drückender Spann-Schmerz, bis in die Unterbauch-Seite.

Stich in der linken Bauch-Seite. (d. 2 T.)

555 Stich-Schmerz im linken Hypochondrium, früh, beim Liegen

Conium maculatum.

im Bette, mit Athem-Beklemmung; beim Aufrichten vergeht es.

Ein stechendes Wühlen in der linken Bauch-Seite.

Leibschmerz über den Hüften, beim Gehen.

Schmerz im Bauche, beim Lachen.

Heftige Bauchschmerzen mit Frost. *(Störk.)*

560 Ungeheure Bauchschmerzen. *(Kaltschmidt, Progr. d. Cic. Jen. 1778. S. 5.)*

Drücken im Unterbauche und darauf Gähren darin.

Anhaltender Druck im Unterbauche, wie von etwas Schwerem, ausser dem Essen.

Härte und arge Aufgetriebenheit des Bauches, Abends, nach dem Essen; der Nabel hervorgetreten, was ihren Schlaf beunruhigte.

Aufgetriebenheit des Unterleibes, nach dem Mittags-Schlafe.

565 Aufgetriebenheit und Vollheit des Bauches, Nachmittags.

Anspannung des Unterleibes, und zuckende Zusammenziehung gegen die Brust herauf, mit drückendem und kneipenden Schmerze, einige Minuten lang. (d. 2 T.)

Auftreibung des Bauches, wie Blähungs-Kolik, Abends, nebst Kälte des einen Fusses.

Geschwulst des Bauches. *(Landeutte. — Ehrhardt.)*

Geschwollene Gekrös-Drüsen. *(Kaltschmidt.)*

570 Sehr verengerte Stelle im Grimm-Darme. *(Kaltschmidt.)*

Beklemmung im Unterleibe.

Zusammenzieh-Schmerz im Unterbauche, wie Nachwehen, welcher zu Stuhle drängt.

Greifen und Drücken im Bauche.

Krampf im Unterbauche. (d. 6 T.)

575 Kolik-Schmerzen der heftigsten Art. *(Störk, lib. de Colchico.)*

Kneipendes Bauchweh, doch nicht gleich vor, noch gleich nach dem Stuhle.

Kneipen tief im Unterbauche, nach jedem Essen, bei gutem Appetit.

Starkes Kneipen im Bauche, wie zu Durchfall.

Schneidende Leibschmerzen, früh, nach zweistündigem Froste mit Kopfweh und Uebelkeit. *(Rl.)*

580 Schneiden in der linken Bauch-Seite, als träte da ein Knollen auf.

Schneidendes Leibweh mit Durchfall. (d. 12 T.)

Schneidendes Leibweh tief im Bauche, bei gutem Appetite und Nacht-Schlafe.

Heftiges Schneiden im Leibe, alle Tage, vorzüglich in der rechten Seite.

Schneidende Stiche im Bauche, wie mit einem Messer. (d. 4 T.) *(Rl.)*

585 Stechen im Unterleibe, wie mit einem Messer.

Flüchtig stechende Schmerzen im Unterleibe. (d. 8 T.)

Stechen im Oberbauche, früh beim Erwachen, ärger beim Bewegen.

Ziehende Empfindung im Unterleibe, nach dem Trinken.

Ziehender Bauchschmerz, beim Gehen. (n. 3 St.) *(Fr.)*

590 Ziehender Bauchschmerz in der Nabel-Gegend, früh, nach dem Aufstehen. *(Fr.)*

Ziehen im Unterbauche und Drücken nach dem Oberbauche zu, früh, beim Sitzen.

Ziehender Zerschlagenheits-Schmerz der Gedärme. (n. 9½ St.) *(Fr.)*

Reissen im Unterbauche, über der Scham, bis zum Bauch-inge.

Dumpfes Reissen auf einer kleinen Stelle dicht unter dem Nabel.

595 Wundartiges Reissen, in Absätzen, von der Magen-Gegend bis in die Bauch-Seite als wenn Alles im Unterleibe herausgerissen würde; mehrere Morgen.

Etliche Stösse im Bauche, nach aussen gegen die Bauch-Muskeln zu, wie in Schwangerschaft, vom Kinde.

Jücken im Unterleibe.

In den Bauch-Muskeln, über dem Nabel, feines Kneipen, beim Vorbiegen des Körpers. *(Wl.)*

Scharfe, in kurzen Absätzen herauffahrende Stiche in den Bauchmuskeln links unter dem Nabel. *(Wl.)*

400 Im Schoosse, Stechen, beim Aufstehen vom Sitze.

Schmerz, wie geschwollen, im rechten Schoosse, und beim Befühlen, wie unterköthig.

Heraustreibende Schmerzen in der Bruch-Stelle. (d. 2 T.)

Heraus Drängen in der Bruch-Stelle.

Es drängt nach der Stelle des ehemaligen Leisten-Bruches, ohne dass ein Bruch hervortritt.

405 Reissen im Schamberge, im Sitzen. *(Fr.)*

Knurren und Kollern im Leibe.

Kulkern in der linken Bauch-Seite.

Conium maculatum.

Die Blähungen gehen sogleich leicht ab.
Abgang einer Menge Blähungen. (n. 18 St.)
410 Abgang stinkender Blähungen.
Heftiger Abgang vieler Blähungen.
Abgang kalter Blähungen.
Vor Abgang der Blähungen, Schneiden im Leibe.
Leib-Verstopfung. *(Andree.)*
415 Häufiger Drang zum Stuhle, ohne Erfolg.
Steter Stuhldrang, ohne Stuhl.
Nur alle zwei Tage fester Stuhl, mit Pressen.
Sparsamer Stuhl.
Stuhl alle zwei Tage, dessen erster Theil nur unter Pressen erfolgt.
420 Täglich öfterer Stuhldrang, wobei jedes Mal etwas, aber sehr wenig abgeht.
Immer Reiz zu Stuhle, er kann aber täglich nur zweimal etwas verrichten, und es ist dünn.
Oefteres Noththun, es geht aber nur wenig weicher Koth ab und der Leib wird darnach immer mehr aufgebläht.
Starker Stuhldrang täglich mit dreimaligem Durchfalle.
Breiige Stühle, täglich ein Paar Mal, mit Brennen im Mastdarme.
425 Flüssiger, mit harten Theilen gemischter Stuhl, mit geräuschvollen Winden abgehend; dabei Leibweh. (d. 7. T.)
Vier flüssige Stühle mit harten Klümpchen. (d. 6 T.)
Durchfall. *(Landeutte. — Ehrhardt.)*
Schwächender Durchfall. *(Störk.)*
Oeftere Durchfall-Stühle, wie Wasser, mit vielem leeren Aufstossen und reichlichem Harn-Abgange. (n. 24 St.)
430 Sehr oft Durchfall-Stühle, wie Wasser, und Unverdautes dabei, mit Kneipen im Magen, was sich durch den Unterleib verbreitet. (d. 4 T.)
Unverdauter Stuhl. (d. 9 T.)
Unverdautes geht mit dem Stuhlgange ab.
Unbewusster Abgang des Stuhles, im Schlafe. (d. 2 T.)
Sehr stinkender Schleimabgang beim Stuhle.
435 Blut-Abgang mit dem Früh-Stuhle.
Vor jedem Stuhle, kurzes Schneiden im Bauche.
Beim Stuhlgange, Brennen im Mastdarme.
Beim Stuhlgange viel Winde-Abgang unter Pressen, Drängen und Schneiden im Mastdarme.
Bei jedem Stuhle, Frösteln.

Conium maculatum.

440 Nach dem Stuhle Herzklopfen, mit Aussetzen von Herzschlägen.
Nach jedem Stuhle, zittrige Schwäche, die sich im Freien legt.
Nach dem After und Kreuze zu, ein Drängen, in öfteren Anfällen. (d. ersten Tage.)
Ziehen nach dem After und Unterbauche zu.
Oeftere Stiche im After, ausser dem Stuhle. (d. 5 T.)
445 Jücken am After.
Jücken im Mastdarme, nach Jücken in der Brust und dem Bauche.
Hitze im After.
Hitze unten im Mastdarme (nicht im After).
Brennen am Mastdarme und After.
450 Harn-Unterdrückung, Ischurie. *(Baylies.)*
Strangurie. *(Lange. — Ehrhardt.)*
Oefterer Harndrang, alle halbe Stunden, doch jedes Mal wenig Harn.
Sehr oftes Harnen, mit Unaufhaltsamkeit des Urins.
Harnfluss. *(Bierchen. — Gatacker.)*
455 Harnfluss mit grossen Schmerzen. *(Lange.)*
Nachts, häufiges Harnen. (n. 10 St.)
Mehrere Nächte muss er früh um 2 Uhr zum Harnen aufstehen.
Nächtliches Bettpissen.
Rother Urin. *(Baylies.)*
460 Blut-Harnen. *(Haller,* in Götting. Anz. 1775. St. 62.)
Oefteres Blut-Harnen mit Engbrüstigkeit. *(Lange.)*
Beim Lassen eines Harnes, der stets einen zähen, trüben Schleim mit sich führt, grosse Schmerzen in der Harnröhre. *(Lange.)*
Schneiden des Harnes beim Lassen.
Beim Harnen, Schneiden in der Mündung der Harnröhre. (d. ersten Tage.)
465 Beim Harnen, schneidendes Ziehen durch die Harnröhre.
Beim Harnen, Pressen auf die Bährmutter und Schneiden.
Beim Harnen, Brennen.
Beim Uriniren, Brennen in der Harnröhre. (d. 11 T.)
Gleich nach dem Harnen, früh, Brennen in der Harnröhre, eine halbe Stunde lang.
470 Nach dem Harnen, ein beissiges Harndrängen. (n. ½ St.) *(Fr.)*

*Co**·*·*·*um maculatum.*

Bald nach dem Har**·**·**·**, ein klammartiges Drücken in der Gegend des Blasenhalses, von aussen nach innen, mit scharfen Stichen, viele Stunden anhaltend, stärker im Gehen, als im Sitzen. *(Wl.)*
Auf die Blase ein scharfer Druck.
Heftiger Stich in der Harnröhre bis in ihre Mündung.
Zuckende Stiche in die Harnröhre hinter.
475 Brennen in der Harnröhre. *(Störk.)*
Schleim-Ausfluss aus der männlichen Harnröhre, auch nach dem Harnen. (d. 4, 5, 6 T.)
Eiter-Ausfluss aus der Harnröhre, nach vorgängigem Jücken darin.
Durch die Ruthe ein Reissen, ausser dem Harnen. (d. 4. T.) *(Fr.)*
Jücken an der Ruthe, der Vorhaut und Eichel, wogegen Reiben nicht hilft.
480 Entzündung der Vorhaut.
Schneidender Schmerz in der Eichel.
In den Hoden mehrstündiger Schmerz, vorzüglich nach Erektionen. (d. ersten Tage.)
Druck-Schmerz im linken Hoden, mehrere Stunden lang.
Zieh-Schmerz im linken Hoden.
485 Kneipen und Reissen in den Hoden, Abends. (d. 4. T.)
Schmerz, als schnitte ein Messer mitten durch den Hodensack, zwischen den Hoden hin bis über die Wurzel der Ruthe herauf, öfters kurz wiederholt. *(Wl.)*
Schweiss im Mittelfleische
Der Geschlechtstrieb fehlt mehrere der ersten Tage gänzlich, trotz den einladendsten Lockungen.
Schmerzhafte Ruthe-Steifheit, Abends, vor dem Einschlafen.
490 Unbändiger Geschlechtstrieb. *(Limprecht,* Act. Nat. C. I, obs. 52.)
Geile Lüsternheit. (n. 12 St.)
Pollutionen, drei Nächte nach einander und darauf Erwachen des Geschlechtstriebes.
Pollution. (d. erste Nacht.)
Schon beim Tändeln mit Frauenzimmern entgeht ihm der Samen.
495 Vorsteherdrüsen-Saft geht beim Pressen auf den Stuhl ab.
Bei jeder Gemüths Bewegung entgeht ihm Vorsteherdrüsen-Saft, ohne wohllüstige Gedanken, (unter Jücken der Vorhaut).

An der weiblichen Scham arges Jücken, auch in der Scheide, am schlimmsten gleich nach der Regel; sie muss reiben, worauf es wie Herunterpressen der Bährmutter schmerzt.

Heftiges Jücken tief in der Scheide.

Starke Stiche an den Schamtheilen.

500 Schneiden zwischen den Schamlefzen, beim Harnen.

Eine grosse Ausschlags-Blüthe am Schamberge, welche bei Berührung schmerzt.

Monatreinigung unterdrückt. (*Andry. — Andrée. — Greding.*)

Unterdrückung der kaum eingetretenen Regel, worauf, Tag und Nacht Zieh-Schmerz den Rücken herab, bis ins Kreuz, erfolgt.

Verzögerung der Regel um 7 Tage.

505 Die Regel erscheint den 17ten Tag.

Bräunliches Blut statt der Regel. (n. 31 T.)

Vor Eintritt der Regel, immer trockne Hitze im ganzen Körper, ohne Durst.

Vor Eintritt der Regel, ein ängstlicher Traum.

Vor Eintritt der Regel lag es ihr in allen Gliedern, mit Weinerlichkeit, Unruhe und ängstlicher Sorge über jede Kleinigkeit.

510 Vor Eintritt der Regel, Stechen in der Leber-Gegend, am meisten Nachts, im Liegen, und vorzüglich beim Einathmen. (n. 23 T.)

Nach Eintritt der Regel, Zusammenzieh-Schmerz im Unterbauche, der beim Gehen im Freien verging.

Scheidefluss. (d. 2 T.)

Starker Weissfluss, und darauf Heiserkeit mit Husten und Auswurf.

Scheidefluss weissen, scharfen Schleimes, welcher Brennen verursacht. (*Baylies.*)

515 Dicklicht milchfarbiger Weissfluss, mit zusammenziehendem wehenartigen Bauchweh, von beiden Seiten her.

Blutiger Schleim, zehn Tage lang, statt des Weissflusses.

Weissfluss, zehn Tage nach der Regel, etliche Tage lang, unter vielem Bauchschmerze vor dem Abgange.

Weissfluss mit Schwäche und Lähmigkeits-Gefühl im Kreuze vor dem Abgange, und Mattigkeit davon.

Vor Abgang des Weissflusses, Kneipen im Bauche.

520 Oefteres Niesen, ohne Schnupfen. *(Lgh.)*
Häufiges Niesen.
Häufiger Ausfluss des Nasen-Schleims, mehrere Tage, wie bei Schnupfen.
Aus der Nase tropft blos Wasser.
Er schnaubt eine wässerige Flüssigkeit aus.
525 Heftiges Katarrhal-Fieber, mit Hals-Entzündung und Appetitlosigkeit. *(Gr.)*
Heiserkeit.
Trockenheit der Brust. *(Störk.)*
Vollheits-Gefühl auf der Brust; durch Husten will Nichts los, und es sticht davon auf dem Brustbeine.
Röcheln auf der Brust, Abends, beim Niederlegen, und beim Aufsitzen dann viel Husten.
530 Im Kehlkopfe ein trocknes Fleckchen, wo es kriebelt und zu trocknem, fast stetem Husten reizt.
Jücken im Halse, mit Reiz zum Hüsteln.
Kratzen und Kriebeln in der Brust heran, mit Reiz zu trocknem, fast stetem Husten.
Husten, wie von einem Kitzel in der Mitte des Brustbeins, mit und ohne Auswurf. *(Lgh.)*
Husten von Saurem und Salzigem leicht erregt, (ohne Auswurf).
535 Husten, fast bloss zu Anfange des Liegens, am Tage oder Abends; er muss sich aufsetzen um abzuhusten, dann hat er Ruhe.
Husten, der sich im Liegen vermehrt, und im Anfange viele Stösse giebt, wie zum Erbrechen.
Abends, vor Schlafengehen anhaltender, starker Husten.
Nächtlicher Husten. *(Störk.)*
Kurzer, erschütternder Husten, durch tief Athmen erregt.
540 Gewaltsamer Husten. *(Lange.)*
Keuchhusten und Engbrüstigkeit. *(Lange.)*
Nächtlicher Keuchhusten. *(Landeutte.)*
Keuchhusten mit blutigem Schleim-Auswurfe. *(Lange.)*
Der heftigste Husten, wobei er das Bett hüten muss. *(Störk, lib. de Stram, Hyosc. et Acon.)*
545 Trockner Husten, mit Heiserkeit.
Trocknes Hüsteln. *(Störk.)*
Lockerer Husten, ohne dass sie etwas auswerfen kann.
Husten, wovon sich etwas löst, was aber nicht aus-

geworfen wird, bis es später bei leichtem Husten herauskommt; dabei Schnupfen. *(Rl.)*

Gelblicher Husten-Auswurf, der wie faule Eier schmeckt.

550 Eiter-Auswurf aus der Brust. *(Störk, lib. de Cic.)*

Vom Husten fährt es ihm in den Kopf. *(Rl.)*

Beim Husten sticht's ihr im Kopfe.

Beim Husten klagt das Kind über Leibweh.

Vom Husten, Schmerz in beiden Bauch-Seiten.

555 Beim Husten, Stechen in der linken Brust, drei Stunden lang, so dass sie, davon erweckt, unruhig schläft.

Das Athmen, besonders das Einathmen wird ihm sehr schwer, als wenn sich die Brust nicht gehörig ausdehnte. (n. 4 St.) *(Fr.)*

Schwerathmigkeit. *(Landeutte.)*

Schwieriges Athmen und heftige Brust-Schmerzen. *(Lange.)*

Schwieriges, langsames Einathmen, Abends im Bette. *(Fr.)*

560 Langsamer Athem.

Kurzer Athem, in Ruhe und Bewegung. (d 7. T.)

Kurzer, keuchender Athem. *(Störk.)*

Engbrüstigkeit. *(Lange. — Med. obs. and Inquir.)*

Oeftere Engbrüstigkeit. *(Lange.)*

565 Oeftere Beklemmung oben in der rechten Brust, mit Gefühl, als rühre sie von angehäuften Blähungen her.

Erstickungs-Anfall, als setze sich Schleim im Halse vor. *(Rl.)*

Erstickungs-Anfälle, als setze sich etwas oben in der Kehle vor.

Brust-Schmerzen sehr heftiger Art. *(Lange.)*

Heftige Brust-Schmerzen mit starkem Husten. *(Lange.)*

570 Schmerz im Brustbeine, wie eingedrückt.

Spannung über die Brust, und beim Einathmen Drücken darin.

Drückender Schmerz auf dem Brustbeine, den ganzen Tag, mit bald reissendem, bald stechendem Schmerze um die Brüste und Brustwarzen, unter häufiger Beklemmung und Kürze des Athems. (d. 4 T.) *(Fr.)*

Drückender Schmerz auf dem Brustbeine, früh, mit erschwertem Athem, im Stehen. (d. 3 T.) *(Fr.)*

Drücken zuweilen in der Herz-Gegend, als wolle es ihm das Herz abdrücken, mit Athem-Beklemmung. (d. 3 T.) *(Fr.)*

575 Ein schneidendes Drücken auf beiden Seiten der Brust, durch Einathmen verstärkt. (n. 14 St.) *(Wl.)*

Ein fein stechendes Drücken an beiden Seiten der Brust, am stärksten, wenn er sich vorn auflegt. *(Wl.)*

Stumpfer Stich über dem Herzen beim tief Athmen und bald darauf auch bei jeder Körper-Bewegung.
Stiche in der Brust-Seite (Seitenstich). *(Störk.)*
Starke Stiche in der Seite, wie Messer-Stiche, mit lautem Jammer darüber.
580 Feine Stiche in der linken Brust-Seite, unter der Achselhöhle. *(Wl.)*
Stiche an der rechten Brust-Seite, wie von Nadeln, beim Gehen im Freien. *(Lgh.)*
Ein pochender Stich-Schmerz oben in der linken Brust, mehr nach der Mitte zu.
Ziehen und Reissen durch die ganze Brust, Abends im Bette, beim Liegen auf der Seite, mit Athem-Beklemmung und einem harten Drucke oben auf dem Brustbeine, welcher beim Einathmen den Athem benimmt. (d. 3 T.) *(Fr.)*
Reissen auf der Brust.
585 Ein klammartiges Reissen an der rechten Brust-Seite. *(Lgh.)*
Zerschlagenheits-Schmerz vorn auf der Brust und im Rücken.
Zerschlagenheits-Schmerz (an der innern Fläche) des Brustbeins.
Steifheit im Brustbeine, bei Körper-Bewegung.
Jücken im Innern der Brust.
590 Brennen in der Brustbein-Gegend. *(Störk.)*
Starkes Herzklopfen, nach Trinken.
Beim Aufstehn, Herzklopfen.
Oefteres sichtbares Herzklopfen. *(Gr.)*
Oeftere Stösse aus Herz.
595 Ueber die ganze äussere Brust stechendes Jücken, das durch Kratzen nur kurz vergeht. (n. 1 St.) *(Wl.)*
Ausschlags-Blüthen auf der Brust, die bei Berührung schmerzen.
Knochenfrass am Brustbeine. *(Kaltschmidt.)*
Die weiblichen Brüste thun weh.
Angenehmes, aber heftiges Jücken an beiden Brust-Warzen. (n. 4 St.)
600 Jücken ihrer beiden Brüste; beim Reiben wird die Haut rothschälig, mit brennender Empfindung.
Härte ihrer rechten Brust, mit Schmerz beim Befühlen und nächtlichen Stichen darin.
Entzündung der Brust-Skirrhen. *(Lange.)*
Kreuzschmerzen.
Kreuzschmerzen heim Zurückbiegen.

605 Arge Kreuzschmerzen nach wenigem Spazieren; darauf Uebelkeit und Ermattung.
Stiche im Kreuze, mit Ziehen durch die Lendenwirbel-Beine im Stehen. (n 3 St.) *(Fr.)*
Rücken-Krampf mit starkem Drücken und Ziehen.
Spann-Schmerz im Rücken. *(Störk.)*
Schmerzhaftes Spannen in den Muskeln unter beiden Schulterblättern, in der Ruhe, und durch Aufheben der Arme sehr verstärkt. *(Wl.)*
610 Scharfes Drücken unter dem rechten Schulterblatte, bei jeder Arm-Bewegung.
Ziehen durch die Lendenwirbel-Beine, im Stehen. (n. ½ St.) *(Fr.)*
Zieh-Schmerz im rechten Schulterblatte.
Stumpfe Stiche zwischen den Schulterblättern.
Verrenkungs-Schmerz links im Rücken. (d. ersten Tage.)
615 Eingeschlafenheits-Kriebeln im Rückgrate.
Hitz-Gefühl den Rücken herab, früh, beim Erwachen.
Im Nacken, ein dehnender Schmerz in der Ruhe, mit Trokkenheits-Gefühl im Schlunde.
Ziehen im Nacken, beim Gehen im Freien. (n. 1 St.) *(Fr.)*
Ein klopfendes Ziehen im Nacken, wo er in die rechte Schulter übergeht. (n. 8 St.) *(Fr.)*
620 Juckende Schauer vom Nacken gegen den Kopf. (d. 4 T.)
Im Halse Ziehen an der rechten Seite herab, bis zum Achsel-Gelenke, in der Ruhe. (d. 3 T.) *(Fr.)*
Anscheinende Verdickung des Halses.
Vermehrung der Kropf-Geschwulst.
Im Arme, Zieh-Schmerz, herauf und hinunter, meist bei Bewegung desselben.
625 Im Oberarme lähmiger Zieh-Schmerz, in der Ruhe. (n. 1½ St.) *(Fr.)*
Reissen durch die Oberarme, Abends im Bette. (d. 1 T.) *(Fr.)*
Reissen, mit Stechen abwechselnd, im Oberarme, in der Ruhe, durch Bewegung nur kurz vergehend. *(Fr.)*
Im Ellbogen, reissender Schmerz, beim Gehen im Freien.
Schneidender Schmerz in der linken Ellbogen-Beuge, von innen heraus, in der Ruhe. (n. 50 St.) *(Wl.)*
630 Schwere in den Ellbogen-Gelenken, mit feinen Stichen.
Knacken im Ellbogen-Gelenke, besonders Abends.
In den Vorderarm-Muskeln klammartiger Schmerz, vorzüglich beim Aufstützen der Arme. (n. ¼ St.) *(Wl.)*

Conium maculatum.

Dumpfes Ziehen in den Vorderarmen, stärker in der Ruhe, als bei Bewegung. (n. 72 St.) *(Wl.)*

Zerschlagenheits-Schmerz an der Aussenseite des linken Vorderarmes, am stärksten bei Berührung. (n. 62 St.) *(Wl.)*

935 Jückendes Kriebeln am Vorderarme, das durch Reiben nur kurz vergeht. (n. 1 St.) *(Wl.)*

Im Hand-Gelenke, lähmiger Zieh-Schmerz, in der Ruhe. *(Fr.)*

Feine Stiche in den Hand-Gelenken. (n. 10 M.) *(Wl.)*

Stechender Verrenkungs-Schmerz in den Gelenken des Mittelhand-Knochens des linken Daumens mit der Handwurzel, vorzüglich beim einwärts Biegen desselben.

Knacken im Hand-Gelenke, besonders Abends.

640 Absterben der linken Hand, besonders im Handteller.

Empfindlichkeit der Haut auf dem Hand-Rücken. (d. erst. Tage.)

Schweissige Hände.

Die Finger werden beim Schneiden mit der Schere krampfhaft steif.

Scharfes Ziehen an einem oder dem andern Finger.

645 Scharfe Stiche in den Mittel-Gelenken der Finger, in der Ruhe. (n. 1½ St.) *(Wl.)*

Stiche unter den Finger-Nägeln, wie von Nadeln. (d. 5 T.)

Schneidende Stösse im hintern Daumen-Gelenke. (n. 48 St.) (Wl.)

Taubheit der Finger.

Jücken auf den Rücken der Finger.

650 Brenn-Schmerz an der Beuge-Seite des Zeigefingers, und später ein harter, langdauernder Knoll an dieser Stelle.

Gelbe Flecke an den Fingern. (n. 5 T.)

Gelbe Finger-Nägel. (n. 6 T.)

Nagel-Geschwür mit Entzündung und pochendem, unterköthigem, brennenden Schmerze.

Zwischen den Hinterbacken, in der Kerbe, ungeheures Jücken.

655 Die Sitzknochen schmerzen beim Aufstehen vom Sitzen, nicht während des Sitzens.

Lang anhaltender tiefer Stich oben an der Einfügung des grossen Gesäss-Muskels. (n. 3½ St.) *(Fr.)*

Die Hüfte rechter Seite schmerzt Abends, beim Gehen wie verrenkt.

Stumpfe Stiche in der Hüft-Gegend, nahe am Trochanter des Oberschenkels, im Sitzen, die nicht im Gehen hindern. (n. ¼ St.) *(Wl.)*

In den Beinen, Brummen und Summen.

660 Ziehen und Reissen im linken Beine, mit grosser Unruhe, dass sie es keine Minute still halten konnte.

Einschlafen der Beine, beim Sitzen.

Geschwulst der Schenkel. *(Landeutte.)*

Im Oberschenkel des rechten Beines, Klamm-Schmerz in den vordern Muskeln, beim Gehen im Freien. (n. 13 St.) *(Lgh.)*

Schwäche-Gefühl bis zum Zittern, im rechten Oberschenkel, beim Gehen.

665 Feines Einkrallen an der hintern Seite des Oberschenkels. *(Wl.)*

Dumpfes Ziehen im rechten Oberschenkel, in der Ruhe, durch Bewegung erleichtert. (n. 1½ St.) *(Wl.)*

Dumpfes Reissen vorn in beiden Oberschenkeln, beim Gehen.

Stiche in den Muskeln des linken Oberschenkels, wie von Nadeln, im Sitzen. *(Lgh.)*

Jückende Nadel-Stiche an der hintern Seite des Oberschenkels, am stärksten im Sitzen. *(Wl.)*

670 Im Knie, stumpfer Schmerz, beim Auftreten.

Dumpfer Schmerz im linken Knie, beim Auftreten. *(Rl.)*

Gichtschmerz im Knie, den ganzen Tag. (n. 15 T.)

Reissender Schmerz um das Knie-Gelenk.

Reissen um die Kniescheibe herum, im Sitzen. *(Fr.)*

675 Stiche auf die äussere Senne des Beuge-Muskels in der Kniekehle, beim Gehen im Freien. *(Fr.)*

Zerschlagenheits-Schmerz, oder, als wenn die Kniescheibe zerbrochen wäre, zum laut Schreien, im ganzen linken Knie, beim Gehen und Stehen im Freien, mit ängstlicher Hitze über und über beim Anstrengen im Gehen. *(Lgh.)*

Verrenkungs-Schmerz im rechten Knie.

Lähmiger Schmerz in der Kniekehle, wie bei Wassersucht des Knie-Gelenkes.

Ermüdungs-Schmerz um das Knie, ½ Stunde lang.

680 Knacken des Kniees (in der Kniescheibe?) beim gerade Richten.

Im Unterschenkel ein glucksender Druck auf dem Schienbeine, beim Ausstrecken des Gliedes, im Sitzen. *(Fr.)*

Zucken und Unruhe in den Unterschenkeln Nachts, und darnach jedes Mal Schauder.

Spannender Steifheits-Schmerz in den Waden.

Ziehen an der Inseite der linken Wade und auf dem rechten Fussrücken. *(Fr.)*

685 Reissen auf dem Schienbeine, Abends im Bette. (d. 1 T.) *(Fr.)*
Reissen den Unterschenkel herauf von der Inseite des Fusses an, im Freien.
Dumpfes Reissen den Unterschenkel herauf, vom äussern Fussknöchel an, im Freien.
Ein klammartiges Reissen an den Schienbeinen, beim Gehen im Freien. *(Lgh.)*
Zerschlagenheits-Schmerz des Schienbeines. *(Fr.)*
690 Die (vor 12 Tagen durch Stoss) beschädigte, bis herunter schmerzhafte Stelle am Unterschenkel wird blau und fleckig und schmerzt bei der mindesten Bewegung wie Messerstiche, beim Gehen und Befühlen aber, wie zerschlagen.
Im Fuss-Gelenke, dumpfer Schmerz. *(Rl.)*
Reissen im Fuss-Gelenke, von Mittag bis Abend, schlimmer im Sitzen, als beim Gehen.
In der Fussbeuge, Brennen und klopfendes Stechen.
Reissen auf dem Fuss-Rücken, Abends im Bette, (d. 1 T.) *(Fr.)*
695 Reissen in den Fusssohlen, beim Gehen.
Scharfes Ziehen unter der Ferse.
Stechen an beiden Knöcheln des rechten Fusses, erst fein, dann scharf zwei Tage lang und Nachts aus dem Schlafe weckend, zuletzt bis an die Wade gehend; beim Sitzen langsamere, beim Gehen öftere und stärkere Stiche.
Kriebelnder Schmerz in den Fusssohlen beim Auftreten; beim Gehen aber Stechen darin.
Taubheit und Unempfindlichkeit der Füsse.
700 Zittern der Füsse, früh beim Aufstehen.
Empfindlicher Brenn-Schmerz unter der Ferse, beim Auftreten, mit Röthe und Geschwulst der Stelle.
Geschwulst des ganzen Fusses, brennenden Schmerzes.
Die Geschwulst der Füsse ist schmerzhaft und vergeht auch im Schlafe nicht.
Starkes Jücken und ein jückendes Blüthchen auf den Fusssohlen.
705 Eiter-Bläschen an den Füssen.
Die Zehen-Spitzen schmerzen wie unterköthig.
Pulsirende Stiche in der kleinen Zehe, die auch beim Gehen schmerzt.
Reissen im Ballen der grossen Zehe, früh, im Stehen und Sitzen. *(Fr.)*

Ein brennendes Reissen am hintern Gelenke der grossen Zehe, beim Erwachen aus dem Schlafe, im Liegen.
710 Brenn-Schmerz unter den Zehen, im Sitzen.
Erregt das Podagra, (*Clark*, in Essays and obs. phys. and liter. III. Edinb. 1771.)
Gefühl von Umklammerung der Bein- und Armknochen, welches matt macht.
Klamm- und krampfartige Schmerzen in verschiedenen Theilen, als in der Brust, den Kinnbacken u. s. w.
Pulsartiges Zucken im Unterleibe und im Kreuze.
715 Eine Art Steifigkeit des Körpers; die Bewegung der Glieder, des Nackens u. s. w. erregt ein widriges Gefühl.
Reissen durch verschiedne Theile des Körpers. (d. 4 T.) (*Fr.*)
Reissen in allen Gliedern, fast wie von Verrenkung.
Ein herumziehendes Reissen in Armen und Beinen, so wie in den Zähnen. (d. ersten Tage.)
Reissende Stiche, bald hier, bald da, sehr durchdringlich, wie bis auf die Knochen.
720 Brennen auf der Zunge und in den Händen.
Zerschlagenheits-Gefühl in allen Gelenken, in der Ruhe; wenig oder gar nicht bei Bewegung.
Arger Zerschlagenheits-Schmerz in allen Gliedern.
Ermüdungs-Schmerz in den Gelenken.
Sehr leichtes Verheben.
725 Eingeschlafenheit der Glieder.
Taubheit und Kälte der Finger und Zehen.
Die Schmerzen entstehen meist in der Ruhe; nur in seltner Wechselwirkung beim Bewegen. (*Fr.*)
Die Beschwerden kommen am schlimmsten die Nacht und wecken aus dem Schlafe.
Gehen im Freien mattet sie ab und die Luft greift sie an.
730 Bei Rückkehr von Gehen in freier Luft, Kopfschmerz mit Druck aufs rechte Auge.
Beim Spazieren, Jücken in der Herzgrube.
Anhaltender Mangel an Lebenswärme, und stetes Frösteln.
Wenig Lebens-Wärme, nach dem Mittags-Schlafe und Frösteln.
Gefühl von Mangel an Lebens-Wärme, und Traurigkeit.
735 Grosse Verkältlichkeit, selbst im Zimmer, nach Spazieren, wobei er geschwitzt hatte, im Sitzen.
Ungemein erhöhte Verkältlichkeit.
Von Verkältung erwacht er früh um 4 Uhr mit Schmerz im Kopfe und am Schulterblatte, beim Wenden des Körpers,

wie zerschlagen, mit Schmerz der Bauchmuskeln in der Magen-Gegend beim tief Athmen, der ihm den Athem versetzt.

Die Haut des Körpers deuchtet ihm heisser, als sie ist.

Jücken an den Gliedmassen. *(Störk.)*

740 Jücken an den Oberschenkeln und Armen.

Flüchtiges Jücken, bald hier, bald da, an allen Theilen des Körpers.

Ein fressendes Jücken, das stets mit einem Stiche anfängt, Abends im Bette, bloss auf der rechten Körper-Hälfte, vorzüglich wenn er darauf liegt, mit Unruhe in allen Gliedern, durch Kratzen leicht besänftigt, stets aber auf einer andern Stelle wieder erscheinend.

Stichlichte Empfindung über den ganzen Körper.

Jückende Stiche, wie von Flöhen, dicht auf einander folgend, hie und da am ganzen Körper, doch einzeln, nie zwei auf einmal.

745 Langsame, jückend beissende, brennende Stiche hie und da am Körper.

Entzündung der ganzen Körper-Haut, sie schmerzt brennend. *(Baylies.)*

Feiner, kaum sichtbarer Ausschlag im Gesichte, auf dem Rücken und dem übrigen Körper, jückend, wie ein Laufen unter der Haut.

Ausschlag weisser, durchsichtiger Blüthen, die, mit scharfer Feuchtigkeit gefüllt zu Krätze ähnlichen Schorfen werden; dabei örtlicher, stinkender, beissender Schweiss. *(Störk.)*

Eine vor vielen Jahren verletzte Stelle fängt öfters an zu schmerzen.

750 Vermehrte, unerträgliche Schmerzen in den leidenden Theilen. *(Lange.)*

Kriebeln im leidenden Theile. *(Callin.)*

In das Geschwür fährt Schmerz vom Husten. *(Störk.)*

Vermehrter Schmerz im Geschwüre. *(Störk.)*

Spannender Schmerz im Geschwüre. *(Störk.)*

755 Bluten der Geschwüre. *(Greding.)*

Schwarzwerden der Ränder des Geschwüres, mit Ergiessung stinkender Jauche. *(Störk.)*

Stinkende Jauche des Geschwüres. *(Störk.)*

Kalter Brand eines Theiles des Geschwüres. *(Greding.)*

Petechien. *(Sim. Paulli.)*

760 Bläue des ganzen Körpers. *(Ehrhardt.)*

In einer alten Warze (an der Oberlippe), Zieh-Schmerz.
In den Knochen, vorzüglich in der Mitte der Röhren, verborgener Beinfrass, mit brennend nagendem Schmerze. *(Störk)*.
Die Drüsen werden Abends schmerzhaft. *(Störk.)*
Kriebeln und angenehmes Jücken in den Drüsen. *(Störk.)*
765 Stechen in der Drüsen-Geschwulst.
Schründender Stich-Schmerz um die Drüsen-Geschwulst herum.
Ein freies Schneiden um die Drüsen herum.
Blutwallung im Körper. (sogleich.)
Starke, anhaltende Blut-Wallungen, mit Zuckungen am Herzen untermischt.
770 Er fühlt sein Blut sehr unruhig im ganzen Körper.
Bebende Bewegung und Zittern des Körpers, besonders stark in den Armen. (d. 5 T.)
Zittern. *(Baylies. — Cullen. — Ehrhardt.)*
Zittern aller Glieder. *(Fothergill. — Schmucker.)*
Immerwährendes Zittern. *(Andry.)*
775 Sehnenhüpfen. *(Ehrhardt.)*
Konvulsionen. *(Andry. — Watson. — Cullen.)*
Konvulsionen des leidenden Theiles und des ganzen Körpers, mit Gefahr zu ersticken. *(Lange.)*
Krank und matt, früh im Bette, mit Missmuth, Schläfrigkeit und Schmerzen im Magen. (d. 2 T.)
Wüstheit im ganzen Körper, früh, nüchtern, wie nach einer schweren Krankheit, mit Appetitlosigkeit, wie übersättigt und Ekel vor den Speisen.
780 Alles wie voll gedrängt, Brust, Kopf und Hypochondrien, 10 Minuten lang, mehrere Morgen beim Erwachen.
Schwere und Wabblichkeit im ganzen Körper, Nachmittags.
Zusammenziehendes Gefühl im Innern, wobei ihr der Speichel im Munde zusammenläuft.
Täuschendes Gefühl beim Gehen, als hemme etwas seine Schritte, und doch ging er sehr schnell. *(Fr.)*
Anfall: Allein zu Hause kam ihr eine Neigung zum Weinen an, das, als sie ihr nachgab, in lautes Schlucksen ausartete, dann Flimmern vor den Augen und undeutliches Sehen, dass sie sich beim Gehen anhalten musste; darauf Abspannung in allen Gliedern und dumpfes Kopfweh.
785 Anfälle, gewöhnlich nach dem Essen, mit Gähnen anfangend, Stechen im Brustbeine und Drücken in der Herz-

grube, selbst bei Berührung, worauf es in den Rücken
geht, wo es in der Nieren-Gegend sticht.

Anfall von Müdigkeit und Frösteln, dass er sich legen muss,
drauf am andern Tage dabei Kopfschmerz und Herzklopfen
im höchsten Grade; bei jedem Schlage des Pulses schien
es ihm, als würde der Hinterkopf mit einem Messer durchbohrt und das Herz schien in seiner Thätigkeit bald stark
klopfend, bald eilend zugleich, bald schaukelnd.

Grosse Mattigkeit.

Auffallende Mattigkeit im ganzen Körper, Abends und früh.

Mattigkeit, früh, nach dem Erwachen, wie nach Fieber.

790 Mattigkeit, früh, beim Erwachen, die nach dem Aufstehen vergeht.

Abspannung des Geistes und Körpers. (d. 4. T.)

Allgemeine Zerschlagenheit.

Die Kleider liegen wie eine Last auf Brust und Achseln.

Schwäche des ganzen Körpers. *(Whytt.)*

795 Sinken aller Kräfte. *(Störk.)*

Nerven-Schwäche. *(Schmucker.)*

Kraftlosigkeit und Schwere in den Beinen, vorzüglich den
Knieen, als sollten sie zusammen knicken; sie zittern.

Kraftlosigkeit beim Erwachen von der Mittags-Ruhe, die
Arme und Beine sind wie abgeschlagen.

Sehr erschöpft, matt und wie gelähmt, nach einem kleinen
Spaziergange, mit verdriesslicher, hypochondrischer Stimmung. *(Fr.)*

800 Bei der Rückkehr vom Spazierengehen wird ihm jeder
Schritt übermässig sauer und er kann vor Unmuth und Ungeduld den Augenblick kaum erwarten, wo er in Einsamkeit ausruhen könne.

Das Stehen ist sehr beschwerlich.

So schwach, dass sie sich legen muss.

Er muss das Bett hüten vor Mattigkeit und Frösteln, dabei
Kopfschmerz und Herzklopfen.

Die kräftigsten und muntersten Personen verloren alle Kräfte
und mussten dass Bett hüten. *(Lange,* a. a. O.)

805 Er kann sich in keiner Lage erholen.

Verlust aller Kräfte, bis zum Tode. *(Lange.)*

Bei dem Mangel an Lebens-Kraft, Lach-Reiz.

Während des abgespannten Zustandes, Reiz zum Lachen,
wie vom rechten Hypochondrium und dem Magen aus.

Ohnmachten. *(Lange. —* Pharm. helv.)

Conium maculatum.

810 Schwindsucht. *(Reismann. — Collin.)*
Wassersucht, *(Tartreux,* Epist. apol. S. 51.)
Schlagfluss. *(Lange.)*
Wässriger Schlagfluss. *(Collin.)*
Lähmungen. *(Andry. — Andrée.)*
815 Faulige Auflösung der Säfte. *(Reismann.)*
Oefteres Gähnen, wie von Unausgeschlafenheit. *(Lgh.)*
Sehr schläfrig und müde, früh, beim Erwachen, die ersten zwei Stunden.
Schläfrig früh beim Aufstehen.
Unausgeschlafenheit, früh.
820 Er kann sich zur gewöhnlichen Zeit des Erwachens nicht aus dem Schlafe finden und ist noch lange wie verschlafen.
Früh zwingt ihn ein Druck-Schmerz in den Knochen des Oberarmes und Oberschenkels zum Schlafen.
Schläfrig am Tage, ohne schlafen zu können.
Tages-Schläfrigkeit; er kann sich beim Lesen nicht munter erhalten. (n. 3, 8 St.) *(Col.)*
Schlummersucht. *(Watson. —* Sim. Paulli.)
825 Schlummersucht, selbst beim Gehen im Freien.
Schlummern den ganzen Tag mit grosser Hinfälligkeit.
Schlafsucht, Nachmittags; er musste trotz aller Gegenwehr sich legen und schlafen. *(Lgh.)*
Abends grosse Schläfrigkeit und Unaufgelegtheit zu Allem. *(Fr.)*
Spätes Einschlafen, erst nach Mitternacht.
830 Schlaflosigkeit. *(Reimann. — Lange.)*
Schlaflosigkeit wegen Unruhe und Hitze; er wirft sich im Bette herum.
Betäubter, allzu tiefer Schlaf, nach welchem der vorher kaum merkbare Kopfschmerz sich immer mehr verstärkt.
Ruhiger Schlaf vorzüglich früh sehr fest und länger, als gewöhnlich. (Theilweise Heilwirkung?) *(Fr.)*
Aus festem Schlafe, ängstliches Halb-Erwachen.
835 Unterbrochner Schlaf.
Zeitigeres Erwachen, früh.
Abends im Bette, Pulsiren in der rechten Kopfseite.
Nachts im Bette, Kopfschmerzen mit Uebelkeit.
Nachts, bohrender Schmerz in der Zunge. (d. 2 N.)
840 Nachts, zwischen 1 und 2 Uhr, Magenkrampf, wie ein Greifen und Zusammenziehen.
Nachts, Kratzen im Halse, mit Husten.

Nachts, Nasenbluten, und dann früh, beim Aufstehen, Schwindel.
Nachts, nach Einschlafen vor Verdriesslichkeit, Zuckungen im Schlafe in Armen und Händen; die Augen öffnen sich stier und drehen sich hin und her.
Er legt im Schlafe die Arme bloss.
845 Nachts im Bette wird es ihm zu heiss; er muss aufstehen und die Nacht auf dem Sopha zu bringen.
Zu Mitternacht wacht er in Schweiss auf.
Nachts, arges Jücken am After, den Hinterbacken, im Mittelfleische und neben dem Hodensacke, dass er oft aufstehen musste.
Abends, im Bette, Reissen bald in diesem bald in jenem Gliede. *(Fr.)*
Nachts, im Schlafe, heftiges Weinen mit Thränen.
850 Nachts brummt er im Schlafe.
Nachts von Aengstlichkeit erweckt, die sie lange vom Schlafe abhielt.
Nachts, Alpdrücken.
Nach Mitternacht, wie in halbem Erwachen, sehr bange, fast bis zur Todes-Angst steigende Gedanken.
Böse Träume unterbrechen oft den Schlaf. (d. ersten Tage.)
855 Aengstliche, furchtbare, sehr erinnerliche Träume.
Aengstliche, feindliche Träume.
Angstvolle, lebhafte Träume. *(Lgh.)*
Angstvolle Träume voll drohender Gefahr.
Viel furchtsame Träume, Nachts und gegen Morgen. *(Fr.)*
860 Nach Erwachen, Nachts, furchtsame Gedanken.
Schreckhafte Träume.
Träume von kläglichen Krankheiten.
Träume von körperlichen Verstümmelungen.
Viel Träume von Todten und verstorben sein sollenden Lebenden.
865 Traum voll Beschämung.
Träume voll Aerger und Schlägerei.
Lebhafte wohllüstige Träume. *(Lgh.)*
Verwirrte Träume im unruhigen Schlafe.
Schauder. (sogleich.)
870 Schauder. *(Störk.)*
Schauder bei Bewegung.
Schauder über den ganzen Körper. *(Lgh.)*

210 *Conium maculatum.*

Schauder, anderthalb Stunden lang, mehrere Morgen nach einander um 8 Uhr.

Schauder über den ganzen Körper von Zeit zu Zeit, und darauf schneller Puls mit Hitze und Durst. *(Störk.)*

875 Schauder und Kälte Nachmittags; dann, nach 5, 6 Stunden, Ueberlaufen einer glühenden Hitze in allen Gliedern, wobei die Kopf-Eingenommenheit und gleichgültige Traurigkeit verschwindet und die lebhafteste Theilnahme an Allem an die Stelle tritt. (n. 7, 8 St.) *(Fr.)*

Kälte und Frostigkeit, früh, mit schwindeligter Zusammengeschnürtheit des Gehirnes, und gleichgültiger Niedergeschlagenheit. *(Fr.)*

Frost, früh, zwei Stunden lang, mit Kopfschmerz und Uebelkeit. (d. 3 T.)

Frieren mit Zittern in allen Gliedern, so dass sie sich immer in der Sonne aufhalten muss.

Frieren mit kalten Händen und heissem Gesichte, bei Uebelkeit.

880 Frösteln, Nachmittags, von 3 bis 5 Uhr.

Von innerem Froste erwacht er früh um 5 Uhr (fast ohne Durst), mit kalten Händen und Fusssohlen und heissem Gesichte, 8 Stunden lang; drauf stärkere Hitze im Gesichte und Mattigkeit. (n. 24 St.)

Hitz-Gefühl im ganzen Körper, auch äusserlich fühlbare stärkere Wärme der Haut, mit trocknen, klebrigen Lippen, ohne Durst, selbst mit Abneigung von Getränken und fadem Speichel im Munde; Geräusch und helle Gegenstände greifen ihn an, sowie jede Bewegung; er wünscht mit geschlossenen Augen einsam zu sitzen.

Wärme-Ueberlaufen, Nachmittags, ohne Durst. *(Fr.)*

Hitze. *(Baylies. — Fothergill.)*

885 Innere Hitze, besonders im Gesicht, mit Röthe desselben, ohne Durst. *(Wl.)*

Gefühl innerer und äusserer Hitze, nach dem Schlafe.

Stete Hitze.

Ungeheure Hitze. *(Baylies.)*

Hitziges (tödtliches Fieber.) *(Lange.)*

890 Starke Fieber-Hitze, mit grossem Schweisse und Durste, bei Appetitlosigkeit, Durchfall und Erbrechen. *(Greding.)*

Fieber. *(Andrée — Collin.)*

Eintägiges Fieber. *(Landeutte, a. a. O.)*

Verschiedene Fieber-Anfälle. *(Tartreux.)*

Schleichendes Fieber mit gänzlichem Appetit-Verluste. *(Lange.)*

895 Ausdünstung. (*Catacker.*)

Schweiss, über und über, vorzüglich an der Stirn, bei Röthe des Gesichtes und ganzen Körpers, ohne sonderliche Hitze.

Abends starker Schweiss im Sitzen, mit Hitze im Gesichte.

Bloss beim Anfange des Schlafs, sobald sie die Augen zuthut, einiger Schweiss; selbst am Tage, beim Schlummern im Sitzen.

Das Kind verlangt Abends zeitig ins Bett, ist dann sehr heiss und schwitzt stark über und über, im unruhigen Schlafe, unter starkem Zittern und kurzem, röchelndem, stöhnendem Athmen. (*Gr.*)

900 Nachts, Duften, bloss der Beine.

Nacht-Schweiss.

Um Mitternacht Schweiss.

Nach Mitternacht starker Schweiss.

Früh, beim Erwachen aus dem Schlafe, gelinder Schweiss über den ganzen Körper. (*Lgh.*)

905 Früh, bei und nach dem Erwachen, Neigung zu Schweiss, auch der kalten Beine.

Oertlicher, stinkender, beissender Schweiss. (*Störk.*)

Den Puls fühlt er im ganzen Körper.

Geschwinder Puls. (*Ehrhardt.*)

An Stärke und Geschwindigkeit ungleicher Puls. (*Störk.*)

910 Grosser, langsamer Puls, zwischen denen, ohne Ordnung, mehrere kleine, schnelle folgen.

Langsamer, schwacher Puls. (*Sim. Paulli.*)

Pulslosigkeit. (*Sim. Paulli.*)

Cuprum, Kupfer.

Ein Stück reines Kupfer-Metall wird auf einem harten, feinen Abzieh-Steine unter destillirtem Wasser in einem porzelänenen Napfe gerieben und das feine zu Boden sinkende Pulver getrocknet und wie andre mettallische Pulver erst durch dreistündiges Reiben mit Milchzucker zur Million-Potenz gebracht, dann durch Verdünnung und potenzirendes Schütteln der Auflösung eines Grans dieses Pulvers bis zur decillionfachen Kraft-Entwickelung gebracht. Man bedient sich zur Gabe eines oder zweier, feiner Streukügelchen befeuchtet mit der Arznei-Flüssigkeit eines dieser Potenz-Grade, je nach den Umständen des Kranken.

Nicht seltene zufällige Vergiftungen mit diesem Metalle und seinen Auflösungen schreckten durch die davon entstandnen, grausamen, meist tödlichen Zufälle die Aerzte von jeher ab von seinem innern Gebrauche in Krankheiten.

F. G. Voigtel führt in seiner Arzneimittellehre folgende an: ,,Ekel, Uebelkeiten, Beängstigungen und Erbrechen schon ,,nach wenigen Minuten, lästiges Brennen im Munde, fruchtloses ,,Würgen, heftige Schmerzen im Magen nach einigen Stunden, ,,Verschlossenheit der Darm-Ausleerungen, oder allzuheftige ,,Ausleerungen, wohl auch blutige Durchfälle, s te Unruhe, ,,Schlaflosigkeit, Ermattung, schwacher und kleiner Puls, kal-,,ter Schweiss, Gesichts-Blässe, Schmerzen im ganzen Körper ,,oder in einzelnen Theilen, Schmerz im Schildknorpel, schmerz-,,hafte Hypochondrien, kriebelndes Gefühl im Scheitel, Herz-,,klopfen, Schwindel, schmerzhaftes Schnüren der Brust, Hu-,,sten mit unterbrochenem, fast unterdrücktem Athemholen, ,,schnellestes Athmen, Blutspeien, Schlucksen, Bewusstlosig-,,keit, umher irrende Augen — auch wohl Zuckungen, Raserei, ,,Schlagfluss, Lähmung, Tod."

Cuprum.

Nur die Homöopathik vermag durch die ihr eigne Bereitungs-Art der Arzneien und die hochgeminderte Gaben-Grösse derselben selbst die, auch in geringer Menge fast unbezwinglich schädlich sich erwiesenen Natur-Körper zum Heile anzuwenden.

Die meisten jener heftigen Beschwerden bei mit Kupfer Vergifteten pflegen in Gruppen zusammen zu erscheinen, die eine halbe bis ganze Stunde dauern und als erneuerte Anfälle von Zeit zu Zeit wieder zu kommen pflegen in fast gleicher Zusammensetzung der Symptome, z. B. Herzklopfen, Schwindel, Husten, Blutspeien, schmerzhafte Brust-Zusammenziehung, ausbleibender Athem — oder: drückender Brustschmerz, Müdigkeit, Wanken der Augen, Verschliessung derselben, Bewusstlosigkeit, schnelles, wimmerndes Athmen, Umherwerfen, kalte Füsse, Schlucksen, Athem hemmendes Hüsteln, u. s. w. Das Kupfer ist daher in Krankheiten desto homöopathischer angezeigt, wenn sie in solchen unregelmässigen Anfällen von ähnlichen Symptomen-Gruppen, wie Kupfer thut, sich äussern:

Mehre Arten theilweiser oder allgemeiner, klonischer Krämpfe, Arten, Veitstanz (*Niemann*), Epilepsieen (*Aretaeus, Duncan, Köchlin*) Keichhusten, Haut-Ausschläge, alte Geschwüre vorzüglich auch krampfhafte Beschwerden bei allzu feinen und allzu empfindlichen Sinnen scheinen die Haupt-Sphäre seiner passenden Anwendung zu seyn, wie es denn auch in der mörderischen Cholera theils zur Verhütung, theils zur Heilung derselben, wenn sie sich schon entwickelt hatte, nicht zu entbehren war.

Die Antidote gegen verschluckte kupferige Dinge sind Auflösungen von (Kalien-Seife und) kalkartiger Schwefelleber, so wie das von *Orfila* aus Erfahrung gerühmte Eiweiss. Die dynamischen, von allzu heftigwirkender Kupfer-Arznei entstandnen Beschwerden lassen sich meist und am besten durch öfteres Riechen an Kampher-Auflösung in Weingeist beseitigen doch zählt man noch Bell., Chin., Cocc., Dulc., Hep. sulph., Ip., Merc., und Nux vom. unter seine Antidote.

Die Wirkungsdauer der Kupfer-Arzneien beträgt, wie es scheint, nur wenige Tage.

Als antipsorisches Heilmittel beseitigte das Kupfer unter andern auch folgende Beschwerden:

Muthlosigkeit; Kopfschmerz nach Fallsucht-Anfällen; Schmerz im Kopfe, wie hohl; Druck-Schmerz in den Augen; Reissen aus den Zähnen bis in die Schläfe; Würmerbeseigen auf Milch-Genuss; Nacht-Harnen; Nasen-Verstopfung; einige Arten Keichhusten; Brennen in den Fuss-Sohlen; Fuss-Schweiss; Unterdrückter Fuss-Schweiss; Alte Geschwüre; Langwierige Mattigkeit; Nerven-Uebel mit allzu grosser Feinheit und Empfindlichkeit der Sinne; einige Arten Fallsucht; Rucke im Schlafe; Frost nach Fallsucht-Anfällen

Die Namensverkürzungen meiner Mit-Beobachter sind: *Fr. — Franz; Fr. H. — Friedrich Hahnemann; Hrm. — Herrmann; Rkt. — Rückert.*

Cuprum.

Melancholie; sie flieht den Anblick der Menschen, sucht und liebt die Einsamkeit, und ängstigt sich über ihren vermeinten unvermeidlich bevorstehenden Tod.

Aengstlichkeit ums Herz. *(Willich,* in *Pyl's* Magaz. I, St. **4.** S. **667**).

Angst.

Kleine Anfälle von Todes-Angst, ohne Hitze.

5 Eine Art von Furchtsamkeit; es war ihm, als müsse er leise auftreten, um sich nicht Schaden zuzufügen, oder seine Stuben-Genossen zu stören.

Unruhiges Umherwerfen und stete Unruhe.

Unentschlossen und mit Nichts zufrieden, doch nur, so lange er verdriesslich ist. *(Hrm.)*

Verdriesslichkeit, er weiss selbst nicht, was er will, er will allein sein; sie verwandelt sich zwar nach einiger Zeit in Heiterkeit, tritt aber bald wieder ein. *(Hrm.)*

Unlust zu Allem. *(Fr. H.)*

10 Unlust zur Arbeit und dennoch ist ihm Müssiggang lästig. *(Hrm.)*

Gedankenlosigkeit, Gedächtniss-Schwäche. (n. 2 St.) *(Hrm.)*

Dummheit und Kopfweh. *(Ramsay* in Med. obs. and Inquir.)

Es vergehen ihm alle Sinnen.

Unbesinnlichkeit, als wenn er in halbem Traume wäre. *(Rkt.)*

15 Er verlor sogleich Sinne und Gedanken auf kurze Zeit. *(Greding,* in Advers. med. pr. *Ludwig.* I. p. **635**.)

Unempfindlich und dumm liegt er in einem Winkel. *(Ramsay.)*

Exaltirter, exstatischer Geist. *(Pfündel,* in Hufel. Journ. II, S. **274**.)

Auffallendes Lachen Abends.

Lach-Krampf.

20 Delirien. *(Ramsay.)*

216 *Cuprum.*

Unzusammenhängende, delirirende Reden. *(Ramsay.)*
Furchtsame Geistes-Verwirrung, er trachtet zu entfliehen. *(Cosmier,* Recueil period. d'observ. **1775.** Vol. III, S. **202.**)
Wahnsinn-Anfälle, mit Einbildung, er sei ein kommandirender Soldaten-Hauptmann. *(Ramsay.)*
Wahnsinn-Anfälle, mit Einbildung, er habe grüne Kräuter zu verkaufen. *(Ramsay.)*
25 Wahnsinn-Anfälle, mit Einbildung, er bessere alte Stühle aus. *(Ramsay.)*
Wahnsinn-Anfälle mit lustigem Singen. *(Ramsay.)*
Wahnsinn-Anfälle, er spuckt den Leuten in das Gesicht und lacht herzlich darüber. *(Ramsay.)*
Anfälle von mürrisch, tückischem Wahnsinn. *(Ramsay.)*
Die Wahnsinn-Anfälle hatten vollen, schnellen, starken Puls, bei rothen, entzündeten Augen, wilden Blicken und Reden ohne Zusammenhang, und endigten alle mit Schweiss. *(Ramsay.)*
30 Wuth-Anfälle, öfters wiederkehrend; sie bissen nach den Umstehenden. *(Ramsay.)*
Schwindel-Anfälle.
Schwindel. *(Heysham,* in Edinb. med. Comment. **7** — *F. Horstius,* bei Schenk, lib. VII, obs. **223** — *Pilargus,* T. II, S. **131.** — *Willich.*)
Schwindel beim in die Höhe Sehen, mit Vergehen des Gesichtes, als hätte er Flor vor den Augen.
Schwindel beim Lesen, er musste die Augen einige Zeit vom Buche entfernen. *(Fr. H.)*
35 Schwindel mit Mattigkeit, der Kopf will vorwärts sinken, Heftiger beim Bewegen, minder beim Liegen. *(Hrm.)*
Schwindel, sogleich, bei allen Beschwerden fortdauernd, als drehe es sich im Kopfe und wolle derselbe versinken. *(Hrm.)*
Kopfschmerzen der heftigsten Art. *(Horst.)*
Kopfschmerz am Seitenbeine (besonders beim darauf Greifen) bis zum Schreien. *(Fr. H.)*
Kriebelndes Gefühl im Scheitel. *(Voigtel,* Arzneimittellehre.)
40 Kriebelnde, stumpfe Empfindung im Wirbel des Kopfes, wie von Eingeschlafenheit, nebst einem herabdrückenden Gefühle und einiger Betäubung. (n. 1 St.)
Zerschlagenheits-Schmerz des Gehirnes, wie auch der Augenhöhlen beim Wenden der Augen.
Schwere-Gefühl im Kopfe. *(Willick.)*

Schwere-Gefühl im Kopfe, mit einem feinen Stich in der linken Schulter, wenn er ihn von einer Seite zur andern bewegt. *(Rkt.)*
Niederdrückende Empfindung im Wirbel des Hauptes.
45 Druck-Schmerz, erst auf der rechten, dann auf der linken Kopf-Seite.
Ein harter Druck an der rechten Schläfe, heftiger bei Berührung. *(Hrm.)*
Ein harter Druck an den Schläfen, den Stirnhügeln, dem Hinterhaupte, und zugleich innerlich im Gehirne, mit Schwindel; durch Bewegen und Befühlen vermehrt. *(Hrm.)*
Ein reissender Druck in beiden Schläfen, heftiger bei Berührung. *(Hrm.)*
Schmerz, wie Drücken des Gehirnes nach aussen, im Vorderhaupte, besonders beim Vorbücken, mit Eingenommenheit des Kopfes, wie Dummheit. *(Rkt.)*
50 Zieh-Schmerz an mehreren Stellen des Kopfes, mit drehendem Schwindel; nur durch Liegen gemindert; dabei Uebelbefinden, er weiss selbst nicht, wie ihm zu Muthe ist. *(Hrm.)*
Ein drückender Zieh-Schmerz in der linken Schläfe, heftiger bei Berührung. *(Hrm.)*
Ein schneidender Ruck in der linken Seite des Kopfes. *(d. 2. T.)*
Entzündung des Gehirnes, (Phrenitis). *(Horst.)*
An der linken Seite der Stirn, scharfe, brennende Stiche. *(n. 60 St.) (Fr. H.)*
55 Scharfe, brennende Stiche an der linken Schläfe und auf dem Scheitel. *(n. 54 St.) (Hrm.)*
Brennendes Reissen am Hinterhaupte, bei der Einfügung der Nacken-Muskeln, wenn er den Kopf vor bewegt. *(Rkt.)*
Bewegt er den Kopf zurück, so entsteht ein sich entgegenstämmender Schmerz in den Muskeln, wo Hals und Rücken sich vereinigen. *(Rkt.)*
Der Kopf wird nach hinten gezogen. *(Orfila, 427.)*
Der Kopf wird schief gedreht. *(Ramsay.)*
60 Geschwulst des Kopfes, mit sehr rothem Gesichte. *(Pfündel.)*
Die Augenhöhlen schmerzen wie zerschlagen, beim Wenden der Augen.
Druck-Schmerz in beiden Augen, die wie übernächtig aussehen. *(Rkt.)*
Druck in den Augenlidern, sowohl bei offnen, als bei verschlossnen Augen, bei Berührung schlimmer. *(Hrm.)*

Jücken in den Augäpfeln.
65 Arges Jücken in den Augen, gegen Abend.
Brennender, drückender Schmerz in den Augen.
Ein wundartiger Brenn-Schmerz, bald in diesem, bald in jenem Auge.
Rothe, entzündete Augen mit wildem Blicke (in den Wahnsinn-Anfällen.) *(Ramsay.)*
Trübe Augen, sie wollen vor Mattigkeit zufallen. *(Hrm.)*
70 Fippernde, geschlossene Augenlider. (sogleich.)
Die Macht, die Augen zu öffnen, kam später wieder als die Besinnung; (sie liegen mit Besinnung da, ohne die Augen öffnen zu können.)
Schwankend hin und her bewegte Augen.
Umherirrende Augen. *(Voigtel.)*
Starre Augen. *(Ramsay.)*
75 Stiere, eingefallne Augen.
Hervorragende, glänzende Augen. *(Cosmier, a. a. O.)*
Die Pupillen sind unbeweglicher, verengern sich wenig im Licht und erweitern sich wenig im Dunkeln. *(Rkt.)*
Erweiterte Pupillen.
Verdunkelung des Gesichtes. *(Pfündel.)*
80 Ohrenschmerz, ein drückendes Reissen im Innern des rechten Ohres. (n. 7 St.) *(Hrm.)*
Druck an der rechten Ohrmuschel, wie von etwas Hartem. *(Hrm.)*
Feines Reissen im Knorpel des linken Ohres. (n. 2 St.) *(Hrm.)*
Stich-Schmerz im rechten Ohre.
Bohrender Schmerz in und hinter dem Ohre.
85 Ein öfteres Jücken im Ohre.
Ein Flattern im linken Ohre. (n. ¼ St.) *(Hrm.)*
Ein entferntes Trommeln in dem Ohre, auf dem er liegt, früh, im Bette, was jedes Mal beim Aufrichten verging.
Taubheit. *(Orfila.)*
Die Nase jückt innerlich.
90 Gefühl starken Blut-Andranges nach der Nase.
Die Gesichts-Farbe wird blass.
Blässe des Gesichtes. *(Pelargus. — Voigtel.)*
Blasse, kachektische Gesichtsfarbe. *(Voigtel.)*
Bläuliches Gesicht mit blauen Lippen.
95 Eingefallene, tiefliegende Augen, mit blauen Rändern. *(Orfila.)*
Veränderte, angstvolle Gesichts-Züge. *(Orfila.)*

Traurige, niedergeschlagene Gesichts-Züge. (*Orfila.*)
Krampfhafte Verzerrung des Gesichts. (*Ramsay.*)
Stoss-Schmerz in der linken Gesichts-Seite.
100 Pressender Schmerz im Gesichte, vor dem Ohre.
Stiche in der rechten Gesichts-Seite.
Heisses Gesicht, ohne Hitz-Gefühl. (n. 2 St.) (*Hrm.*)
Wundheit im Innern der Oberlippe.
Am Unterkiefer, auf der rechten Seite, ziehender Druck, der bei Berührung heftiger wird. (*Hrm.*)
105 Harter Druck im linken Unterkiefer-Aste, heftiger bei Berührung. (*Hrm.*)
Ziehen unter dem Kinn, nach innen, heftiger bei Berührung. (*Hrm.*)
Stumpfes Stechen am linken Unterkiefer nach innen und zugleich in der linken Mandel, ausser und bei dem Schlingen, bei Berührung von aussen, heftiger. (*Hrm.*)
Krampfhafte Zusammengezogenheit der Kinnladen. (*Orfila.*)
Die Sprache verging ihm.
110 Die Macht zu reden kommt später wieder, als die Besinnung, sie liegen mit Bewusstsein da, ohne reden zu können.
Unvermögen zu sprechen, wegen Krampf in der Kehle. (*Orfila.*)
Schreien, wie ein Kind. (*Ramsay.*)
Schreien, wie Quaken der Frösche. (*Cosmier.*)
Im Munde läuft ihm das Wasser zusammen. (sogleich) (*Rkt.*)
115 Schaum vor dem Munde.
Sehr verschleimter Mund, früh.
Weissschleimige Zunge. (*Percival*, in med. transact. publ. u. s. w. Vol. III. S. 8.)
Im Halse feinstechender Schmerz. (n. 22 St.)
Entzündung des Schlundes, mit verhindertem Schlingen. (*Orfila.*)
120 Das Getränk gluckert beim Trinken hörbar im Schlunde herab.
Dürre im Halse und Durst. (Dr. *Lanzonus*, in Ephem. P. C. Dec. ann. 7, obs. 101. 102.)
Aeusserst heftiger Durst. (*Orfila.*)
Bitterkeit im Munde. (*Greding.*)
Süsser Geschmack im Munde. (n. 6 St.)
125 Säuerlicher Geschmack im Munde den ganzen Nachmittag, als würde die Zunge an Eisen gehalten.
Salzsaurer Geschmack im Munde, früh.

Kupfer-Geschmack und lästiges Brennen im Munde. (*Voigtel.*)
Das Essen schmeckt wie lauter Wasser. (*Fr. H.*)
Appetitlosigkeit, zwei Tage lang. (*Greding.*)
130 Kein Appetit, Abends, acht Stunden nach dem Mittag-Essen.
Appetit mehr zu kalten, als zu warmen Speisen. (*Hrm.*)
Er isst sehr hastig.
Beständiges Aufstossen. (*Percival. — Voigtel.*)
Aufstossen den ganzen Nachmittag und Abend.
135 Gewöhnlich, Nachmittags, Sodbrennen und drauf bittrer Schleim im Halse.
Schlucksen. (*Voigtel.*)
Oefteres Schlucksen.
Uebelkeit. (*Haysham.*)
Uebelkeit, sogleich. (*Fr. H.*)
140 Oeftere Uebelkeit. (*Klinglake*, in Lond. med. and. phys. Journ. 1801. May.)
Heftige Uebelkeit. (*Greding. — Voigtel.*)
Uebelkeit und Ekel, eine Viertelstunde lang. (sogleich.)
Uebelkeit fast im ganzen Unterbauche, bis in den Hals herauf ziehend, und am stärksten in der Herzgrube; dabei faulichter Mund-Geschmack, und Gefühl, als ob er sich sogleich erbrechen sollte. (*Hrm.*)
Brecherliche Uebelkeit.
145 Brecherlichkeit wie mit Trunkenheit verbunden.
Neigung zum Würmerbeseigen, im Unterleibe.
Brecherlichkeit mit krampfhaftem Bauchschmerze. (*Pfündel.*)
Erbrechen. (*Lanzonus. — Greding. — Voigtel.*)
Fortwährendes Erbrechen. (*Jabas*, in Journ. d. med. et d. chir. 1782. Tom. XVI. S. 228.)
150 Gewaltsames Erbrechen. (*Horst. — Lanzonus.*)
Gewaltsames, von Zeit zu Zeit wiederkehrendes Erbrechen.
Heftiges Erbrechen mit Uebelkeit und Durchfall. (*Willich.*)
Anhaltendes Erbrechen mit den schrecklichsten Leibschmerzen. (*Pyl*, Samml. VIII, S. 90.)
Ungeheures Erbrechen, mit fortwährenden Magenschmerzen und Stuhlzwang. (*Orfila.*)
155 Ungeheures Erbrechen, mit Leibschmerz und Durchfall. (*Weigel* in Pyl's Magaz. Tom. I. St. 1.)
Oftmaliges Erbrechen, mit Leibschmerz und Durchfall; wie Cholera. (*Sicelius*, Dec. obs. IV. cas. 8.)

Uebelriechendes, nach Kupfer schmeckendes Erbrechen, vor dem stets Schlucksen vorausging. *(Percival.)*
Erbrechen, nach geringer Brech-Uebelkeit, doch nur von Wasser, wobei zugleich viel Wasser aus den Augen fliesst. *(Rkt.)*
Schleimiges Erbrechen. *(Greding.)*
160 Grünlich bitteres Schleim-Erbrechen, nach Uebelkeit oben im Halse, und mit drückendem Magenschmerze. (n. etl. St.) *(Hrm.)*
Häufiges Erbrechen lauterer Galle. (n. ¼ St.) *(Pfündel.)*
Blut-Erbrechen, ohne Husten, mit tiefen Stichen in der linken Brust-Seite. (n. 3 T.)
Das Erbrechen liess sich durch Trinken kalten Wassers verhindern.
Magen-Schwäche. *(Cosmier.)*
165 Magenweh. *(Heysham. — Percival. — Voigtel.)*
Ungeheure, grausame Schmerzen im Magen und der Magen-Gegend. *(Cosmier. — Horst.)*
Magen-Krampf. *(Lanzonus.)*
Magen-Krampf und Leibschmerzen, ohne Stuhlgang. *(Sicelius.)*
Druck in der Herzgrube.
170 Druck in der Herzgrube, wie von etwas Hartem, für sich, doch heftiger bei Berührung. *(Hrm.)*
Empfindung im Magen, als habe er etwas Bitteres darin.
Fressender, feinstechender Schmerz im Magen, als würde er mit Nadeln durchstochen, (als die Besinnung wiederkam). *(Horst.)*
Stumpfe Stiche links neben der Herzgrube, ohne Bezug auf Athmen. *(Hrm.)*
Besondere Aengstlichkeit in der Herzgrube. *(Orfila.)*
175 Die Hypochondrien sind schmerzhaft. *(Voigtel.)*
Bauchschmerzen. *(Lanzonus, Cosmier, Ramsay, Fabas.)*
Angstvolle Schmerzen im Bauche. *(Willich.)*
Herabdrücken im Unterbauche, wie von einem Steine. *(Rkt.)*
Druck-Schmerz im Bauche, wie von etwas Hartem; heftiger bei Berührung. *(Hrm.)*
180 Ein ziehender Druck im Unterbauche, wie von etwas Hartem, durch Berührung vermehrt. *(Hrm.)*
Druck-Schmerz links neben dem Nabel.
Aufgetriebner Unterleib. *(Sicelius.)*
Aufschwellen des Bauches. *(Orfila.)*

Härte des Bauches, mit grosser Schmerzhaftigkeit bei Berührung. (*Orfila.*)
185 Eingezogener Unterleib. (*Orfila.*)
Ein Zusammen-Pressen der Därme und wie ein heftiger Druck von hinten und oben nach links unten hin, am schlimmsten beim Gehen und darauf Drücken; der Schmerz ward nach Stuhlgang nicht besser und erneuerte sich alle Vormittage. (*Rkt.*)
Krampfhafte Bewegungen der Bauch-Muskeln.
Gewaltige krampfhafte Bewegungen in den Därmen und im Magen. (*Lanzonus.*)
Gewaltige Krämpfe im Unterleibe, und in den Ober- und Untergliedern, mit durchdringendem, quälendem Geschrei. (*Cosmier.*)
190 Kolikartiges Kneipen im Leibe, sobald er nach dem Essen (eines grünen Gemüses) herumgeht; durch Ruhe und Liegen verliert es sich, lässt aber eine grosse Schwäche zurück.
Kneipen im Bauche, nach dem Genusse der warmen Früh-Milch.
Kneipen im linken Bauche.
Kneipender Schmerz vom linken Hypochondrium, bis zur Hüfte.
Schneiden und Reissen in den Gedärmen. (*Orfila.*)
195 Zieh-Schmerz vom linken Hypochondrium, bis zur Hüfte.
Scharfes Ziehen in der rechten Bauch-Seite.
Fressende Stiche und innere Geschwüre in den Eingeweiden. (Pet. de Apono, de venen. c. 14.)
Gefühl in der linken Bauch-Seite, als bildeten sich da Blasen, die auch wieder zerplatzten, ohne Schmerz.
Leib-Verstopfung mit grosser Hitze des Körpers. (*Greding.*)
200 Mehrtägige Stuhl-Verstopfung. (*Greding. — Percival.*)
Verschlossenheit des Darmkanals, oder heftige Ausleerungen. (*Voigtel.*)
Eine Art Durchfall, doch nicht ganz dünnen Kothes. (*Hrm.*)
Durchfall. (*Lanzonus. Greding.*)
Heftige Diarrhöe. (*Lanzonus. Horst.*)
205 Blutige Durchfälle. (*Voigtel.*)
Im Mastdarme Kitzeln, wie von Maden-Würmern.
Scharfes Stechen dicht über dem After.
Blutfluss aus der Goldader, vier Tage lang. (*Greding.*)

Cuprum.

Drängen zum Harnen mit geringem Abgange, und dabei brennendes Stechen oder Schneiden vorzüglich an der Mündung der Harnröhre. *(Hrm.)*
210 Seltneres Harnen und weniger, als gewöhnlich. *(Hrm.)*
Harnfluss. *(Pfündel.)*
Häufiger Abgang eines übelriechenden, zähen Harnes, ohne Satz. *(Pfündel.)*
Dunkelrother, trüber Harn mit gelblichem Satze. *(Orfila.)*
In der Oeffnung der Harnröhre, brennend stechender Schmerz, bei und ausser dem Harnen. *(Hrm.)*
215 Die Eichel entzündet, die Ruthe geschwollen. *(Hrm.)*

———

Sehr häufiges Niesen.
Es liegt ihm in allen Gliedern, als sollte er Schnupfen bekommen.
Schnupfen und Stockschnupfen, mit schläfrigem Gähnen.
Stark fliessender Schnupfen. *(Fr. H.)*
220 Heiserkeit, sobald er nur kalte, trockne Luft athmet.
Anhaltende Heiserkeit, dass er kein Wort sprechen kann, mit Neigung, sich niederzulegen.
Krampf in der Kehle, welcher das Sprechen verhindert. *(Orfila.)*
Husten, welcher ununterbrochen eine halbe, ganze Stunde, auch wohl zwei Stunden fortdauert. (ganz früh.)
Trockner Husten, ohne abzusetzen, vor welchem er nicht zum Sprechen kommen konnte. (sogleich.) *(Pelargus.)*
225 Sehr angreifender Husten, mit Blut-Schnauben.
Trockner Husten. *(Ramazzini,* Krankh. d. Handw. u. Künstler.)
Hüsteln, das den Athem benimmt, (nach Wiederkehr der Besinnung.)
Husten mit unterbrochnem, fast unterdrücktem Athem. *(Voigtel.)*
Nächtlicher sehr heftiger Husten, worauf arge Heiserkeit erfolgte und Frostigkeit von früh bis Abend.
230 Husten mit faulig schmeckendem Auswurfe, früh.
Husten mit Blut-Auswurf.
Blut-Husten. *(Voigtel.)*
Schnelles Athmen, mit Wimmern.
Sehr schnelles Athmen. *(Voigtel.)*

224 *Cuprum.*

235 Sehr schnelles Athmen, mit Schnurcheln in den Luftröhr-Aesten, als wenn sie voll Schleim wären.

Röcheln auf der Brust im Wachen.

Röcheln auf der Brust, mit Ausfluss blutigen Schleimes aus der Nase und dem Munde (was in der Fallsucht nachliess).

Engbrüstigkeit. *(Ramazz. — Pelarg.)*

Krampfhafte Anfälle von Engbrüstigkeit; die Brust ist wie zusammengezogen, der Athem schwer bis zur Erstickung, und beim Nachlass dieser Krämpfe, ein krampfhaftes Erbrechen, worauf der Anfall eine halbe Stunde lang nachliess.

240 Zusammengeschnürtheit der Brust. *(Voigtel.)*

Schmerzhafte Zusammenziehung der Brust, vorzüglich nach Trinken.

Erstickende Athem-Versetzung. (Pet. de Apono.)

Beim Athemholen, reissender Schmerz in den Hypochondrien, welche beim Befühlen wie zerschlagen schmerzen.

Auf der Brust ein drückender Schmerz.

245 Druck-Schmerz in der rechten Brust.

Druck, wie von etwas Hartem, am Knorpel der dritten Ribbe, heftiger bei Berührung. *(Hrm.)*

Stechen in der Seite, mit einem Schrei vorher oder nachher, wodurch der Schlaf unterbrochen wird.

Scharfe Stiche, gleich unter dem Herzen, in der linken Brust.

Scharfer Zieh-Schmerz, ohne Bezug auf Berührung, am Knorpel der sechsten Ribbe. (n. 11 St.) *(Hrm.)*

250 Kneipender Schmerz in der linken Brust-Seite, bis zur Hüfte.

Bohrender Schmerz in der Herz-Gegend.

Gefühl von allzustarker Blut-Anhäufung in der Brust, ohne Herzklopfen.

Sehr schneller Herzschlag, eine Viertelstunde lang, bald nach dem (geringen) Abend-Brode.

Herzklopfen. *(Voigtel.)*

255 Starkes Herzklopfen.

Im Kreuze ein Stich, quer durch.

Im Rücken, ein starker Druck-Schmerz unter dem rechten Schulterblatte, der beim Athemholen sich in Stich-Schmerz verwandelt.

Scharfes, schneidendes Ziehen im linken Rücken.

Cuprum.

Breite Messer-Stiche unter dem Schulterblatte, links neben dem Rückgrate, ohne Bezug auf Athmen. *(Hrm.)*
260 Im Genicke, Spann-Schmerz.
In den Halsmuskeln, absetzend stechendes Reissen. *(Hrm.)*
Die Drüsen der rechten Hals-Seite sind geschwollen und bei Berührung schmerzhaft.
Schmerz im Schildknorpel. *(Voigtel.)*
In der Achsel-Drüse, Schwere. *(Simmons, in med. and philos. Comment. Edinb. 4. 33.)*
265 In der Achsel, Zieh-Schmerz.
Die Arme schmerzen, vorzüglich der rechte, beim ruhig Halten. *(Fr. H.)*
Zucken in den Armen und Händen.
Rothe, nicht scharf umschriebene Flecke auf den Armen, mit brennendem Jücken, vorzüglich Nachts.
Im Oberarme, Schmerz, wie zerbrochen, oder zerstossen.
270 Ein Stoss oder Ruck, im linken Oberarme.
Druck-Schmerz im Oberarme.
Gefühl im Oberarme, als quöllen Luftblasen vor.
In der Ellbogen-Beuge eine Flechte, die gelbe Schuppen macht, und heftig jückt, besonders Abends.
Im Vorderarme ein zuckendes Reissen an der Ellbogen-Röhre. *(Hrm.)*
275 Reissen an der Ellbogen-Röhre, vorzüglich in der Gegend der Handwurzel-Knochen, durch Berührung vermehrt. *(Hrm.)*
Zieh-Schmerz, erst im rechten, dann im linken Unterarme, nach dem Daumen hin.
Schmerz, als wäre etwas entzwei gebrochen, im linken Unterarme, unter dem Ellbogen-Gelenke.
In den Händen, Zucken, früh nach dem Aufstehen.
Ein harter Druck in den Mittelhand-Knochen beider Hände, durch Berührung verstärkt. *(Hrm.)*
280 Zuckendes Reissen am Mittelhand-Knochen des Daumens und dem hintersten Gelenke desselben, ärger beim Befühlen. *(Hrm.)*
Schmerz im Handballen, als wollte da etwas durchstossen.
Kalte Hände.
Schwäche und Lähmung der Hand. *(Falconer on Bathwathers.)*
Entzündung eines Lymph-Gefässes von der Hand bis zur Achsel, mit starker Geschwulst der Hand. *(Simmons.)*

285 In den Finger-Spitzen feines Reissen. *(Hrm.)*
Spann-Schmerz in beiden Daumen-Ballen.
Verstauchungs-Schmerz im Daumen-Gelenke.
Schmerz, wie nach Stoss, unter dem Daumen-Gelenke.
Taubheit und Schrumpfen der Finger.
290 Bläschen an den Fingerspitzen, welche Wasser von sich geben.
Im Hinterbacken ein drückender Zieh-Schmerz.
Die Beine schmerzen sehr. *(Fr. H.)*
Ausnehmende Schwäche in den Beinen. *(Orfila.)*
In den Oberschenkel-Muskeln, dumpfer Schmerz, auf der vordern Seite. *(Orfila.)*
295 Zieh-Schmerz im rechten Oberschenkel.
Schmerz, wie zerbrochen oder zerstossen, im Oberschenkel, gleich über dem Knie.
Das Knie-Gelenk schmerzt wie zerbrochen.
Mattigkeit in den Knie-Gelenken, mit schmerzhaftem Ziehen beim Gehen und Stehen, was ihm sehr beschwerlich wird; die Knie wollen zusammenknicken. *(Hrm.)*
Am Unterschenkel, Klamm, vom Fussknöchel bis in die Wade. *(Rkt.)*
300 Ein Ruck- oder Stoss-Schmerz unter der Wade.
Krämpfe in den Waden. *(Orfila.)*
Klamm in den Waden.
Ein spannend ziehender Klamm-Schmerz in der Wade.
Zieh-Schmerz unter der Wade.
305 Wühlender Schmerz in und unter der Wade.
Die Waden schmerzen vorzüglich beim ruhig Halten. *(Fr. H.)*
Reissender Druck im Unterschenkel, gleich unter dem Knie-Gelenke. *(Hrm.)*
Eingeschlafenheit und grosse Schwere des linken Unterschenkels, bis an das Knie.
Im Fuss-Gelenke, schmerzhafte Schwere.
310 Heftiger Druck-Schmerz auf der innern Kante der linken Fusssohle.
Harter Druck an den Mittelfuss-Knochen, beim Befühlen heftiger. *(Hrm.)*
Zieh-Schmerz im Mittelfuss-Knochen, da, wo sich die grosse Zehe anfügt, ohne Bezug auf Bewegung und Berührung. *(Hrm.)*
Zieh-Schmerz auf der linken Fusssohle, ärger beim Gehen. *(Hrm.)*

Zuckendes Reissen auf der Fusssohle und dem Fussrücken. *(Hrm.)*
515 Schmerz, wie vertreten, in der linken Fusssohle.
Arges Jücken auf den Fusssohlen.
An den Zehen ein Druck-Schmerz.
Blasende Empfindung in den Zehen, als führe ein Wind heraus.
Schmerzen zwischen den Schulterblättern, im Knie- und Ellbogen-Gelenke. *(Cosmier.)*
520 Rheumatische Schmerzen. *(Weigel.)*
Erschütternde, durch den ganzen Körper fahrende Schmerzen, vorzüglich auf der rechten Seite. *(Percival.)*
Schmerzhafte Rucke oder Stösse an verschiednen Theilen.
Knochen-Schmerzen, früh, mit Kopfweh und Uebelkeit. *(Ramsay.)*
Knochen-Schmerzen und Kopfweh in den von Wahnsinn und Convulsionen freien Zwischenräumen. *(Ramsay.)*
525 Haut-Ausschläge. (Hamb. Magaz. Bd. 8. S. 442.)
Friesel-Ausschlag auf der Brust und den Händen (rash). *(Percival.)*
Eine Art trockener Krätze. *(Greding.)*
Aussatz ähnlicher Ausschlag. *(Voigtel.)*
Zusammenziehung der Haut an allen Gliedern. *(Orfila.)*
550 Unruhe im Körper, mit Zucken in den Gliedern.
Er ist sehr unruhig und stösst von Zeit zu Zeit einen durchdringenden Schrei aus. *(Orfila.)*
Zittern. *(Weigel.)*
Zittern in den Gliedern. *(Orfila.)*
Konvulsivische Bewegungen der Glieder. *(Orfila.)*
535 Konvulsivische Bewegungen und Verdrehungen der Glieder. *(Fabas.)*
Allgemeine Konvulsionen. *(Ramsay. — Fondi*, Instit. d. chim. Napoli 1778.)
Konvulsionen, so stark, dass den Knaben kaum 2 Männer halten konnten. *(Ramsay.)*
Konvulsionen, dass er von 6 Leuten gehalten werden musste. *(Ramsay.)*
Konvulsionen bei dem anhaltenden Erbrechen und den heftigen Bauch-Schmerzen, welche nach und nach in Lähmung übergingen. *(Pyl.)*
540 Konvulsivische Anfälle im Schlafe, Zucken mit den Fingern, den Armen und Händen rückwärts und einwärts nach dem Körper zu, in den Füssen auch zurückziehend; sie machte

die Augen bald auf und drehte sie, bald wieder zu, und zog den Mund.

Mit plötzlichen Konvulsionen fiel er bewusstlos nieder. *(Ramsay.)*

Epileptische Konvulsionen, er zitterte, wankte und fiel bewusstlos nieder, ohne Schrei.

Fallsucht-Anfälle, die in kurzen Zwischenzeiten zurückkehrten. *(Lazorme, de morb. capit. S. 253.)*

Epileptische Anfälle, bei denen Schaum vor den Mund tritt, und der Rumpf auswärts gebogen, die Gliedmassen aber auswärts gestossen werden, bei offnem Munde.

345 Das Kind liegt auf dem Bauche und stösst krampfhaft den Hintern in die Höhe.

Krämpfe in den Gliedern. *(Orfila.)*

Die Glieder und der Rumpf wurden steif, die Kinnladen wurden verschlossen. *(Orfila.)*

Mattigkeit der Glieder. *(Pelargus. Voigtel.)*

Erschlaffung des ganzen Körpers. *(Hrm.)*

350 Grosse Mattigkeit im Körper, besonders in den Knie-Gelenken, welche zusammenbrechen wollen; das Stehen und Gehen wird ihm fast unmöglich, wie nach einer langen Fussreise. *(Hrm.)*

Grosse Müdigkeit nach Spazieren, dass alle Glieder zu zittern scheinen.

Ausnehmende Schwäche im ganzen Körper. *(Orfila.)*

Er kann nicht aufdauern, muss drittehalb Tage liegen bleiben, ohne aufstehen zu können. *(Fr. H.)*

Wiederhohlte Ohnmachten. *(Orfila.)*

355 Gelbsucht, mit Ausdruck von Ruhe. *(Orfila.)*

Abzehrung. *(Voigtel. — Zwinger, act. helvet. V. S. 252.)*

Schwindsucht. *(Ramazzini.)*

Schlagfluss. *(Voigtel.)*

Lähmungen. *(Voigtel. — Pyl.)*

360 Oefteres Gähnen, ohne Schläfrigkeit. *(Hrm.)*

Viel Gähnen, Abends.

Schläfrigkeit und Mattigkeit.

Nach der Mattigkeit, tiefer Schlaf, von 2, 3 Stunden. *(Wienhold, Heilkr. d. thier. Magnet. Th. II. S. 484.)*

Tiefer Schlaf nach dem Aufhören der Leib-Schmerzen. *(Sicelius.)*

365 Lethargischer Schlaf nach dem Erbrechen. *(Orfila.)*

Tiefer, mehrstündiger Schlaf, mit Zucken der Glieder.

Cuprum.

Nachts (im Schlafe?) öftere Zuckungen. *(Ramsay.)*
Im Schlafe stetes Knurren im Unterleibe.
Schlaflosigkeit. *(Voigtel.)*
370 Schweres Einschlafen und dann traumvoller Schlaf mit öfterem Erwachen.
Fieber-Bewegungen. *(Weigel.)*
Heftiges Fieber. *(Lanzonus.)*
Abzehrendes Fieber. *(Voigtel.)*
Frösteln. (n. 4 St.) *(Rkt.)*
375 Frost, vorzüglich an Händen und Füssen.
Frost und Zähneklappern. *(Greding.)*
Schüttelfrost über den ganzen Körper. (sogleich.)
Fieber-Hitze, einige Tage lang. *(Sicelius.)*
Fliegende Hitze. *(Heysham.)*
380 Voller Puls, doch von natürlicher Geschwindigkeit. *(Pfündel.)*
Geschwinderer Puls. *(Pfündel.)*
Weicherer, langsamer Puls. *(Pfündel.)*
Langsamer Puls, von 24 Schlägen in der Minute. *(Orfila.)*
Schwacher und kleiner Puls. *(Voigtel.)*
385 Feuchte Haut. *(Pfündel.)*
Kalter Schweiss, mehrere Stunden lang. *(Heysham.)*
Nachts starker Schweiss.

Digitalis purpurea. Purpur-Fingerhut.

Diese auf freien Berg-Ebenen wild wachsende Pflanze ist eine der heftigsten Arznei-Substanzen des Pflanzenreichs, welche von den Aerzten alter Schule, die sich ein Ansehn durch starke Einwirkungen auf die Kranken, gleich viel, welche? zu geben suchten, vielfältig gemissbraucht ward, aus Mangel der gehörigen Kenntniss, sie auf den geeigneten Krankheits-Fall anzuwenden. Unzählige Morde sind so mit ihr herbeigeführt worden, weil sie ihre reinen Wirkungen nicht kannten. Aeusserst selten nur, wo sie sie, ihnen unbewusst, in Fällen brauchten, deren Krankheits-Zeichen mit denen des Purpur-Fingerhutes, treffende Aehnlichkeit hatten, bewirkten sie Wunder damit durch schnelle Heilung. Der wahre Homöopath wird nie Schaden damit stiften und sie immer zum Heile der Kranken anwenden; er wird sie nie, wie die alte Schule gewöhnlich that, z. B. bei schnellem Pulse für indizirt halten; weil sie in ihrer Erstwirkung den Puls ungemein verlangsamert, und daher in der Nachwirkung desto grössere Schnelligkeit desselben, in der Gegenwirkung der Lebenskraft, herbeiführt.

Man bereitet die homöopathische Arznei von ihr durch Dynamisirung eines Tropfens des frischausgepressten Saftes mit 99 Tropfen Weingeist gemischt mittels zehnmaligen starken Schüttelns und sofort durch noch andre 29 Gläser, wie zu Ende des ersten Theils der chronischen Krankheiten, zweiter Ausgabe ist gelehrt worden. Doch kann man auch zwei Gran des frischen Krautes mit 100 Gran Milchzucker reiben und sie sofort zur dreisigsten Potenz in ihren Arzneikräften entwickeln, wie mit trocknen Arzneisubstanzen verfahren wird.

Sie bedarf nur der kleinsten Gabe in ihrer homöopathischen Anwendung, und wenn selbst eine solche noch allzu heftige Wirkungen hervorbrächte, so dient öfteres Riechen an

Digitalis.

Kampher-Auflösung zur Milderung derselben. Andre wollen Krähenaugen, Andre Mohnsaft als Antidote des Fingerhutes befunden haben. Ein behutsamer Arzt hat aber fast nie der Antidote nöthig. Durch ätherischen Salpetergeist werden die Wirkungen des Fingerhuts ungemein verstärkt. Der Fingerhut ist von langer Wirkungs-Dauer.

Die Namens-Verkürzungen meiner Mit-Beobachter sind: *Bchr.* — *Becher; Fr.* — Dr. *Franz; Gr.* — Dr. *Gross; Hbg.* — *Hornburg; Jr.* — *Jahr; Lgh.* — Dr. *Langhammer; J. Lh.* — *J. Lehmann; Mr.* — *Meyer; Pp.* — *Piepers; Rkt.* — Dr. *Rükkert; Stf.* — Medicinalrath Dr. *Stapf; Tth.* — *Teuthorn; Trs.* — Dr. *Trinks.*

Digitalis.

Niedergeschlagenheit und Bangigkeit. *(Withering*, Abhandl. üb. d. Fingerh. Leipz. 1786.)

Traurigkeit, mit Gefühl, als sei er ganz krank; alle Gegenstände kommen ihm vor, wie bei dem abgeänderten Seh-Gefühl im Fieber.

Grosse Traurigkeit und Niedergeschlagenheit, die ganze Zeit hindurch. *(Jr.)*

Weinerliche Betrübniss über Mancherlei, das ihm fehlgeschlagen.

5 Bangigkeit, wie aus dem Oberbauche. *(Jr.)*

Bänglichkeit mit vielen Seufzern, die ganze Zeit hindurch. *(Jr.)*

Aengstlichkeit mit grosser Furcht vor der Zukunft, am stärksten jeden Abend um 6 Uhr, mit Traurigkeit und Weinen, welches erleichtert. *(Jr.)*

Aengstlichkeit als habe er Böses begangen. *(Lhm.)*

Innere Angst, wie Gewissens-Angst, als habe er ein Verbrechen begangen, oder Vorwürfe zu erwarten, (über drei Monate lang anhaltend. *(Jr.)*

10 Grosse Angt. *(Krause* in Hufel. Journ. 5 Bd. 3. St. S. 684.)

Befürchtende Ahnungen trauriger Art, mit grosser Niedergeschlagenheit, durch Musik aufs Höchste gesteigert. *(Pp.)*

Muthlosigkeit. *(Penkiville*, im phys. med. Journ. 1801.)

Todes-Furcht.

Grosse Reizbarkeit; Alles, besonders aber Trauriges, greift ihn sehr an, und die geringste Kleinigkeit kann ihn zu trostloser Verzweiflung bringen (über drei Monate anhaltend.) *(Jr.)*

15 Grosser Hang zur Einsamkeit. *(Pp.)*

Unaufgelegt zu sprechen. *(Hbg.)*

Düsterheit und Verdriesslichkeit. *(Hbg.)*

Digitalis.

Düstre, mürrische Laune, er zankt über Alles. *(Rkt.)*
Gleichgültigkeit und Theilnahmlosigkeit. *(Guibert,* in Gazette de Santé 1826. Nr. 24.)
20 Sehr gleichgültig gegen Alles, einige Tage über. *(Pp.)*
Gleichgültiges Gemüth, so für sich hin, als wenn er nicht ordentlich ausgeschlafen hätte, doch ohne Schläfrigkeit. *(Tth.)*
Aufgelegtheit zu Geistes-Arbeit und allen Geschäften. (Heilwirkung.) *(Hbg.)*
Heftiger Drang zur Arbeit. (n. 1½ St.)
Verträgliches, ruhiges Gemüth. (Nachwirkung.) *(Fr.)*
25 Viele lebhafte Phantasien. *(Fr.)*
Irre-Reden und Unruhe, Nachts. *(Kraus,* a. a. O.)
Heimlicher Wahnsinn mit Unfolgsamkeit und Hartnäckigkeit; er sucht zu entfliehen.
Gedächtniss-Schwäche. *(Lettsom,* Mem. of the med. Soc. of Lond.)
Das Denken fällt ihm schwer, und er vergass Alles gleich wieder, bei innerer und äusserer Hitze im Kopfe. *(Mr.)*
30 Angegriffenheit des Kopfes. *(Withering.)*
Düsterheit des Geistes, mit Gleichgültigkeit, meist Abends. *(Pp.)*
Düster im Kopfe, wie hypochondrisch.
Eingenommenheit des Kopfes.
Dusselichkeit im Kopfe mit Unbesinnlichkeit. *(Fr.)*
35 Eingenommenheit des Kopfes, mit sehr beschränkter Denkkraft. *(Jörg,* Mater. z. e. künft. Heilm. Lehre.
Eingenommenheit des Kopfes, wie von Rausch, mit erhöhter Gehirnthätigkeit. *(Jörg.)*
Schwindel. *(Quarin,* Animadvers. pract. — *Maclean,* im phys. med. Journ. Leipz. 1800. — *Jörg.* — *Penkivil.* — *Lettsom.)*
Schwindel, öfters, nach Aufstehen vom Sitzen oder Liegen. *(Pp.)*
Schwindel, dass sie beim Treppen-Steigen hinfiel. *(Penkivil.)*
40 Schwindel und Zittern. *(Drake,* im phys. med. Journ. Leipz. 1802.)
Kopfschmerz. *(Quarin.* — *Lettson.)*
Kopfschmerz, mehrere Tage lang. *(Schiemann,* diss. de dig. purp. Gött. 1786.)
Kopfschmerz, mit Eingenommenheit desselben. *(Stf.)*
Kopfschmerz in der Stirn-Gegend. *(Jörg.)*

45 Kopfschmerz beim Bücken, gleich früh, nach dem Aufstehen. *(Pp.)*

Kopfschmerz, Drücken und Schwere, wie vom Drange des Blutes nach dem Kopfe.

Drückender Kopfschmerz mit leichter Benommenheit. *(Jörg.)*

Drückender Kopfschmerz im Hinterhaupte, oder vom Scheitel aus über den ganzen Kopf, aus anfänglicher Eingenommenheit entstehend. *(Jörg.)*

Drücken in der Stirn, der Scheitel-Gegend und im Hinterhaupte. *(Jörg, a. a. O.)*

50 Druck im Hinterhaupte von der rechten zur linken Seite hin und dann nach dem Scheitel hin sich verbreitend. *(Jörg.)*

Drückende, sehr empfindliche Kopfschmerzen, nach dem Erwachen, früh, den ganzen Vormittag. *(Jörg.)*

Die drückenden Kopfschmerzen verschlimmerten sich Nachmittags und vorzüglich Abends so, dass er sich vor der Zeit legen musste; am Tage machten sie das Arbeiten unmöglich. *(Jörg.)*

Drücken wie von einer harten Last, mitten oben in der Stirn, bei Anstrengung der Gedanken. *(Fr.)*

Ein scharfer Druck-Schmerz in der Stirn, auf einer kleinen Stelle über dem Auge. *(Stf.)*

55 Drücken und Dehnen in den Seiten des Kopfes. (bald.) *(Gr.)*

Ein einnehmendes, spannendes Drücken im Kopfe, besonders in der Stirn und linken Schläfe, Abends. (n. 3 u. 12. T.) *(Jr.)*

Ein spannendes Drücken vorn in der Stirn. *(Hbg.)*

Ein zusammenziehendes Drücken, vorn in der Stirne und den Schläfen, dass sich beim Nachdenken vermehrt. *(Fr.)*

Ein ruckweises Drücken auf der rechten Kopfseite. (d. 7 T.) *(Jr.)*

60 Ein ruckweises Drücken, bald in den Schläfen, bald im ganzen Kopfe. *(Rkt.)*

Spannendes Gefühl im Vorderkopfe, beim seitwärts Drehen der Augen. *(Bchr.)*

Ein stichartiges Spannen auf einer kleinen Stelle im Seitentheile des Gehirns, bei jedem Vorbücken; es zog in einen linken Oberzahn, und verschwand nach Aufrichten jedes Mal wieder. *(Stf.)*

Ein duselig machendes Ziehen in den Seiten des Kopfes. *(Gr.)*

Reissen in der linken Kopf-Seite. *(Gr.)*

65 Reissen in der rechten Schläfe-Gegend, gleich am Ohre. *(Gr.)*

Digitalis.

Stechen, bald in der rechten, bald in der linken Schläfe-Gegend. *(Mr.)*

Einzelne stumpfe Stiche in der linken Schläfe, die durch das ganze Gehirn fuhren, Abends und die Nacht im Schlafe.

Heftig stechende Kopfschmerzen, besonders im Hinterhaupte und dem Scheitel. *(Jörg.)*

Klopfender Kopfschmerz in der Stirne oder im Grunde der Augenhöhlen. *(Maclean.)*

70 Wallender Kopfschmerz, wie Wellen-Anschlagen nach beiden Seiten zu, im Innern des Kopfes, beim Stehen und rückwärts Biegen vermehrt, beim Liegen und Vorbücken nachlassend. *(Tth.)*

Pulsweises Gefühl, als wenn das Gehirn wie Wasser an beide Seiten des Schädels anschlüge, und ihn zersprengen wollte mit Eingenommenheit. *(Tth.)*

Oefteres Gefühl, beim Vorliegen des Kopfes, als wenn etwas darin vorfiele. *(Rkt.)*

Ein plötzlicher knackender Krach im Kopfe, während des Mittags-Schlafes, mit schreckhaftem Zusammenfahren. *(Jr.)*

Halbseitiges Kopfweh, wie ein inneres Jücken. *(J. Lh.)*

75 An der Hervorragung des Hinterhauptbeines ein drückender Schmerz, wie von einem Stosse oder Falle. *(Hbg.)*

Drückende Stiche äusserlich an der linken Stirn-Seite. *(Lgh.)*

Reissende Stiche an der linken Schläfe. *(Lgh.)*

Einzelne Stiche an der linken Stirn-Gegend. *(Lgh.)*

Hitze an und im ganzen Kopfe. *(Mr.)*

80 Geschwulst des Kopfes. *(Quarin.)*

Der Kopf fällt immer nach hinten, im Sitzen und Gehen, als wenn die vorderen Halsmuskeln, wie gelähmt, keinen Halt hätten. *(Tth.)*

Augenschmerz, ein ungeheures Weh im Augapfel, beim Berühren.

Drückender Schmerz in den Augäpfeln.

Drücken im rechten Augapfel, schnell kommend und verschwindend. *(Stf.)*

85 Drückender Schmerz am rechten Augenbrau-Bogen, nach dem äussern Augenwinkel zu. *(Lgh.)*

Schmerzhaftes Kratzen im innern Augenwinkel, wie von grobem Staube. *(Hbg.)*

Wundheits-Schmerz der Augenlid-Ränder, beim Schliessen der Augen, Abends im Bette. *(Rkt.)*

Klopfender Schmerz in den Augenhöhlen. *(Maclean.)*

Brenn-Schmerz im rechten Augenbrau-Bogen, mit Trübsichtigkeit, wie durch Flor. *(Mr.)*
90 Ein schründendes Brennen in den äussern Augenwinkeln. *(Jr.)*
Geröthete Augen, mit Schmerzhaftigkeit, vorzüglich Abends 3 Tage lang. *(Pp.)*
Entzündung der Maibomischen Drüsen an den Augenlid-Rändern.
Heftige Entzündung der Augen.
Geschwulst des untern Augenlides, die beim Niedersehen beschwert.
95 Thränen der Augen. *(Withering.)*
Wässern der Augen, mehr in der Stube, als im Freien; sie sind trüb, heiss, voll rother Aederchen, mit drückendem Schmerze und Augenbutter in den Augenwinkeln. *(Stf.)*
Zugeklebte Augen, früh, und darauf Schwäche derselben. *(Pp.)*
Beissende Thränen.
Schwere der Augenlider, Abends, mit Unvermögen, sie offen zu erhalten. *(Pp.)*
100 Hang beider Augen, sich nach der linken Seite zu drehen, mit Schmerz beim Wenden derselben auf die rechte, auf der er dann Alles doppelt und dreifach sieht; dabei aufgedunsenes Gesicht. *(Bchr.)*
Pupillen stark verengert. (n. ½ St.) *(Stf.)*
Stark erweiterte Pupillen. (n. 1 St.) *(Tth.)*
Erweiterte, unempfindliche Pupille. (Journ. d. Chim. med. 1827 Dec. p. 598.)
Wenig reizbare Pupille. *(Troschel*, in Hufel. Journ. 1828. Sept. — *Guibert.)*
105 Verdunkelung der Augen. *(Quarin.)*
Leichte Verdunkelung des Gesichtes. *(Mossmann*, Essay to elucid. the scrophula, Lond. 1800.)
Er sieht die Gegenstände nur dunkel. *(Withering.)*
Blödes Gesicht, undeutliches Sehen. *(Penkivillc.)*
Trübsichtigkeit. *(Withering.)*
110 Trübe, schwache Sehkraft. 48 Stunden lang. *(Trs.)*
Getrübtes, vermindertes Sehvermögen. *(Jörg.)*
Unvollkommnes Sehen, als ob eine Wolke oder ein Nebel vor den Augen vorüber ginge. *(Maclean.)*
Blindheit. *(Lettsom.)*

Digitalis.

Blindheit, schwarzer Staar, drei Tage lang. *(Remer,* Annal. d. kl. Anst. Bd. 1.)

115 Doppelt-Sehen. *(Jörg.)*
Die äusseren Gegenstände stellen sich ihm in einem falschen Scheine und nicht im rechten Lichte dar. *(Jörg.)*
Erscheinungen vor den Augen. *(Lettsom.)*
Allerlei Gestalten schweben den Augen vor. *(Penkiville.)*
Dunkle Körper, wie Fliegen, schweben vor seinen Augen, wenn er entfernte Gegenstände betrachten will. *(Baker,* in Arzneik. Abhandl. des Kolleg. d. Aerzte in Lond. Th. III.)
120 Leuchtende Körper scheinen vor seinen Augen zu hüpfen, wenn er dieselben verdeckt. *(Baker.)*
Wie mit Schnee bedeckt scheinen ihm früh, beim Erwachen, alle Gegenstände. *(Mossmann,* im phys. med. Journ.)
Das Gesicht der in die Stube tretenden Personen schien ihm leichenblass. *(Baker.)*
Farben-Scheine, vor den Augen, rothe, grüne, gelbe, wie fipp ndes Licht; in der Dämmerung. *(J. Lh.)*
Die Gegenstände erscheinen grün oder gelb. *(Withering.)*
125 Die Gegenstände erscheinen ihm gelb, selbst Silber. *(Penkiville.)*
Die Lichtflamme scheint ihm grösser und glänzender. *(Baker.)*
Flimmern vor den Augen. *(Jörg.)*
Blendendes Gefühl in den Augen, wie beim schnellen Uebergang aus Dunkelheit in helles Licht; dann wie Funken vor den Augen, mit Schwindel, eine Viertelstunde lang, nach dem Mittag-Essen. *(Jörg.)*

Ohrenschmerz, als wären dieselben inwendig zusammengeschnürt; er hört den Puls darin. *(Fr.)*
130 Ein spannendes Drücken im linken Ohre. *(Stf.)*
Zucken im äussern und innern Ohre.
Zieh-Schmerz in den Muskeln unter dem Warzenfortsatze. *(Fr.)*
Zieh-Schmerz unter dem rechten Warzenfortsatze, der beim darauf Drücken vergeht. *(Fr.)*
Einzelne Stiche hinter dem Ohre. *(Tth.)*
135 Die Drüsen an und hinter dem Ohre sind schmerzhaft geschwollen. *(Pp.)*
Es fällt ihm plötzlich vor das Gehör, mit Klingen im Ohre. *(Jr.)*

Zischen vor beiden Ohren, wie siedendes Wasser*). *(Tth.)*
Ueber der Nasenwurzel Schmerz. *(Neumann,* in Hufel. Journ. 1822.)
Nasenbluten, aus beiden Nasenlöchern, helles Blut. (n. 1 St.) *(Tth.)*
140 Gesichts-Blässe. *(Withering,* a. a. O.)
Klamm unter dem rechten Jochbogen, bei Bewegung des Unterkiefers, der beim Beissen krampfhaft herangezogen wird. *(Fr.)*
Lähmiges Ziehen unterhalb des linken Jochbogens, vor dem Ohre. *(Gr.)*
Klammartiger Zieh-Schmerz am Jochbogen, der beim darauf Drücken vergeht. *(Fr.)*
Konvulsionen auf der linken Gesichts-Seite. *(Mossmann.)*
145 Geschwulst der Backe vom Ohre bis zum Mundwinkel, mit Schmerz bei Berührung und mit Ausschlag darauf. *(Pp.)*
Fressen und Jücken am Backen und an dem Kinne, Nachts am schlimmsten.
Jückender Ausschlag auf dem Backen und am Kinne, welcher sich abschorft und rothe Flecke hinterlässt. *(Pp.)*
Eine grosse Blüthe beissenden Schmerzes unter dem linken Nasenloche.
Ein rothes Knötchen mit brennend beissendem Schmerze, der durch Befühlen erhöht wird, auf der Mitte der Stirn. *(Hbg.)*
150 Schwarze Schweisslöcher in der Gesichtshaut, welche eitern und schwären. *(Pp.)*
Lippen-Geschwulst. *(Henry,* in med. and. chir. Journal, Edinb. 1811.)
Geschwulst an der Inseite der Unterlippe, ohne Schmerz.
Ausschlag an der Oberlippe.
Im Unterkiefer, Stiche.
155 Die Zähne der vordern Reihe schmerzen. *(Stf.)*
Mund-Gestank.
Geschwulst der Zunge. *(Henry.)*
Belegte Zunge, mehrere Tage.
Weissbelegte Zunge, früh. *(Lgh.)*
160 Speichel-Ansammlung im Munde, mit Ausspucken und starker Uebelkeit beim Hinter-Schlingen derselben. *(Bchr.)*

---

*) Nicht selten, wo Fingerhut übrigens homöopathisch passete, hat er Taubhörigkeit mit Geräusch im Ohre wie von siedendem Wasser geheilt.

Digitalis.

Speichel-Zusammenfluss, wie nach Essig. *(Hbg.)*
Zusammenfluss wässerigen Speichels im Munde, welcher erst süsslich, später aber sehr salzig schmeckt, in öfteren Anfällen. *(Stf.)*
Zusammenfluss eines sehr süssen Speichels. *(Schiemann.)*
Speichelfluss. *(Lentin, Beobacht. ein. Krankh. 1774. — Withering. — Gremler, in Rust's Magazin.)*
165 Speichelfluss.
Heftiger Speichelfluss von stinkendem Geruche. *(Henry.)*
Speichelfluss, mit Wundheit im Munde, an der Zunge und im Zahnfleische, drei Tage lang. *(Baylies, pract. Essays on medic. subj. Lond. 1773.)*
Trockenheit im Halse. *(Neumann.)*
So rauh und sanft im Munde, als wenn er mit Sammet überzogen wäre. *(Tth.)*
170 Rauhheit des Gaumens, wie nach zu viel Tabakrauchen. *(Fr.)*
Kratziges, rauhes Wesen im Gaumen. *(Stf.)*
Kratzen und Brennen im Schlunde und der Speiseröhre, nach dem Mittag-Essen und Abends. *(Jörg.)*
Gefühl im Rachen, als wenn die Wände des Schlund-Kopfes geschwollen oder durch geschwollene Mandeln zusammengedrückt wären. *(Jörg.)*
Stechendes Halsweh, auch ausser dem Schlingen.
175 Stiche im hintern Theile des Gaumens und im Anfange des Schlundes, beim Schlingen nicht bemerkbar. *(Rkt.)*
Wundheits Schmerz im Halse, beim Schlucken. *(Jr.)*
Wundheit des Rachens und der hintern Nasen-Oeffnungen, besonders früh und Abends schmerzhaft, mehrere Tage lang. *(Jr.)*
Wundheit des Mundes, des Rachens und der Speiseröhre. *(Boerhave, Hortus, Lugd. Batav. S. 301.)*
Fader, schleimiger Geschmack. *(Tth.)*
180 Geschmack wie von süssen Mandeln, nach dem Tabakrauchen. *(Fr.)*
Appetit gering, er ist gleich satt. *(Stf.)*
Appetitlosigkeit bei reiner Zunge. *(Penkiville.)*
Appetitlosigkeit, bei grosser Leere im Magen. *(Kinglake, bei Beddoes in med. Facts and obs. Vol. V. Lond. 1797.)*
Verlust der Esslust. *(Müller, in Nasse's Zeitschrift für Anthropologie.)*
185 Gänzlicher Mangel an Appetit, früh und Abends. *(Jörg.)*
Heftiger Hunger, auch Mittags. *(Jörg.)*

Durst. *(Neumann.)*
Durst nach sauren Getränken. *(Tth.)*
Verlangen auf bittre Speisen. *(Bchr.)*
190 Das Brod schmeckt bitter, bei gutem Appetite. *(Tth.)*
Nach dem Essen drückt die Speise in der Herzgrube, wenn er sitzt, nicht im Stehen. *(Fr.)*
Nach dem Mittag-Essen, grosse Schläfrigkeit mit häufigem Gähnen, viele Tage hindurch.
Nach dem Essen ist der Magen und Oberbauch immer voll und aufgetrieben, mit Schwerfälligkeit und Unlust zur Arbeit. *(Jr.)*
Saures Aufstossen, nach dem Essen. *(Tth.)*
195 Aufschwulken säuerlicher Flüssigkeit. *(Pp.)*
Aufschwulken scharfer Flüssigkeit und darauf Säure im Munde, wie Essig. *(Pp.)*
Aufschwulken geschmackloser Feuchtigkeit. *(Pp.)*
Sodbrennen, Nachmittags und gegen Abend. *(Jörg.)*
Schärfliches Brennen vom Magen in der Speiseröhre hinan. *(Jörg.)*
300 Schlucksen. *(Lentin.)*
Schlucksen, das nicht ganz bis in den Hals stieg, von 6, 7 Stössen. *(Bchr.)*
Oefteres Schlucksen. *(Pp.)*
Ekel. *(Neumann.)*
Weichlichkeit, fast an Uebelkeit gränzend. *(Jörg.)*
305 Uebelkeit. *(Baylies.)*
Uebelkeit in der Magen-Gegend, mit geringem Appetite. *(Bchr.)*
Uebelkeit nach dem Essen. *(J. Lh.)*
Uebelkeit ohne Aufhören, drei Tage lang. *(Maclean.)*
Uebelkeit zum Sterben. *(Warren,* in Samml. br. Abhandl. f. pr. Aerzte. XI, S. 1.)
310 Brecherliche Uebelkeit zum Sterben, in wiederkehrenden Anfällen, mit höchster Niedergeschlagenheit des Geistes und Bangigkeiten. *(Withering.)*
Neigung zum Erbrechen. *(Guibert. — Troschel.)*
Würgen. *(Kraus.)*
Fast konvulsivische Anstrengung zum Erbrechen. *(Guibert.)*
Erbrechen. (Journ. d. Chim.)
315. Erbrechen, Tag und Nacht hindurch. *(Guibert.)*
Früh-Erbrechen. *(Mossmann. — Penkiville.)*
Nächtliches Erbrechen. *(Penkiville.)*

Digitalis.

Langdauerndes Erbrechen. *(Withering.)*
Erbrechen, sechs Tage lang, durch Nichts zu stillen, bis zum Tode. (Edinb. med. Comment. B. X.)
520 Heftiges Erbrechen, vier Stunden lang. *(Baylies.)*
Ungeheures Erbrechen. *(Lentin.)*
Erbrechen mit Uebelkeit. *(Neumann.)*
Erbrechen unter heftiger, arger Uebelkeit. *(Maclean.)*
Uebermässiges Erbrechen mit ungeheurer Brech-Uebelkeit, Kälte der Glieder und kalten Schweissen, zwei Tage lang. *(Baker.)*
525 Würgendes Erbrechen, unter heftiger Uebelkeit, mit grosser Bangigkeit in der Herzgrube, bei äusserer Hitze mit untermischten Frostschauern, und nachfolgendem Schweisse mit Frost; mehrere Tage nach einander, Nachmittags gegen 5, 6 Uhr. *(Pp.)*
Erbrechen der genossenen Speisen, die in weissen, geschmacklosen Schleim eingehüllt waren, unter vermehrter Uebelkeit und mit Nachlass der Leibschmerzen. *(Bchr.)*
Erbrechen grüner Flüssigkeit, wie ein Pflanzen-Aufguss, mehrmals, mit Erleichterung der Beschwerden. *(Guibert.)*
Erbrechen grüner Galle, unter ungeheurer Uebelkeit. *(Baker.)*
Gallichtes, mehrtägiges Erbrechen. *(Beddoes,* in med. facts and obs. V. Lond. 1794.*)*
530 Magenschmerzen. *(Guibert; Kraus; Troschel.)*
Unangenehmes Gefühl in der Magen-Gegend. *(Mossmann.)*
Verdauungs-Schwäche des Magens, lange Zeit hindurch. *(Pp.)*
Schwäche des Magens, wie ein Hinsinken desselben, als ob das Leben verlöschen sollte; (bei allen Kranken auf dieselbe Weise.) *(Maclean.)*
Schwere im Magen. *(Penkivill.)*
535 Schwere im Magen, mit abwechselnder Mattigkeit. *(Mossmann.)*
Drücken, öfters, im Magen und im Oberbauche. *(Jr.)*
Drücken in der Herzgrube, wie von einer harten Last, beim Aufrichten des Körpers. *(Fr.)*
Ein schneidendes Drücken in der Herzgrube, mit Uebelkeit daselbst. *(Gr.)*
Schnüren über die Magen-Gegend, nach der Leber hin. *(Hbg.)*
540 Krampfhafte Schmerzen am Magen. (d. 7 T.) *(Jr.)*
Magen-Krampf. *(Withering.)*
Schneiden im Magen. *(Jörg.)*

Klemmende Stiche in der Herzgrube, durch Athmen unverändert und bei Berührung nur im Stehen vermehrt, nicht im Sitzen. *(Gr.)*

Grosse Hitze im Magen, mit Schmerzhaftigkeit desselben. *(Withering.)*

545 Brennen im Magen, bis in die Speiseröhre herauf. *(Jörg.)*

Brennen und Drücken in der Magen-Gegend. *(Horn, neues Arch. Y. I. S. 504.)*

In den Hypochondrien ängstliche Spannung und Zusammenschnürung.

Drücken im linken Hypochondrium. *(Jr.)*

Ein anhaltender Stich im linken Hypochondrium, mit Gefühl von Eingeschlafenheit der Theile umher. *(Fr.)*

550 Schmerz, als wäre innerlich Alles zerrissen, auf einer Stelle unter der dritten linken falschen Ribbe. *(Fr.)*

Bauchschmerzen heftiger Art und anhaltend. (Journ. d. Chim.)

Vollsein im Unterleibe, Mittags, bei guter Esslust. *(Jörg.)*

Drückendes Leibweh im Oberbauche, ruckweise und wie krampfhaft. *(Jr.)*

Zusammenzieh-Schmerz im Unterleibe, eine Viertelstunde lang. *(Jörg.)*

555 Zusammendrehende Empfindung in den Därmen, und als wenn die Magengegend hinein gezogen würde. *(Drake.)*

Ein kneipendes Zusammenziehen im Unterleibe, wie von heftiger Verkältung, im Sitzen, nicht im Gehen. (n. 3, 4 T.) *(Fr.)*

Kolikartiges Bauchweh mit Knurren und Kollern, eine halbe Stunde lang.

Kneipen im Bauche. (fast sogleich.)

Kneipen im Unterbauche, wie von einer Purganz. *(Mr.)*

560 Kneipen im Bauche, mit einzelnen Stichen und zeitweiser Anwandlung von Brecherlichkeit. *(Rkt.)*

Schneiden im ganzen Ober- und Unterbauche. *(Gr.)*

Schneiden im Unterleibe, mit Drang zum Stuhle. *(Jörg.)*

Schneiden im Unterleibe bis in den untersten Theil des Bauches, in die Gegend des Schamknochen, wo es durch die Beckenhöhle hinab bis zu den Hoden drückt und drängt; das Schneiden entstand auf vorgängige vermehrte Bewegungen im Bauche. *(Jörg.)*

Stechender Schmerz in der Nieren-Gegend. *(Jörg.)*

565 Feines Stechen in der linken Nieren-Gegend, im Sitzen. *(Hbg.)*

Digitalis.

Stiche, auch einzelne feine, in der linken Bauch-Seite, in Ruhe (und Bewegung) und vorzüglich beim Ausathmen. *(Lgh.)*
Feine Stiche in der rechten Bauch-Seite, beim Ausathmen, im Stehen und Gehen. (n. 50 St.) *(Lgh.)*
Flüchtige Stiche, wie von Nadeln, im ganzen Bauche. *(Gr.)*
Scharfe Stiche im Nabel. *(Gr.)*
370 Stumpfe, fast klemmende Stiche, rechts über dem Nabel, beim Essen. *(Gr.)*
Reissende Bauchschmerzen um den Nabel, früh.
Mehr Reissen, als Stechen im Bauche, früh im Bette, mit Durchfall darauf und Stuhldrang darnach.
Einzelne stechende Risse in der Nabel-Gegend, beim Gehen. *(Fr.)*
Einzelne schneidende Risse im Unterleibe, Abends, wie von Verkältung, vorzüglich beim Aufrichten vom Sitze, mit drückendem Kopfweh im Scheitel. *(Fr.)*
375 Wühlen, Drücken und Stechen im Bauche, gleich über der Nabel-Gegend. *(Gr.)*
Bohren und Herabdrängen vorn, in der linken Bauch-Seite. *(Fr.)*
Gefühl in der linken Bauch-Seite, als dränge sich da etwas durch. *(Fr.)*
Der Unterleib schmerzt bei Bewegung wie geschwürig, doch nicht bei Berührung. *(Fr.)*
Spannen der Haut am Unterleibe, wenn er sich aufrichtet. *(Fr.)*
380 In der Schooss-Beuge spannt es in der bei Bewegung hervortretenden Flechse des Lenden-Muskels drückend; doch fast nur im Gehen; beim darauf Drücken schmerzt es wie Drücken von einem harten Körper unter der Haut. *(Fr.)*
Ziehender Klamm vorn in der rechten Schooss-Beuge, der nach Bewegung des Lenden-Muskels sich vermehrt, glucksend wird und dann auch im Sitzen fortdauert. *(Fr.)*
Zuckendes Reissen vom Schamhügel nach dem linken Schoosse, bei rückwärts gelehntem Körper. *(Fr.)*
Stechen im Schooss-Buge, beim Gehen. *(Fr.)*
Wundheits-Schmerz im linken Bauchringe, als wolle ein Bruch heraustreten.
385 Von Blähungen viele Beschwerden. *(Jr.)*
Die Blähungen gehen hörbar im Unterleibe herum, mit Knur-

ren und Quarren und dem Gefühle, als wenn sich Luft-
Blasen in den dicken Därmen hinbewegten. *(Jr.)*

Umherfahren, Gluckern und Drücken im Unterbauche. *(Gr.)*

Töne im Unterleibe, ohne Blähungs-Gefühl und ohne Winde-
Abgang. *(Bchr.)*

Viel Poltern in den Gedärmen. *(Jörg.)*

390 Blähungen und Blähungs-Abgang. *(Rkt.)*

Abgang sehr vieler Blähungen, Nachmittags. *(Jörg.)*

Hartleibigkeit, fast die ganze Zeit hindurch. *(Pp.)*

Drang zum Stuhle. *(Hbg.)*

Einige Stuhlgänge täglich. (Journ. d. Chim.)

395 Zwei- auch dreimaliger Stuhl, mehrere Tage. *(Lgh.)*

Weicher, flüssiger, häufigerer Stuhl. (n. 72 St.) *(Fr.)*

Dünner Stuhl. *(Hbg.)*

Dünne Stuhl-Ausleerung. *(Jörg.)*

Dünner Stuhl, zwei, dreimal den Tag, und den Morgen darauf Leib-Verstopfung. (n. 24 St.) *(Stf.)*

400 Durchfälle. *(Withering.)*

Heftige Durchfälle. *(Lentin. — Baylies.)*

Durchfall mit nachfolgendem Drange zum Stuhle im Mastdarme.

Schmerzhafte Durchfälle, drei, vier Tage lang. *(Withering.)*

Durchfälle mit Leibschneiden bei und vor dem Stuhle. *(Bchr.)*

405 Durchfall von Koth mit Schleim gemischt, nach vorgängigem, bald drückendem, bald schneidendem Leibweh, das
beim zu Stuhle Gehen jedes Mal verging. (n. 6, 8 St.) *(Bchr.)*

Gelber, weisser Stuhl, ohne Beschwerden, nach einer Stuhl-
Verhaltung von 48 Stunden. *(Fr.)*

Aschfarbiger Durchlauf, wie bei Gelbsüchtigen. *(Schiemann.)*

Aschfarbiger, breiartiger Durchfall, wie bei einem Gelbsüchtigen, auf vorgängiges viermaliges Erbrechen mit Ohnmacht
darauf. *(Meyer,* in Richters chir. Bibl. V. S. 532.)

Fast unheilbare Ruhren. *(Boerhave,* rar. morb. hist. Jen. 1771.)

410 Unwillkührlicher Abgang des Stuhles.

Viel Madenwürmer beim Stuhle, Abends. *(Stf.)*

Vor dem Durchfall-Stuhle, früh im Bette, Bauchweh, mehr
Reissen als Stechen.

Vor dem Stuhlgange, Frost.

Nach dem Stuhle, Drücken zu beiden Seiten des Rückgrats
in der Lenden-Gegend. *(Jr.)*

415 Harn-Verhaltung. *(Henry.)*

Digitalis.

Drängen nach der Blase, mit Gefühl, als sei dieselbe überfüllt, was nach dem Harnen nicht verschwand. *(Jörg.)*
Drang zum Harnen. *(Hbg.)*
Steter Drang zum Harnen, auch nach dem Wasser-Lassen noch. *(Jörg.)*
420 Heftiges, fruchtloses Drängen zum Harnen. *(Mangold,* in Horn's Archiv. III, 1. S. 141.)
Unablässiger Drang zum Harnen, mit geringem Abgange jedes Mal. *(Jörg.)*
Ununterbrochnes Drängen zum Harnen und jedes Mal nur ein paar Tropfen, dunkelbraunen, heissen, beim Abgange brennenden Harnes. (n. 9 T.) *(Jr.)*
Oefterer Drang zum Harnen mit nur tropfenweise abgehendem röthlichem Harne, unter Brennen in der Harnröhre nnd Eichel. *(Mr.)*
Oefterer Abgang wasserfarbnen Harnes in geringer Menge. *(Jörg.)*
425 Fortwährender Drang zum Harnen, Nachts, und wenn er dazu aufstand, Duseligkeit und Schwindel. *(Mr.)*
Sie muss alle Nächte aufstehen, Wasser zu lassen.
Seltenes Harnen nur zweimal den Tag, und nur wenig, doch ohne Beschwerde; nach 48 Stunden aber häufigerer Harn, mit schneidendem Ziehen in der Blase. *(Fr.)*
Drang zum Harnen mit vielem Harn von gesunder Farbe. (n. 8, 9, 10 St.) *(Bchr.)*
Drang zum Harnen mit reichlichem Abgange gewöhnlichen Harnes. *(Jörg.)*
430 Ungeheuer vermehrte Harn-Absonderung, Tag und Nacht, 48 Stunden lang, mit grosser Erschöpfung. (n. 2 St.) *(Jr.)*
Harnfluss.
Vermehrter Harn-Abgang, mit vermehrtem Triebe dazu und Unvermögen ihn zu halten. *(Withering.)*
Unvermögen den Harn zu halten. *(Withering.)*
Unwillkührlicher Harn-Abgang.
435 Oefterer, reichlicher Abgang blassgelben, wässrichten Harnes. *(Jörg.)*
Oefteres Lassen wässrichten Harnes. *(Stf.)*
Oefteres und reichliches Lassen dunklen Harnes. *(Jörg.)*
Dunkelgefärbter Harn. *(Jörg.)*
Dunkler Harn, ohne Harndrang, der sich beim Stehen noch mehr röthete und trübte. (n. 14 St.) *(Bchr.)*
440 Scharfer Harn. *(Withering.)*

Dünner, bräunlicher Satz im Harne, wenn er mehrere Stunden gestanden. *(Jörg.)*

Während des Harnens, Zusammenzieh-Schmerz in der Harnblase mit erschwertem Abgange des Harns. *(J. Lh.)*

Beim Harnen, pressendes Brennen in der Mitte der Harnröhre, als wäre dieselbe da zu eng, was aber noch während des Harnens nachlässt.

Während des Harnflusses und Durchfalles, kleiner, geschwinder Puls, mit kalten Händen und Füssen. *(Withering.)*

445 Nach dem Harnflusse, Harn-Verhaltung, dann Uebelkeit, Erbrechen und Durchfall. *) *(Withering.)*

Entzündung des Blasen-Halses. *(Don. Monro, in Samml. f. pr. Aerzt. XIII. S. 2.)*

In der Eichel ein jückender Reiz. *(Jörg.)*

Im rechten Hoden ein Schmerz wie von Quetschung.

Erregung des Geschlechtstriebes. *(Jörg.)*

450 Aufgeregte Geschlechtstheile, mit öfteren, schmerzhaften, den Nachtschlaf störenden Erektionen. *(Jörg.)*

Aufgeregter Geschlechtstrieb, mit öfteren Erektionen, bei Tage. *(Jr.)*

Sehr üppig aufgeregte Phantasie, mit wohllüstigen Bildern, bei Tag und Nacht, und häufigen Erektionen. *(Pp.)*

Pollutionen, fast alle vier Nächte, stets mit geilen Träumen. *(Jr.)*

Pollutionen mit nachfolgendem Schmerze in der Ruthe. *(Pp.)*

455 Oefteres Gefühl in der Nacht, als wollten Pollutionen kommen, ohne Samen-Erguss; früh eine klebrichte Feuchtigkeit an der Harnröhr-Mündung.

Viel Niesen, ohne Schnupfen, die ersten Tage. *(Jr.)*

Schnupfen früh, mit Verstopfung der Nase. *(Lgh.)*

---

*) Eine sehr seltene Wechsel-Wirkung des Fingerhutes und bloss bei allzugrosser Gabe. Gewöhnlich ist die Schwierigkeit zu Harnen in der Erstwirkung dieser Arznei, mittels deren sie homöopathisch nicht selten grossen Nutzen in Geschwulst-Krankheiten gebracht hat, welche von ähnlicher, schwieriger Harn-Absonderung und von andern Symptomen begleitet waren, die man in Aehnlichkeit unter den reinen Erstwirkungen des Fingerhutes antrifft. Der dann beim Gebrauche des Fingerhutes entstehende, reichliche oft unwillkürlich erfolgende Harn-Abgang oder Harnfluss ist blos Gegenwirkung des Organism auf gedachte Erstwirkung.

Digitalis.

Fliess-Schnupfen mit vielem Niesen und darauf Nasen-Verstopfung. *(Pp.)*
Stock-Schnupfen, Nachts und Abends, der am Tage fliesst. (n. 20 T.) *(Jr.)*
460 Rauhigkeit in der Luftröhre. *(Jörg.)*
Heiserkeit, früh.
Grosse Heiserkeit, früh, nach einem Nacht-Schweisse, dass er nicht sprechen konnte.
Heiserkeit, früh, beim Erwachen. *(Pp.)*
Oeftere schmerzlose Heiserkeit. *(Jr.)*
465 Festsitzender Schleim im Halse, der sich durch Husten löst. *(Pp.)*
Festsitzender Schleim im Kehlkopfe, durch Kotz-Husten sich lösend. *(Jr.)*
Schleim-Auswurf, früh, durch unwillkürliches Kotzen. *(Lgh.)*
Schleim in der Kehle, früh, der sich leicht löst, beim Auskotzen aber gewöhnlich in den Schlund kommt, so dass er ihn verschlucken muss. *(Gr.)*
Husten und Schnupfen, dass er kaum sprechen konnte.
470 Husten-Reiz bis zur Gaumen-Decke.
Husten von einem jückenden Reize im Kehlkopfe, kurz und trocken. *(Jr.)*
Dumpfer Husten, wie von einem Kitzel in der Luftröhre, ohne Auswurf. *(Stf.)*
Nach vielem Sprechen, trockner, krampfhafter Husten.
Nach dem Essen, Husten so arg, dass er die Speisen ausbricht.
475 Nachts, 12 Uhr, Husten mit Schweiss.
Früh, nach dem Aufstehen, trockner Husten mit Engbrüstigkeit. *(Hbg.)*
Trockner Husten, mit spannendem Druck-Schmerz in Arm und Schulter. *(Stf.)*
Der Husten wird durch Brust-Schmerz erschwert. *(Brandis, bei Schiemann. S. 64.)*
Mit Blut gefärbter Brust-Auswurf. *(Penkivill.)*
480 Blut-Husten.
Athem schwer und langsam aus der Tiefe geholt. *(Rkt.)*
Kurzer, mangelnder Athem; er kann ihn nicht lange anhalten und muss schnell wieder neuen schöpfen. *(Fr.)*
Peinliche Engbrüstigkeit, viele Tage lang, er musste oft tief athmen, und doch war es ihm, als fehle ihm die Luft, vorzüglich beim Sitzen. *(Stf.)*

Krampfhafte Zusammenschnürung der Kehle. *(Lentin.)*
485 Erstickende, schmerzhafte Zusammenschnürung der Brust, als wären die innern Theile zusammengewachsen, vorzüglich früh, beim Erwachen; er muss sich schnell aufrecht setzen.
Bei jedem Athemzuge, Gefühl, als würde er elektrisirt. *(Sackreuter, in Annal. d. Heilk. 1811. März.)*
Brust-Schmerz, ein Drücken auf den untern Theil der Brust, im gebückt Sitzen, mit Athem-Verkürzung. *(Fr.)*
Spannen auf der Brust, und Drücken in der Herzgrube, welches öfters zum tief Athmen nöthigt. *(Rkt.)*
Spannen auf der linken Brust, beim Aufrichten des Körpers, als wenn diese Theile zusammengezogen wären. *(Fr.)*
490 Zusammenziehende Schmerzen im Brustbeine, die sich beim Vorbiegen des Kopfes und Oberleibes vermehren. *(Bchr.)*
Ziehender Schmerz in der Mitte des Brustbeines, beim Gehen. *(Fr.)*
Ein drückendes Ziehen auf der Brust, beim Husten. *(Fr.)*
Scharfe Stiche auf der Brust, rechts oberhalb der Herzgrube. *(Gr.)*
Feines, fressend jückendes Stechen nach dem Takte des Pulses, in der linken Seite, der Herzgrube gegenüber. *(Gr.)*
595 Stumpfe, klemmende Stiche unter den Ribben, unterhalb der rechten Achselhöhle. *(Jr.)*
Rohheits-Gefühl in der Brust und Stiche darin.
Ein stark fühlbares Pochen, wie von einer starken Schlagader, in der rechten Brust-Seite. *(Hbg.)*
Stärkere Herzschläge fast hörbar, mit Angst und zusammenziehenden Schmerzen unter dem Brustbeine. *(Bchr.)*
Drückend, pressend zusammenziehende Herzschläge, mit Angst und krampfhaften Schmerzen im Brustbeine und unter den Ribben. *(Bchr.)*
500 Kaum fühlbarer Herzschlag. *(Troschel, Guibert.)*
Grosse Hitze äusserlich auf der Brust, als stände er entblösst am warmen Ofen; bald darauf Kühle um die Brust. *(Hbg.)*
Bei heftiger Bewegung des Armes bekommt er gleich ein schneidendes Drücken auf der entgegengesetzten Brust-Seite, äusserlich vorn in der Gegend der dritten Ribbe. *(Fr.)*
Kreuzschmerz beim Bücken.
Kreuz-Schmerz, wie zerschlagen, beim Anfange der Bewegung nach Liegen.

Digitalis. 249

505 Zerschlagenheits-Schmerz im Kreuze, beim Schnauben.
Reissen und scharfes Stechen im Kreuze, bei Bewegung. *(Jr.)*
Rückenschmerz links in der Gegend der Lendenwirbel, ein ziehendes Schneiden, das sich durch Aufdrücken mit der Hand mindert. *(Fr.)*
Reissen unter dem rechten Schulterblatte. *(Gr.)*
Stumpfe Stiche zwischen den Schulterblättern.
510 Eine stossartige Empfindung in den ersten Rückenwirbeln. *(Hbg.)*
Fressendes Jücken in der linken Lenden-Seite, das zum Kratzen reizt. *(Gr.)*
Blüthen-Ausschlag auf dem Rücken.
Im Nacken ein drückendes Ziehen am Hinterhaupte, in der Gegend wo die Halsmuskeln ansetzen, beim Hinterbiegen des Kopfes. *(Fr.)*
Wundheits-Schmerz im Gelenke des ersten Rücken- und letzten Hals-Wirbels, beim Vorbeugen des Halses, nicht beim Befühlen. *(Fr.)*
515 Schneidender Schmerz mit Taubheits-Empfindung im Nakken, welcher den Kopf zurück zu ziehen zwingt, was aber, wie durch einen weichen zwischen dem Gelenke eingeklemmten, abgestorbenen Theil verhindert scheint. *(Fr.)*
Reissen und scharfes Stechen im Nacken, bei Bewegung. *(Jr.)*
Die Hals-Muskeln schmerzen drückend, wie durch eine Binde gepresst.
Steifigkeit hinten und an der Seite des Halses, mit stossartig drückendem Schmerze. *(Hbg.)*
Schmerzhafte Steifigkeit und Spannen im Halse und Nacken, vorzüglich bei Bewegung. *(Stf.)*
520 Stechen in den Halsmuskeln, bei Bewegung des Halses. *(Bchr.)*
In der Achselgrube, wohllüstiges Jücken. *(Fr.)*
Die Arm- und Schulter-Muskeln schmerzen spannend drückend bei Bewegung der Arme. *(Stf.)*
Ein wundartiges Brennen am rechten Arme.
Schwere im linken Arme, auch in der Ruhe fühlbar.
525 Lähmige Schwäche im linken Arme; er konnte ihn kaum aufheben und die Finger nicht zur Faust machen ohne Schmerz. *(Hbg.)*
Am Oberarme, unten, Nadel-Stiche, anhaltend auch bei Bewegung desselben. *(Rkt.)*
Reissende Stiche am rechten Oberarme, beim Gehen. *(Lgh.)*

Ein brennendes Stechen im linken Oberarme. *(Hbg.)*
Ein schmerzhaft juckendes Pochen im Fleische des Oberarms.
530 Im Ellbogen-Gelenke eine dröhnende Empfindung, als wäre der Nerv gedrückt, oder der Arm wollte einschlafen; auch beim Betasten der Stelle fühlbar. *(Rkt.)*
Am Unterarme ein Lähmungs-Schmerz in der Mitte der Ellbogen-Röhre, beim Ausstrecken und ausgestreckt Liegen des Armes. *(Fr.)*
Kneipen und scharfes, stechendes Klemmen auf dem Rücken des Ellbogenbeines, über dem Hand-Gelenke. *(Gr.)*
Ein starkes Reissen am rechten Vorderarme, in Ruhe und Bewegung. *(Lgh.)*
Starke Stiche in den Muskeln des rechten Vorderarmes. *(Lgh.)*
535 In den Handwurzel-Knochen, lähmiges Reissen. *(Gr.)*
Lähmiges Reissen in den rechten Mittelhand-Knochen. *(Gr.)*
Geschwulst der rechten Hand und der Finger, drei Stunden lang Nachts. *(Mr.)*
Jücken auf dem Handrücken, am meisten Nachts.
Friesel-Ausschlag auf dem Handrücken, ohne Empfindung.
540 Die Finger werden oft plötzlich steif. *(Jr.)*
Unwillkührliches Zucken und auswärts Ziehen des linken Zeigefingers. *(Fr.)*
Zuckendes, lähmiges Reissen im rechten Zeigefinger. *(Gr.)*
Lähmiges Reissen in den Finger-Gelenken, in Ruhe und Bewegung. *(Gr.)*
Krampfhafte Stiche im linken Daumen-Ballen, in Ruhe und Bewegung. *(Lgh.)*
545 Brennendes Stechen im linken Daumen, gleich über dem Nagel durch darauf Drücken verschlimmert. *(Fr.)*
Taubheit und Gefühllosigkeit der drei letzten Finger und des halben Ballens der rechten Hand (nach mehren Wochen). *(Jr.)*
Leichtes, öfteres Einschlafen der Finger. *(Jr.)*
Die Hinterbacke schläft Abends im Sitzen ein und wird wie todt. *(Fr.)*
Langsames Ziehen über den Hinterbacken. *(Fr.)*
550 Die Beine thun beim Anfange der Bewegung, nach Liegen, in den Ober- und Unterschenkeln, wie zerschlagen weh.
Grosse Steifigkeit in den Gelenken der Unterglieder, nach Sitzen (im Wagen); durch Gehen sich verlierend.

Digitalis.

Schwäche und Mattigkeit der Beine, mit Zittern. *(Rkt.)*
Kraftlosigkeit und lähmige Schwäche der Beine. *(Hbg.)*
Im Oberschenkel auf der vordern Seite ein mehr drückender als ziehender Schmerz, der sich allmählig erhöhte und wieder minderte. *(Hbg.)*
555 Ziehen an der Inseite des Oberschenkels, im Sitzen. *(Fr.)*
Ein drückendes Ziehen in den vordern Muskeln des Oberschenkels. *(Fr.)*
Ein klammartiges Ziehen in den Oberschenkel-Muskeln über der Kniekehle im Sitzen, das nach einigem Gehen verschwindet. *(Fr.)*
Ein Schneiden im Oberschenkel, beim übereinander Legen der Beine, das beim auseinander Legen vergeht. *(Fr.)*
Scharfe Stiche am Oberschenkel, etwas über dem linken Knie, nach aussen zu. *(Gr.)*
560 Schmerzhaftes juckendes Pochen im Fleische des Oberschenkels.
Fressendes Jücken am obern und vordern Theile des Oberschenkels. *(Gr.)*
In den Knieen Gefühl, wie von grosser Ermüdung, beim Treppen-Steigen. *(Bchr.)*
Schmerzlose Steifheit am äussern Knorren des Knie-Gelenkes, wie von innerer Geschwulst, mit Kälte-Empfindung. *(Fr.)*
Spannen in den Kniekehlen, welches sie nicht gerade machen lässt. *(Fr.)*
565 Die Unterschenkel sind matt, und er muss sie beständig ausstrecken. *(Hbg.)*
Schründender Schmerz im linken Unterschenkel, im Stehen, als wäre er zertrümmert. *(Fr.)*
Müdigkeits-Schmerz in den Schienbeinen und Knieen, wie nach einer weiten Fussreise, im Gehen. *(Bchr.)*
Schwere im linken Unterschenkel, wie in der Schienbeinröhre, am Gehen hindernd.
Ziehen auf der linken Schienbeinröhre, als wäre da ein Theil herausgerissen. *(Fr.)*
570 Zucken der Muskeln unter der linken Kniekehle nach dem Takte des Pulses, bei Berührung vergehend. *(Fr.)*
Scharfe Stiche an der äussern Schienbein-Seite, unter dem Knie, in Ruhe und Bewegung. *(Gr.)*
Brennen in der rechten Wade, wenn er sie über den andern Schenkel legt. *(Fr.)*

Fressendes Jücken am Unterschenkel, über dem äussern Fussknöchel. *(Gr.)*

Das Fuss-Gelenk schmerzt beim Ausstrecken wie zerdehnt. *(Fr.)*

575 Scharfe Stiche in der rechten Fusssohle, so empfindlich, dass das ganze Bein zuckt, Abends. *(Fr.)*

Jücken auf dem rechten Fussrücken, am meisten Nachts.

Rumpf und Glieder, besonders aber die Oberschenkel sind schmerzhaft steif. (d. 10 T.) *(Jr.)*

Allgemeine Schmerzhaftigkeit des ganzen Körpers. *(Penkiville.)*

Durchdringender Schmerz in den Gelenken.

580 Schmerz aller Gelenke, wie gerädert, nach dem Mittags-Schlafe.

Ziehen im Rücken, den Ober- und Untergliedern und den Fingern, wie nach Verkältung. *(Rkt.)*

Die Beschwerden scheinen sich in der warmen Stube zu erhöhen. *(Stf.)*

Fressendes Jücken an verschiednen Körperstellen, das nach Kratzen bald wiederkommt. *(Gr.)*

Das fressende Jücken wird immer ärger, wenn er nicht kratzt, und erhöht sich zuletzt zu unerträglich brennenden Nadel-Stechen, das bald nachlässt, bald stärker zurückkehrt. *(Gr.)*

585 Reissend brennende und etwas jückende Nadel-Stiche an verschiedenen Stellen.

Abschälen der Haut des ganzen Körpers. *(v. Haller, bei Vicat, mat. med. I. S. 112.)*

Kitzel an der leidenden Stelle. *(Quarin.)*

Pralle weisse Geschwulst des ganzen Körpers, mit grosser Schmerzhaftigkeit bei jeder Berührung; nach vielen Wochen unter Weichwerden und Uebergang in Haut-Wassersucht vergehend. *(Kurtz, in Jahns med. Convers. Bl. 1830.)*

Pralle, schmerzhafte Geschwulst erst der Unterschenkel, und dann auch der Hände und Vorderarme, erst nach mehreren Monaten langsam vergehend, bei gar nicht verlangsamten Pulse und ohne vermehrten Harnabgang. *(Kurtz.)*

590 Allgemeine Blässe der Haut. *(Guibert.)*

Gelbsucht. *(Withering.)*

Konvulsionen heftiger Art. (Journ. d. Chin.)

Krämpfe. *(Withering.)*

Fallsucht-Anfälle. *(Remer.)*

595 Nerven-Zufälle aller Art und grosse Schwäche. *(Percival, medic. facts and exper. Vol. I. Lond. 1791.)*

Digitalis.

Abmagerung des Körpers in dem Masse, als der Geist zunimmt. *(Müller.)*
Grosses Leichtigkeits-Gefühl im Körper. *(Fr.)*
Schwerfälligkeit und Unbeholfenheit der Glieder. *(Pps.)*
Schwere und Trägheit der Glieder. *(Mossmann.)*
600 Träge und matt, früh, beim Aufstehen aus dem Bette. *(J. Lhm.)*
Erschlafftheit aller Muskeln, mit Gefühl, als habe er nicht ausgeschlafen. *(Fr.)*
Lassheit, Abspannung und Müdigkeit, in körperlicher und geistiger Hinsicht. *(Jörg.)*
Grosse Mattigkeit in Armen und Beinen. *(Jr.)*
Oeftere Mattigkeit; sie muss im Bette liegen, weil sie das Aufsitzen ermüdet. *(Penkivill.)*
605 Ausserordentliche Mattigkeit. *(Maclean.)*
Starker Grad von Mattigkeit mit Schwindel und aussetzendem Pulse. *(Drake.)*
Sinken der Lebens-Kräfte.
Schwäche, Sinken der Kräfte. *(Withering.)*
Allgemeine Schwäche. *(Troschel; Lettsom.)*
610 Allgemeine Schwäche. als wären alle Theile des Körpers ermattet. (n. 2 St.) *(Hbg.)*
Grosse Schwäche. *(Neumann; Percival.)*
Aeusserste Schwäche. *(Guibert.)*
Aeusserste Schwäche und Mattigkeit, die der Kranke, ohne zu sterben, nicht ertragen zu können glaubt. *(Drake.)*
Schwäche bis zum Sterben. *(Maclean.)*
615 Jählinges Sinken der Kräfte, mit allgemeinem Schweisse und einige Stunden darauf, Husten.
Jählinge äusserste Schwäche, als wenn er das Bewusstsein verlieren sollte, mit allgemeiner Hitze und Schweiss, ohne Durst, (nach dem Mittag-Essen).
Abspannung der Lebens-Kraft und Neigung zu Ohnmachten. *(Drake.)*
Neigung zu Ohnmachten. *(Neumann.)*
Heftige Neigung zu Ohnmachten. *(Drake.)*
620 Anhaltende Neigung zu Ohnmachten. *(Maclean.)*
Ohnmachten. *(Guibert; Troschel.)*
Ohnmachten, unter der Brecherlichkeit. *(Withering.)*
Tödlicher Tchlagfluss. *(Scherwen,* im phys. med. Journ. 1801.)
Tod, nach 22 Stunden. (Journ. d. Chim.)
625 Häufiges Gähnen und Dehnen, mit Frostigkeit. *(Stf.)*

Schläfrigkeits-Müdigkeit, Schlummer.
Häufige Schläfrigkeit. (*Drake.*)
Oeftere grosse Schläfrigkeit. (*Maclean.*)
Schlafsucht. (*Guibert;* Journ. d. Chim.)
630 Schlafsucht, durch heftige konvulsivische Anfälle von Erbrechen unterbrochen. (*Troschel.*)
Zeitige Abend-Schläfrigkeit, mit Trägheit und Stumpfheit des Geistes, viele Tage über. (*Pp.*)
Ein starker Schlaf. (*Maclean.*)
Tiefer Schlaf, von Mittag bis Mitternacht. (Journ. d. Chim.)
Schweres Einschlafen. (d. 6, 7 T) (*Jr.*)
635 Vor dem Einschlafen öfters grosse Leerheits-Empfindung im Magen. (*Jr.*)
Unruhiger Schlaf. (*Jörg.*)
Unruhiger, unerquicklicher Schlaf. (*Jörg.*)
Nachts bloss Schlummer, statt Schlaf, ein helles Bewusstsein, ohne schlafen zu können.
Unruhiger Schlaf mit Umherwerfen und Erwachen mit halbem Bewusstsein. (*Rkt.*)
640 Unruhiger Schlaf, er konnte bloss auf dem Rücken, sonst auf keiner Stelle liegen. (*J. Lh.*)
Nachts heftiger Schmerz im linken Schulter- und Ellbogen-Gelenke; dabei ein halbbewusster Schlaf, mit Lage auf dem Rücken, den linken Arm über dem Kopfe. (*Rkt.*)
Nachts, Umherwerfen mit häufigem Erwachen, dabei immer Lage auf dem Rücken mit Pollutionen. (*Pp.*)
Nachts, unruhiger Schlaf wegen steten Harndranges. (*Mr.*)
Unruhiger Schlaf mit Hin- und Herwerfen im Bette unter lustigem Träumen. (*Hbg.*)
645 Viele Träume, nicht unangenehmer Art. (*Hbg.*)
Viele verworrene, lebhafte Träume. (*Pp.*)
Unangehme Träume voll fehlgeschlagner Absichten stören den Schlaf. (*Lgh.*)
Aengstliche, verworrene Träume. (*Jr.*)
Oefteres Erwachen, wie von Aengstlichkeit, und als sei es schon Zeit, aufzustehen.
650 **Oefteres schreckhaftes Erwachen Nachts**, durch einen Traum, als fiele er von einer Höhe herab, oder ins Wasser. (*Lgh.*)
Fieberhaftes Wesen. (*Quarin.*)
Kleiner, schneller, harter Puls.
Kleiner, weicher Puls. (*Jörg.*)

Digitalis.

Gereizter Puls. *(Kraus.)*
655 Schneller Puls, von 100 Schlägen vor dem Tode. *(Withering.)*
Beschleunigter Puls. (n. 1 St.) *(Jörg.)*
Erst schnellerer, dann verlangsamter Puls. *(Jörg.)*
Unregelmässiger, kleiner Puls. *(Guibert; Troschel.)*
Unregelmässiger Puls; ungleiche Ausdehnung der Arterien. *(Jörg; Neumann.)*
660 Unregelmässiger, schwacher Puls. (Journ. d. Chim.)
Unregelmässiger und langsamer Puls. *(Neumann.)*
Langsamer Puls von 50 Schlägen, die ganz unregelmässig waren, immer zwischen 3, 4 weichen, ein voller und harter, am ersten Tage, am dritten 75 Schläge. *(Fr.)*
Der langsame, kleine Puls macht öfters kleinere oder grössere Pausen. *(Bchr.)*
Langsam erst, fängt dann der Puls plötzlich an, ein paar Schläge zu thun, oder setzt dann und wann einen ganzen Schlag aus. *(Maclean.)*
665 Langsamer, ungleicher Puls, von 40 bis 58 Schlägen. *(Baker.)*
Langsamer Puls. *(Lentin.)*
Aeusserst langsamer Puls, die ersten 48 Stunden; dann aber um desto schneller und unterdrückt. *(Lettsom.)* *)
Langsamerer, aber stärkerer Puls. *(Hbg.)*
Verlangsamerung des Pulses von 100 Schlägen bis auf 40. *(Mossmann.)*
670 Langsamer Puls von 40 Schlägen. *(Withering.)*
Verlangsamerung des Pulses von 82 bis auf 59 Schläge, bei Schwäche und Trägheit des Körpers. *(Bchr.)*
Langsamer, bis auf 50 und dann auf 55 Schläge gesunkener Puls. *(Withering.)*
Verlangsamerung des Pulses bis um die Hälfte, mehrere Tage lang.

---

*) Diese Erscheinung ist vom Fingerhute die gewöhnlichste und gewisseste, dass nach der anfänglichen Langsamkeit (Erstwirkung) nach einigen Tagen von der Lebenskraft das Gegentheil (Gegen- oder Nachwirkung) ein weit schnellerer und kleinerer Puls dauerhaft hervor gebracht wird, zum Zeichen, wie sehr sich die Aerzte alter Schule irren, welche einen dauerhaft langsamern Puls durch Fingerhut erzwingen wollen und so oft damit tödten.

Verlangsamerung des Pulses fast bis zur Hälfte der Schläge. *(Baker.)*

675 Der langsamere Puls wird durch die geringste Körper-Bewegung wieder beschleunigt. *(Maclean.)*

Der Puls verlangsamert sich wenig beim Stehen und Sitzen, am meisten beim Liegen, wo er bis auf 60 Schläge herabsinkt, während er im Stehen 100 zählt. *(Baidon, im Edinb. med. Journ. III. 11. Nr. 4.)*

Frostigkeit. *(Stf.)*

Uebermässige Empfindlichkeit gegen Kälte. *(Pp.)*

Stete Frostigkeit, meist im Rücken. *(Rkt.)*

680 Kälte der Gliedmassen. *(Guibert. — Troschel.)*

Innere Kälte im ganzen Körper. *(Gr.)*

Kälte, zuerst der Finger, dann der Handteller und Fusssohlen, dann des ganzen Körpers, vorzüglich der Gliedmassen.

Kälte, zuerst in den Armen und Händen, dann im ganzen Körper. *(Bchr.)*

Kälte des Körpers mit klebrigem Schweisse. *(Withering.)*

685 Kälte im ganzen Körper, auch äusserlich fühlbar, mit warmem Gesichte. *(Bchr.)*

Kälte der einen Hand, bei Wärme der andern. *(J. Lh.)*

Kälte und Frost innerlich und äusserlich im ganzen Körper. *(Gr.)*

Innerer Frost am Tage; beim Gehen im Freien konnte er sich nicht wärmen.

Frösteln im Rücken. *(Bchr.)*

690 Inneres Frösteln im ganzen Körper, bei äusserlich fühlbarer Wärme, die erhöht ist. *(Gr.)*

Schauder über den Rücken. *(Mr.)*

Schauder, Nachmittags, drei bis viermal; die Nacht drauf Schweiss, selbst am Kopfe und in den Haaren.

Vermehrte Wärme im Gesichte. *(Jörg.)*

Vermehrte Wärme über den ganzen Körper. *(Jörg.)*

695 Plötzliche Wärme über den ganzen Körper, die schnell wieder verschwand, und eine Schwäche aller Theile hinterliess. *(Bchr.)*

Oft Wärme über den ganzen Körper, mit kaltem Stirnschweisse; dreizehn, vierzehn Stunden nach der Kälte. *(Bchr.)*

Fieber, erst Schauder, dann Hitze, dann starke Ausdünstung. *(Mossmann.)*

Digitalis.

Bei gelindem Frösteln im Rücken, Brennen des Kopfes, des Gesichtes und der Ohren, mit Backen-Röthe; dabei das linke Auge um vieles kleiner; (nach dem Essen, im Zimmer.) *(Stf.)*
Frost über den ganzen Körper, bei Hitze und Röthe des Gesichtes. *(Tth.)*
700 Warmschweissige Handflächen. *(Hbg.)*
Nacht-Schweiss im Schlafe.
Früh, beim Erwachen, gelinder allgemeiner Schweiss. *(Lgh.)*

Dulcamara. *Solanum Dulcamara,* Bittersüss.

Diese Arznei ist von langer Wirkungsdauer und Kampher mässigt ihre allzu starke Wirkung.

Sie soll sich bisher hülfreich erwiesen haben, wo unter andern folgende Beschwerden mit zugegen waren: Bohren und Brennen in der Stirne; Gefühl, wie ein Bret vor der Stirne; Scrophulöse Augen-Entzüdung; Angehende Amaurose; Milchschorf; Husten mit Heiserkeit; Blasen-Katarrh mit Harnbeschwerden; eine Art Keuchhusten nach Erkältung; Glieder-Reissen nach Verkältung; Nässsende, eiternde Flechten; Flechten-Ausschlag mit Drüsen-Geschwülsten u. s. w.

Specifisch wird man sie finden in einigen epidemischen Fiebern; so wie in acuten Verkältungs-Krankheiten mancher Art.

Die Namensverkürzungen meiner Mit-Beobachter sind: *Ar.* — *Ahner; Cbz.* — *Cubitz; Gr.* — *Gross; Mr.* — *Müller* aus Treuen; *Ng.* — Ein Ungenannter in der reinen Arzneimittel-Lehre von *Hartlaub* und *Trinks*, und diese selbst — *Htb.* und *Tr.; Rkt.* — *Rückert*, der Aeltere; *Stf.* — *Stapf; Wr.* — *Gust. Wagner; Whl.* — *Wilh. Wahle.*

Dulcamara.

Sehr missgestimmt, zu gar Nichts aufgelegt, mehrere Tage lang. *(Ng.)*
Zanksüchtige Stimmung, Nachmittags ohne sich dabei zu ärgern. *(Ng.)*
Ungeduldig, früh, er stampfte mit den Füssen, wollte Alles wegwerfen, fing an zu phantasiren und zuletzt zu weinen. *(Stark, bei Carrere, über d. Bittersüss. Jen. 1782.)*
Unruhe. *(Carrere, a. a. O.)*
5 Irre-Reden. *(De Haen, rat. med. IV. S. 288.)*
Deliriren, Nachts, bei erhöhten Schmerzen. *(Carrere.)*
Wahnwitziges Phantasiren und Deliriren. *(Starke.)*
Dummlichkeit im Kopfe, wie nach einem Rausche, im Freien vergehend. *(Wr.)*
Dummlich und wüste im Kopfe, Abends. *(Ng.)*
10 Dummlichkeit im Kopfe, mit Ziehen im Stirnbügel. *(Ng.)*
Dummlichkeit und schmerzhafte Betäubung des Kopfes.
Betäubung des Kopfes. *(Carrere.)*
Heftige Betäubung. *(Stark.)*
Taumeligkeit im Kopfe, mit aufsteigender Wärme im ganzen Gesichte. *(Ng.)*
15 Schwindel. *(Althof, bei Murray, Appar. Med.)*
Augenblicklicher Schwindel. *(Piquot, Samml. br. Abhandl.)*
Leichter, bald vorübergehender Schwindel. *(Ng.)*
Schwindel, früh, beim Aufstehen aus dem Bette, dass er fast gefallen wäre, mit Zittern am ganzen Körper und allgemeiner Schwäche. *(Mr.)*
Schwindel beim Gehen, Mittags, vor dem Essen, als wenn alle Gegenstände vor ihm stehen blieben und es ihm schwarz vor den Augen würde.

20 Kopfweh, früh im Bette, das sich beim Aufstehen verschlimmert. *(Mr.)*
Kopfweh im Hinterhaupte, Abends im Bette. *(Whl.)*
Kopfweh, mit Trägheit, Eiskälte des ganzen Körpers und Neigung zum Erbrechen. *(Mr.)*
Dumpfer Kopfschmerz in Stirn und Nasenwurzel, als hätte er ein Bret vor dem Kopfe. *(Gr.)*
Dumpfer Kopfschmerz, besonders am linken Stirnhügel. *(Ng.)*
25 Der dumpfe, drückende Kopfschmerz wird Abends ärger, bei zunehmendem Schnupfen. *(Ng.)*
Betäubender Schmerz am Kopfe, gleich über dem linken Ohre, als drückte Jemand mit etwas Stumpfem in den Kopf hinein. *(Gr.)*
Betäubender, drückender Schmerz im Hinterhaupte, vom Nacken herauf. *(Rkt.)*
Betäubender drückender Schmerz im linken Oberhaupte. *(Ng.)*
Dumm machender Kopfschmerz, **10** Tage lang. *(Ng.)*
30 Schwere des Kopfes. *(Carrere.)*
Schwere in der Stirne. (n. 12 St.) *(Whl.)*
Schwere in der Stirne, mehrere Tage lang, mit Stichen in der Schläfe-Gegend, von innen nach aussen. *(Whl.)*
Schwere im Hinterhaupte, drei Tage lang. *(Whl.)*
Schwere des ganzen Kopfes, den Tag hindurch, als wären die Kopf-Bedeckungen angespannt, vorzüglich im Nacken, wo die Empfindung zu einem Kriebeln ward. *(Whl.)*
35 Schwere des Kopfes, mit herausbohrendem Schmerze in der Schläfe und Stirne, wie auf Nacht-Schwärmerei. *(Wr.)*
Druck, wie von einem Pflocke (stumpfen Instrumente), bald auf der rechten, bald auf der linken Seite, in den Schläfen. *(Gr.)*
Druck, wie von einem Pflocke, innerer nur auf ganz kleinen Stellen des Kopfes. *(Gr.)*
Druck, wie von einem Pflocke, in Absätzen, links auf dem Scheitel, von aussen nach innen. *(Gr.)*
Pressender Schmerz im linken Hinterhaupt-Beine. *(Whl.)*
40 Herausdrückender Kopfschmerz, beim Gehen im Freien, gegen Abend. *(Whl.)*
Herausdrückender Schmerz im linken Stirnhügel, Abends, ganz spät. *(Ng.)*
Ein ruckweises Herausdrücken im Vorderkopfe, schlimmer bei Bewegung. *(Ng.)*
Ein reissendes Zusammendrücken im Oberhaupte. *(Gr.)*

Ein drückender Spann-Schmerz im Kopfe, über dem rechten Auge. (n. 3 St.) *(Wr.)*

45 Ziehen im Kopfe, von beiden Schläfen nach innen zu. *(Whl.)*

Ziehender Schmerz, Abends beim Essen, auf dem Scheitel, bis in die Nasenbeine, wo er zusammenziehend wird. *(Whl.)*

Ziehen vom Stirnhügel bis in die Nasen-Spitze herab, in schnellen, zuckenden Zügen. *(Gr.)*

Ziehen im linken Stirnhügel, besonders beim Vorbücken. *(Ng.)*

Ein langsamer Zieh-Schmerz durch das ganze Gehirn, besonders Abends. (n. $\frac{1}{4}$ St.)

50 Ein drückendes Ziehen im linken Stirnhügel. *(Ng.)*

Ein drückendes Ziehen in der linken Schläfe-Gegend, Nachmittags. *(Ng.)*

Reissen in der linken Schläfe, in Absätzen. *(Gr.)*

Ein drückendes Reissen in den Schläfen, in Absätzen. *(Gr.)*

Stiche im Kopfe, so dass sie böse darüber ward, am meisten Abends; im Liegen erleichtert.

55 Heftiges Stechen im Vorderhaupte, tief im Gehirn, mit Uebelkeit. *(Mr.)*

Ein langsames Stechen im Hinterhaupte, wie mit einer Nadel, die man immer wieder zurückzöge. *(Whl.)*

Wühlender Kopfschmerz tief im Vorderhaupte, mit Düsterheit und Aufgetriebenheits-Gefühl im Gehirne; schon früh im Bette, und schlimmer nach dem Aufstehen. *(Mr.)*

Wühlen und Drücken im ganzen Umfange der Stirn. *(Gr.)*

Bohrender Kopfschmerz in der rechten Schläfe. *(Whl.)*

60 Bohrender Kopfschmerz von innen heraus, vor Mitternacht. *(Whl.)*

Bohrender Schmerz von innen heraus, bald in der Stirn, bald in den Schläfen. *(Wr.)*

Bohrender Schmerz von innen heraus, in der rechten Stirn-Hälfte, über dem Augenbraun-Bogen. *(Whl.)*

Hitze im Hopfe. *(Carrere.)*

Ein schmerzhaft drückendes Pochen in der linken Stirne, mit Drehendsein. *(Ng.)*

65 Gefühl, als habe sich der Hinterkopf vergrössert. *(Whl.)*

Am Augenhöhl-Rande, zusammenziehender Schmerz. *(Gr.)*

Drücken in den Augen, durch Lesen sehr verschlimmert. *(Rkt.)*

Entzündung der Augen. *(Tode; Starke.)*

Eine Art Lähmung des obern Augenlides, als wenn es herabfallen wollte. *(Mr.)*

70 Zucken der Augenlider, bei kalter Luft. *(Carrere.)*
Trübsichtigkeit. *(Carrere.)*
Anfangender schwarzer Staar und solche Trübsichtigkeit, dass er Alles nur wie durch einen Flor sah. *(Mr.)*
Funken vor den Augen. *(Piquot.)*
Gefühl, als wenn Feuer aus den Augen sprühte, beim Gehen in der Sonne und im Zimmer.
75 Ohren-Zwang die ganze Nacht hindurch, dass er nicht schlafen konnte; früh verlor sich der Schmerz plötzlich, bis auf einiges, noch fortdauerndes Rauschen. *(Htb. u. Trs.)*
Zwängender Schmerz im linken Ohre, bei grosser Uebelkeit. *(Htb. u. Trs.)*
Zwängen im rechten Ohre mit kleinen Stichen. *(Whl.)*
Reissen im linken Ohre, mit Stichen darin von innen nach aussen, dabei Trommeln und Bubbern vor dem Ohre, dass er nicht gut hört, und Knistern darin, beim Oeffnen des Mundes, als ob etwas entzwei sei. *(Htb. u. Trs.)*
Ein flüchtiges Ziehen im äussern Gehör-Gange. *(Gr.)*
80 Stiche im Gehör-Gange und der Ohr Speicheldrüse. *(Rkt.)*
Ein kneipender Stich im linken Ohre, nach dem Trommelfelle zu. *(Whl.)*
Prickeln in den Ohren, als wenn kalte Luft hinein gegangen wäre. *(Whl.)*
Klingen in den Ohren.
Klingen der Ohren. *(Rkt.)*
85 Helles Ohr-Klingen. (n. 4 bis 8 T.) *(Stf.)*
In den Nasen-Winkeln, Blüthen.
Ein Blüthchen mit Geschwür-Schmerz im innern linken Nasenflügel. *(Whl.)*
Bluten der Nase. *(Stark.)*
Bluten der Nase, mit starkem Ergusse hellrothen, sehr warmen Blutes, unter einem Drucke in der Gegend des grossen sichelförmigen Blut-Behälters, der auch nach dem Bluten noch anhielt. *(Ng.)*
90 Im Gesichte ein klammartiges Zusammenziehen unterhalb des linken Ohres, nach dem Aste des Unterkiefers hin. *(Jr.)*
Schmerzloser Druck auf das linke Jochbein. (sogleich.) *(Gr.)*
Ziehen und Reissen im ganzen Backen.
Jücken an den Backen, dicht an den Nasenflügeln.
Feuchtender Ausschlag auf der Backe. *(Carrere.)*
95 Buckel, Quaddeln an der Stirne, die bei Berührung stechend schmerzen.

In den Lippen, zuckende Bewegungen bei kalter Luft. *(Carrere.)*
Blüthchen und Geschwüre um den Mund, mit reissenden Schmerzen bei Bewegung der Theile.
Am Kinne, unten, ein Kneipen, auf einer kleinen Stelle. *(Gr.)*
Jückende Blüthen am Kinne.
100 Die Zähne sind stumpf und wie gefühllos. *(Mr.)*
Das Zahnfleisch ist locker und schwammig.
Im Munde, am Innern der Oberlippe am vordern Theile des Gaumens, Blüthen und Geschwürchen, welche bei Bewegung der Theile reissend schmerzen.
Auf der Zungenspitze, jückendes Krabbeln. *(Whl.)*
Trockne Zunge. *(Carrere.)*
105 Trockne, rauhe Zunge. *(Carrere.)*
Lähmung der Zunge. *(Gouan, Mém. d. l. Soc. d. Montpell.)*
Lähmung der Zunge, nach langem Gebrauche. *(Linné, diss. d. Dulcam.)*
Lähmung der Zunge, die am Sprechen hinderte (bei kalt feuchter Witterung.) *(Carrere.)*
Halsschmerzen. *(Carrere.)*
110 Drücken im Halse, als wenn das Zäpfchen zu lang wäre.
Gefühl von erhöhter Wärme im Schlunde. *(Rkt.)*
Speichelfluss. *(Carrere.)*
Speichelfluss mit lockerem, schwammichten Zahnfleische. *(Stark.)*
Zäher, seifenartiger Speichel fliesst in grosser Menge aus. *(Starke.)*
115 Stetes Ausrachsen eines sehr zähen Schleimes, bei viel Scharren im Schlunde. *(Ng.)*
Fader, seifenartiger Geschmack im Munde, mit Appetit-Mangel. *(Starke.)*
Hunger, mit Widerwillen gegen jede Speise.
Guter Appetit und Wohlgeschmack des Essens, doch gleich satt und voll, unter vielem Kollern und Poltern im Leibe. *(Gr.)*
Beim Essen, Bauch-Aufgetriebenheit und wiederholtes Kneipen im Unterleibe. *(Gr.)*
120 Nach mässigem Essen, sogleich Leib-Aufgetriebenheit.
Wiederholtes Aufstossen beim Essen, so dass ihm die hinuntergeschluckte Suppe gleich wieder in den Hals heraufkömmt. *(Gr.)*
Leeres Aufstossen, mit Schütteln, wie von Ekel. *(Ng.)*
Oefteres leeres Aufstossen. *(Gr.)*

Oefteres Aufstossen, mit Kratzen in der Speiseröhre und
Sodbrennen. *(Ng.)*
125 Viel Aufstossen. *(Mr.)*
Mit Schlucksen verbundenes Aufstossen. *(Gr.)*
Uebelkeit. *(Althof; Linné.)*
Uebelkeit und Ekel. *(Carrere.)*
Ekel mit Schauder, als wollte Erbrechen kommen. *(Ng.)*
130 Grosse Brech-Uebelkeit mit Frösteln. *(Htb. u. Trs.)*
Würgen. *(Althof.)*
Würmerbeseigen.
Erbrechen. *(Linné.)*
Erbrechen unter Uebelkeit, Hitze und Angst. *(Stark.)*
135 Schleim-Erbrechen, früh, nach vorgängigem warmen Aufsteigen im Schlunde.
Erbrechen bloss zähen Schleimes. *(Ng.)*
In der Magen-Gegend, ein beständiges Kneipen, Abends, nach dem Niederlegen, bis zum Einschlafen. *(Ng.)*
Drücken im Magen, bis in die Brust herauf.
Empfindlicher Druck-Schmerz in der Herzgrube, wie von einem Stosse, beim darauf Drücken ärger *(Ahr.)*
140 Aufgetriebenheits-Gefühl in der Herzgrube, mit unangenehmer Leerheits-Empfindung im Bauche. *(Ng.)*
Spannender Schmerz in der Herzgruben-Gegend, rechts, als wenn er sich verhoben oder Schaden gethan hätte. *(Whl.)*
Zusammenklemmen im Magen, bis zum Athemversetzen.
Stechender Schmerz in der Herzgrube. *(Ahr.)*
Ein stumpfer Stich in der Herzgruben-Gegend, links. *(Ahr.)*
145 Bauchweh. (sogleich.)
Aufgetriebenheits-Gefühl und Unruhe im Bauche, mit öfterm Luft-Aufstossen. *(Ng.)*
Aufgetriebenheit des Bauches, als sollte er platzen, nach einer mässigen Mahlzeit. *(Gr.)*
Ein plötzliches schneidendes Zusammenziehen in der linken Bauch-Seite. *(Gr.)*
Kneipender Bauchschmerz gleich unter dem Nabel, beim krumm Sitzen; beim Ausdehnen vermindert und aufhörend. *(Ahr.)*
150 Kneipender Schmerz um die Nabel-Gegend, als solle er zu Stuhle gehen, doch ohne Drang. *(Ahr.)*
Kneipender Schmerz in der Nabel-Gegend und über der linken Hüfte, der ihn zu Stuhle nöthigt, wobei nur wenig

Dulcamara.

harter Koth mühsam abgeht, nach Abgang einiger Winde, unter Nachlass der Schmerzen. *(Ahr.)*
Kneipen, Abends, im ganzen Unterbauche, mit Anregung zum Stuhle. *(Gr.)*
Stumpfes Kneipen im Bauche, als wenn Durchfall entstehen wollte. *(Ng.)*
155 Feines Bauch-Kneipen auf einer kleinen Stelle, links über dem Nabel. *(Gr.)*
Heftiges Kneipen im Bauche, als wenn ein langer Wurm darin auf und ab kröche, und nagte und kneipte. *(Ahr.)*
Flüchtiges Kneipen und Schneiden im Bauche und der Brust, wie von aufgestaueten Blähungen. *(Gr.)*
Flüchtiges Kneipen und Schneiden im Bauche, mit Leib-Aufgetriebenheit, schon früh, nüchtern. *(Gr.)*
Flüchtiges Kneipen und zuckendes Schneiden hier und da im Bauche. *(Gr.)*
160 Wühlendes Kneipen, Schneiden und Herumgehen im Bauche, als sollte Durchfall erfolgen. *(Gr.)*
Drehendes Wühlen und Kneipen um die Nabel-Gegend. (n. 10 St.) *(Ahr.)*
Nagendes Pochen gleich über dem Nabel. *(Gr.)*
Stechender Schmerz in der Nabel-Gegend. (n. 1 St.) *(Ahr.)*
Ein kneipender Stich-Schmerz rechts neben dem Nabel. (n. 4 T.) *(Ahr.)*
165 Stumpfe Stiche auf einer kleinen Stelle links im Bauche, schnell hintereinander, nach aussen zu, mit Athem-Versetzung und Gefühl, als wolle sich etwas durchdrängen; beim darauf Drücken schmerzt die Stelle. *(Gr.)*
Stumpfe Stiche in der rechten Bauch-Seite unter den Ribben, mit Athem-Versetzung. *(Gr.)*
Stumpfe Stiche in der linken Bauch-Seite, in Absätzen; vermehrt durch Drücken mit dem Finger auf die schmerzhafte Stelle. *(Gr.)*
Stumpfe, kurze Stiche links neben dem Nabel, Abends. *(Ng.)*
Einzelne pulsirende Stiche unterhalb der linken kurzen Ribben, im Sitzen; durch Aufstehen vergehend. *(Ahr.)*
170 Herausdrängender Schmerz unter dem Nabel, links, als wolle ein Bruch entstehen. *(Stf.)*
Leerheits-Gefühl im Unterleibe.
Bauchweh, wie von Verkältung.
Bauchweh, als wenn er sich erkältet hätte. *(Whl.)*

Bauchweh, wie von nasskalter Witterung zu entstehen pflegt. *(Whl.)*

175 Bauchweh, als wenn Durchfall entstehen wollte.

Bauchweh, wie Regung zum Durchfalle, nach Abgang eines Windes vergehend. *(Whl.)*

Bauchweh, wie nach einer Purganz, ein Umgehen in den Därmen bei jedem Vorbücken. *(Ng.)*

Bauchweh, als sollte Stuhlgang erfolgen, mit Knurren darin und Kreuzschmerz. *(Ng.)*

Im Schosse ein Spannen in der Gegend des Schambeines, beim Aufstehen vom Sitze.

180 In den Leisten-Drüsen, bald links, bald rechts, drückender Schmerz.

Geschwulst der linken Leisten-Drüse, wie eine Wallnuss gross.

Geschwulst der Schooss-Drüsen. *(Carrere.)*

Geschwollne, harte Schooss-Drüsen, von der Grösse einer weissen Bohne, doch ohne Schmerz. *(Whl.)*

Arges Brennen (und etwas Stechen) in der Leisten-Beule, bei der mindesten Bewegung und beim Befühlen.

185 Knurren im Bauche. (sogleich.)

Knurren im Bauche, als sollte Stuhl erfolgen, mit etwas Kreuzweh. *(Ng.)*

Knurren im Bauche, Schmerz in der linken Leiste und Kälte-Gefühl im Rücken. *(Ng.)*

Knurren im Bauche, mit Noththun zum Stuhle.

Viel Winde-Abgang. *(Whl.)*

190 Blähungen vom Geruche des Stink-Asands. *(Mr.)*

Stuhl-Anregung, Abends, mit Kneipen im ganzen Unterbauche, und darauf starker, feuchter, zuletzt ganz dünner, sauer riechender Stuhl, wornach er sich erleichtert, aber matt fühlte; den Nachmittag hatte er schon seinen gewöhnlichen Stuhl, doch sehr hart und beschwerlich gehabt. *(Gr.)*

Weicher Stuhl. (sogleich.)

Weicher, in kleinen Stücken erfolgender Stuhl. *(Whl.)*

Schleimiger Durchfall mit Mattigkeit. *(Carrere.)*

195 Weisser, schleimiger Durchfall. *(Carrere.)*

Schleimiger, abwechselnd gelber und grünlicher Durchfall. *(Carrere.)*

Dünnleibigkeit, mehrere Nachmittage hintereinander, mit Blähungen. (n. 3 T.)

Ordentlicher Stuhl, doch mit etwas Pressen. (n. ¾ St.) *(Ng.)*

Eiliger, kaum aufzuhaltender Stuhldrang, obgleich nur wenig und harter Koth abging. (n. ½ St.) *(Ahr.)*
200 Plötzlich ungeheures Pressen auf den Mastdarm, dass er den Stuhl kaum aufhalten kann; doch geht erst nach einer Weile, bei starkem Drücken sehr harter Koth langsam und unter flüchtigem Kneipen und Schneiden hie und da im Bauche, ab. *(Gr.)*
Vergebliches Noththun zum Stuhle, den ganzen Tag, unter Uebelkeit. (n. ½ St.) *(Mr.)*
Stuhldrang unter Leibkneipen; doch ist er ganz hartleibig und wird nur wenig los, bei starkem Drücken. (n. 8 St.) *(Ahr.)*
Schwerer, trockner, seltener Stuhl. *(Carrere.)*
Seltener, träger, harter Stuhl; wenn ihm auch Noth thut, fehlt doch der Drang im Mastdarme, und es geht nur mit grosser Anstrengung sehr dicker, harter Koth langsam ab. *(Gr.)*
205 Vor und nach dem Stuhle, drückendes Bauchweh mit Kollern. *(Rkt.)*
Harn trüb und weisslich. *(Carrere.)*
Häufiger Abgang eines erst klaren und zähen, dann dicken, milchweissen Harnes. *(Carrere.)*
Harn erst hell und zähe, dann weiss, dann trüb, dann hell, mit weissem, klebrichten Satze. *(Carrere.)*
Trüber, übelriechender Harn und stinkender Schweiss. *(Carrere.)*
210 Trüber Harn. *(Carrere.)*
Röthlicher, brennender Harn. *(Carrere.)*
Schleimiger, bald rother, bald weisser Satz im Harne. *(Carrere.)*
Pulsirende (Stiche?) in der Harnröhre nach aussen zu. *(Whl.)*
Harnstrenge, schmerzhaftes Harnen. *(Starke.)*
215 Beim Harnen, Brennen in der Harnröhre-Mündung.
An den Zeugungstheilen, Hitze und Jücken und Reiz zum Beischlafe. *(Carrere.)*
Flechten-Ausschlag auf den grossen Schamlippen. *(Carrere.)*
Regel vermehrt und befördert. *Carrere.)*
Verstärkte Regel. *(Carrere.)*
220 Verminderte Regel. *(Carrere.)*
Verspätete Regel, selbst bis um 25 Tage. *(Carrere.)*

Niesen. (*Whl.*)
Sehr trockne Nase, Abends. (*Ng.*)
Stockschnupfen mit Kopf-Eingenommenheit und Niesen. (*Ng.*)
225 Kurzer Kotz-Husten, wie durch tief Athmen erregt. (*Gr.*)
Husten mit Auswurf zähen Schleimes, bei Stechen in den Brust-Seiten. (*Mr.*)
Blutspeien. (*Carrere.*)
Brust-Beklemmung, wie nach gebücktem Sitzen. (*Whl.*)
Beklommen auf der Brust. (*Whl.*)
230 Grosser Beklemmungs-Schmerz in der ganzen Brust, vorzüglich beim Athmen. (*Ahr.*)
Drücken unter der ganzen Fläche des Brustbeins, in Absätzen. (*Gr.*)
Stumpfes, schmerzliches Drücken, links über dem Schwertknorpel, beim gebückt Sitzen, später auch bei aufrechter Stellung, in langen Absätzen wie tief in die Brust hineindringende Stösse. (*Gr.*)
Absetzender Schmerz in beiden Brust-Seiten unter den Achseln, als stiesse man die Fäuste gewaltsam ein. (*Gr.*)
Absetzendes Klemmen auf einer kleinen Stelle, oben unter dem Brustbeine. (*Gr.*)
235 Spannen auf der Brust, beim tief Athmen. (*Whl.*)
Gefühl, als wollte es links aus der Brust herausdrängen. (*Gr.*)
Kneipender Schmerz in der ganzen Brust, durch Einathmen verstärkt. (*Ahr.*)
Wellenartiger, reissend drückender Schmerz durchzieht in Absätzen die ganze linke Brust-Seite. (*Gr.*)
Zucken und Ziehen unter dem Brustbeine. (*Gr.*)
240 Ziehen und Spannen, äusserlich am vordern Theile der Brust. (*Ng.*)
Zuckender Schmerz in der rechten Achselgrube. (*Ahr.*)
Pulsirender Schmerz in der linken Achselgrube, durch Bewegung verschwindend. (*Ahr.*)
Stechender Schmerz auf dem Brustbeine. (*Ahr.*)
Stechender Schmerz in der linken Brust-Seite, wie von einem stumpfen Messer, in der Gegend der fünften, sechsten Rippe. (*Ahr.*)
245 Ein schmerzhafter Stich in der rechten Brust-Seite, schnell kommend und vergehend. (*Ahr.*)
Stumpfe, langsam absetzende Stiche in der linken Rippenseite. (*Gr.*)
Stumpfer Stich-Schmerz in der rechten Brust-Seite, in der

Gegend der dritten Ribbe, besonders beim darauf Drücken;
darauf zog es ins Kreuz und bis zwischen die Schultern,
wo es am einen Rande des linken Schulterblattes beim
Athmen stach. (*Htb.* u. *Tr.*)

Stoss ähnlicher, stumpfer Stich auf das Brustbein. (*Ahr.*)

Stumpfer, betäubender Stich unter dem rechten Schlüsselbeine in die Brust hinein. (*Gr.*)

250 Stechend reissender Schmerz von der Mitte des Brustbeins
bis zum Rückgrate durch, im Sitzen beim Aufstehen vergehend. (*Ahr.*)

Tief schneidender Schmerz in der linken Brust-Seite, dicht
unter dem Schlüsselbeine, durch darauf Drücken vergehend. (*Ahr.*)

Flüchtiges Schneiden und Kneipen in der Brust, wie von
aufgestauten Blähungen. (*Gr.*)

Wühlender Schmerz in der rechten Brust-Seite, durch darauf Drücken vergehend. (*Ahr.*)

Wühlender Schmerz in der Brust, oder, als hätte er sich
verhoben. (*Gr.*)

255 Herzklopfen, besonders Nachts, stark und äusserlich fühlbar.

Starkes Herzklopfen, als fühle er das Herz ausser der Brusthöhle schlagen. (*Stf.*)

Kreuzschmerzen, wie nach langem Bücken. (*Whl.*)

Wühlendes Stechen links neben dem Kreuzbeine. (*Ahr.*)

Wühlender Schmerz über dem linken Beckenkamme, der
durch Aufdrücken verging. (*Ahr.*)

260 Stumpfes Stechen, wie ein Herausdrängen, in beiden Lenden, bei jedem Einathmen, während gekrümmten Sitzens,
(nach einem kleinen Fussgange). (*Gr.*)

Schmerz, wie nach Stoss, über der linken Hüfte, dicht neben den Lendenwirbeln. (n. $\frac{1}{2}$ St.) (*Ahr.*)

Tiefschneidender Schmerz in der rechten Lende, nach darauf Drücken nur kurz, später von selbst vergehend. (*Ahr.*)

Schmerz, als sollte der Leib über den Hüften abgeschnitten
werden; zum hin und her Bewegen nöthigend, doch ohne
Linderung. (*Gr.*)

Wühlendes Stechen in der linken Lende, beim Gehen verschwindend, im Sitzen wiederkehrend. (*Ahr.*)

265 Ruckweise, einzelne, starke Stiche, wie mit einer Gabel,
dicht über der rechten Hüfte, neben den Lendenwirbeln.
(*Ahr.*)

Ein stumpfer Stich herauswärts in der linken Lende, dicht über der Hüfte, bei jedem Athemzuge. *(Gr.)*

Schmerzhafte Stiche in der Mitte des Rückgrats beim Athmen. *(Ahr.)*

Stumpfe pochende Stiche, links neben dem Rückgrate in Absätzen. *(Gr.)*

Absetzender Druck oben, links neben der Wirbelsäule, am Nacken, in der Rückenlage, früh, im Bette. *(Gr.)*

270 Angenehmes Kitzeln am äussern Rande des rechten Schulterblattes. *(Ahr.)*

Ein kitzelnder Stich in der Mitte des rechten Schulterblattes. *(Ahr.)*

Ziehendes Reissen am äussern Rande des rechten Schulterblattes. (n. 6 T.) *(Ahr.)*

Reissende Stösse auf die Aussenseite des rechten Schulterblattes, in Absätzen. *(Gr.)*

Steifheits-Schmerz in den Nacken-Muskeln, beim seitwärts Drehen des Kopfes. *(Gr.)*

275 Steifigkeit in den Nacken-Muskeln. *(Rkt.)*

Schmerz im Genicke, als habe der Kopf eine unrechte Lage gehabt. *(Whl.)*

Schnürender Schmerz in den Nacken-Muskeln, als würde ihm der Hals umgedreht. *(Gr.)*

Zieh-Schmerz in den rechten Hals-Muskeln. *(Mr.)*

Ziehendes Reissen in der rechten Achsel, über dem rechten Hüft-Gelenke und über und unter dem rechten Knie-Gelenke. *(Htb.* u. *Tr.)*

280 Dumpfer, heftiger Schmerz im ganzen rechten Arme, wie nach einem Schlage, mit Blei-Schwere, Unbeweglichkeit, Muskel-Gespanntheit und Kälte des ganzen Armes, wie gelähmt; beim Versuche ihn zu biegen, und auch beim Befühlen Schmerz im Ellbogen-Gelenke, wie zerschlagen; die Eiskälte des Arms kam den folgenden Morgen, nach 24 Stunden wieder. (n. $\frac{1}{2}$ St.) *(Mr.)*

Sie konnte die Arme weder vor noch zurückbringen, weil sonst Rucke darin entstanden.

Zucken im Oberarme, beim Krümmen und rückwärts Biegen des Arms; beim Ausstrecken zuckte es nicht, es wurden aber die Finger-steif, dass sie sie nicht zumachen konnte.

Lähmiger Quetschungs-Schmerz im linken Arme, fast nur in der Ruhe, bei Bewegung weniger, beim Befühlen gar nicht; doch hat der Arm gehörige Kraft.

Dulcamara. 271

Lähmiges Gefühl im rechten Oberarme, durch starke Bewegung vergehend. *(Ahr.)*
285 Schmerz im Oberarme, Abends im Bette, und früh, nach dem Aufstehen.
Brennendes Jücken äusserlich am rechten Oberarme, das zum Kratzen reizt; die Stelle war roth und ein brennendes Blüthchen darauf. *(Whl.)*
Fressendes Nagen an der äussern Seite des Ellbogens, in kurzen Absätzen. *(Gr.)*
Rothe Blüthchen in der Ellbogen-Beuge, früh und Abends in der Wärme der Stube sichtbar, mit fein stechendem Jücken, und nach Kratzen Brennen; zwölf Tage lang.
Im rechten Vorderarme, Zieh-Schmerz. (n. 3 T.) *(Ahr.)*
290 Dumpfes Ziehen vom linken Ellbogen bis zur Handwurzel, besonders bei der Beugung bemerkbar. *(Ng.)*
Empfindliches Ziehen in der linken Ellbogenröhre, öfters wiederholt. *(Gr.)*
Plötzlich ruckend kneipendes Reissen in der Mitte des linken Vorderarmes. (n. 12 T.) *(Ahr.)*
Langsam herabziehendes, drehendes Bohren vom Ellbogen-Gelenke nach der Handwurzel zu, durch Bewegung des Armes vergehend in der Ruhe aber sogleich wiederkehrend. *(Ahr.)*
Kraftlosigkeit des linken Vorderarmes, mit Lähmigkeit, besonders im Ellbogen-Gelenke. *(Whl.)*
295 Unangenehmes Jücken auf der Mitte des rechten Vorderarmes, nach Kratzen, wozu es nöthigt, bald wiederkehrend. *(Ahr.)*
Auf der rechten Handwurzel ein stumpfer Stich, durch Bewegung vergehend. *(Ahr.)*
Zittern der Hände (bei kaltfeuchter Witterung). *(Carrere.)*
Flechtenartiger Ausschlag vorzüglich auf den Händen. *(Carrere.)*
Viel Schweiss der Handteller. *(Whl.)*
300 Warzen bedecken die Hände. *(Stf.)*
Röthe auf dem Handrücken, brennenden Schmerzes, wenn er beim Gehen im Freien warm wird.
Klammartiges Ziehen im linken Daumenballen, dass er den Daumen kaum zu bewegen wagt. *(Gr.)*
Klammartiges Zucken im ersten Gliede des rechten Mittelfingers. *(Gr.)*
Auf dem rechten Hinterbacken einzelne kleine Stiche. *(Ahr.)*

505 Ziehendes Reissen in der linken Hüfte. (*Ahr.*)
Ziehendes Kneipen in der rechten Hüfte. (n. 6 St.) (*Ahr.*)
Ziehendes Stechen im linken Hüft-Gelenke, bis in den Schooss, bloss beim Gehen, bei jedem Tritte, mit Gefühl, als wolle sich der Kopf des Hüftknochens ausrenken; starkes Ausstrecken minderte den Schmerz unter Empfindung, als würde das Glied eingerenkt; doch blieb einige Zeit ein Zerschlagenheits-Schmerz zurück, der ihn wie lahm zu gehen nöthigte (vierzehn Tage lang.) (*Cbz.*)
Einschlafen und Schwäche der Schenkel. (*Carrere.*)
Zucken der Beine. (*Carrere.*)

510 Oberschenkel-Schmerz.
Stechendes Reissen im ganzen Oberschenkel, durch Aufdrücken nicht vergehend. (*Ahr.*)
Stechen, wie mit Nadeln, auf der hintern Seite des linken Oberschenkels, dicht am Knie. (*Ahr.*)
Ziehend reissender, oder steter, bald stechender, bald kneipender Schmerz in beiden Oberschenkeln, der im Gehen verschwand, dann in Müdigkeit ausartete und im Sitzen sogleich wiederkehrte. (*Ahr.*)
Ziehen in den Oberschenkel-Muskeln hie und da, mit Empfindlichkeit beim Befühlen. (*Ng.*)

515 Zieh-Schmerz auf der vordern Seite des rechten Oberschenkels. (*Ahr.*)
Ziehendes Reissen von der Mitte der hintern Seite des Oberschenkels, bis ans Knie-Gelenk. (*Ahr.*)
Lähmiges Ziehen auf der vordern Seite des rechten Oberschenkels. (*Ahr.*)
Stechendes Reissen vom Knie-Gelenke am Oberschenkel herauf, beim Gehen im Freien. (*Rkt.*)
Brennendes Jücken an den Oberschenkeln; er muss kratzen. (*Whl.*)

520 Kniee, abgeschlagen, wie nach einer grossen Fussreise. (*Ng.*)
Reissen im Knie-Gelenke, im Sitzen. (*Rkt.*)
Taktmässiges, wellenförmiges Drücken an der Inseite des Kniees. (*Gr.*)
Auf der Aussenseite des rechten Unterschenkels, Jucken, mit einem juckenden Stiche endend. (*Whl.*)
Jucken an der Aussenseite des linken Unterschenkels, nach Kratzen bald wiederkehrend. (*Whl.*)

325 Klammartiges, fast schneidendes Ziehen durch den linken Unterschenkel herab. *(Gr.)*
Aufgedunsenheit und Geschwulst des Unterschenkels und der Wade (doch nicht des Fusses) mit Spannschmerz und grossem Müdigkeits-Gefühle, gegen Abend.
Reissen im rechten Schienbeine herauf, früh. *(Ng.)*
Ermüdungs-Schmerz im Schienbeine, wie nach einem starken Gange. *(Whl.)*
Ritzender Schmerz zieht hinten an der linken Wade herab. *(Ahr.)*
330 Reissen hinten an der linken Wade, durch Bewegung des Fusses vergehend. *(Ahr.)*
Plötzlicher Nadelstich in der linken Wade, und darauf Gefühl, als laufe warmes Blut oder Wasser aus der Stelle herab. *(Ahr.)*
Taubheits-Gefühl in der Wade, Nachmittags und Abends.
Schmerzhafter Klamm in der linken Wade, beim Gehen. *(Whl.)*
Brennen in den Füssen.
335 Arger Klamm am innern rechten Fussknöchel weckt ihn Nachts; er musste umhergehen, worauf es sich gab.
Ziehendes Reissen neben dem innern Knöchel des rechten Fusses. *(Ng.)*
Reissen vom äussern Knöchel gegen den Vorderfuss. *(Ng.)*
Schneidender Schmerz in der rechten Sohle, durch Auftreten nicht vergehend. *(Ahr.)*
Pulsirendes Reissen in der grossen und zweiten linken Zehe. *(Whl.)*
340 Absetzendes, stechendes Brennen an den Zehen. *(Gr.)*
Kleine Zuckungen an Händen und Füssen. *(Carrere.)*
Konvulsionen, zuerst in den Gesichtsmuskeln, dann im ganzen Körper. *(Fritze, Annal. d. K. F. III. S. 45.)*
Klamm-Schmerz hie und da in den Gliedern, besonders in den Fingern. *(Gr.)*
Gliederschmerz.
345 Schmerzen, wie Verkältung, an vielen Körpertheilen. *(Whl.)*
Stumpfe Stiche hie und da in den Gliedern und am übrigen Körper, meist herauswärts. *(Gr.)*
Starkes Zittern der Glieder. *(Carrere.)*
Die Zufälle scheinen vorzüglich gern gegen Abend einzutreten. *(Ng.)*
Heftiges Jucken am ganzen Körper. *(Carrere.)*

550 Stechendes Jücken an verschiednen Körpertheilen. (Carrere.)
Jückend kneipende Stiche an verschiednen Theilen. (Whl.)
Brennendes, schnell laufendes Jücken hie und da, wie von Ungeziefer; er muss heftig kratzen, wonach es sich Anfangs mehrt, dann mindert; am Tage wenig, nur Nachts und am meisten von 12 bis 3 Uhr; er erwacht darüber nach kurzem Schlafe. (n. 14 T.) (Stf.)
Starkjückender Ausschlag rother Flecken mit Bläschen. (Carrere.)
Ausschlag weisser Knoten (Quaddeln) mit rothem Hofe, stichlichtem Jücken und mit Brennen nach Reiben, an den Armen und Oberschenkeln.
555 Kleine, mässig jückende Blüthen an Brust und Unterleib. (Stf.)
Flechtenartige Borke über den ganzen Körper. (Carrere.)
Hellrothe, spitze Hüpelchen auf der Haut, die sich nach einigen Tagen mit Eiter füllten. (Starke.)
Rothe, erhabne Flecken, wie von Brenn-Nesseln. Carrere.)
Rothe Stellen am Körper. (Carrere.)
560 Rothe, flohartige Flecken. (Carrere.)
Trockenheit, Hitze und Brennen der Haut. (Carrere.)
Trockenheit und Hitze der Haut, verstopfter Stuhl und schmerzhafte Harn-Verhaltung, bei weichem, vollem, langsamem, springendem Pulse. (Carrere.)
Jählinge Geschwulst des Körpers und Gedunsenheit der Glieder, zuweilen schmerzhaft oder mit Eingeschlafenheits-Gefühl begleitet. (Starke.)
Magerkeit.
565 Lässigkeit; er vermeidet Bewegung.
Müdigkeit.
Lässigkeit, Schwere und Müdigkeit in allen Gliedern, die zu sitzen und zu liegen zwingt. (Whl.)
Grosses Zerschlagenheits-Gefühl in allen Gliedern, den ganzen Tag. (Ahr.)
Schwere in den Oberschenkeln und Armen. (Rkt.)
570 Grosse, anhaltende Schwäche. (Carrere.)
Anfälle jählinger Schwäche, wie Ohnmacht.
Er muss sich niederlegen.
Schläfrig den ganzen Tag, mit vielem Gähnen. (Ahr.)
Starke Schläfrigkeit, Trägheit und Gähnen. (Mr.)
575 Oefteres starkes Gähnen. (Gr.)

Dulcamara.

Schlaflosigkeit, Unruhe, Zucken. *(Carrere.)*
Schlaflosigkeit, Blutwallung, Stechen und Jücken in der Haut. *(Carrere.)*
Unruhiger Schlaf, mit häufigem Schweisse, und von verworrnen Träumen unterbrochen. *(Whl.)*
Unruhiger, unterbrochner, ängstlicher Schlaf, voll schwerer Träume. *(Starke.)*
580 Abends, beim Einschlafen, fuhr er, wie von Schreck hoch in die Höhe. *(Gr.)*
Starkes Schnarchen im Schlafe, bei offnem Munde. (sogleich.)
Nach Mitternacht, Aengstlichkeit und Furcht vor der Zukunft.
Schreckhafte Träume, die ihn zum Bette herauszuspringen nöthigen. (d. erst. N.) *(Whl.)*
Unruhiger Schlaf nach 4 Uhr früh, er mochte sich legen wie er wollte. *(Ahr.)*
585 Umherwerfen im Bette, die ganze Nacht, mit Dummheit des Kopfes. *(Whl.)*
Unruhiger Schlaf, er warf sich unbehaglich umher. *(Stf.)*
Zeitig erwacht, konnte er nicht wieder einschlafen, dehnte sich unter grosser Müdigkeit und legte sich von einer Seite auf die andre, weil die Muskeln des Hinterkopfes wie gelähmt waren, und er nicht darauf liegen konnte. *(Whl.)*
Sie erwacht früh, wie von einem Rufe, und sieht eine sich immer vergrössernde Gespenster-Gestalt, welche in der Höhe zu verschwinden scheint.
Gegen Morgen eine Art Wachen mit geschlossenen Augen. *(Whl.)*
590 Gegen Morgen kein Schlaf, und doch müde in allen Gliedern und gelähmt, wie nach ausgestandner grosser Hitze. *(Whl.)*
Nachts, kein Schlaf, wegen Jücken, wie Flohstiche auf dem vordern Theile des Leibes und den Dickbeinen; dabei Hitze und übelriechendes Duften ohne Nässe.
Schütteln, wie von Frost und Uebelkeit, mit Kälte-Gefühl und Kälte am ganzen Körper, dass er sich am heissen Ofen nicht erwärmen konnte; dabei Schauder von Zeit zu Zeit. (sogleich.) *(Mr.)*
Doppelt dreitägiges Fieber. *(Carrere.)*
Frost und Unbehaglichkeit in allen Gliedern. *(Whl.)*
595 Oefteres Frösteln. Schwere des Kopfes und allgemeine Ermattung, (nach Verkältung.) *(Carrere.)*

18*

Frösteln am Rücken, ohne Durst, in freier, vorzüglich in
   Zug-Luft. *(Ng.)*
Frösteln über Rücken, Nacken und Hinterhaupt, gegen Abend,
   (mit Gefühl, wie Sträuben der Haare) 10 Tage lang. *(Ng.)*
Trockne Hitze, Nachts. *(Ng.)*
Heisse, trockne Haut, mit Blutwallung. *(Carrere.)*
400 Brennen in der Haut des ganzen Rückens, als sässe er am
   heissen Ofen, mit Schweiss im Gesichte und mässiger Hitze.
   (Whl.)
Hitze und Unruhe. *(Carrere.)*
Heftiges Fieber mit starker Hitze, Trockenheit der Haut und
   Phantasiren, täglich, alle 15, 16 Stunden wiederkehrend.
   (Carrere.)
Hitze und Hitz-Gefühl über den ganzen Körper, besonders
   in den Händen, mit Durst und ebenmässigem, langsamen
   vollen Pulse; darauf Frösteln.
Hitze des Körpers, Brennen im Gesichte und verstopfter Leib.
   (Carrere.)
405 Schweiss, fünf und mehr Tage lang. *(Carrere.)*
Allgemeiner Schweiss, vorzüglich im Rücken.
Schweiss, Nachts über und über, am Tage unter den Achseln
   und in den Handflächen. *(Carrere.)*
Starker Früh-Schweiss, über und über, am meisten aber am
   ganzen Kopfe. (n. 20 St.)
Uebelriechender Schweiss, und zugleich reichlicher Abgang durchsichtigen Harnes. *(Carrere.)*

Euphorbium. Euphorbium.

Dieses etwas über $\frac{2}{5}$ an eigentlichem Harze enthaltende bräunliche Gummiharz, ist der durch Aufritzen hervorquellende Saft einer dickstengeligen, perennirenden Pflanze, ehedem meist von der im heissesten Afrika wachsenden *Euphorbia officinarum*, jetzt häufiger auf den canarischen Inseln von der *Euphorbia canariensis* gesammelt, zu uns gebracht.

Beim Kauen scheint es Anfangs geschmacklos zu seyn, verbreitet aber später ein äusserst ätzendes Brennen im ganzen Munde, welches sehr lange anhält, und bloss durch Ausspülen desselben mit Oel sich wieder tilgen lässt. Die vielen Species von Euphorbium scheinen an Arzneikräften einander sehr ähnlich zu seyn.

So viel das Euphorbium auch von Chirurgen ehedem, eingestreut im Knochenfrass und auf andere schlaffe Hautgeschwüre, gemissbraucht ward und noch jetzt in der Allöopathie zur Qual der Menschen als Ingredienz des immerwährenden Zieh-Pflasters gemissbraucht wird, so heilsam verspricht es zu seyn bei der innern Anwendung, wenn es auf die der Homöopathik eigne Art zubereitet worden, wie mit den übrigen trocknen Arznei-Substanzen geschieht, wo es dann in hohen Potenz-Graden, in kleinsten Gaben angewandt, sehr viel zu leisten verspricht, wie schon folgende reine Symptome, an gesunden Menschen beobachtet, deutlich andeuten. Es scheint weiterer Prüfung auf reine Symptome sehr werth zu seyn.

Seine Wirkung ist mehre Wochen anhaltend, und sein Antidot, Kampher; ob Citronsaft etwas gegen beschwerliche Symptome desselben vermöge, ist noch ungewiss.

Die Namens-Verkürzungen meiner Mit-Beobachter sind: *Lgh.* — Dr. *Langhammer;* *Wl.* — Dr. *Wislicenus; Htb.; Tr.* — DD. *Hartlaub* u. *Trinks* (in ihrer reinen Arzneimittel-Lehre.)

Euphorbium.

Melancholie. *(Trajus*, hist. des Plantes.)
Angst, als wenn er Gift verschluckt hätte. *(Wl.)*
Aengstlichkeiten. *(Ehrhardt*, Pflanzen-Hist. VII.)
Bänglich besorgende Gemüths-Stimmung, doch nicht unthätig zur Arbeit. *(Lgh.)*
5 Ernsthaft und stille, selbst in Gesellschaft. *(Lgh.)*
Still, in sich gekehrt, sucht er Beruhigung, doch dabei Arbeitslust. *(Lgh.)*
Schwindel im Stehen; es drehte sich Alles ringsum, wobei er auf die rechte Seite fallen wollte. *(Wl.)*
Heftiger Schwindel-Anfall beim Gehen im Freien, zum links hin Fallen. *(Lgh.)*
Kopfweh, wie von Magen-Verderbniss.
10 Betäubendes Weh vorn in der rechten Kopfhälfte, das sich dann in die Stirn ausdehnt. *(Htb. u. Tr.)*
Dumpfer, betäubender drückender Schmerz in der Stirn. *(Htb. u. Tr.)*
Drückender Schmerz in der Stirne. (n. 24 St.) *(W.)*
Drücken in der rechten Stirn-Seite. *(Lgh.)*
Drücken in der linken Gehirnhälfte.
15 Drückender Schmerz im Hinterhaupte. *(W.)*
Stumpfer Druck in der Stirn, über der linken Angenhöhle. *(Htb. u. Tr.)*
Ein drückender Stich-Kopfschmerz unter dem rechten Seitenbeine. *(W.)*
Stichartiger Kopfschmerz vorzüglich in der Stirne. *(Lgh.)*
Kopfweh, als sollte der Kopf auseinander gepresst werden. *(W.)*
20 Aeusserlicher Druck-Schmerz an der Stirn, über dem linken Auge, mit Thränen des Auges und Unmöglichkeit es zu öffnen vor Schmerz. *(Lgh.)*

Euphorbium.

Ein spannendes Drücken am Kopfe, vorzüglich an der Stirn und in den Nacken-Muskeln; in jeder Lage. *(Lgh.)*

Wie eingeschraubt im ganzen Gehirne und in den Jochbeinen, beim Zahnweh.

Ein schwindelartiges Reissen an der linken Stirn-Seite, bei Bewegung des Kopfes. *(Lgh.)*

Stichartiger Schmerz an der linken Stirnseite. *(Lgh.)*

25 Ein drückender Stich-Schmerz äusserlich an den Schläfen. *(Lgh.)*

Zerschlagenheits-Schmerz am linken Hinterhaupte; er konnte nicht darauf liegen. *(Lgh.)*

Blüthchen über der rechten Augenbraue, jückend, zum Kratzen reizend, mit Eiter-Spitze und nach dem Kratzen ein blutiges Wasser von sich gebend. *(Lgh.)*

Im Auge, Drücken, wie von Sand. *(Htb. u. Tr.)*

Kneipen im linken äussern Augenwinkel. *(W.)*

30 Jücken im linken äussern Augenwinkel, was durch Reiben vergeht. *(W.)*

Heftiges Jücken am linken untern Augenlide, zum Reiben nöthigend. *(Lgh.)*

Beissen in den Augen, mit Thränen-Fluss.

Blassrothe Entzündung der Augenlider mit nächtlicher Eiter-Absonderung, wovon sie zukleben. *(Htb. u. Tr.)*

Geschwulst der Augenlider, mit Reissen über der Augenbraue beim Oeffnen der Augen. *(Lgh.)*

35 Trockenheits-Gefühl in den Augenlidern; sie drücken auf das Auge. *(W.)*

Klebrichtes Gefühl im rechten Auge, als ob es voll Eiter wäre. *(Lgh.)*

Augenbutter am rechten äussern Augenwinkel. *(Lgh.)*

Zugeschworenheit des rechten Auges, früh, beim Erwachen, dass er es nur mit Mühe öffnen kann. *(Lgh.)*

Schwere der Augenlider; sie wollen zufallen, bei Taumlichkeit im Kopfe. *(W.)*

40 Erweiterte Pupille. (n. 6 St.) *(Lgh.)*

Kurzsichtigkeit und Trübsichtigkeit, dass er die ihm bekannten Personen nur ganz in der Nähe, und auch da nur, wie durch Flor, erkennen konnte.

Doppelt-Sehen; sieht er einen Menschen gehen, so ist es ihm, als ginge derselbe gleich noch einmal hinterher. *(W.)*

Alle Gegenstände erscheinen ihm in bunten Farben. *(Htb. u. Tr.)*

Alles erscheint ihm wie zu gross, so dass er auch im Gehen
die Beine immer hoch aufhebt, als müsse er über Berge
steigen. *(Htb. u. Tr.)*
45 Ohrenzwang, in freier Luft. *(W.)*
Klingen im Ohre, auch beim Niesen. *(Lgh.)*
Brausen in den Ohren, Nachts.
Zwitschern im rechten Ohre, wie von Heimchen. *(Lgh.)*
Gesichts-Blässe, fahles Aussehen. *(W.)*
50 Ruckendes Reissen in den Muskeln des linken Backens, fast
wie bei Zahnweh. *(Lgh.)*
Spann-Schmerz im Backen, als wenn er geschwollen wäre.
(Lgh.)
Heftiges Brennen im Gesichte (vom Bestreichen mit dem
Safte.) *(Rust's* Magazin, XIX, 3. S. 408.)
Rothlauf-Entzündung des Gesichtes und äusseren Kopfes.
(Spielmann. Instit. Mat. med.)
Rothe, entzündete Backen-Geschwulst, mit Bohren, Nagen
und Wühlen vom Zahnfleische bis ans Ohr, und mit Jücken
und Kriebeln im Backen, wenn der Schmerz nachlässt.
(Lgh.)
55 Rothe, ungeheure Geschwulst der Backen mit vielen gelbli-
chen Blasen darauf, welche aufgehen und eine gelbliche
Feuchtigkeit ergiessen (vom Bestreichen mit dem Safte.)
(Stf.)
Rosenartige Entzündungs-Geschwulst der Backen mit erbsen-
grossen Blasen voll gelber Feuchtigkeit. (vom Bestreichen
mit dem Safte.) *(Rust.)*
Geschwulst selbst der nicht bestrichenen Gesichts-Stellen.
(Rust.)
Geschwulst der linken Backe, mit Spannschmerz für sich und
Stoss-Schmerz beim darauf Drücken. *(W.)*
Weisse, ödematös anzufühlende Backen-Geschwulst, vier Tage
lang. *(W.)*
60 An der Unterlippe, Wundheits-Schmerz, im Rothen, als
wenn er sich aufgebissen hätte. *(Lgh.)*
Am Kinn ein röthliches Knötchen, das bei Berührung druck-
artig und wie Blutschwär schmerzt. *(Lgh.)*
Zahnweh, das bei Berührung und beim Kauen sich verschlim-
mert, am vorletzten linken Backzahne der obern Reihe.
(Lgh.)
Schmerz, wie Blutschwär, im Zahne, beim Angreifen.
Zahnweh, beim Anfange des Essens, mit Frost; ein nagen-

Euphorbium.

des Reissen, mit Kopfschmerz zugleich, wie zerrüttet vom Zahnschmerze und wie eingeschraubt im Gehirne und in den Jochbeinen.

65 Zahnweh, wie eingeschraubt, im hohlen Zahne, mit Rucken darin, als sollte er herausgerissen werden. *(Lgh.)*

Drückender Zahnschmerz im hintern Backzahne des linken Unterkiefers, welcher durch Zusammenbeissen der Zähne vergeht. *(W.)*

Ein dumpfer Druck-Schmerz im zweiten hintern Backzahne der linken obern Reihe *(W.)*

Stechender Schmerz im ersten Backzahne des linken Unterkiefers. *(W.)*

Ein dumpfer Stich-Schmerz im hintern Backzahne des linken Oberkiefers *(W.)*

70 Im Munde Trockenheits-Gefühl, ohne Durst. *(W.)*

Viel Speichel-Zusammenfluss im Munde. *(Lgh.)*

Speichelfluss, nach mehrmaligem Haut-Schaudern. *(W.)*

Speichelfluss mit Brecherlichkeit und Schauder. *(W.)*

Ungeheurer Speichelfluss, mit salzigem Geschmacke des Speichels auf der linken Seite der Zunge. *(W.)*

75 Viel zäher Schleim im Munde, nach dem Mittags-Schlafe. *(Htb. u. Tr.)*

Am Gaumen oben löst sich ein Häutchen ab. *(Lgh.)*

Brennen am Gaumen, wie von glühenden Kohlen. (n. 5 Min.) *(W.)*

Im Halse kratzig und rauh, den ganzen Tag. *(W.)*

Brennen im Halse. (*Alston*, Mat. m.)

80 Brennen im Schlunde, bis in den Magen, wie von spanischem Pfeffer, mit Speichel-Zusammenfluss im Munde. *(W.)*

Brennen im Halse und Magen, als wenn eine Flamme herausströmte; er musste den Mund öffnen. *(W.)*

Brennen im Halse bis in den Magen, mit zitternder Aengstlichkeit und Hitze am ganzen Oberkörper; dabei Brecherlichkeit und Wasser-Auslaufen aus dem Munde, unter Trockenheit in den Backen. *(W.)*

Entzündung der Speiseröhre. (*Ehrhardt*, Pflanzenhist. VII, S. 293.)

Geschmack im Munde, als wäre er innerlich mit ranzigem Fette überzogen. *(Lgh.)*

85 Fader Mund-Geschmack, nach dem Frühstücke, mit weissbelegter Zunge. *(W.)*

Bitterer, herber Geschmack. *(Lgh.)*

Sehr bitterer Geschmack.

Faulicht bitterer Mund-Geschmack nach Bier-Trinken, das ihm gut schmeckt; vorzüglich hinten auf der Zunge. *(W.)*

Durst auf kalte Getränke. *(Lgh.)*

90 Grosser Hunger, bei schlaff herunterhängendem Magen, und eingefallenem Bauche; er ass viel und mit dem grössten Appetite. (n. 2 St.) *(W.)*

Nach dem Mittag-Essen, grosse Schlaf-Neigung. *(Htb. u. Tr.)*

Unaufhörliches Aufstossen.

Leeres Aufstossen. *(Htb. u. Tr.)*

Starkes leeres Aufstossen.

95 Oefteres leeres Aufstossen. *(Lgh.)*

Oefteres Schlucksen. *(Lgh.)*

Uebelkeit mit Schütteln. (bald.) *(Htb. u. Tr.)*

Früh-Uebelkeit. (n. 24 St.) *(W.)*

Erbrechen. *(Mayerne, Syntagma Prax.)*

100 Erbrechen mit Durchfall. *(Ehrhardt.)*

Der Magen schmerzt beim Befühlen, als wenn er einen Schlag darauf bekommen hätte. *(W.)*

Drücken auf der linken Magen-Seite. *(W.)*

Krampfhafter Magenschmerz. *(W.)*

Krampfhafte Zusammenziehung des Magens mit Luft-Aufstossen. *(W.)*

105 Zusammenziehung des Magens von allen Seiten her, nach der Mitte zu, wie zusammengeschnürt, mit Zusammenlaufen des Speichels im Munde und Brechübelkeit. *(W.)*

Greifen und Raffen in der linken Magen-Seite, mit nachfolgender Zusammenschnürung des Magenmundes, unter vermehrter Absonderung salzigen Speichels und Haut-Schaudern. *(W.)*

Schmerzhaftes Greifen im Magen, als wenn er zusammengedrückt würde, mit nachfolgendem Speichelflusse und Brech-Uebelkeit. *(W.)*

Angenehmes Wärme-Gefühl im Magen, wie nach geistigen Getränken. (n. $\tfrac{3}{4}$ St.) *(W.)*

Brennen im Magen, wie von glühenden Kohlen. *(W.)*

110 Brennen im Magen, wie von verschlucktem Pfeffer. *(W.)*

Brenn-Gefühl in der Herzgrube, nach dem Essen, mit Drücken verbunden.

Entzündung des Magens. *(Ehrhardt.)*

Schlaffheit des Magens; er hängt ganz schlaff herab. *(W.)*

Bauchschmerz äusserst heftiger Art. *(Ehrhardt.)*

Euphorbium.

115 Ungeheurer Leibschmerz und Aufblähung. *(Ehrhardt.)*
Aengstliches Wund-Weh im Unterbauche. *(Htb. u. Tr.)*
Unruhe und Hitze im Unterleibe. *(Htb. u. Tr.)*
Angenehmes Wärme-Gefühl durch den ganzen Darmkanal, wie nach geistigen Getränken. *(W.)*
Leerheits-Gefühl im Unterleibe, wie nach einem Brechmittel, früh. *(W.)*
120 Eingefallenheit des Bauches, als wenn er gar keinen hätte, bei grossem Hunger. *(W.)*
Krampfhafte Blähungs-Kolik, früh im Bette; die Blähungen stämmen sich gegen die Hypochondrien und Brusthöhle und verursachen ein krampfhaftes Auseinander-Pressen und Zusammenschnüren, das durch Umwenden gemildert ward, bei ruhiger Lage aber sogleich wieder kam. *(W.)*
Die Blähungs-Kolik wird nicht eher gemildert, als bis er sich den Kopf auf Ellbogen und Knie aufstämmt, wonach einige Blähungen abgehen. *(W.)*
Kneipender Schmerz auf der hintern Seite der Darmbeine.
Winden (Grimmen) durch den ganzen Darmkanal; drauf dünner Stuhl mit brennendem Jücken um den Mastdarm herum. *(W.)*
125 Knurren und viel Umhergehen im Bauche. *(Htb. u. Tr.)*
Lautes Kollern im Bauche linker Seite, wie von versetzten Blähungen und darauf Winde Abgang. *(Lgh.)*
Viel Blähungs-Abgang. *(Htb. u. Tr.)*
In der Leisten-Gegend, drückender Schmerz. *(W.)*
Reissender Schmerz im linken Schoosse, wie von Verstauchung, beim Stehen. *(Lgh.)*
130 Heftiger Verrenkungs- und Lähmigkeits-Schmerz in der linken Schambuge, bis in den Oberschenkel, beim Ausstrecken des Beines, nach Sitzen. *(Htb. u. Tr.)*
Wundschmerzhaftes Herausdrücken in der linken Weiche, und, nach Harnen, auch in der rechten. *(Htb. u. Tr.)*
Stuhl-Verstopfung, zwei Tage lang. (Nachwirkung?)
Harter, schwerabgehender Stuhl.
Stuhl erst natürlich, dann wie gegohren und dünn, wie Wasser. *(W.)*
135 Weicher, mit kleinen Klümpchen untermischter, geringer Stuhl, und um 15 Stunden zu spät. *(W.)*
Breiartige Stühle. (n. 3, 10, 23 St.) *(Lgh.)*
Breiartiger, gelblicher Stuhl. *(W.)*

Leimiger Stuhl, nach vorgängigem Jücken um den Mastdarm, beim Drange dazu. *(W.)*

Dünner Stuhl, nach einigem Drücken, und zuletzt drei harte Knoten, ohne Beschwerde. *(W.)*

140 Durchfälliger, reichlicher Stuhl, nach vorgängigem Jücken um den Mastdarm beim Drange dazu. *(W.)*

Durchfall, einige Male täglich, unter Brennen am After, Auftreibung des Bauches, und Leibweh, wie von innerer Wundheit.

Tödtliche Ruhr. *(Alex. Benedictus, Pract.* **12, 117.**)

Im Mastdarme starkes Jücken beim Stuhldrange und nach (5 Stunden zu früh) erfolgtem Stuhle. *(W.)*

Brennender Wundheits-Schmerz um den Mastdarm herum. *(W.)*

145 Harndrang; der Harn kam tropfenweise, mit Stichen in der Eichel, worauf der natürliche Abgang erfolgte. *(W.)*

Harnstrenge. *(Spielmann.)*

Oefterer Drang zum Harnen, mit geringem Abgange. *(Lgh.)*

Viel weisser Bodensatz im Urine. *(W.)*

In der Harnröhre, vorn, ein jückender Stich, ausser dem Uriniren. *(W.)*

150 An der Eichel-Spitze, absetzende, scharfschneidende Stiche, beim Stehen. *(Lgh.)*

An der Vorhaut ein wohllüstiges Jücken, das zum Reiben nöthigt, mit Ausfluss von Vorsteherdrüsen-Saft. *(Lgh.)*

In dem Hoden, reissender Schmerz.

Am Hodensacke ein kneipender Brenn-Schmerz auf der linken Seite.

Erektion, im Sitzen, ohne Veranlassung. (n. $\frac{1}{2}$ St.) *(Lgh.)*

155 Nächtliche anhaltende Erektionen, ohne Pollution und ohne geile Träume. *(Lgh.)*

Ausfluss von Vorsteherdrüsen-Saft aus schlaffer Ruthe. *(Lgh.)*

Heftiger, vergeblicher Niese-Reiz im linken Nasenloche.

Niesen.

Niesen, vom Geruche des Pulvers. *(W.)*

160 Oefteres Niesen ohne Schnupfen. *(Lgh.)*

Vermehrter Schleim-Abgang aus der Nase, ohne Spur von Schnupfen. *(W.)*

Fliess-Schnupfen, ohne Niesen. *(Lgh.)*

Fliess-Schnupfen, ohne Niesen. *(Htb.* u. *Tr.)*

Euphorbium.

Vieler Schleim-Abfluss aus den hintern Nasen-Oeffnungen.
(*Htb.* u. *Tr.*)
165 Starker Schleim-Abfluss aus der Nase, ohne Niesen, mit
erstickendem Beissen darin bis in die Stirnhöhle, dass sie
keine Luft kriegen kann.
Hüsteln, von leisem Krabbeln im Halse schon erregt. (*W.*)
Heftiger Reiz zu kurzem Husten, oben in der Luftröhre. (*Lgh.*)
Husten, welcher von einem brennenden Kitzel im obern Theile
der Luftröhre entsteht. (*W.*)
Husten, Tag und Nacht, wie von Engbrüstigkeit und Kurzathmigkeit, worauf früh viel Auswurf folgt.
170 Trockner hohler Husten, von einem Kitzel mitten in der
Brust, in der Ruhe. (*W.*)
Fast ununterbrochner trockner Husten.
Engbrüstigkeit, als wenn die Brust nicht weit genug wäre,
mit Spann-Schmerz in den rechten Brust-Muskeln, beson-
ders beim rechts Drehen des Oberkörpers, 10 Stunden
lang. (*W.*)
Verhinderung am tief Athmen, durch ein Gefühl, als sei der
linke Lungenflügel angewachsen. (*W.*)
Spann-Schmerz auf der linken Brust-Seite, besonders wenn
er sich mit dem Oberkörper nach rechts dreht. (n. 2 T.) (*W.*)
175 Krampfhaftes Auseinander-Pressen in den untern Theilen
der Brust. (*W.*)
Ein stichartiger Druck auf dem Brustbeine, im Sitzen und
Stehen. (*Lgh.*)
Stechen in der linken Brust-Seite, im Stehen und Sitzen.
(*Lgh.*)
Stich-Schmerz in der linken Brust-Seite, beim Gehen im
Freien, dass er stehen bleiben muss. (*Lgh.*)
Anhaltendes Stechen in der linken Brust-Seite im Sitzen, das
im Gehen verschwand. (*Lgh.*)
180 Absetzendes, feines Stechen in der linken Brust-Seite,
beim Lesen. (*Lgh.*)
Wärme-Gefühl in der Mitte der Brust, als wenn er heisses
Essen verschluckt hätte. (*W.*)
Kreuzschmerz, ein Drücken in der Ruhe. (*W.*)
Ruckend stechende Kreuzschmerzen. (*W.*)
Rücken-Schmerz, ein Drücken in den Muskeln. (*W.*)
185 Krampfhafter Schmerz in den Rücken-Wirbeln, früh, im
Bette, beim Liegen auf dem Rücken. (*W.*)

Kneipender Schmerz im linken Schulterblatte. *(W.)*

Absetzende starke Stiche, immer auf einer Stelle in der Mitte des Rückens, im Sitzen. *(Lgh.)*

Im Achsel-Gelenke, Spannen, wie Lähmung, früh, nach dem Aufstehen, durch Bewegung verschlimmert. *(W.)*

Spannende Schmerzen in der rechten Schulter lassen ihm den Arm nicht wohl in die Höhe heben. *(W.)*

190 Die spannenden Schmerzen in der rechten Schulter lassen beim Spazierengehen nach, werden aber in der Ruhe sogleich wieder heftiger. (n. 3 T.) *(W.)*

Steifheits-Schmerz in der rechten Schulter, besonders, wenn er sich nach links dehnt. *(W.)*

Empfindliches Ziehen in der rechten Schulter. *(Htb. u. Tr.)*

Im Arme ein inneres, wie mit Schwäche verbundenes, empfindliches Ziehen, besonders in den Knochen der Speiche, des Oberarmes und des Hand-Gelenkes. *(Htb. u. Tr.)*

Am Oberarme ein Druck-Schmerz auf der äussern Seite über dem Ellbogen-Gelenke, früh, im Bette. *(W.)*

195 Verrenkungs-Schmerz am rechten Oberarme, nahe beim Ellbogen-Gelenke, bei Bewegung des Armes. *(Lgh.)*

Stechendes Jücken am Oberarme, nahe beim Ellbogen. *(Lgh.)*

Am Vorderarme ein empfindlicher Zieh-Schmerz in der Ellbogen-Röhre. *(Htb. u. Tr.)*

Brennendes Jücken an der äussern Seite des linken Vorderarmes. *(W.)*

Scharlachrothe Striemen am linken Vorderarme, welche bei Berührung des Fingers jücken, beim überhin Streichen mit dem Finger aber verschwinden, unter einem Gefühle, als wenn dünne Schnur unter der Haut läge; mehrere Tage lang. (n. 7 T.) *(W.)*

200 Im Hand-Gelenke, lähmiger Schmerz beim Bewegen derselben. *(Lgh.)*

Absetzendes Reissen in den Muskeln der linken Hand. *(Lgh.)*

Klamm-Schmerz in den Muskeln der rechten Hand nahe am Hand-Gelenke vorzüglich beim Bewegen derselben. *(Lgh.)*

Krampfhaftes Ziehen in der rechten Hand, beim Schreiben. *(W.)*

Feines Jücken auf dem linken Handrücken, das zum Reiben nöthigt. *(Lgh.)*

205 Brennendes Jücken, wie von Nesseln, auf dem mittelsten Gelenk-Knöchel des Zeigefingers, mit Reiz zum Reiben. *(Lgh.)*

Euphorbium.

Druck-Schmerz im rechten Daumen-Ballen, durch Berührung und Bewegung gemindert. *(Lgh.)*
Die Gesäss-Muskeln linker Seite schmerzen bei Bewegung, wie von Stoss. *(W.)*
Nächtliche Schmerzen im Sitz-Knochen.
Im Hüftgelenke rechte Seite, schmerzhafte Lähmigkeit beim Auftreten. *(Htb. u. Tr.)*
210 Quetschungs-Schmerz am vordern Theile der Hüfte, bloss beim Bewegen des Körpers im Sitzen, nicht im ruhig Sitzen noch beim Gehen, oder bei Berührung. *(Lgh.)*
Verrenkungs-Schmerz im Hüft-Gelenke auf beiden Seiten.
Druck-Schmerz in den Muskeln um die linke Hüfte. *(Lgh.)*
Ein drückendes Reissen in den Muskeln der linken Hüfte. *(Lgh.)*
Sehmerzhaftes Reissen in den Muskeln um das rechte Hüft-Gelenk, im Sitzen. *(Lgh.)*
215 Ein absetzendes, stichartiges Reissen in den Muskeln der linken Hüfte, beim Sitzen. *(Lgh.)*
Brenn-Schmerz, Nachts, in den Knochen der Hüfte und Oberschenkel, dass er oft darüber aufwachte, mehrere Nächte nach einander.
Die Beine schlafen häufig bis über die Knie ein, mit schmerzhaftem Kriebeln darin und Unvermögen, dieselben fortzubewegen. *(Htb. u. Tr.)*
Absterbungs- und Kälte-Gefühl im linken Beine, als wolle es einschlafen, im Sitzen; Bewegung besserte nicht und beim Herumgehen blieb anhaltend empfindliches Kälte-Gefühl innerlich im Schenkel, besonders im Unterschenkel und Fusse. *(Htb. u. Tr.)*
Im Oberschenkel, beim vorwärts Schreiten, ein Spann-Schmerz von den linken Gesäss-Muskeln bis in die Kniekehle, als ob die Flechsen zu kurz wären. *(W.)*
220 Reissende Schmerzen in den vordern Muskeln des linken Oberschenkels (im Sitzen.) *(Lgh.)*
Schmerzhaftes Reissen in den Muskeln des rechten Oberschenkels, im Stehen und Sitzen. *(Lgh.)*
Absetzendes Reissen in den äussern Seiten Muskeln des rechten Oberschenkels, im Sitzen; beim Stehen nicht, wohl aber beim Gehen nachlassend. *(Lgh.)*
Verrenkungs-Schmerz im linken Oberschenkel, ganz oben bei der Schooss-Beuge, beim Gehen im Freien; im Stehen sich verlierend. *(Lgh.)*

Fressendes Jücken am linken Oberschenkel. *(Lgh.)*
225 Fressendes Jücken, das zum Kratzen reizt, am rechten Oberschenkel, dicht an der Hüfte. *(Lgh.)*
Am Knie, ein Reissen, auswärts.
Stich-Schmerz am innern Knie, im Sitzen. *(Lgh.)*
Im rechten Unterschenkel, ein stechender Druck. *(Lgh.)*
Reissen im linken Unterschenkel, vorn, im Sitzen; beim Gehen und Stehen sogleich verschwindend. *(Lgh.)*
230 Reissen in den Muskeln des rechten Unterschenkels, beim Gehen im Freien. *(Lgh.)*
Reissen oben auf dem linken Schienbein, dicht unter dem Knie, im Sitzen. *(Lgh.)*
Heftiges nagendes Reissen in der rechten Wade, im Sitzen und Stehen. *(Lgh.)*
Heftig stichartiges Reissen in den Unterschenkel-Muskeln, nahe am Fuss-Gelenke im Sitzen.) *(Lgh.)*
Empfindlicher heisser Stich, wie mit einem Messer in der linken Wade. *(Htb. u. Tr.)*
235 Schmerz, wie von einem Schlage, auf der Aussen-Seite der linken Wade. *(W.)*
Kalter Schweiss an den Unterschenkeln, früh.
Grosse Schwäche der Unterschenkel, bis ans Knie, als wollten sie zusammenbrechen und könnten den Körper nicht halten.
Fressendes Jücken nahe am Knie am linken Unterschenkel, das zum Reiben nöthigt, früh. *(Lgh.)*
Am Fusse, Klamm-Schmerz, mehr am äussern Knöchel, im Sitzen und Stehen; beim Gehen verschwindend. *(Lgh.)*
240 Klamm im Mittelfusse, der die Zehen krumm zog, eine halbe Stunde lang.
Reissend brennender Schmerz um die Fuss-Gelenke, dass er hätte schreien mögen, 2 Stunden lang, mit Hitze der Theile.
Wundheits-Schmerz an der rechten Ferse, als ob sie unterköthig wäre, beim Gehen im Freien. *(Lgh.)*
Heftiger Verrenkungs-Schmerz in der linken Ferse, einige Tage ununterbrochen, und dann zeitweise erscheinend; am ärgsten beim Gehen. *(Htb. u. Tr.)*
Häufiges Einschlafen der Füsse im Sitzen mit Unvermögen dieselben dann zu bewegen und schmerzhaftem Kriebeln darin. *(Htb. u. Tr.)*
245 Kitzelndes Jücken auf der rechten Fusssohle, zum Kratzen reizend. *(Lgh.)*

Euphorbium.

Rheumatische Glieder-Schmerzen. *(Pyl,* Aufsätze u. s. w.)
Die Wirkungen des Euphorbiums scheinen meist erst spät
einzutreten. *(Htb.* u. *Tr.)*
Entzündungen äusserer Theile. *(Scopoli,* flor. Carn.)
Kalter Brand. *(Scopoli.)*
250 Allgemeine Geschwulst, Entzündung, kalter Brand, Tod.
(Siegesbeck, in Bressl. Samml. 1792. II. S. 192.)
Schlaff und müde am ganzen Körper. *(W.)*
Mattigkeit in den Gliedern, beim Gehen im Freien; das Gehen wird ihm sauer. *(Lgh.)*
Oefteres Gähnen, wie von Unausgeschlafenheit. *(Lgh.)*
Grosse Schläfrigkeit nach dem Mittag-Essen. *(Htb.* u. *Tr.)*
255 Er kann sich am Tage des Schlafs nicht erwehren.
Betäubter Nachmittags-Schlummer; er kann sich nicht herausfinden und möchte immer fort schlummern.
Er schläft Nachts mit weit über den Kopf ausgestreckten
Armen. *(W.)*
Schlaflosigkeit und zittriges Umherwerfen im Bette vor Mitternacht mit Brausen vor den Ohren; er konnte die Augen
nicht zuthun.
Leichtes und öfteres Erwachen aus dem Schlafe.
260 Er ward Nachts öfters munter, schlummerte aber sogleich
wieder ein. *(Lgh.)*
Nachts, beim wach Liegen im Bette, plötzliches Zusammenfahren, wie durch elektrischen Schlag. *(Lgh.)*
Aengstlicher, verwirrter Traum, ohne Ende.
Aengstliche, lebhafte Träume, Nachts, die ihn aufzuschreien
nöthigen, worüber er erwacht. *(Lgh.)*
Lebhafte, geile Träume, mit Samen-Ergiessung. *(Lgh.)*
265 Traum von dem zwei Tage vorher Verhandelten, nach 3
Uhr früh. *(W.)*
Gefühl, als wenn ihm Wärme mangelte, und er die ganze
Nacht nicht geschlafen und recht ausgeschweift hätte,
wobei alle Adern auf den Händen verschwunden waren. *(W.)*
Frostig am ganzen Körper, früh. *(W.)*
Frost, beim Gehen in freier warmer Luft.
Immer Frösteln, unter stetem Schweisse.
270 Schauder. *(Ehrhardt.)*
Schauder über den ganzen Oberkörper. *(W.)*
Schauder über den ganzen Rücken, bei glühenden Wangen
und kalten Händen. *(Lgh.)*
Hitze. (Nachwirkung?) *(Ehrhardt.)*

Grosse Hitze den ganzen Tag; alle Kleidung schien ihm eine Last, wie auch der ganze Körper ihm zu schwer war, als hätte er eine grosse Last aufgeladen.

275 Hitz-Gefühl über das ganze Gesicht bei warmer Stirne und kalten Händen ohne Durst. *(Lgh,)*

Fieber. *(Rust, a. a. O.)*

Durst auf kaltes Getränk. *(Lgh.)*

Schweiss am Halse, alle Morgen im Bette und beim Aufstehen.

Früh-Schweiss von den Füssen an über den ganzen Körper, mit grosser Hitze, ohne sonderlichen Durst.

280 Früh-Schweiss an den Ober- und Unterschenkeln, aber nicht an den Füssen.

Früh, kalter Schweiss an den Unterschenkeln.

Graphites, Graphit, Reissblei.

Man pülvert einen Gran des reinsten Reissbleies aus einem sehr feinen, englischen Bleistifte und verfertigt, wie die Anleitung zur Bereitung der antipsorischen Arzneien zu Ende des ersten Theiles lehrt, zuerst die millionfach potenzirte Pulver-Verdünnung. Die Auflösung eines Grans von diesem Präparate nach obiger Vorschrift in 50 Tropfen Wasser und Zusatz von 50 Tropfen Weingeist und nach zehn Schüttel-Schlägen wird dann weiter mit reinem Weingeiste (zu Billion $(\overline{\text{II}})$, Quatrillion $(\overline{\text{IV}})$, Sextillion $(\overline{\text{VI}})$, Octillion $(\overline{\text{VIII}})$, Decillion $(\overline{\text{X}})$ verdünnt und jedesmal mit zehn Armschlägen potenzirt, in welchen Formen und Potenz-Graden dann diese Arznei zu homöopatisch antipsorischem Gebrauche angewendet wird, zu 1, 2, damit befeuchteten, kleinsten Streukügelchen auf die Gabe.

Der reinste Graphit ist eine Art mineralischer Kohle, deren geringer Gehalt an Eisen wohl nur als Beimischung und nicht zum Wesen des Graphits gehörig anzusehen ist, was vollends dadurch bestätigt wird, dass Davy den wirklichen Uebergang des Diamants in Graphit bei der Behandlung mit Kali-Metall völlig nachgewiesen hat.

Den ersten Gedanken zu dessen medicinischer Anwendung gaben dem D. *Weinhold*, auf seiner Reise in Italien, Arbeiter in einer Spiegel-Manufaktur in Venedig, die er den Graphit äusserlich zur Vertreibung der Flechten anwenden sah. Er ahmte es nach und beschrieb das Ergebniss in einem Büchelchen: *Der Graphit als Heilmittel gegen Flechten* (zw. Ausgabe, Meissen. 1812.). Er liess denselben äusserlich mit Speichel oder Fett auftragen oder in Salbenform einreiben, oder legte ein damit gemischtes Pflaster auf; innerlich gab er ihn zu einem Quentchen auf den Tag, als Latwerge oder Pillen, nicht ohne Erfolg, in mehren Fällen.

Wir gehen etwas weiter — und finden den Graphit als ein sehr dienliches Antipsorikum, es mögen nun bei der (unvenerischen) chronischen Krankheit Flechten mit zugegen seyn oder nicht, in dem Falle, wo die gegenwärtigen (und vorigen) Leiden des Kranken möglichst homöopathisch ähnlich in folgenden, reinen, eigenthümlich von Graphit im gesunden Körper erzeugten Symptomen anzutreffen sind. Graphit ist von langer Wirkungsdauer.

Der Graphit erwies sich bei übrigens passender Anwendung in chronischen Krankheiten vorzüglich gegen folgende Symptome hülfreich:

Sich unglücklich fühlen; Früh-Bangigkeit; Aengstlichkeit; **Aengstlichkeit bei Arbeit im Sitzen;** Aergerlichkeit; Arbeits-Scheu; Wie trunken, früh, beim Aufstehen aus dem Bette; Wüstheit im Kopfe; Angegriffenheit von wissenschaftlichen Arbeiten; Sumsen im Kopfe; Reissender Schmerz auf der Kopf-Seite, den Zähnen und Hals-Drüsen; Haar-Ausfallen, **selbst an den Seiten des Kopfes;** Jücken auf dem Kopfe; Kopf-Grind; Schweiss am Kopfe beim Gehen im Freien; **Druck-Schmerz in den Augenlidern,** wie von einem Sandkorne; Drücken, Stechen und Thränen der Augen; Trockner Eiter in den Augenlidern und Wimpern; Schwarzwerden vor den Augen beim Bücken; Zusammenfliessen der Buchstaben beim Lesen; **Flimmern vor den Augen;** Scheu der Augen vor dem Tages-Lichte; Trockenheit des innern Ohres; Eiter-Ausfluss aus dem Ohre; Uebler Geruch aus dem Ohre; Grind hinter den Ohren; **Schwerhörigkeit;** Singen und Klingen in den Ohren; Sumsen im Ohre; Donnerndes Rollen vor den Ohren; Zischen in den Ohren; Uebler Geruch aus der Nase; Trockne Schorfe in der Nase; Geschwulst der Nase; **Fliegende Gesichts-Hitze;** Halbseitige Gesichts-Lähmung; Sommersprossen im Gesichte; Nässende **Ausschlags-Blüthen** im Gesichte; Ausfallen der Bart-Haare; Geschwürige Mundwinkel (Käken); Geschwüre am Innern der Lippen; **Nächtlicher Zahnschmerz;** Stechender Zahnschmerz, nach kalt Trinken; Zahnfleisch-Geschwulst; Trockenheit im Munde, früh; Schleim-Rachsen; Empfindlichkeit des Halses in der Gegend des Kehlkopfes; Fast stetes Halsweh beim Schlingen; Nächtliche Schmerzen im Halse, wie ein Pflock, als wenn die Speise bis oben heran stände; Schmerzhafte Knoten am Unterkiefer; Widerwille gegen gekochte Speise; Uebermässiger Hunger; Aufstossen; Früh-Uebelkeit; Uebelkeit nach jedem Essen; Magen-Schwäche; Drücken am Magen; Nächtliches Kneipen im Magen und Wühlen in der Brust; Schwere im Unterleibe; Härte im Unterbauche; Band-Wurm; Schmerzhaftigkeit in den Leisten; Aufblähung des Unterleibes; Aufblähung nach Tische; Blähungs-Anhäufung; Blähungs-Versetzung; Uebermässiger Winde-Abgang; Langwierige Leib-Verstopfung mit Hartleibigkeit und Härte in der Leber-Gegend; Ungenüglicher Stuhl; Langwierig allzu weicher Stuhl; Schleim-Abgang aus dem Mastdarme; Schmerzen der Aderknoten am After; Wundheits-Schmerz der Afterknoten nach dem Stuhle; Brennend schmerzender Riss zwischen den Afterknoten; Grosse Afterknoten; Nacht-Harnen; Schlafender Geschlechtstrieb; Unbändiger Geschlechtstrieb; Mangel an Früh-Erektionen; Fast unwillkührlicher Samen-Abgang, ohne Erektion; Allzuwenig Wohllust-Empfindung beim Beischlafe; Wundheit zwischen den Beinen, an der Scham; Zögernde Monatszeit; Zu späte Regel, mit argem Leibschneiden; Monatliches zu wenig, zu blass; Schmerzen beim Monatlichen; Krämpfe im Unterleibe beim Monatlichen; Brustschmerz beim Monatlichen; Schwäche beim Monatlichen; Weissfluss, wie Wasser; Starker Weissfluss vor und nach der Regel.

Nasen-Verstopfung; Lästige Trockenheit der Nase; Schleimfluss aus der Nase; Täglicher Schnupfen beim kalt Werden; Unreine Gesang-Stimme; Kratzen in der Kehle; Husten; Nacht-Husten; Engbrüstigkeit; Brust-Beklemmung; Brust-Krampf; Kreuzschmerz, wie zerschlagen oder zerbrochen; Zusammenziehende Rückenschmerzen; Genick-Schmerz; Klamm in der Hand; Hornartige Schwielen in der Hand; knotige Gicht-Finger; Stete Wundheit zwischen den Fingern; Verrenkungs-Schmerz im Daumen-Gelenke; Wundheit zwischen den Beinen; Unruhe in den Beinen; Taubheit des Oberschenkels; Flechte am Oberschenkel; Flechte in der Kniekehle; Stiche in der Ferse beim Auftreten; Kälte der Füsse, Abends im Bette; Brennen der Füsse; Geschwulst der Füsse; Hornartige Haut an den Zehen; Fressblasen an den Zehen; Schwärende Zehen; Dicke, verkrüppelte Zeh-Nägel; Klamm an vielen Stellen, z. B. an den Hinterbacken, Waden u. s. w.; Ziehen in den Gliedern; Leicht Verheben; Eingeschlafenheit der äussern Brust, der Arme, der Beine; Leicht-Verkältlichkeit; Langwieriger Mangel an Körper-Ausdünstung; Schweiss bei geringer Bewegung; Wunde Haut-Stellen am Körper, bei Kindern; Unheilsame, geschwürige Haut; Flechten; Schweres Einschlafen; Beim Einschlafen, Beklemmung der Brust zum Ersticken; Schweres Einschlafen; Nacht-Schlummer; Erschrecken im Schlafe; Nächtliche, im Schlafe fühlbare Schmerzen; **Schwärmerischer Schlaf**; Duseliger Morgen-Schlaf; Unerquicklicher Nacht-Schlaf; **Aengstliche, fürchterliche Träume**; Nacht-Aengstlichkeit, die aus dem Bette treibt; Nacht-Schweiss.

Wo langwierige Leib-Verstopfung und mehrere Tage zögernder Monatsfluss beschwerlich zu sein pflegt, da ist der Graphit oft unersetzlich.

Er lässt sich, selbst nach Zwischen-Mitteln, selten mit Vortheil wiederholen.

Riechen an $\frac{o}{x}$ Arsenik scheint Antidot zu sein, vorzüglich gegen verzweifelnden Gram von Graphit entstanden. Auch eine ganz feine Gabe Krähenaugen hebt mehrere Beschwerden von Graphit.

Die mit *Htb.* bezeichneten Symptome sind vom Herrn Dr. *Hartlaub*, die mit *Ng.* von einem Ungenannten in der reinen Arzneimittel-Lehre von den DD. *Hartlaub* und *Trinks*; *Rl.* — Dr. *Rummel*; *Kr.* — Dr. *Kretschmar*.

Graphites.

Niedergeschlagenheit, trübe Stimmung. (n. 72 St.)
Niedergeschlagenheit mit grosser Schwere der Füsse.
Düsteres Gemüth. (n. 4 T.)
Betrübtes Gemüth.
5 Ganz niedergedrückt im Gemüthe und dabei bis Abends, zum Niederlegen, sehr angst.
Gram über die kleinsten Vorfälle bis zur Verzweiflung.
Sehr zu Gram und zum Weinen geneigt, Abends während sie Vormittags wider Gewohnheit über jede Kleinigkeit lacht.
Traurigkeit, mit lauter Todes-Gedanken. (n. 11 T.)
Traurig, wehmüthig, sie muss weinen.
10 Sie muss bei Musik weinen.
Er muss Abends weinen, ohne Ursache.
Weinen des Kindes, mit Verdriesslichkeit. *(Htb.)*
Bangigkeit, mit Neigung zum Weinen, in öfteren Anfällen. *(Ng.)*
Ausserordentliche Bangigkeit, dass sie sich nicht zu lassen weiss, nach Weinen vergehend. *(Ng.)*
15 Beklommenheit.
Beklommenheit und Angst, mit sehr unangenehmer Empfindung im Magen.
Grosse Angst, dass sie über und über zittert, etliche Minuten lang.
Angst, mit Kopfschmerz, Schwindel und Verstimmtheit.
Grosse Angst, Abends, als habe sich ein Unglück ereignet, bei Hitze im Gesichte und Kälte der Hände und Füsse.
20 Es ist ihm oft, als sei sein Ende nah, oder als stünde ihm das grösste Unglück bevor.

Angst, dass sie nicht sitzen kann, mit Schweiss und Uebelkeit.

Angst und Hast treibt ihn umher, wie einen Verbrecher.

Unruhe und Unstätigkeit; er hat keine Gedanken auf seine Arbeit, keine Lust zu irgend etwas; nach Gehen im Freien wards besser.

Langsame Entschliessung und Besinnung.

25 Sie die gewöhnlich sich schnell entschliesst, ist bald darauf von sehr langsamer Besinnung und Entschliessung.

Aeusserste Bedenklichkeit; sie kann sich über nichts hinaussetzen.

Furchtsamkeit.

Angegriffen, schreckhaft.

Schreckhaft. (n. 6 St.)

30 Reizbar, heftig, früh; Nachmittags hypochondrisch.

Sehr leicht erregbar; schon von Sprechen heisse Hände.

Reizbar und unruhig.

Verdriesslich.

Verdriesslich und hypochondrisch, ohne besondere Veranlassung.

35 Höchst verdriesslich; Alles ärgert und ergrimmt ihn.

Er möchte gern allein sein, jede Störung bringt ihn auf.

Aergerlich. (n. 3 St.)

Sehr ärgerlich und jähzornig.

Sie kann sich sehr leicht ärgern, sich es aber eben so leicht wieder aus dem Sinne schlagen.

40 Mangel an Arbeits-Lust.

Gemüth früh heiter, Abends niedergeschlagen.

Zerstreutheit.

Verreden und Verschreiben.

Anhaltende Vergesslichkeit.

45 Höchste Vergesslichkeit. (n. 8 T.) *(Rl.)*

Nur dunkle Erinnerung des nächst Vergangenen.

Dummlich im Kopfe, früh, drei Morgen über.

Untüchtig zu Geistes-Arbeit, nach dem Mittags-Schlafe, vier Stunden lang.

Starke schmerzhafte Eingenommenheit des Kopfes, früh, eine Stunde lang. (n. 4 T.)

50 Eingenommenheit des Kopfes, gleich früh, mit Uebelkeit und saurem Erbrechen.

Eine drückende Benommenheit des Kopfes, vorzüglich früh.

Verdüsterung in der Stirn, mit zusammenziehender Empfindung.

Wie berauscht im Kopfe.
Taumelig und drehend, Abends, beim Spazieren.
55 Schwanken und Neigung zu Schwindel, mit Besinnungslosigkeit, Schauder und Frost.
Schwindelig und duselig im ganzen Kopfe. *(Ng.)*
Schwindel-Anfälle, mit Neigung zum vorwärts Fallen. *(Ng.)*
Schwindel, früh, beim Erwachen.
Schwindel, früh, beim Erwachen. (n. 7 T.)
60 Starker Schwindel, früh, nach gutem Schlafe. (n. 15 T.)
Schwindel, Abends, mit Betäubung; sie musste sich niederlegen.
Schwindel, beim Sehen in die Höhe.
Schwindel, bei und nach Bücken, etliche Minuten lang, zum vorwärts Fallen, mit Uebelkeit.
Kopfweh, früh, beim Erwachen, alle Morgen, eine halbe Stunde lang.
65 Kopfweh, früh, als hätte sie nicht ausgeschlafen. (n. 9 T.)
Halbseitiges Kopfweh, früh im Bette, mit Brecherlichkeit, was beim Aufstehen vergeht.
Arger Kopfschmerz, früh, beim Erwachen, mit Erbrechen, Laxiren und eiskaltem Schweisse bis zur Ohnmacht; dann musste sie vor Schwäche zwei Tage liegen, unter steter Abwechslung von Frost und Hitze.
Dumpfer Kopfschmerz in der Stirn und im Scheitel, früh im Bette, noch halb im Schlafe; bei vollem Erwachen war er verschwunden. (n. 9 T.) *(Rl.)*
Kopfschmerz, Nachts, auf der Seite, auf der er nicht lag.
70 Kopfweh beim Wenden des Kopfes, zwei Tage lang.
Kopfweh bei Bewegung des Kopfes; sie scheut sich ihn zu rühren.
Kopfweh beim Fahren.
Kopfweh bei und nach dem Essen.
Kopfweh mit Uebelkeit, wie aus dem Unterleibe, eine sehr widrige Empfindung.
75 Ein Schmerz, wie taub und boll im Kopfe. *(Htb.)*
Zerschlagenheits-Schmerz im Kopfe mit allgemeinem Krankheits-Gefühle Abends.
Schmerz, wie zerrissen im Vorderkopfe, von früh, nach dem Aufstehen, bis gegen Mittag. *(Ng.)*
Drückender Kopfschmerz bald da, bald dort im Gehirne, zuletzt hinter dem linken Ohre. (n. 24 St.)

Drücken von der Stirn aus bis tief in den Kopf hinein. (n. 30 T.) *(Ng.)*

80 Druck zur Stirn heraus, zwei Stunden nach Tische.

Dumpfer Druck in der Stirne, früh, nach dem Aufstehen, der sich bei Bewegung verschlimmert.

Druck-Schmerz in der linken Schläfe, eine Minute lang.

Scharfer Druck-Schmerz in der Schläfe, worauf er nicht lag, früh, im Bette.

Drückender Kopfschmerz auf dem Kopfe. (n. 24 T.)

85 **Drückendes Kopfweh im Hinterhaupte.**

Viel Drücken im Hinterhaupte und Nacken.

Kopfweh, als sollte die Stirn zerspringen, nach Tische. *(Ng.)*

Wie zusammengeschraubt und angefüllt im Kopfe.

Schmerz, wie zusammengeschnürt, besonders im Hinterkopfe, nach dem Nacken zu, der beim Aufsehen wie zerbrochen schmerzt. Mittags; später zieht der Schmerz den Rücken herunter und nach der Brust vor.

90 Spannender arger Kopfschmerz, beim Erwachen aus dem Schlafe, der den ganzen Kopf, mehr auf der Oberfläche des Gehirnes, am meisten im Hinterkopfe, einnimmt, ohne das Denken zu hindern, bei schmerzhafter Nacken-Steifheit; je mehr er sich bemüht, tiefer einzuschlummern, desto ärger wird der Schmerz. (n. 24 St.)

Eine scharf ziehende Spannung der Gehirn-Nerven.

Ziehendes Kopfweh in der Stirne, mit Schmerz im Genicke, ls wäre es steif.

Ziehen in der Stirne, eine halbe Stunde lang, einige Tage ach einander wiederkehrend.

Ziehen, erst im Vorder- dann im Hinter-Kopfe, Abends.

95 Zieh-Schmerz am (im) Kopfe, das Gesicht herunter, bis an den Hals.

Zuckender Schmerz in der rechten Seite des Kopfes.

Reissender Kopfschmerz in der Stirne, früh beim Erwachen, eine Stunde lang.

Reissen in der Stirne mit innerm Hitz-Gefühle, Nachmittags. *(Ng.)*

Heftiges Reissen in der rechten Kopfseite, Abends (d. 1 T.) *(Ng.)*

100 Stechen von beiden Seiten des Scheitels gegen die Mitte zu, als sollte der Kopf springen, von früh bis Nachmittags 3 Uhr wo der Schmerz, während einem starken Schweisse in der Sonnen-Hitze, verging. *(Ng.)*

Graphites.

Flüchtige Stiche in der linken Schläfe. (n. 11 T.)
Wallung und Hitz-Gefühl im Kopfe, öfters des Tages, mit
Schweiss. *(Ng.)*
Wallung im Kopfe, mit zusammendrückendem Schmerze im
Scheitel, Nachmittags. *(Ng.)*
Klopfen in der Stirne. *(Ng.)*
105 Klopfen in der rechten Kopf-Seite, Nachmittags; mehrere
Tage wiederkehrend. *(Ng.)*
Schmerzhafte Stösse in der rechten Kopf-Seite. *(Ng.)*
Lockerheit-Gefühl des ganzen Gehirns. *(Ng.)*
Unangenehme Wärme im ganzen Kopfe, (nach dem Mittag-
Essen. *(Ng.)*
Brennen auf dem Scheitel auf einer kleinen Stelle. *(Ng.)*
110 Brausen im Kopfe (n. 3 T.)
Schwäche des Kopfes, bis zum Halse.
Kälte und krampfartiges Zusammenziehen der Kopfhaut.
Gefühl, als runzle sich die Stirn.
Schründe-Schmerz an der Stirn, beim Befühlen.
115 Wundheits-Schmerz auf dem Kopfe.
Reissen am Kopfe, wie Fluss, früh.
Jücken auf dem Haar-Kopfe.
Viel Schuppen auf dem Kopfe, welche ein sehr lästiges
Jücken verursachen und zu Schorfen werden, die beim
Waschen abgehen und dann nässen.
Ausschlag auf dem Scheitel, der beim Berühren schmerzt
und nässt.
120 Nässender Ausschlag auf dem Kopfe, welcher nicht jückt,
sondern nur beim Berühren wie unterköthig schmerzt.
Schorfige Stelle auf dem Scheitel, mit heftigem Wundheits-
Schmerze bei Berührung.
Schmerzhaftigkeit und Feuchten unter den Grind-Stellen, auf
dem Kopfe. *(Htb.)*
Die alten Grinder auf dem Haarkopfe lösen sich ab und neh-
men einen ekelhaften Geruch an. *(Htb.)*
Einzelne Haare werden grau.
125 **Ausfallen der Kopfhaare.** (n. 36 St. u. n. 16 T.)
Augenschmerz, beim Oeffnen, wie von Anstrengung durch Lesen.
Drücken in der rechten Augenbraue und von da durchs ganze
Auge.
**Drückender Schmerz in den Augen, alle Morgen; auch
Abends.**
Schwere der Augenlider.

130 Lähmiger Schmerz der Augenlider.
Zieh-Schmerz in den Augen.
Ein héftiger Stich in das rechte Auge hinein. (*Ng.*)
Jücken im innern Augenwinkel.
Beissen in den Augen, mit Hitze darin.
135 Beissen in den Augen, als wäre etwas Scharfes hineingekommen.
Beissender Schmerz in den Augen, wie von etwas Scharfen. (*Ng.*)
Ein brennendes Beissen im innern Augenwinkel. (*Ng.*)
Kälte über den Augen.
Hitze in den Augen; er konnte nicht klar sehen,
140 Hitze um die Augenlider.
Hitze in den Augen und etwas Eiter in den Augenwinkeln.
Brennen in den Augen, beim Abend-Lichte. (n. 30 T.) (*Ng.*)
Brennen an den Augen.
Arges Brennen der Augen, früh.
145 Brennen und Trockenheit der Augenlider, Abends beim Lesen und früh.
Brennen und Thränen der Augen in der Luft.
Röthe des Augenweisses, mit Thränen und Licht-Scheu. (*Htb.*)
Röthe und schmerzhafte Entzündung des untern Augenlides und innern Winkels.
Röthe und Entzündung der Augen mit ziehendem und drückendem Schmerze; dann beissendes Thränen derselben.
150 Entzündung des äussern Augenwinkels.
Sehr entzündete Augenlid-Ränder.
Ein Gerstenkorn am untern Augenlide, mit Zieh-Schmerz vor Ausbruch des Eiters.
Geschwulst der Augenlider und der Thränendrüse.
Schwären der Augen, mit Drücken darin und Zieh-Schmerz bis in den Kopf herauf.
155 Mattigkeit der Augen.
Schwäche und röthliches Ansehen der Augen.
Trockenheits-Gefühl in den Augenlidern und Drücken.
Thränen der Augen, öfters und Drücken.
Viel Augenbutter in den Augen.
160 Trockne Augenbutter an den Wimpern.
Verklebtheit der Augen, früh. (*Ng.*)
Fippern unter den Augen.
Neigung zum Zusammenziehen der Augen in den äussern Winkeln.

Sie sieht die Dinge, wie durch einen Nebel. *(Ng.)*
165 Kurzsichtigkeit; er kann auf 10 Schritte Niemand erkennen. (n. 13 T.)
Doppelt-Sehen der Buchstaben beim Schreiben, unter Brennen in den Augen. *(Ng.)*
Grosse Empfindlichkeit der Augen gegen das Tages-Licht, mehrere Tage lang.
Unerträglichkeit des Lichtes; er kann nicht in das Helle sehen; zugleich Röthung des Augenweisses.
Licht blendet die Augen.
170 Abends sieht er, bei offnen Augen, feurige Zickzacke ausser dem Sehfelde ringsum.
Das Sonnen-Licht ist den Augen sehr empfindlich; sie thränen davon, *(Ng.)*
Wenn er auf Weisses sieht, blendet es ihn und die Augen thränen.
Wenn er scharf auf Weisses, oder auf Rothes, oder in die Sonne sieht, so erfolgen Stiche von der Schläfe durch das Auge bis in den innern Winkel.
Nur das Tages Licht greift ihr die Augen an, das Kerzen-Licht nicht; bei diesem kann sie gut und ohne Beschwerde lesen.
175 Ohrenschmerz, ein empfindliches Drücken im innern Ohre, wie Ohrenzwang.
Beengungs-Gefühl um das linke Ohr. (n. 30 St.)
Reissen im rechten Ohre.
Stechen in den Ohren.
Stiche im Ohre. *(Ng.)*
180 Stechen im linken Ohre, Abends, nach dem Essen.
Geschwürschmerz im linken Ohre, öfters erneuert.
Klopfen, wie Puls, in den Ohren, besonders beim Bücken und nach Tische.
Klopfen im Ohre, langsamer, als der Puls, früh, nach dem Erwachen, eine Stunde lang.
Gefühl im rechten Ohre, bei jedem Tritte, als ginge darin eine Klappe auf und zu. *(Ng.)*
185 Fappern im Ohre, bei jedem Aufstossen, als wenn Luft in die Eustachs-Röhre dränge.
Gefühl im linken Ohre, als sei es mit Wasser angefüllt.
Rothe, heisse Ohren.
Geschwulst des Innern des linken Ohres. (d. 12 T.)
Geschwulst der Drüse unter dem rechten Ohre.

190 Jücken hinter den Ohren.
Jücken im linken Ohre, Abends, eine Viertelstunde lang.
Jücken am Ohrläppchen und am Backen; nach dem Kratzen dringt Lymphe heraus, die an den Stellen verhärtet.
Harter, beim Druck schmerzhafter Knoten hinter dem rechten Ohre, viele Tage lang. *(Htb.)*
Die Flechten hinter den Ohren schuppen sich ab und bessern sich. *(Htb.)*
195 Feuchten an den Ohren. *(Htb.)*
Nässen und wunde Stellen hinter beiden Ohren.
Geschwürigkeit des linken Ohrbockes. *(Rl.)*
Blutiger Ausfluss aus dem Ohre, 36 Stunden lang.
Die Schwerhörige hört besser beim Fahren im Wagen.
200 Erst Klingen, dann Sausen im linken Ohre. (n. 2 St.)
Sumsen vor den Ohren.
Brausen in den Ohren, beim Beischlafe.
Arges Brausen und Sausen in den Ohren. (n. 14 T.)
Brausen im Kopfe, dann Platzen in den Ohren, dann leichteres Gehör.
205 Nächtliches starkes Ohren-Brausen, mit Verstopftheit der Ohren zuweilen, (zum Vollmonde).
Donnerndes Rollen vor den Ohren.
Dröhnen im Ohre.
Schreiender Ton in den Ohren, Abends im Bette, der durch alle Glieder fährt. (n. 7 T.) *(Rl.)*
Zischen im Ohre, den ganzen Tag.
210 Knupsen im rechten Ohre, beim Bewegen des Kopfes.
Glucksen im Ohre, beim Bücken, mit Schwere des Kopfes; beim wieder Aufrichten und zurück Lehnen gluckst es wieder, als fiele etwas vor und dann wieder zurück.
Knacken im Ohre, beim Essen, Abends.
Knacken im Ohre, bei Bewegung der Kinnladen, doch nur früh, beim Liegen im Bette.
Mehrmalige Empfindung und Schall im Ohre, als ob eine Blase platzte (d. 2. T.)
215 Knallen und Platzen im linken Ohre, beim Schlingen. *(Ng.)*
Die Nase ist im Innern schmerzhaft.
Wie gespannt im Innern der Nase. *(Ng.)*
Wundheits-Gefühl in der Nase, beim Schnauben.
Geschwür-Schmerz im rechten Nasenloche. *(Ng.)*
220 Jücken in der Nase.

Graphites.

Brennen, plötzlich, an einer kleinen Stelle der linken Nasen-
Seite. *(Ng.)*
Röthe der Nase.
Schwarze Schweisslöcher auf der Nase (Mitesser).
Ausschlags-Blüthe im linken Nasenloche, welche erst jückt
und dann brennt.
225 Grosse, nässende Ausschlags-Blüthe auf der Nase.
Grinder im Innern der Nase, mit Schmerz derselben.
Ausschnauben blutigen Schleimes.
Blut-Schnauben, mehrere Tage nach einander.
Nasenbluten. *(auch n. 15 T.)*
230 Nasenbluten. früh.
Nasenbluten, zwei Abende nach einander, mit Herzklopfen,
Hitze und Rückenschmerz. *(n. 3 T.)*
Nasenbluten, Abends, 10 Uhr; den Nachmittag vor-
her Blutdrang nach dem Kopfe, mit Gesichts-Hitze.
Geruch allzu empfindlich; sie kann keine Blumen ver-
tragen.
Geruch in der Nase, wie von altem Schnupfen.
235 Geruch, Nachts, wie von verbrannten Haaren, mit Schwe-
feldampf gemischt.
Geruch in der Nase, früh, wie von brennendem Russe.
Gesichts-Blässe.
Jählinge Gesichts-Blässe von mässiger Geistes-Beschäftigung,
z. B. Lesen.
Blasse Gesichts-Farbe, mit blauen Rändern um die Augen.
240 Gelbheit des Gesichtes, mit matten Augen, wie verlebt.
(n. 24 St.)
Rothlauf in beiden Gesichts-Seiten, brennend stecnen-
den Schmerzes; darauf Schnupfen einen Tag lang, mit
Stechen im Zahnfleische. *(n. 7 u. 14 T.)*
Geschwulst der linken Gesichts-Seite, früh, nach dem Aufstehen. *(Ng.)*
Anfangende Lähmung der linken Gesichts-Seite, nach einiger
Geschwulst derselben und etwas Zahnschmerz; es werden
plötzlich die rechten Gesichts-Muskeln verzerrt, der Mund
nach rechts gezogen und die Bewegung desselben nebst
der Sprache erschwert; das linke Auge wird oft unwillkührlich geschlossen, während das rechte sich nicht völlig
schliessen lässt, sondern oft bei grellem Lichte, bei Wind
und Staube geöffnet bleibt. *(n. 18 T.)*
Beständiges Gefühl, wie von Spinnweben im Gesichte. *(Ng.)*

245 Abwechselnder Schmerz in allen Gesichts-Knochen.
Zieh-Schmerz im linken Oberkiefer.
Reissen von grosser Schmerzhaftigkeit im linken Jochbeine, dass sie hätte schreien mögen, Abends im Bette. *(Ng.)*
Krampfhaftes Zusammenzucken in den Kaumuskeln.
Vor Schmerz in den Kaumuskeln kann er beim Essen die Kinnladen nicht von einander bringen, es ist, als wenn sie gelähmt wären.
250 Jücken an der rechten Schläfe, sehr heftig, mit Brennen nach Kratzen. *(Htb.)*
Jückende Ausschlags-Blüthe im Gesichte, die nach Kratzen nässt.
Eine Art Balg-Geschwulst am Backen. *(Kr.)*
Die Lippen sind trocken.
Fippern der Oberlippe.
255 Stechen in der Oberlippe, als würde Nadel und Faden durch sie hindurch gezogen, Abends. *(Ng.)*
Brennen und Schwere-Gefühl in der Unterlippe. *(Ng.)*
Wundheits-Schmerz des linken Mundwinkels.
Wundheit und Aufgesprungenheit der Lippen und Nasenlöcher, wie von Frost.
Aufgesprungene Unterlippe.
260 Ausschlag am Mundwinkel.
Ausschläge auf der Lippe.
Ausschlags-Blüthe auf der Oberlippe, welche erst jückt und dann brennt.
Kleine, weisse Buckelchen auf der Oberlippe.
Dichte, weissliche Blüthchen auf rothem Grunde und etwas jückend, an beiden Mund-Ecken, unter den Lippen.
265 Eine Blase an der Oberlippe, schneidenden Schmerzes.
Geschwüriger linker Mundwinkel.
Schorfiges, schmerzloses Geschwür an beiden Mundwinkeln.
Kinn voll Ausschlag.
Im Unterkiefer linker Seite, stechendes Reissen. *(Ng.)*
270 In den Unterkiefer-Drüsen, drückender Schmerz.
Entzündung und Geschwulst der rechten Unterkiefer-Drüse, welche nach etlichen Tagen sich verhärtet und in Schuppen sich ablöste.
Geschwulst der Drüsen unter dem Kinne.
Geschwulst der Unterkiefer-Drüsen, mit Schmerz beim Befühlen und Steifigkeit des Halses.
Geschwulst der Drüse unter dem Ohre, mit Spann-Schmerz.

275 Zahnweh der rechten Backzähne, beim fest Zusammenbeissen.
Zahnschmerz vorzüglich Nachts, mit Hitze im Gesichte, oder Abends, dabei Wundheits-Schmerz am Gaumen und Backengeschwulst.
Herumschiessender Schmerz in den Zähnen. *(Ng.)*
Wundheits-Schmerz der Zähne beim Essen, der sich nach dem Essen noch verstärkt.
Drückender Schmerz in allen Zähnen und in den Kiefern, Nachts, zwei Stunden lang, und am Tage beim Kauen und Beissen erneuert.
280 Schmerzhaftes Drücken in den Zähnen, durch Berührung verschlimmert.
Ziehender Zahnschmerz.
Ziehender Schmerz im hohlen Zahne.
Ziehender Schmerz in den Backzähnen, beim Gehen im Winde.
Reissen in einer Zahn-Wurzel. *(Ng.)*
285 Reissender Schmerz in allen Zähnen, der durch Wärme sich verschlimmert, beim Niederlegen ins Bette sich erneuert und so die Nacht-Ruhe vor Mitternacht raubt.
Stechender Zahnschmerz. (n. 6 T.)
Stumpfe, zuckende Stiche im Zahne.
Dumpfe, zuckende Stiche im hohlen Backzahne, beim Gehen im Freien. (n. 4 St.)
Einzelne brennende Stiche in einem linken oberen Backzahne, nach Tische.
290 Kriebelndes Zahnweh, und wenn sie kaltes Wasser darauf nimmt, so stichts im Zahne.
Fressen in den Zahn-Lücken.
Brennender Zahnschmerz, wie von Lockerheit der Zähne, bald in dem, bald in jenem Zahne, meist Nachts im Bette, oder Abends, bei zurückgelehnt Sitzen, mit Speichelfluss im Munde; Schmerz durch Kauen vermehrt.
Lockerheits-Schmerz der untern Zähne, beim Kauen.
Schwarzes, saures Blut kommt oft aus den hohlen Zähnen. *(Ng.)*
295 Das Zahnfleisch schmerzt, mit Wundheits-Gefühl am Gaumen und Wasser-Auslaufen aus dem Munde.
Wundheits-Schmerz des Zahnfleisches an der innern Seite der Zähne, wie nach heissem Essen. (n. 10 T.)
Wundheits-Schmerz des Zahnfleisches der obern Schneidezähne, bei Berührung mit der Zunge.
Geschwür-Schmerz des Zahnfleisches.

Jücken, Fressen im Zahnfleische.
500 Blut-Andrang nach dem Zahnfleische, so dass sie gern hineinschneiden möchte.
Geschwulst des Zahnfleisches und Trockenheit im Munde.
Geschwulst des Zahnfleisches, Abends.
Empfindliche Geschwulst des Zahnfleisches. *(Ng.)*
Schmerzhafte Geschwulst des Zahnfleisches, mit Backen-Geschwulst und Mattigkeit im ganzen Körper.
505 Schmerzhafte Geschwulst des Zahnfleisches an den Zähnen des Oberkiefers, wie wund, schon beim Betasten des Backens, mit Schmerz in dem dazu gehörigen Backzahne, als wenn eine Backen-Geschwulst entstehen wolle.
Leichtes Bluten des Zahnfleisches beim Reiben.
Fauler Geruch aus dem Zahnfleische und dem Munde.
Aus dem Munde, ein säuerlich fauler Geruch.
Urinartiger Geruch und Hauch aus dem Munde und durch die Nase.
510 Uebler Geruch aus dem Munde. *(Htb.)*
Die Zunge ist (nach Tische), wie rauh, roh und kratzig und die Wärzchen sind allzu empfindlich, als wenn sie sich an den Zähnen rieben.
Wundheits-Schmerz an der linken Seite der Zunge, beim Bewegen und Strecken derselben.
Weisse Zunge.
Brennende Bläschen an der untern Seite und der Spitze der Zunge. *(Ng.)*
515 Schmerzhafte Knoten und Blasen hinten auf der Zunge, die nach Essen und beim Ausspucken am meisten wehthun und zuweilen bluten.
Ein weisslichtes schmerzhaftes Geschwür auf der untern Fläche der Zunge.
Halsweh, früh, beim Aufstehen, ein Drücken und Stechen.
Halsweh, wie von Drüsen-Geschwulst.
Drücken in der Gegend des Halsgrübchens, als wenn er zu satt wäre, oder einen allzu grossen Bissen verschluckt hätte.
520 Gefühl im Halse, als wäre ein Gewächs oder festsitzender Schleim darin, wobei, wenn er etwas Kleines (ein Krümchen) zu schlucken versucht, dies an dieser Stelle stecken bleibt.
Gefuhl links im Halse, als müsse er über einen Knoll hinweg

Graphites.

schlucken, mit Kratzen darin; beim Schlingen der Speisen nicht ärger, als beim leer Schlucken.

Gefühl im Halse, beim Schlucken, als wäre ein Knoll darin, und vorzüglich beim leer Schlucken ein zusammenziehendes Wurgen vom Schlunde bis zum Kehlkopfe.

Krampf im Halse, mit Uebelkeit. (n. 3 T.)

Steter Krampf im Halse, der ihn zum Wurgen nöthigt, als wenn die genossenen Speissen nicht hinunter wollten. (n. 24 St.)

525 Gefühl im Halse, als wenn er zugenäht wäre, mit stetem Kratzen darin.

Kratzen im Halse. (n. 24 St.)

Unerträgliches Kratzen und Scharren im Halse.

Kratzen im Halse, mit Gefühl im Rachen, hinter dem Gaumen Vorhange, wie vertrocknet, was erst nach Ablösung einigen festen Schleimes nachlässt; einige Tage nach einander, früh, beim Erwachen. *(Rl.)*

Kratzen im Halse, (nach Tische), mit Rohheit und Rauhheit.

530 Rauhheit im Halse, nur beim Sprechen fühlbar. *(Ng.)*

Rauhheit und kratzendes Wundsein im Halse.

Stechen im Halse, ausser dem Schlingen. *(Ng.)*

Stechen und Wurgen im Halse, beim Schlingen, mit Trockenheit hinten in der linken Hals-Seite, am Gaumen.

Arges Stechen im Halse, beim Schlingen, mit Geschwür-Schmerz und Wurgen. *(Ng.)*

535 Schnell entstehende zuckende Stiche auf einem Punkte tief im Halse, rechts, bloss bei Bewegung des Halses, beim Sprechen, Bücken und wieder Aufrichten, nicht beim Schlingen.

Kneipender Schmerz in Halse. (n. 5 T.)

Geschwulst der Mandeln im Halse, mit Schmerz beim Schlingen.

Wasser-Auslaufen aus dem Munde, bei Geschwulst der Oberlippe mit schmerzhafter Blüthe daran, schmerzhaftem Zahnfleische und wundem Gaumen.

Viel Speichel-Spucken. (n. 2 T.)

540 Der Speichel läuft ihm früh, beim Bücken, aus dem Munde.

Schleim im Munde, früh, der davon so verklebt war, dass sie ihn kaum öffnen konnte. *(Ng.)*

Salzig brennender Schleim im Munde, früh, beim Erwachen.

Viel Schleim, tief im Halse.

Viel Schleim im Rachen, mehrere Tage über, den er durch Rachsen fortschaffen muss.
545 Schleim-Rachsen, bei Trockenheit am Gaumen von Sprechen.
Blut-Ausspucken, mit grosser Empfindlichkeit des Gaumens und der Zunge. *(Ng.)*
Salziger Geschmack im Munde.
Bitterlicher Mund-Geschmack, Nachmittags. (n. 7. T.)
Bitterlicher Geschmack im Munde, bei sehr belegter Zunge. (n. 28 St.)
550 Bittrer Geschmack auf der Zunge, bei saurem Aufstossen.
Bitterer Geschmack der Speisen.
Säure im Munde, nach dem Frühstücke.
Saurer Geschmack, oft besonders nach Essen und Trinken.
Saurer Geschmack im Munde, und kein Appetit zum Trinken.
555 Säure im Magen, mit Heisshunger.
Faul-Eier-Geschmack im Munde, früh, nach dem Aufstehen. *(Ng.)*
Appetit vermehrt. *(Ng.)*
Heiss-Hunger, doch nach dem Essen darauf, Uebelkeit und Schwindel. (n. 3 T.)
Kein Appetit, Abends.
560 Die Speisen ekeln ihn an.
Zu warmen Speisen wenig Appetit.
Widerwille gegen Salziges.
Füssigkeiten sind ihr widrig und ekelhaft.
Fleisch und Fisch widerstehen ihr.
565 Widerwille gegen Fleisch-Speise, beim Gedanken daran; doch schmeckt sie leidlich beim Essen, wiewohl Brod ihm besser schmeckt.
Starker Appetit zu Fleisch, zur Abendmahlzeit, wo er sonst nie Verlangen nach Fleisch-Kost hatte.
Ungewöhnlicher Durst, früh, mehrere Tage nach einander.
Heftiger Durst, schon früh. *(Ng.)*
Viel Durst nach dem Essen. (n. 13 T.)
570 Viel Begierde zum Biertrinken, ohne eigentlichen Durst, nur um eine innere Kühlung zu erlangen.
Beim Essen, Schweiss.
Bei und nach dem Essen, drückender Kopfschmerz.
Nach dem Mittag-Essen, Wüstheit im Kopfe.
Nach Tische, ranziges Sodbrennen.
575 Nach dem Essen, Magenschmerz, der durch etwas Trinken erleichtert wird.

Graphites.

Nach dem Essen, Drücken, wie Magen-Krampf, vom Schlunde bis zum Nabel. (n. 24 T.)
Nach dem Essen Magen-Raffen.
Nach dem Essen, bald, Brennen im Magen, mit Schwere im Körper und Missmuth.
Gleich nach dem Essen, Leibweh.
380 Nach dem Essen, Vollheit, und mehrere Stunden darauf, ein säuerlich zusammenziehender Geschmack wie aus dem Magen.
Eine Stunde nach dem Essen, Vollheit im Bauche, als hätte er zu viel gegessen.
Wenn sie etwas isst, treibt es ihr den Leib auf.
Nach dem Essen kann sie nichts Festes um den Unterleib vertragen.
Nach dem Essen, grosse Steifheit, Drücken und Stechen im bösen Fusse. (n. 5 T.)
385 Nach dem Mittags-Essen Schläfrigkeit.
Nach Tische, Müdigkeit und Einschlafen.
Nach dem Mittag-Essen, Schauder am rechten Beine.
Nach dem Frühstücke, Kälte und Schauder durch den ganzen Körper.
Versagendes Aufstossen, es will immer aufstossen und kann nicht.
390 Immerwährendes Aufstossen, mit Uebelkeit den ganzen Tag und Appetitlosigkeit. (sogleich.)
Viel Aufstossen nach dem Geschmacke des Genossenen. (n. 4 T.)
Saures Aufstossen, bei bitterem Mund-Geschmacke.
Saures Aufschwulken der Speisen.
Grünes, bitteres Wasser kommt ihr, früh, nach Trinken oder gleich nach dem Essen, in den Mund, vier Tage nach einander.
395 Sodbrennen.
Ranziges Sodbrennen.
Schlucksen, früh, nach dem Aufstehen und nach dem Mittag-Essen. *(Ng.)*
Schlucksen, nach Tische, mit dämischen Kopfe oder Schläfrigkeit.
Schlucksen, nach jedem Essen, es sei warm oder kalt.
400 Schlucksen, Abends, eine Stunde lang. (n. 4 T.)
Wabblichkeit im Magen, nach dem Mittag-Essen. *(Rl.)*

Grosse Welchlichkeit und Uebelkeit vor dem Abend-Essen, ohne Brech-Neigung.

Wabblichheit, wie aus dem Unterleibe, mit zusammenziehendem Schmerze unter dem Nabel und vielem Schleim im Halse, besonders früh und mehrere Stunden nach Tische.

Uebelkeit, mehrere Stunden lang. (sogleich.)

405 Uebelkeit, Mittags, mit Ekel vor Rindfleisch-Brühe, mehrere Tage nach einander.

Ohnmachtartige Uebelkeit, wie aus dem linken Hypochondrium.

Brech-Uebelkeit, den ganzen Tag. (sogleich.) *(Ng.)*

Brech-Uebelkeit um den Magen, zwei Minuten lang, früh, gleich nach dem Aufstehen. (d. ersten 8 Tage.)

Brech Uebelkeit, früh, nach dem Aufstehen, mit Duseligkeit, wie von Finsterheit der Augen; er glaubte im Gehen zu fallen; dabei Gesichts-Blässe; zwei Wochen lang.

410 Brech-Uebelkeit, Nachmittags, mit Wasser-Auslaufen aus dem Munde. (d. 2 T.)

Arge Brech-Uebelkeit, bei ziemlichem Appetite, nüchtern, bei, vor und nach dem Essen; dann Erbrechen von Wasser (nicht der Speisen), mit vieler Speichel-Absonderung. (n. etl. T.)

Würmerbeseigen.

Auswürgen vielen Schleimes, früh, bei übrigens gutem Appetite und Stuhlgange.

Erbrechen von jedem kleinen Ekel, mit Ausfluss vielen Wassers aus dem Munde.

415 Erbrechen, Nachmittags, nach einem zweistündigen Spaziergange, unter grosser Uebelkeit, jählinger Müdigkeit und starkem Froste von einigen Stunden.

Erbrechen mit Uebelkeit und Leibkneipen, den ganzen Tag, ohne Durchfall.

Erbrechen mit Uebelkeit und Leibkneipen, zwei Tage nach einander. (n. etl. St.)

Erbrechen aller genossenen Speise, unter Uebelkeit.

Sie bricht das Mittag-Essen sogleich wieder aus, ohne Uebelkeit, wobei sie ein krankhaftes Weh-Gefühl in der Herzgrube hat. (n. 10 T.)

420 Magenweh, wie Heisshunger, von früh, bis Nachmittag. *(Ng.)*

Lätschigkeit und Verdorbenheits-Gefühl im Magen, bei doch gutem Appetite.

Schmerz im Magen, mit Beklommenheit und Angst.

Schmerzen an der rechten Seite des Magens, die sich stets nach öfterem Aufstossen verlieren.

Drücken im Magen, den ganzen Tag, was bloss durch Liegen und Bett-Wärme erleichtert wird, beim Aufstehen aus dem Bette aber sogleich wiederkehrt.

425 Beim Drücken im Magen muss sie sich erbrechen.

Drücken in der Herzgruben-Gegend, den ganzen Vormittag, durch Aufstossen erleichtert. *(Ng.)*

Greifen im Magen, mit Uebelkeit, sie musste immer spucken, fast wie beim Würmerbeseigen.

Greifender Schmerz im Magen, Vormittags, der bei und nach dem Essen vergeht.

Ein nagendes Raffen im Magen, vor dem Mittag-Essen.

430 Zusammenzieh-Schmerz im Magen. *(n. 6 T.)*

Stiche, öfters im Magen und im Bauche.

Stechen und Klopfen in der Herzgrube. *(Ng.)*

Kälte-Gefühl und grosse Leerheits-Empfindung im Magen. *(Ng.)*

Brennen im Magen, nüchtern und vor Tische, was ihn zum Essen zwingt.

435 Brennen im Magen, darnach Hitze im ganzen Körper und hierauf Schweiss. *(Ng.)*

Gähren im Magen mit Blähungs-Abgang darnach; dann abwechselnd im Körper ein dumpfes Drücken, Ziehen und Stechen; darauf Müdigkeit in den Augen.

In den Hypochondrien, Spannen wie von einem festen Bande, mit Brust-Beklemmung.

Stechen in beiden Hypochondrien, was zum Niederlegen zwingt. *(d. 3. T.)*

Pochen unter den kurzen Ribben, Nachts, beim Erwachen.

440 In der Leber-Gegend, gleich nach dem Frühstücke so empfindliche Schmerzen, dass sie sich wieder legen musste.

Stiche im rechten Hypochondrium, früh, gleich nach dem Aufstehen.

Empfindliche Stiche in der Leber-Gegend, dass sie vor Schmerz die Zähne zusammenbeissen musste.

In der Milz-Gegend, ein drückender Schmerz.

Stechen im rechten Hypochondrium nach dem Rücken zu, wie Milz-Stechen.

445 Stechen im linken Hypochondrium, bei Körper-Bewegung.

Brennen in der linken Hypochonder-Gegend, im Sitzen; durch Bewegung vergehend; öfters wiederholt. *(Ng.)*

Bauchweh, das durch Aufdrücken verschwindet.

Schmerz rechts im Unterbauche, der bei jedem Tritte und Athemzuge heftiger wird.
Heftiges Leibweh, früh, einige Sekunden lang; dann erst ein durchfälliger und darnach ein derber Stuhl. (n. 6 T.) *(Rl.)*

450 Hartes, spannendes Drücken im Unterleibe, von den Hypochondrien an bis tief in den Unterbauch, bei Ruhe und Bewegung, und ohne Spur von Blähungen, deren Abgang auch nicht erleichtert.
Schwere im Unterbauche, mit Drängen. *(Ng.)*
Vollheit und Schwere des Unterleibes.
Vollheit im Unterleibe und Magen, bei Appetit-Verlust und Hartleibigkeit, vier Tage lang. (n. 12 T.)
Vollheit und Härte des Unterbauches, mit Gefühl, wie von versetzten Blähungen, besonders Abends und Nachts.

455 Aufgetriebenheit des Unterleibes, besonders nach dem Essen mit schmerzhafter Empfindlichkeit beim Aufdrücken.
Aufgetriebenheit des Unterleibes, mit Blutdrang nach dem Kopfe, Schwere im Kopfe, Schwindel und Duseligkeit. (n. 4 T.)
Starke Auftreibung des Bauches, mit Dummheit und Schwere im Kopfe.
Dicker Bauch, wie von angehäuften und verstopften Blähungen; sie darf sich um die Hypochondrien nicht fest anziehen.
Gespannter Unterleib. (n. 6 T.)

460 Gespannter Bauch, bei durchfälligem Stuhle.
Greifen im Bauche, ruckweise, bei Ruhe und Bewegung; dabei viel Durst, ohne Esslust.
Krampfhafte Kolik, Nachts; ein ungeheurer Klamm-Schmerz aller Gedärme, gleich unerträglich in Ruhe und Bewegung, ohne Spur von Blähungen; zugleich mangelnde Harn-Absonderung.
Zusammenziehen, Kneipen und Schneiden um den Nabel; bald darauf ein natürlicher Stuhl. (bald n. d. Einnehm,) *(Ng.)*
Kneipen im Bauche, vorzüglich in der Gegend des Blinddarms. (sogleich.)

465 Schneidender Leibschmerz, beim Gehen im Freien.
Schneidender Leibschmerz, früh, mit mehrmaligem, doch nicht durchfälligen Stuhle.
Stumpfes Stechen in der linken Bauch-Seite.
Krampfhaftes Stechen im Unterbauche. (d. 17 T.)

Graphites.

Ziehender Leibschmerz, Nachts, mit Stuhldrang, doch ohne Durchfall.
470 Zucken im Bauche. (n. 1 St.)
Zucken in der Bauch-Seite.
Wühlender Schmerz im Unterleibe.
Weichlichkeit im Unterbauche. *(Rl.)*
Brennen (an) in der linken Bauch-Seite.
475 Brennen auf einer kleinen Stelle in der linken Bauch-Seite. *(Ng.)*
Brennen und Schneiden im Unterleibe.
In den Leisten spannt es, beim Gehen. *(Ng.)*
Heftige Schmerzen in der rechten Leisten-Gegend, ein Brennen nnd Drängen, als wollten die Därme dort heraus, die sich zu bewegen schienen; beim Ausstrecken des Körpers ärger, beim Bücken erleichtert. *(Ng.)*
Stiche im Schoosse.
480 Die Drüsen im linken Schoose schmerzen wie geschwollen.
Geschwulst-Gefühl in den linken Schoos-Drüsen, dass er im Gehen nicht gehörig ausschreiten kann; dennoch sind sie nicht geschwollen und schmerzen auch beim Befühlen nicht.
Geschwollne Drüsen im rechten Schoose. (d. 9 T.)
Geschwulst und grosse Empfindlichkeit der einen Leisten-Drüse.
Ein entzündeter (Drüsen-) Knoten im rechten Schoosse.
485 Blähungen entstehen plötzlich und drängen schmerzhaft nach dem Bauchringe zu. (n. 3 St.)
Blähungs-Kolik beim Spazierengehen.
Viel Blähungs-Erzeugung unter Greifen im Magen und lautem Kollern; die Winde gingen mit grosser Gewalt von oben und unten ab, ohne Erleichterung.
Blähungs-Versetzung im Unterbauche, mit Knurren, besonders in der Seite derselben.
Knurren im Bauche, früh, im Bette und einige Zeit nach dem Aufstehen.
490 Kollern im Bauche, beim Mittag-Essen.
Kollern im Bauche, nach Trinken.
Kollern im Bauche, immerwährend, als wolle Durchfall kommen.
Lautes Kollern im Unterleibe.
Gluckern in der rechten Bauch-Seite, bis ins Bein herab, wie von sanft herabfallenden Tropfen.
495 Murksen im Bauche, wie Frösche,

Graphites.

Fast unwillkührlicher Abgang von Winden; er kann sie mit Mühe kaum zurückhalten.
Häufiger Abgang stinkender Winde, mit Auftreibung des Unterleibes von Zeit zu Zeit. *(Ng.)*
Viel Abgang stinkender Winde, die sich immer wieder von neuem erzeugen. *(Ng.)*
Vor Abgang einer Blähung, jedesmal Leibkneipen.
500 Nach Blähungs-Abgang, Bauchweh.
Nach dem Stuhlgange, Aufblähung, Unruhe und Kneipen im Bauche.
Zum Stuhle gar kein Drang, gar kein Noththun.
Oefters aussetzender Stuhl. *(Ng.)*
Viel Neigung zum Stuhlgange, der, obgleich nicht hart, doch viel Anstrengung zur Ausleerung bedurfte, wegen gänzlicher Unthätigkeit des Mastdarms.
505 Reiz zum Stuhle, ohne ihn zu bedürfen.
Harter Stuhl, mit vielem Noththun und Stechen im After. *(Ng.)*
Harter, knotiger Stuhl. *(Ng.)*
Knotiger Stuhl. (n. 2 T.)
Knotiger, mit Schleimfaden verbundener Stuhl, und auch nach demselben noch Schleim am After.
510 Ganz dünn geformter Stuhl, wie ein Spulwurm.
Bringt mit der Zeit täglichen Stuhl zu wege, wenn vorher Leib-Verstopfung war.
Oefterer Stuhl täglich, mehrere Tage, die ersten sehr hart und zu dick geformt, die andern weich.
Dreimaliger Stuhl täglich, die ersten fünf Tage, dann einige Tage zweimal, die letzten nur einmal.
Macht mit der Zeit festern Stuhl, wenn er vorher durchfällig war.
515 Dreimal weicher Stuhl, Nachts, mit Leibschmerzen. *(Ng.)*
Durchfall, fast ohne Bauchweh, 20 Stunden lang, darauf grosse Mattigkeit von kurzer Dauer.
Dreimaliger Durchfall, mit Brennen am After. (d. 17 T.) *(Ng.)*
Mehrmaliger flüssiger Durchfall-Stuhl, mit Schleim-Abgang, drei Tage nach einander. *(Ng.)*
Plötzlicher schleimiger Durchfall-Stuhl, unter Gefühl, als wolle eine Blähung abgehen, nach vorgängiger Weichlichkeit und Verkältungs-Empfindung im Bauche. *(Rl.)*
520 Viel weisser Schleim-Abgang mit dem Stuhle.
Röthlicher Schleim geht mit dem Stuhle ab.

Graphites.

Sauer riechender Stuhl, mit Brennen im Mastdarme.
Säuerlich faulriechende, weiche Stühle.
Dunkelfarbiger, halb unverdauter Stuhl von unerträglichem Geruche.
525 Beim Stuhle, Blut. (n. etl. St.)
Beim weichen Stuhle geht Blut mit ab.
Etwas Blut beim Stuhle, nach aufhörender Regel, alle Tage, unter schründendem Schmerze im Mastdarme, sieben Tage lang. (n. 42 T.)
Spuhl-Würmer gehen mit dem Stuhle ab. *(Ng.)*
Abgang von Maden-Würmern, unter Jücken im Mastdarme.
530 Beim Stuhlgange, Zwängen. (n. 21 St.)
Beim Stuhle, Brennen am After.
Im Mastdarme Pressen und Drücken, ohne Stuhl. (n. 12 T.)
Heftiges Drängen im Mastdarme, wie bei Hämorrhoiden.
Drängen und Brennen im Mastdarme und After.
535 Stiche im Mastdarme. (n. 2 St.)
Stechender Schmerz im Mastdarme, als wenn Alles da verhärtet wäre.
Einzelne Stiche im After. *(Ng.)*
Ein stumpfer, reissender Stich vom After in den Mastdarm hinauf.
Schneiden im After (Mastdarme?), früh, im Bette.
540 Jücken am After. (n. 2 St.)
Jücken und Wundheits-Gefühl am After.
Schründender Wundheits-Schmerz am After, beim Abwischen.
Geschwulst-Gefühl am After, doch ohne Schmerz.
Geschwulst des Afters in seinem Umfange.
545 Die Adern am After schwellen stark an.
Ein dünner Strang, wie eine geschwollne Ader, ohne Schmerz beim Befühlen, erstreckt sich vom After nach den Hinterbacken zu.
Blut-Aderknoten am After, welche Brennen verursachen.
Blut-Abgang aus dem Mastdarme, mit starkem Stechen darin.
Vorfall des Mastdarms (mit seinen Aderknoten), auch ohne Stuhldrang, als wenn der After seine Zusammenzieh-Kraft verloren hätte und gelähmt wäre.
550 Aengstliches Drängen und Drücken auf den Urin, Nachts, unter Schneiden im Bauche; sie musste oft dazu aufstehen, und es ging nur wenig ab, mit schneidendem Schmerze, zwei Tage lang.

Schmerzhaftes Drängen zum Harnen, früh im Bette, und es
 gingen dennoch, unter Schneiden in der Harnröhre, nur
 wenige Tropfen ab. (n. 5 T.)
Harnstrahl ganz dünn, als wenn die Harnröhre zu eng wäre.
Schneller Drang zum Harnen und doch wenig Urin.
Oefteres Harnen.
555 Sie muss sehr oft harnen.
Schon ganz früh treibt es zum Harnen.
Oefteres, reichlicheres Harnen, als gewöhnlich; auch Nachts
 muss sie dazu aufstehen. (d. ersten Tage.) *(Ng.)*
Nächtlicher Harndrang.
Er muss Nachts gegen seine Gewohnheit zum Harnen auf-
 stehen. *(Htb.)*
560 Nächtliches Bettpissen.
Unwillkührliches Harnen.
Drängen zum Harnen, und Nachtröpfeln des Urins nach dem
 gewöhnlichen Abgange. (d. 1. T.) *(Ng.)*
Scharfer, säuerlicher Geruch des Urins.
Ganz dunkelbrauner Harn, mit einem kleinen Stiche in der
 Harnröhre beim Lassen desselben.
565 Dunkelfarbiger Harn, welcher in zwei Stunden einen röth-
 lichen Satz fallen lässt.
Der Urin trübt sich nach zwei Stunden sehr, mit röthli-
 chem Satze; beim Lassen biss er in der Harnröhre.
Der Urin wird trübe und setzt einen weissen Satz ab.
Vor dem Harnen, schneidendes Drängen von beiden Nieren
 herab. (d. ersten Tage.) *(Ng.)*
Beim Harnen, Kitzeln in der Harnröhre.
570 Beim Harnen, Schmerz im Steissbeine.
Nach dem Harnen, Brennen an der Harnröhr-Mündung. *(Ng.)*
In der Wurzel der Harnröhre ein rauher Druck, mit Drang
 zum Harnen.
Brennnn in der Harnröhre, ausser dem Harnen.
In den Zeugungstheilen Spannen und unangenehmes Gefühl
 daran, beim Gehen und der geringsten Berührung von
 Kleidern.
575 In der Ruthe, Klamm-Schmerz.
Zuckender Schmerz in der Ruthe, ein paar Minuten lang.
 (Rl.)
Ausschläge an der Ruthe.
Die Eichel wird mit dickem Schleime belegt, wenn er sie
 auch alle 2, 3 Tage abwäscht.

Zieh-Schmerz in der Eichel.
580 Die Vorhaut geschwillt zu einer grossen Wasserblase, ohne Schmerz.
Ausschlags-Bläschen an der Vorhaut.
Der rechte Hode scheint geschwollen.
Ziehende Empfindung in beiden Hoden.
Stechender Schmerz, zuweilen, im rechten Hoden.
585 Im Hodensacke Geschwulst; (in der Scheidehaut der Hoden? Wasserbruch?)
Jücken innerhalb des Hodensackes.
Jücken am Hodensacke.
Jücken und nässender Ausschlag am Hodensacke.
Im Samenstrange linker Seite, zuckender Schmerz.
590 Aufleben des Geschlechtstriebes und der geschlechtlichen Phantasie.
Aeusserst üppige Gedanken, die ihn quälen, dass er befürchtet, wahnsinnig zu werden, und rastlos umherläuft; bei Schwere im Mittelfleische und Spann-Schmerz in der Ruthe, ohne Erektion.
Wohllüstiger Reiz in den Geschlechtstheilen.
Sein sonst sehr und fast übertrieben reger Geclechtstrieb schwieg sogleich auf mehrere Tage gänzlich.
Es vergeht ihm allmählig alle Lust zum Beischlafe.
595 Gar kein Trieb zur Begattung, die ersten 30 Tage nach Einnahme des Graphits, auch die bei ihm sonst sehr geschäftige Phantasie war kalt, und gar keine Neigung zu Erektionen vorhanden; dann aber erwachte dies Alles in so hohem Grade, dass er bei Berührung eines Weibes grossen Wollust-Reiz empfand und durch alle Glieder zitterte.
Die Phantasie war ganz kalt gegen Beischlaf.
Sehr gleichgültig gegen Beischlaf und wenig Reiz dabei.
Ruthe-Steifheit, ohne üppige Gedanken.
Starke Ruthe-Steifheit. (n. 48 St.)
600 Starke Erektion. (n. 8 T.) (*Ng.*)
Bei Erektionen, Glucksen in der Ruthe.
Pollutionen, fast alle Nächte.
Pollution fast jede Nacht. (d. ersten 7 Tage.)
Die Pollutionen schienen aufzuhören. (n. 20 T.)
605 Bei Aufregung der Geschlechtstheile entsteht Blähungs-Kolik, die den Beischlaf verhindert.
Bei Anfang der Begattung, arg schmerzender Wadenklamm, der den Beischlaf unmöglich macht.

Bei der Begattung erfolgt, aller Anstrengung ungeachtet kein Samen-Erguss.

Nach Beischlaf, gleich wieder starke Ruthe-Steifheit. (n. 27 T.)

Nach der Begattung, schnelles Erkalten der Unterschenkel.

610 Nach Beischlaf Mattigkeit. (n. 14 T.)

Gleich nach dem Beischlafe wird sein ganzer Körper brennend heiss und er schwitzt über und über.

Nach den Geburtstheilen zu, ein schmerzhaftes Pressen.

Ein Drängen zuweilen nach den Geburtstheilen zu, beim Stehen.

Beissen in der Mutterscheide.

615 Stechen in den Schamlefzen, öfters. (Ng.)

Ein Bläschen an der Schamlippe, jückend beissenden Schmerzes.

Blüthen-Ausschlag an der Scham, mit etwas Jücken.

Jücken an der Scham vor der Regel.

Ein unschmerzhaftes Blüthchen an der innern Schamlippe.

620 Wundheit an den Schamtheilen.

Schmerzhafte Wundheit zwischen der Scham und dem Oberschenkel, mit Blüthen, Blasen und Geschwüren besetzt.

Der linke, verhärtete Eierstock schwillt auf mit Steinhärte, und heftigem Schmerze theils beim Befühlen, theils schon beim Einathmen oder Räuspern, wobei die heftigsten Stiche hinein fahren, dass sie ausser sich wird, unter grossem, allgemeinem Schweisse, und anhaltender Schlaflosigkeit.

Die Regel will Anfangs nicht recht zum Vorscheine kommen.

Verspätigt die Regel um 3 Tage in der Erstwirkung. (n. 4 T.)

625 Die Regel kommt um 7 Tage zu spät. (n. 29 T.)

Die Regel tritt um 9 Tage zu spät ein, mit Schwere im Bauche und Dummlichkeit im Kopfe, am ersten Tage derselben. (Htb.)

Die Regel kommt um 11 Tage zu spät.

Die Regel bleibt aus zur bestimmten Zeit, ohne Beschwerde. (Ng.)

Unterdrückung der Regel, unter Schwere der Arme und Beine.

630 Die Regel tritt in der Nachwirkung um 3 Tage früher ein. (n. 29 T.)

Regel um 2 Tage zu früh, sehr dünn, von kurzer Dauer, und mit starken, sonst ungewöhnlichen Kreuzschmerzen, die bei Bewegung vergingen. (Ng.)

Graphites.

Einige Tage vor der Regel, starkes Jücken in den Schamtheilen.
Einen Tag vor der Regel, und zwei Tage dabei, ein heftig
drückender Schmerz im Unterleibe, wobei es ihr auch
heiss im Bauche vorkam.
Vor und bei der Regel, Husten, der die Brust ermüdet,
früh und am Tage, aber nicht Nachts.

635 Bei der Regel, heftiger Kopfschmerz, mit Aufstossen und
Uebelkeit. (n. 5 T.)
Bei der Regel, starker Kopfschmerz, besonders Abends.
Bei der Regel, Früh-Uebelkeit, mit Schwäche und Zittern
am Tage.
Bei der Regel, Schmerz im Oberbauche, als wollte Alles
zerreissen.
Bei der Regel, Leibschmerz, Drängen und Pressen, wie
Wehen, Rücken-Schmerz, mit Kitzel anfangender ängst-
licher Kreuzschmerz; dabei Aufstossen und herauf zucken-
des stechendes Zahnweh.

640 Bei der Regel, Wundheit zwischen den Beinen, neben
der Scham. (n. 28 T.)
Bei der Regel, Heiserkeit, arger Schnupfen und Schnupfen-Fie-
ber. (n. 20 T.)
Bei der Regel, trockner Husten und starke Schweisse.
Bei der Regel, Fuss-Geschwulst und schmerzlose Backen-
Geschwulst.
Bei der Regel, Schmerz in den Aderkröpfen. (Wehadern).

645 Bei der Regel vergeht ihr das Gesicht, es wird ihr schwarz
vor den Augen, die linke Hand wird taub und stirbt ab,
unter Kriebeln darin bis zum Arm herauf, und auch in
den Lippen kriebelt es.
Bei der Regel, Frost.
Gleich nach der Regel, Frost, Leibschneiden, und darauf
Durchfall.
Weissfluss. (n. 3 T.)
Weissfluss. (*Ng.*)

650 Starker Weissfluss. (d. 5. T.)
Starker Scheidefluss ganz weissen Schleimes. (n. 7 T.)
Arger Scheidefluss mit Schwäche im Rücken und Kreuze,
beim Gehen und im Sitzen. (n. etl. St.)
Weissfluss-Abgang, wohl 2 Loth in Tag und Nacht, acht

Tage lang, vorzüglich früh, nach dem Aufstehen aus dem Bette.

Dünnflüssiger Weissfluss, bei angespanntem Unterleibe (n. 8 T.)

---

655 Niesen bei sehr trockner Nase.

Katarrhalische, zusammenziehende und stockende Empfindung in der Nasenhöhle.

Verstopfung der Nase und doch Ausfluss hellen Wassers. *(Ng.)*

Schnupfen mit Niesen und Dummlichkeit im Kopfe. *(Ng.)*

Stock-Schnupfen mit Benommenheit des Kopfes, Brustbeklemmung, Hitze im Vorderkopfe und Gesichte, besonders um die Nase, und Geruchs-Verlust. (d. ersten 4 Tage.)

660 **Arger Stock-Schnupfen mit grosser Uebelkeit und Kopfschmerz ohne Erbrechen; er musste sich legen.** *(n. 48 St.)*

Schnupfen. (n. 4, 5 T.)

Starker Schnupfen. (n. 8 St. u. d. ersten Tage.)

Starker Schnupfen, der seit Jahren nicht erschienen war, bricht aus.

Schnupfen mit Kopfschmerz und Abwechslung von Frost und Hitze.

665 Fliess-Schnupfen von kurzer Dauer, mit öfterm Niesen. (n. 3 St.)

Anhaltender Fliess-Schnupfen, der seit Jahren nicht zum Ausbruche gekommen und zwar sehr oft, doch nur etwa eine Stunde über sich gezeigt hatte; mit vielem Niesen.

Fliess-Schnupfen mit Kopfschmerz, Frösteln und innerer trockner Hitze mit Durst. (n. 48 St.)

Fliess-Schnupfen mit Nasenbluten. (n. 11 T.)

Fliess-Schnupfen mit Katarrh und öfterem Niesen, und mit drückendem Schmerze in einer Unterkiefer-Drüse: die Luft war ihm an den entblössten Theilen empfindlich, als könne er sich da leicht verkälten. (n. 2 St.)

670 Stark fliessender Schnupfen mit Katarrh; es liegt ihr arg auf der Brust, der Kopf ist eingenommen und sehr heiss; in der Nase wenig Luft. (n. 16 T.)

Häufige Schleim-Absonderung aus der Nase, bald dünn, bald dick und gelblich, 8 Tage lang. *(Ng)*

Zäher, weisser Schleim bloss im linken Nasenloche, der den ersten Tag schwer, den zweiten leichter herausgeht. *(Htb.)*

Graphites.

Faulriechender Nasen-Schleim.
Stinkender, eiterartiger Ausfluss aus der Nase. (*Ng.*)
675 Im Halse, Empfindung, als ob ein Katarrh und Schnupfen im Anzuge wäre.
Katarrhalische Rauhheit und Belegtheit der Brust und Luftröhre.
Katarrh und Schnupfen mit stets zum Husten kitzelnder Rauhheit bei Mattigkeit und Kopfschmerz (von Akonit schnell getilgt).
Rohheits-Schmerz in der Brust, wie rohes Fleisch.
Scharrig in der Luftröhre.
680 Rauher Hals. (n. 0 T.)
Heiserkeit, alle Abende.
Sie konnte nicht laut sprechen vor Brennen im Halse, als ob Alles wund wäre.
Verschleimung auf der Brust. (n. 20 T.)
Kratzen im Halse, was zum trocknen Husten reizt.
685 Oft Kitzeln in der Kehle, zum Kotzen und kurzen Husten, am meisten Abends, im Bette.
Kitzeln tief in der Brust, mit lockerem Husten und salzigem Auswurfe. (*Ng.*)
Husten mit Schnupfen und Katarrh und mit Hitze im Kopfe. (n. 8 T.)
Husten, der die Brust ermüdet, mit Schmerz tief in der Brust.
Trocknes Hüsteln weckt ihn Nachts aus dem Schlafe und hält den ganzen folgenden Tag an. (n. 5 T.) (*Ng.*)
690 Husten mit vielem Auswurfe, Abends, beim Niederlegen.
Schwerathmigkeit. (n. 20 T.)
Beengung des Athems von Eingenommenheit der Brust.
Engbrüstigkeit, Abends, beim Liegen im Bette; beim tief Athmen wird Husten erregt.
Jählinge Engbrüstigkeit, mit schwerem, kürzerem Athem; (n. 3 St.)
695 Arge Engbrüstigkeit, als müsste sie jeden Augenblick ersticken, beim Gehen im Freien.
Beklemmung der Brust. (n. etl. St.)
Beklemmung der Brust, vorzüglich beim Einathmen, früh, beim Aufstehen. (n. 21 T.)
Beengung der linken Brust und des Herzens, früh, mehrere Stunden lang.
Beim Athmen, ein Drücken in der Herz-Gegend.
700 Beim Einathmen pfeift es zuweilen in der Luftröhre.

Brust-Schmerzen bei anhaltendem Sitzen. *(n. 7. T.) (Rl.)*
Schmerz der rechten Brust-Ribben beim Befühlen.
Die untern Ribben in der Nähe des Brustbeins schmerzen beim Betasten. (n. 21 T.)
Schmerz ganz oben auf der Brust, beim Gähnen, beim Befühlen und beim Reiten.
705 Schmerz in der Brust beim Aufwärts-Steigen.
Es drückt sie Alles auf der Brust; sie kann nichts Festes darauf leiden.
Druck-Schmerz von der linken in die rechte Brust-Seite hinüber. (n. 24 T.) *(Ng.)*
Ein Druck auf der linken Brust-Seite, der sich zu einem Klemmen und fast unerträglichen Zwängen erhöht, doch nur im Sitzen; beim Stehen vergeht er, kommt im Sitzen aber wieder, und verliert sich beim Liegen im Bette ganz.
Ein klemmender Druck in der Brust, der zum Dehnen und Renken nöthigt, Abends, eine halbe Stunde lang.
710 Ein klemmendes Pressen auf der Brust, bei längerem Gehen im Freien.
Klemmender Brustschmerz.
Heftiges Reissen in der ganzen rechten Brust-Seite. *(Ng.)*
Stechen in der Mitte der Brust, mit Athem-Beklemmung, beim Treppen-Steigen. *(Ng.)*
Empfindliche Stiche vorn in der linken Brust, dass sie darüber erschrack, Abends. *(Ng.)*
715 Arges Stechen in der linken Brust, dass sie es kaum aushalten zu können glaubte. (n. 11 T.) *(Ng.)*
Stechen im Brustbeine, zwischen beiden Brüsten. (n. 4. T.)
Heftiges Stechen in der rechten Seite, was ihr jedes Mal den Athem versetzte. (n. 8 T.)
Heftige Stiche in der rechten Brust beim Athemholen, sie musste mit der Hand darauf drücken, um es zu erleichtern. (mehrere Tage.)
(Stechender) Seiten-Schmerz bei jeder kleinen Bewegung. (n. 6 T.)
720 Stechen in der Herz-Gegend.
Klopfen in der Herz-Gegend, Abends, nach dem Niederlegen beim Liegen auf der linken Seite, so heftig, dass sich die Bettdecke davon bewegte, mit Aengstlichkeit; beim Umwenden vergehend. *(Ng.)*
Starkes Pochen des Blutes am Herzen und übrigen Körper, bei jeder kleinen Bewegung.

Graphites.

Starkes Pulsiren des Herzens, was den Arm und die Hand bewegt, und ihn ängstlich macht

Starkes Herzklopfen.

725 Heftiges Herzklopfen, mehrere Male, augenblicklich wie ein elektrischer Schlag vom Herzen nach dem Halse zu.

(Immer Leere und Kälte ums Herz und in der Brust, mit Traurigkeit.)

Aeusserlich an der rechten Brust, stechender Schmerz, nahe am Brustbeine, vorzüglich arg beim Liegen auf dieser Seite.

Ein brennendes Drücken an der linken Brust-Seite, unter der Achselgrube. (*Ng.*)

Ein brennendes Klopfen äusserlich auf der linken Brust, durch Einathmen verschlimmert. (*Ng.*)

730 Brenn- und Spann-Gefühl, beim Einathmen, auf der Mitte der Brust, mit Empfindlichkeit der Stelle. (*Ng.*)

Schweiss auf dem Brustbeine, alle Morgen.

Die Warzen der Brüste sind schmerzhaft.

Im Steissbeine dumpfes Ziehen, Abends.

Arges Jücken am Steissbeine, über dem After mit Nässen und Ansetzen schorfiger Stellen.

735 Kreuzschmerzen, sehr heftig, zwei Stunden lang. (*Ng.*)

Arger Kreuzschmerz, früh, beim Aufstehen, der sich bei Bewegung verliert.

Heftiger Kreuzschmerz, wie nach langem Bücken. (d. 5, 6 T.) (*Ng.*)

Zerschlagenheits-Schmerz im Kreuze.

Heftiger Zerschlagenheits-Schmerz im Kreuze, besonders bei Berührung. (*Ng.*)

740 Drücken im Kreuze.

Arges Greifen und Drehen im Kreuze, wie mit einer Zange, und darauf auch in den Armen und Füssen Schmerz, als wollte es sie auswärts drehen.

Stich-Schmerz im Kreuze. (n. etl. St.)

Klopfen im Kreuze.

Rückenschmerz, ein Drücken in den Dünnungen neben dem Rückgrate.

745 Drücken im Rücken, zwischen den Schulterblättern.

Heftiges Ziehen im Rücken.

Zusammenziehender Schmerz zwischen den Schultern, Tag und Nacht. (*Ng.*)

Rheumatischer Schmerz im linken Schulterblatte, mehrere Tage hindurch. (*Ng.*)

Graphites.

Stiche und Schmerzen im linken Schulterblatte.
750 Zerschlagenheits-Schmerz der Schulterblätter.
Kriechen auf dem Rücken, wie von Ameisen.
Der Nacken und die Schultern schmerzen beim darauf Liegen und Umwenden (von den Drüsen-Geschwülsten an der Seite des Halses, die doch selbst nicht wehthun).
Schmerz zum Schreien, im Nacken und beiden Schultern, beim Vorbiegen des Kopfes; sie kann keinen der beiden Arme vor Schmerz auf den Kopf bringen.
Heftige Schmerzen im Genicke.
755 Steifigkeit des Nackens.
Steifigkeit und Stich-Schmerz im Nacken. *(Htb.)*
Reissende Stiche im Genicke, öfters. (n. 21 T.) *(Ng.)*
Rheumatischer Schmerz im Nacken. (n. 12 T.)
Schründend schneidender Schmerz, wie von einem Geschwüre, am siebenten Halswirbel.
760 Schmerzhaftes Spannen im Nacken und der rechten Hals-Seite, bei Bewegung des Kopfes. *(Ng.)*
Gefühl, beim Drehen des Kopfes auf die linke Seite, als wenn hinter dem Ohre ein harter Körper von der Grösse eines Eies vorläge. (d. 9 T.) *(Ng.)*
Im Halse, Stiche auf beiden Seiten, bei Bewegung des Kopfes. *(Ng.)*
Viele Beulen am Halse, welche denselben, wie ein grosser Kropf, verunstalten, nach einigen Tagen aber ganz wieder vergehen.
Die Drüsen an der Seite des Halses herab, nach der Achsel zu, sind geschwollen und schmerzen beim seitwärts Biegen des Halses und beim darauf Liegen, wie spannend und steif
765 Die Achselhöhlen schmerzen, zwei Tage lang. (n. 26 T.)
Kneipen und Stechen in der rechten Achselhöhle. (d. 12 T.) *(Ng.)*
In der Achsel, linker Seite, rheumatischer Schmerz.
Reissen im linken Achsel-Gelenke, bei Bewegung des Armes. *(Ng.)*
Heftiges Reissen in der rechten Achsel, Nachts, durch äussere Wärme vergehend. *(Ng.)*
770 Stechen im Achsel- und Ellbogen-Gelenke, auch in der Ruhe, am schlimmsten Nachts.
Arges Stechen in der linken Achsel, dass es ihm den Athem versetzte, drei Tage lang. (n. 4 T.)

Graphites.

Ein brennender Stich öfters auf der linken Schulter. *(Ng.)*
Brennen im Schulter-Gelenke. (n. 14 T.) *(Ng.)*
Im Arme, Ziehen.
775 Stechen, zu zwei, drei Stichen, im Ober- und Unterarme und in der Hand.
Zucken in den Arm-Muskeln.
Klamm-Schmerz im linken Arme, mit Hitz-Gefühl darin.
Eingeschlafenheit des rechten Armes.
Einschlafen des Armes beim darauf Liegen.
780 Einschlafen des Armes und der Hand beim Sitzen. (d. 3 T.)
Am Oberarme, Wundheits-Gefühl. (n. 7 T.)
Plötzliches Brennen an einer kleinen Stelle des rechten Oberarmes, zugleich mit Kälte-Gefühl daselbst. (d. 10 T.) *(Ng.)*
Die Ellbogen-Knorren schmerzen beim Befühlen.
Schmerz in der Ellbogen-Beuge, dass er den Arm nicht gerade ausstrecken kann. *(Rl.)*
785 Schmerz, wie zu kurz, in der Ellbogen-Beuge, beim Ausstrecken des Armes.
Muskel-Zucken im Ellbogen-Gelenke.
Ein lähmiger Druck im linken Ellbogen-Gelenke und Vorder-Arme, nach dem Mittags-Schlafe.
Ziehen im Ellbogen-Gelenke in der Ruhe, und Reissen darin beim Aufheben des Armes, mit Gefühl, als liefe kaltes Wasser durch die Röhrknochen desselben.
Scharf schneidendes Ziehen im rechten Ellbogen-Gelenke, wodurch der Arm augenblicklich wie gelähmt und unbrauchbar ward.
790 Im Unterarme, eine ziehende krampfartige Spannung an einem Muskel.
Arges Reissen im linken Vorderarme, nahe an der Handwurzel. *(Ng.)*
Nagender Schmerz in den Knochen des rechten Vorderarmes. *(Ng.)*
Brennender Schmerz, wie Feuer, im rechten Vorderarme, auf dem er Nachts lag, mit Eingeschlafenheits-Gefühl am Ellbogen. *(Ng.)*
Plötzliches Brennen an einer kleinen Stelle des Vorderarmes. *(Ng.)*
795 In den Händen, Reissen, wie Fluss. (n. 24 St.)
Reissen in der Hand, im Knochen hinter dem letzten Daumen-Gelenke. *(Ng.)*
Arges Reissen in der rechten Hand. *(Ng.)*

Graphites.

Heftiges stumpfes Stechen durch das rechte Hand-Gelenk. *(Ng.)*
Schmerz, wie von einem Schlage, auf dem linken Handrücken, ärger beim darauf Drücken. *(Ng.)*
800 Verrenkungs-Schmerz im rechten Hand-Gelenke.
Stechender Brenn-Schmerz in der linken Handfläche, der bald in den Daumen überging, Abends im Bette. *(Hlb.)*
Eingeschlafenheit der rechten Hand. (n. 19 T.)
Einschlafen der Hand, beim Sitzen. (d. 3. T.)
Taubheit und Eingeschlafenheits-Gefühl in der Hand, nach Anstrengung der Hand mit Arbeiten, mehrere Stunden lang.
805 Abmagerung der Hände.
Jücken im linken Handballen.
Rothlauf (Rose) an den Händen.
Spröde, an mehreren Stellen aufgesprungene Haut der Hände.
Schmerzhafte Schrunden überall an den Händen; bei Bewegung der Finger reisst die Haut auf.
810 Die Finger legen sich zuweilen von selbst krampfhaft schief über einander, ohne Schmerz, und gehen, wenn sie darauf schlägt, eben so wieder auseinander.
Gefühl, als wolle es ihr den Daumen einziehen, beim Halten eines Gegenstandes mit der Hand. *(Ng.)*
Krampfhaftes Einziehen des linken Zeigefingers. *(Ng.)*
Klammartiges Krummziehen der Finger.
Nach Zugreifen bleiben die Finger einige Zeit noch krumm und steif.
815 Ein Stich im Daumenballen. *(Ng.)*
Ein heftiger Stich in der Spitze des rechten Daumens, unter dem Nagel. *(Ng.)*
Stechen und Geschwürschmerz in den Finger-Spitzen der rechten Hand. *(Ng.)*
Gichtisches, drückendes Reissen am hintern Gelenke des rechten Daumens, mehr in der Ruhe, als bei Bewegung.
Kriebeln und Taubheits-Gefühl in der Spitze des Zeigefingers. *(Ng.)*
820 Geschwulst und Ungelenkheit des Mittel-Gelenkes am Mittelfinger, mehrere Tage lang.
Grieseliger Ausschlag an den Fingern.
Eine Fressblase am kleinen Finger; sie jückte, fasste und ergoss viel Eiter unter Brennen und Stechen, was, wie die Eiterung, lange anhielt.
Die Nägel der Finger verdicken sich.

Graphites.

In den Becken-Muskeln, stumpfstechende, sehr schmerzhafte Rucke um das rechte Hüft-Gelenk, im Sitzen.
825 Auf der Hinterbacke ein Blutschwär. (n. 4 T.)
Ausschlags-Blüthen an den Hinterbacken, die bei Berührung schmerzen.
Schründende Wundheit zwischen den Hinterbacken.
Wundheit oben zwischen Beinen, bei und nach dem Spazierengehen. (n. 10 T.)
Schmerzhafte Wundheit oben zwischen den Beinen, neben den Geschlechtstheilen.
830 In den Hüften, gichtähnliches Reissen.
Stechen in der linken Hüfte. (d. 3 T.)
In den Beinen, ein herunter Ziehen.
Klamm-Ziehen in den Aderkröpfen, beim Ausstrecken der Beine.
Klamm-Schmerz und Hitz-Gefühl hie und da am Beine.
835 Rheumatischer Schmerz in den Beinen.
Gichtähnliches Reissen in beiden Beinen und in der linken Hüfte.
Stechen an einzelnen Stellen der Ober- und Unterschenkel.
Grosse Unruhe in dem einen Beine, Abends; er konnte es keine Minute still liegen lassen.
Schwere der Beine.
840 Grosse Schwere im rechten Beine, dass sie es kaum heben kann. *(Ng.)*
Grosse Schwere und Mattigkeit der Beine. *(Ng.)*
Eingeschlafenheit der Beine. (n. 24 T.)
Eingeschlafenheit und Abgestorbenheit der Beine, beim Gehen in freier Luft.
In den Oberschenkeln Zieh-Schmerz, wie in den Knochen.
845 Ein zuckender Zieh-Schmerz im Oberschenkel nach dem Schoosse zu, besonders beim Aufstehen vom Sitze.
Zuckende Empfindung in den Oberschenkel-Muskeln.
Reissen an der Hinter-Seite des Oberschenkels, früh.
Reissen, bald im rechten, bald im linken Oberschenkel, bis in die Hüfte, von Nachmittag bis Abend. *(Ng.)*
Steifigkeit des rechten Oberschenkels, im Gehen, mit Gefühl, als wäre er über dem Knie gebunden.
850 Theils Stechen, theils Brennen im Oberschenkel, Nachts, im Bette, den Schlaf störend.
Zerschlagenheits-Schmerz in der Oberschenkel-Röhre.
Zerschlagenheits-Schmerz in der Mitte der Oberschenkel.

Viel Müdigkeit in den Oberschenkeln: er konnte kaum gehen. (n. 5 T.)

Taubheits- und Hitz-Gefühl im Oberschenkel, besonders nach Sitzen.

855 Ein stechendes Jücken auf dem Oberschenkel, als wollte ein Ausschlag ausbrechen, an der Stelle eines vormaligen Blutschwärs.

Ein rother Fleck am Oberschenkel, ohne allen Schmerz.

Ein rother, rauher Fleck, wie eine Flechte, oben am Oberschenkel, dem Hodensacke gegenüber, gewöhnlich früh etwas jückend.

Unzählige rothe Düpfelchen auf den Oberschenkeln, wovon jedoch nur wenige jücken.

In der Geschwulst über dem Knie, starke Messer-Schnitte.

860 In den Kniekehlen Spannen, dass er die Beine nicht gerade ausstrecken konnte, den ganzen Tag. (u. 13 T.) *(Ng.)*

Schmerz in der Kniekehle, wie zu kurz, mit Spannen in der Achillsehne, dass sie nicht auftreten konnte.

Steifheits-Gefühl in den Kniekehlen, im Sitzen, als würde sie mit den Händen da fest gehalten. *(Ng.)*

Schmerzhafte Steifheit der Knie, beim Biegen derselben.

Zieh-Schmerz in den Knieen.

865 Ziehen und Zucken im linken Knie.

Stechen im linken Knie.

Stiche in der Kniescheibe.

Verstauchungs-Schmerz im linken Knie-Gelenke, im Gehen. *(Ng.)*

Zerschlagenheits-Schmerz der Kniee, Nachts.

870 Zerschlagenheits-Schmerz in den Knieen, früh, im Bette, was nach dem Aufstehen vergeht. *(Ng.)*

Müdigkeits-Schmerz, besonders der Knie-Gelenke, beim Bücken und Niedersetzen, dass sie vom Sitze nicht wieder aufkommen kann.

Mattigkeit und Schwere im linken Knie.

Taubheit im Knie, worüber er Nachts erwacht.

Die Unterschenkel spannen beim Gehen und schmerzen wie zerschlagen.

875 Strammen und Spannen im Unterschenkel, wo einige Adern angeschwollen sind, nebst Stichen darin.

Klamm in den Waden, den ganzen Tag.

Klamm in den Waden früh, im Bette.

Klamm in den Waden, vom Tragen, mit Zittern der Beine.

Graphites.

Krampfhaftes Ziehen in den Waden, beim Aufstehen.
880 Krampfhaftes Ziehen in den Waden, Nachts, beim Ausdehnen.
Klamm-Ziehen im Unterschenkel von den Zehen an, welche einwärts gezogen werden, bis an die Knie.
Zucken in der Wade.
Zucken der Muskeln in der Wade linker Seite.
Zieh-Schmerz am Schienbeine.
885 Zieh-Schmerz in der Achillsenne. (d. 8 T.)
Reissen in den Schienbeinen. *(Ng.)*
Stechen in den Waden beim Stiefel-Anziehen.
Stiche im rechten Unterschenkel, beim Schnauben der Nase.
Zerschlagenheits-Schmerz der Schienbeine, als hätte er sich daran gestossen.
890 Schmerz, wie zerbrochen und zertrümmert, im Schienbeine.
Schmerz, wie vom Verspringen in der Wade.
Klopfen an der äussern Seite der Wade, vier Tage nach einander, alle Stunden und stets etwa 15 Minuten lang.
Starker, stechender Brenn-Schmerz am Unterschenkel, auf einer kleinen Stelle über dem Fussknöchel, dass sie nicht auftreten konnte; sie musste das Bein hoch legen, denn beim Hängenlassen senkte sich das Blut hinein und es brannte und stach.
In den geschwollnen Weh-Adern am Unterschenkel, Stich-Schmerz.
895 Geschwulst des Unterschenkels, selbst beim Liegen im Bette.
Harte Geschwulst der Unterschenkel, mit Stich-Schmerz. (n. 13 T.)
Grosse Schwere der Unterschenkel. (d. 4. T.)
Kriebeln der Unterschenkel, als wollten sie einschlafen.
Taubheits-Gefühl in den Knochen des rechten Unterschenkels, doch ohne Schmerz.
900 Jücken am Unterschenkel, wo die Adern angeschwollen sind.
Eine Flechte am Schienbeine vergeht. *(Htb.)*
Schorfiges Geschwür auf dem Schienbeine, mit rothem entzündeten Rande, und Geschwulst umher, die so empfindlich ist, dass er Nachts die Bettdecke nicht darauf leiden kann.
Die Fussknöchel schmerzen beim Befühlen.

Schmerz um die Fussknöchel. (n. 5. T.)
905 Druck-Schmerz im rechten Fussknöchel.
Drücken in den Fusssohlen, unter den Zehballen, dass er hinken musste.
Drücken und Stechen in der Ferse. (n. 6 T.)
Pressende Eingeschnürtheit im Fuss-Gelenke.
Steifheit der Fuss-Gelenke.
910 Starkes Zucken in den Fusssohlen. (n. 24 T.)
Reissen in der Ferse.
Reissen in beiden Rändern des Fusses. *(Ng.)*
Reissen im Fussballen, im Gehen. *(Ng.)*
Reissen in der rechten Fusssohle, mit Kitzeln. *(Ng.)*
915 Heftiges Reissen auf dem Fussrücken. *(Ng.)*
Gichtartiges Reissen in den Füssen und Zehen.
Nagender Schmerz in den Fussknöcheln und Fersen.
Stechen in den Fersen, sehr arg, zum Aufzucken, auch im Sitzen.
Ungeheurer Schmerz, wie zerbrochen, in den Köcheln des rechten Fusses, und bei jedem Tritte ein Stich darin, bis in die grosse Zeh, dass er sich anhalten musste, um nicht umzufallen, vorzüglich die erste Stunde früh, nach dem Aufstehn.
920 Schmerz, wie unterköthig, in der Ferse.
Geschwür-Schmerz in den Fusssohlen. *(Ng.)*
Das Blut schiesst ihm in den kränklichen Fuss, beim Stehen.
Brennen der Füsse, mehrere Tage lang.
Brennen in der linken Fusssohle.
925 Brennen der Fusssohlen, ärger beim Gehen. *(Ng.)*
Brennen in den Fersen, mit Kriebeln, vorzüglich früh, im Bette. *(Ng.)*
Schweiss der Füsse, Abends, bei Reissen in Fuss und Hand. (n. 12 St.)
Schweiss der Füsse, am stärksten Nachmittags und Abends.
Starker Schweiss an den Füssen, sie fangen an zu riechen.
930 Starker Schweiss der Füsse, bei geringem Gehen, wovon die Zehen wund werden.
Starker Schweiss der Füsse, er geht sich wund, besonders zwischen den Zehen, dass er oft vor Schmerz nicht weiss, wo er hin soll.
Geschwulst des schadhaften Fusses.

Graphites.

Schwere und Mattigkeit der Füsse, während die übrigen
Theile des Körpers leicht sind. (n. 6 T.)
Brausen in den Füssen, nach den Zehen zu, wie ein gelindes Reissen. (n. 5 T.)
935 Einschlafen des linken Fusses, Abends, im Sitzen. *(Ng.)*
Taubheit und vermehrte Kälte im Fussrücken, beim Gehen
im Freien; (im Juni).
Kalte Füsse. (n. etl. St.)
Eiskalte Füsse, den ganzen Morgen.
Blasen-Ausschlag unter den Fussknöcheln.
940 Die Zehen werden einwärts gezogen. (n. 3 T.)
Eingeschnürtheit des Ballens der grossen Zehe, wie mit einer eisernen Zwinge.
Arger Druck-Schmerz in der rechten grossen Zehe.
Reissen in der kleinen Zehe, als wollte es dieselbe nach der
Seite ziehen, öfters. *(Ng.)*
Reissen in der linken grossen Zehe, dass er es kaum aushalten
kann. (d. 1 T.) *(Ng.)*
945 Gichtähnliches Reissen in den Zehen.
Ein heftiger Stich in der linken grossen Zehe, im Sitzen.
(Ng.)
Geschwulst der Zehen und Zehballen.
Jücken an allen Zehen.
Ein stechendes Jücken in der rechten grossen Zehe. *(Ng.)*
950 Wundheit zwischen den Zehen, mit heftigem Jücken, viele
Tage lang. *(Ng.)*
Eine weisse Blase an der einen Zehe.
Grosse Eiter-Blase mit stechendem Schmerze, an beiden
kleinen Zehen.
Geschwür an der vierten Zeh.
Schwären der Kanten beider grosser Zehen.
955 Am Nagel der grossen Zehe, Schmerz.
Im Hühnerauge, drückender Brenn-Schmerz. *(Htb.)*
Wundheits-Schmerz der Hühneraugen, fast ohne von aussen
gedrückt zu sein. (n. 2 T.)
Zuweilen hie und da ein augenblicklicher Schmerz und dann
thuts da auch beim Befühlen weh.
Klammartige Empfindungen von Zeit zu Zeit an verschiedenen Theilen, an den Armen, dem Halse, den Fingern,
den Füssen, worauf die Theile ein Paar Tage anschwellen,
röthlich werden, sich verhärten und bei äusserer Berührung empfindlich sind.

960 Steifheit der Arm-Gelenke und Knie.

Steifigkeit der Glieder.

Schmerzlich ziehende Spannung am ganzen Körper, in Ruhe und Bewegung, besonders an den Armen und dem Rumpfe.

Ziehen im ganzen Körper, wie bei Wechsel-Fieber, früh, nach dem Aufstehen.

Mehr drückender, als ziehender Schmerz auf der Beinhaut aller Knochen, nur auf Augenblicke, bald hier, bald da, in der Ruhe, vorzüglich beim Einschlummern.

965 Heftiges Zucken in allen Gliedern, bald in diesem, bald in jenem, auch in der Achsel und dem Hodensacke. (n. 10 T.)

Zucken hie und da in den Armen, Abends im Bette. *(Ng.)*

Stiche, wie Blitze, fahren von oben bis unten durch den ganzen Körper.

Stiche, wie von Nadeln, bald hier, bald da, am ganzen Körper. *(Ng.)*

Zerschlagenheits-Schmerz des Beines und des Schulterblattes, auf dem er liegt.

970 Zerschlagenheits-Schmerz aller Glieder.

Zerschlagenheits-Schmerz der ganzen Körper-Seite, auf welcher er im Mittags-Schlafe liegt, und der Arm ist eingeschlafen.

Müdigkeits-Schmerz der Gelenke, beim Bücken und Niedersetzen, dass sie vom Sitze nicht wieder aufkommen kann.

Eingeschlafenheit der Arme und Beine.

Einschlafen der Arme und Beine im Sitzen; im Gehen, Kriebeln darin, Abends. (d. 8 u. 9 T.) *(Ng.)*

975 Die gegenwärtigen Beschwerden vergehen beim Spazieren im Freien.

Beim Anfange des Spazierens erneuern sich die Schmerzen.

Beim Gehen im Freien wässerten die Augen und fielen zu, wie von Schläfrigkeit.

Beim Gehen im Freien, Schmerz, wie vertreten, im linken Fuss-Gelenke, der im Zimmer vergeht.

Beim Gehen im Freien, sehr matt.

980 Bei und nach Gehen im Freien, Ermüdung bis zum Hinsinken, mit Würgen und Uebelkeit.

Beim Gehen im Freien, ohnmachtartige Mattigkeit, wie aus dem Unterleibe.

Scheu vor der freien Luft, früh.

Empfindlichkeit gegen jeden Luftzug, mit Heiserkeit, Frostigkeit, Trockenheit der Nase, und Aengstlichkeit Abends.

Graphites.

Leichte Verkältlichkeit, er muss sehr die Zugluft meiden.
985 Leichte Verkältlichkeit und Kopfschmerz davon. (n. 3 T.)
Jücken, am Tage, auf dem Rücken und den Armen.
Das Jücken wird allgemein und sehr erregt, auch im Gesichte und an den Geschlechtstheilen.
Ein augenblickliches fressendes Jücken bald hier, bald da, das zum Kratzen reizt.
Jücken am ganzen Körper, und nach Kratzen kleine Blüthen, die Wasser enthalten. (n. 17 T.) *(Ng.)*
990 Kleine Eiter-Blütchen am Kinne und auf der Brust. *(Ng.)*
Jückende Knötchen voll beissenden Wassers, an mehreren Stellen des Körpers, 12 Stunden lang. *(Ng.)*
Kleine Knötchen, ohne Empfindung entstehen Nachts im ganzen Körper und vergehen früh wieder. *(Ng.)*
Häufig kleine, rothe, jückende Blüthchen, mit Eiter-Spitze, die nach Kratzen brennen und den folgenden Tag verschwinden. *(Ng.)*
Flecke, wie Flohstiche, hie und da am Körper.
995 Viele rothe, jückende Flecke am ganzen Körper, besonders an den Waden, sieben Tage lang. *(n. 25 T.) (Ng.)*
Die Flechte wird zu einer Entzündungs-Geschwulst, vier Tage lang.
Schrunden an den mit Flechten besetzten Gliedern.
Unheilsame Haut, jede kleine Verletzung geht in Eiterung.
Mehrere kleine Blutschwäre am Halse, auf dem Rücken und an den Armen.
1000 Das Geschwür wird höchst empfindlich.
Das Glied, woran das Geschwür ganz geheilt ist, fängt zuweilen, besonders an der freien Luft, an, ziehend und reissend zu schmerzen.
Das Glied, woran sich ein Geschwür befindet, fängt, auch entfernt vom Geschwüre, an, bei Berührung oder geringer Bewegung, heftig zu schmerzen, als wenn der Knochen zertrümmert wäre.
Jückendes Drücken im Geschwüre. (n. 5. T.)
Drücken und Stechen im Geschwüre. (n. 3 T.)
1005 Reissen im Geschwüre. (n. 5 T.)
Brenn-Schmerz in einer alten Geschwür Narbe.
Gestank des Geschwüres. (n. 20 T.)
Geruch der Geschwür-Schorfe, wie Herings-Lake.
Wildes Fleisch in den Geschwüren.

Graphites.

1010 Auf einem Warzen-Maale, öfteres stichartiges Jücken, wie Flohbisse, durch Reiben nur kurz vergehend.

In den Weh Adern, Stechen und Strammen.

Jücken an den geschwollnen Weh-Adern der Beine.

Starkes Pulsiren des Blutes im ganzen Körper, besonders aber am Herzen, von jeder Bewegung vermehrt.

Minuten langes Pulsiren im Herzen, Rumpfe und Kopfe, ohne Aengstlichkeit, früh, im Bette.

1015 Zittrige Empfindung durch den ganzen Körper.

Zitterig, früh.

Zittern und Fippern am Kopfe, Halse und rechten Arme.

Stösse zuweilen, durch den ganzen Körper, wie von Schreck, oder einem elektrischen Schlage, in Ruhe und Bewegung.

Zucken der Glieder, Abends, oder doch Neigung dazu, fast täglich.

1020 Oefteres Aufzucken in Händen und Füssen. (n. 30 T.) *(Ng.)*

Unwillkührliche auswärts Verdrehung der Gliedmassen, Abends spät, doch bei Besinnung.

Schwere in allen Gliedern, mit trüber Gemüths-Stimmung.

Grosse Trägheit im ganzen Körper, die durch längeres Spazierengehen wich.

Angegriffen und wie krank; er muss stöhnen, ohne zu wissen, über welchen Schmerz.

1025 Marode, doch leicht im Kopfe.

Mattigkeit in allen Gliedern. (n. 3. 4 T.)

Matte Abspannung im ganzen Körper, wie vom Schnupfen.

Grosse Mattigkeit in allen Gliedern. (n. 24 St.)

Grosse Mattigkeit, besonders in den Beinen, die er kaun erschleppen kann, mit immerwährender Müdigkeit.

1030 Plötzliches Sinken der Kräfte.

Abmagerung.

Ohnmachts-Anwandlungen. (n. 8 T.)

Lähmige Empfindung in allen Gelenken.

Dehnen der Glieder, mit Mattigkeit.

1035 Sehr zum Dehnen und Renken geneigt, ohne sich gehörig ausdehnen zu können. (n. 2 T.)

Häufiges Gähnen. (n. 1 St.)

Unausgeschlafen, früh, kann sie schwer aus dem Bette kommen.

Grosse Müdigkeit und Schläfrigkeit, Vormittags und gegen Abend mit vielem Gähnen.

Unglaublich müde und schläfrig. (n. etl. St.)

1040 Tages-Schläfrigkeit und grosse Müdigkeit. (n. 11 T.)

Graphites.

Grosse Tages-Schläfrigkeit, dass sie sich legen muss.
Schlafsüchtig.
Sehr schläfrig gegen Mittag.
Allzuzeitiges Einschlafen, Abends, bei grosser Müdigkeit.
1045 Sie kann vor 2 Uhr Nachts nicht einschlafen. *(Ng.)*
Unruhige Nächte, mit Hitze im ganzen Körper. (d. erste Woche.) *(Ng.)*
Unruhige Nächte, mit Hitze. (n. 12 T.)
Sie kann vor 12 Uhr Nachts nicht einschlafen, wegen Hitze und Angst.
Sie konnte die ganze Nacht vor Unruhe in den Beinen, die sie nicht still halten konnte, nicht einschlafen.
1050 Stetes Umherwerfen die Nacht, ohne Müdigkeit.
Unruhige Nächte, sie erwacht stets gegen Mitternacht und kann erst um 2 Uhr wieder einschlafen. *(Ng.)*
Allzu frühes Erwachen.
Oefteres Erwachen, Nachts, wie im Schlummer. (n. 15 T.)
Oefteres Erwachen, Nachts. *(Ng.)*
1055 Erwachen früh um 2 Uhr, mehrere Nächte, mit grosser Unruhe.
Sie erwacht früh um 3 Uhr, kann unter ein Paar Stunden nicht wieder einschlafen und erwacht früh, 7 Uhr, duselig und erschlafft.
Oefteres Erwachen, wie von Schreck.
Oefteres Auffahren im Schlafe. *(Ng.)*
Von Träumen belästigter Schlaf.
1060 Beständig traumvolle Nächte. *(Ng.)*
Wohllüstiger Traum. (n. 3 T.) *(Ng.)*
Sehr lebhafte Träume.
Lebhafte, lang erinnerlich bleibende Träume.
Sehr lebhafte, ängstliche Träume.
1065 Aengstliche Träume, so dass sie beim Erwachen ganz ausser sich war.
Aengstliche Träume, aus denen sie mit Angst oder Schreck erwacht. *(Ng.)*
Träume von unangenehmen Dingen, die sie am Tage gehört hat, woraus sie mit Aengstlichkeit erwacht.
Aengstliche Träume von Schlafsucht und Bewustlosigkeit; darauf sehr schweres Erwachen aus tiefem Schlafe, mit Steifheit in den Nacken-Muskeln.
Aengstliche Träume, die ihr den Athem versetzen; sie schrie und lag im Schweisse.

1070 Aengstliches Sprechen im Schlafe.
Aengstliche, befürchtende Träume.
Befürchtender Traum von drohender Wassers-Gefahr. *(Ng.)*
Fürchterliche Träume. *(n. 5 T.)*
Träume von Todten. *(d. 2 N.)*
1075 Träume von Todten. *(n. 29 T.) (Ng.)*
Traum von Feuer.
Aergerliche Träume.
Aergerliche, ängstliche Träume.
Aergerliche Träume, mit Krunken und Stlkuen im Schlafe.
1080 Kopf anstrengende Träume.
Sie träumt nur, was sie am Tage gesehen und gedacht hatte.
Mühevolle Träume.
Viele Träume mit verzerrten Bildern, in Bezug auf Alles, was sich die zwei letzten Tage zugetragen.
Allerlei Bilder vor den Augen, sobald sie dieselben Nachts geschlossen hat.
1085 Schwärmerische Phantasien, Nachts.
Nachts immer Aengstlichkeit, dass er im Bette kein Bleiben hatte; er redete auch immer im Schlafe. *(n. 12 St.)*
Nachts, nach dem Niederlegen, sorgenvolle Gedanken, von denen sie sich nicht losmachen konnte und die so qualvoll und beängstigend wurden, dass das Blut in Unruhe kam und sie die ganze Nacht nicht schlafen konnte. *(d. 5 T.)*
Nachts erwacht er um **2** Uhr, mit Gemüths-Unruhe; Alles was ihm Nachtheil bringen konnte, fiel ihm ein und ängstigte ihn, so dass er oft nicht wusste, wohin er sich wenden solle, sieben Nächte über. *(n. 12 St.)*
Nachts muss sie über Vielerlei nachdenken, wesshalb sie die ganze Nacht wenig schlafen kann.
1090 Nachts liess ihn eine fixe Idee vor Mitternacht nicht einschlafen.
Nachts, Unruhe, mit ängstlicher Wärme und ängstlichem Traume.
Nachts konnte er vor Hitze nicht unter dem Bette bleiben. *(n. 5 T.)*
Nachts, Hitze und früh, beim Erwachen, Blutwallung.
Nachts, im ersten Schlafe, Zuckungen in den Armen, oft hintereinander.
1095 Nachts, im Schlafe, kleine Zuckungen.
Beim Einschlafen, Kopf-Schweiss.
Nachts entsteht Nasenbluten.

Graphites.

Nachts, Zahnschmerz, bis zum Morgen.
Nachts, arge Trockenheit im Munde und Halse.
1100 Abends im Bette, ohnmachtartige Uebelkeit, welche zwei Stunden vom Schlafe abhielt.
Nachts, Brecherlichkeit, mit Ohnmachts-Schwäche.
Nachts stiess es ihr noch nach der Mittags-Suppe auf. (n. 7 T.)
Nachts im Bette, Würmerbeseigen.
Nachts und früh, Drücken in der Herzgrube. (n. 9 T.)
1105 Nachts, öfteres Harnen, hypochondrische Unruhe, Kleinmuth, Angst-Schweiss, Schlaflosigkeit.
Nachts, im Schlafe Bettpissen.
Nachts, Erstickungs-Anfall, worüber sie erwacht; sie konnte nicht zu Athem kommen.
Nachts, Neigung des Beines zum Einschlafen, mit grosser Aergerlichkeit.
Nachts, Frost und Zieh-Schmerz in den Gliedern, worüber er erwacht; darauf Stich-Schmerz über der linken Fleisch-Brust und in der linken Seite, bei jedem Athemzuge.
1110 Viel Frost-Gefühl, mit kalten Händen und Füssen. *(Rl.)*
Frostigkeit, früh im Bette.
Frost-Gefühl, früh, im Bette, viele Morgen nach einander.
Frost am Tage, beim Niederlegen zum Schlafen.
Frost, von Nachmittags 4 Uhr, bis Abends nach dem Schlafengehn. (n. 24 T.) *(Ng.)*
1115 Frösteln, mehrere Tage, vor dem Mittags-Mahle.
Frösteln den ganzen Tag und die Nacht; wegen Frost, kein Schlaf.
Frost, Abends vor Schlafengehen, dann Jücken.
Kälte-Gefühl, wie von Blut-Mangel.
Kälte-Gefühl und Frostigkeit, mit Klingen in den Ohren. (n. ¼ St.)
1120 Jählinge Kälte über und über.
Alle Abende klagt das Kind eine halbe Stunde lang über Kälte.
Kälte im ganzen Körper, von 5 Uhr Nachmittags an, mit eiskalten Füssen.
Viel Kälte und Schauder, besonders Kälte der Hände und Füsse.
Kalte Hände und Füsse, den ganzen Tag, bei lauem Wetter. *(Rl.)*
1125 Kalte Hände und Füsse, Abends, bei Hitze im Gesichte. (n. 6 T.) *(Rl.)*

Schauder im Rücken, Vormittags, mit häufigem Gähnen und Neigung zum Schlafe.

Fieber-Schauder im Rücken mehrere Abende.

Kalter Schauder vor und nach dem Essen, dann Abends, $1\frac{1}{2}$ Stunden lang, ängstliches Heisswerden.

Heftiges Fieber; er konnte sich nicht erwärmen, selbst Abends, im gewärmten Bette nicht; den ganzen Abend und die Nacht heftiger Durst; nach Mitternacht heftiger Schweiss bis an den Morgen; Abends, beim Froste, Kopfschmerz und Reissen in allen Gliedern, bei belegter Zunge. (n. 36 St.)

1130 Fieber-Schauder, Abends, mit Stich-Schmerz in den Schläfen, dem linken Ohre und den Zähnen; die Nacht darauf Schweiss.

Starker Fieber-Frost, früh und Abends; dann Hitze darauf und Schweiss.

Tägliches Wechselfieber; Abends Schüttelfrost, eine Stunde darauf Hitze im Gesichte und kalte Füsse, ohne Schweiss darauf.

Hitze, im Sitzen, oft jähling, zuweilen mit Aengstlichkeiten. (n. 17 T.)

Erhitzung von Fahren im Wagen.

1135 Trockne Hitze im ganzen Körper, Abends, $\frac{1}{4}$ Stunde lang. *(Ng.)*

Trockne Hitze, alle Abende und die Nächte hindurch, bis früh, mit Kopfschmerz auf dem Scheitel und im Genicke, welcher bis Mittag dauert. (n. 17 T.)

Heisse Hände und Hitze und Brennen in den Fusssohlen, dass sie fast nicht auftreten konnte. (sogleich.)

Schweiss, selbst bei der leichten Bewegung, bei einer sonst nie Schwitzenden. (n. 4 T.)

Schweiss, selbst bei kleinen Gängen, welcher die Wäsche gelb färbt, mit Ermattung.

1140 Schweiss über und über, von einer ernsthaften Unterredung. (n. 7 T.)

Nacht-Schweiss, mehrere Nächte. (von Wein aufgehoben.)

Einige Morgen im Bette, Schweiss.

Sehr stinkende Körper-Ausdünstung.

Sauer riechender Schweiss.

Guajacum, Guajak.

Der aus dem westindischen Baume, *Guajacum officinale* fliessende und getrocknete Saft (*Gummi Guajaci*) besteht zum grössten Theile aus einem eignen Harze und wird zum homöopathischen Gebrauche auf die am Ende des ersten Theils beschriebne Weise trocken, mit Milchzucker binnen drei Stunden bis zur Million-Verdünnung gerieben und dann aufgelöst, bis zur dreisigsten Potenz erhoben. Nicht durch die unbestimmten und irre führenden Anpreisungen desselben in Gicht und Rheumatism der alten Arzneimittellehre, also nicht auf einen erdichteten Krankheitsnamen hin wird sich der homöopathische Arzt verleiten lassen, das Guajakharz anzuwenden, sondern bloss auf die Aehnlichkeit der Beschwerden sehn, die er auf der einen Seite in der zu heilenden Krankheit und auf der andern Seite, in den ihr ähnlichen Symptomen des Mittels findet.

Es hat sich in homöopathisch ihm angemessenen Krankheiten dienlich erwiesen, vorzüglich, wo folgende Beschwerden mit zugegen waren: Anfälle von Kopf-Gicht; Geschwulst der Augen; Zwängen in den Ohren; Uebelkeit erregendes Gefühl von Schleim im Halse; Widerwille gegen Milch; Stuhl-Verstopfung; Brust-Stechen; Gichtische Stich-Schmerzen in den Gliedern vorzüglich Contracturen, von reissend stechenden Schmerzen der Gliedmassen erzeugt, wo die Schmerzen von der geringsten Bewegung erregt werden und mit Hitze der schmerzenden Theile vergesellschaftet sind, besonders wo Quecksilber-Missbrauch vorherging; Lungensucht mit stinkendem Eiter, u. s. w.

Die Namensverkürzungen meiner Mit-Beobachter sind: *Htn.* — *Dr. Hartmann;* *Lgh.* — *Dr. Langhammer;* *Tth. Teuthorn.*

Guajacum.

Mürrisches Gemüth; er spricht wenig. *(Tth.)*
Grosse Verdriesslichkeit.
Verächtlichkeit.
Widerspenstigkeit.
5 Trägheit zur Arbeit. *(Htn.)*
Gedächtniss-Schwäche.
Schwaches Gedächtniss; er vergisst das eben Gelesene, und alter Namen erinnert er sich gar nicht mehr. *(Tth.)*
Gedankenlos steht er auf einer Stelle und sieht, ohne zu denken, vor sich hin; früh (beim Frühstücke), im Stehen. *(Tth.)*
Kopfweh, Nachts, wie ein Druck im Gehirne, von unten herauf.
10 Druck-Schmerz in der rechten Schläfe, wie mit etwas Breitem. *(Htn.)*
Druck, ohne Schmerz, in der linken Schläfe. *(Htn.)*
Drückendes Kopfweh quer über die Stirne. *(Lgh.)*
Drücken und Pressen im vordern Theile der Stirn. *(Htn.)*
Dumpfer Druck-Schmerz im Kopfe, der sich im rechten Stirnhügel in einen scharfen Stich endigt. *(Htn.)*
15 Stumpfer Druck-Schmerz im Kopfe, von der linken Seite des Nackens bis über den Wirbel, schräg heraufgehend und sich oben in einem Stich endigend. *(Htn.)*
Dumpfer, stichartiger Druck im rechten Stirnhügel. *(Htn.)*
Zieh-Schmerz von der Mitte des Stirnbeins bis in die Nasen-Knochen herab. *(Htn.)*
Reissen in der ganzen linken Seite des Kopfes. *(Htn.)*
Reissen in der rechten Seite des Hinterhauptes. *(Htn.)*
20 Ein ziehendes Reissen im vordern Theile der Stirn. *(Htn.)*
Ein ziehendes Reissen im Hinterhaupte und in der Stirn. *(Htn.)*

Guajacum.

Heftige, grosse Stiche im Gehirne, aufwärts.
Dumpf ziehende Stiche vom linken Seitenbeine bis in den Stirnhügel, wo sie alle sich in einen einzigen Stich endigen. *(Htn.)*
Ein drückend ziehender, reissender Stich in der rechten Seite des Kopfes, gegen das Stirnbein hin. *(Htn.)*
25 Gefühl, als wenn das Gehirn locker und los wäre und bei jedem Tritte bewegt würde, früh.
Aeusserliches Reissen an der linken Schläfe. *(Htn.)*
Reissen, äusserlich, von der linken Seite des Stirnbeins bis in die Backen-Muskeln herab. *(Htn.)*
Stiche, lebhafte, auf der linken Seite des Kopfes, an der Verbindung des Seitenbeines mit dem Stirnbeine. *(Htn.)*
Stumpfer Stich-Schmerz auf der linken Seite des Hinterhauptes. *(Htn.)*
30 Aeusserer Kopfschmerz, als wenn allzuviel Blut in den Bedeckungen des Kopfes und dieser geschwollen wäre, im Sitzen. *(Tth.)*
Pulsirendes Klopfen äusserlich am Kopfe, mit Stichen in den Schläfen, durch äusseren Druck nur kurz getilgt, im Gehen gemindert, beim Sitzen und Stehen zunehmend. (n. 3 St.) *(Tth.)*
In der Augenbraue rechter Seite, eine harte Blüthe mit weisser Spitze, und argem Wundheits-Schmerze bei Berührung.
Gefühl von Geschwulst und Hervorgetriebenheit der Augen, die Augenlider schienen zu kurz, das Auge zu bedecken; dabei Empfindung von Unausgeschlafenheit, mit Gähnen und Dehnen, den ganzen Tag. *(Tth.)*
Augenbutter in den Winkeln des rechten Auges. (n. 1 St.) *(Lgh.)*
35 Erweiterte Pupillen. (n. 3 St.) *(Tth.)*
Schwarzer Staar, einige Tage lang. *(White,* in Edinb. med. Comment. IV. S. 131.)
Ohrenzwang im linken Ohre. *(Htn.)*
Reissen im linken Ohre. *(Htn.)*
Reissen im äussern Rande des linken Ohr-Knorpels. *(Htn.)*
40 In der Nase, eine wundschmerzende Blüthe.
Das Gesicht ist roth und schmerzhaft geschwollen, einige Tage lang. *(Bang,* Tageb. d. Krank. Haus. 1784.)
Dumpfes, krampfhaftes Ziehen in den rechten Backen-Muskeln, früh, beim Aufstehen. *(Htn.)*

Einzelne Stiche im rechten Jochbeine. *(Htn.)*
Stiche, wie von Messern im rechten Backen. (n. 1 St.) *(Lgh.)*
45 Im Unterkiefer linker Seite, dumpf drückender Schmerz. *(Htn.)*
Ziehender Schmerz auf der linken Seite des Unterkiefers, der sich in einen Stich endigt. *(Htn.)*
Zahnweh, ein Drücken in den obern linken Backzähnen, beim Zusammenbeissen. *(Htn.)*
Reissen in den obern Backzähnen linker Seite.
Fader Geschmack im Munde. *(Tth.)*
50 Appetitlosigkeit und Ekel vor Allem. *(Tth.)*
Starker Hunger, Nachmittags und Abends. (n. 7, 9 St.) *(Lgh.)*
Viel Durst.
Aufstossen. (sogleich.) *(Htn.)*
Leeres Aufstossen. *(Htn.)*
55 Leeres Aufstossen blosser Luft. *(Tth.)*
In der Herzgrube ein öfters wiederkehrender Druck, mit Athem-Erschwerung, Beklemmung und Angst. (n. 1 St.) *(Htn.)*
Zusammenschnürende Empfindung in der Gegend des Magens, mit Angst und erschwertem Athem. (n. 19 St.) *(Htn.)*
Bauchweh, ein Kneipen auf der linken Seite des Nabels, an einer kleinen Stelle. (n. $3\frac{1}{2}$ St.) *(Htn.)*
Kneipen im Bauche, wie von versetzten Blähungen, was sich immer tiefer nach hinten zog, worauf Winde abgingen. *(Htn.)*
60 Dumpfes Kneipen im Unterbauche, das sich immer tiefer nach hinten zu senkt. (n. $\frac{1}{4}$ St.) *(Htn.)*
Ein kneipendes Schneiden quer durch den Unterleib, beim Einathmen. *(Htn.)*
Stiche in der linken Unterribben-Gegend. *(Htn.)*
Dumpfe Stiche in der linken Oberbauch-Gegend. *(Htn.)*
Stetes Fippern in den innern rechten Bauch-Muskeln, dicht am Darmbeine. *(Htn.)*
65 Im Schoosse, Schmerz, wie von einem Leistenbruche.
Kollern im Bauche. (n. 10 St.) *(Lgh.)*
Kollern im Bauche, mit dumpfem Kneipen, das sich immer mehr nach hinten zieht, worauf Winde abgehen. (n. 1 St.) *(Htn.)*
Knurren im Bauche, wie von Leerheit. (n. 5 St.) *(Lgh.)*
Stuhl-Verstopfung. (d. 1 T) *(Tth.)*
70 Hartleibigkeit. (d. 2, 3 T.) *(Tth.)*

Weicher, bröcklicher Stuhl. *(Htn.)*
Dünner, schleimiger Stuhl, nach vorgängigem Kneipen im Bauche. *(Htn.)*
Oefteres Drängen zum Harnen, auch gleich nach dem Lassen wieder. *(Tth.)*
Oefteres Drängen zum Harnen mit geringem Abgange. (n. 5 St.) *(Lgh.)*
75 Er muss alle halbe Stunden Harn lassen und viel auf einmal; gleich nach dem Lassen zwängt es ihn wieder dazu wohl 1 Minute lang, wobei nur einzelne Tropfen abgehen. *(Tth.)*
Steter Drang zum Harnen, mit vielem Urin-Abgange jedes Mal *(Htm.)*
Beim Harnen, Schneiden, als ob etwas Beissiges von ihm ginge.
Nach dem Harnen, Stiche am Blasenhalse. *(Tth.)*
Samen-Ergiessung, Nachts, ohne geile Träume. *(Lgh.)*
80 Scheide-Fluss vermehrt sich.

Häufiger Ausfluss wässriger Feuchtigkeit aus der Nase, einen Monat lang. *(Bang.)*
Schleimiger Auswurf durch Rachsen und Kotzen. *(Tth.)*
Jählinges Verstopfungs- oder Stockungs-Gefühl auf der Brust, in der Gegend der Herzgrube, wie Athem-Versetzung, befällt sie oft plötzlich, auch selbst Nachts im Schlafe, und zwingt sie zu fast ganz trocknem Husten, welcher so oft wiederkehrt, bis einiger Auswurf erfolgt.
Brustschmerz, Stiche in der linken Seite unter den wahren Ribben, mehr nach hinten zu. *(Htn.)*
85 Krabbeln in der Brust.
An den Brüsten, Schauder.
Rückenschmerz zusammenziehender Empfindung, zwischen den Schulterblättern. *(Htn.)*
Rheumatische Steifigkeit in der ganzen linken Rücken-Seite vom Nacken bis in das Kreuz hinab, mit unerträglichem Schmerze bei der mindesten Bewegung und Wendung der Theile, der beim Befühlen und in der Ruhe nicht zu spüren war.
Ziehen und Reissen an der rechten Seite des Rückgrats herab, von der Achselgrube an bis zur letzten Ribbe. *(Htn.)*

90 Stechendes Reissen am hintern Rande des rechten Schulterblattes. (n. 10 St.) *(Htn.)*

Stechendes Reissen am Rande beider Schulterblätter, worauf Zusammenschnüren in den Rücken-Muskeln folgt. (n. 3 St.) *(Htn.)*

Stiche, immerwährend, die zuletzt in einen einzigen anhaltenden Stich übergehen, dicht unter dem rechten Schulterblatte, wie aus der Mitte der rechten Brust, durch Einathmen verstärkt. *(Htn.)*

Fressendes Jücken auf dem Rücken, am Tage.

Nackenschmerz drückender Art auf der rechten und linken Seite der Halswirbel. (n. 4 St.) *(Htn.)*

95 Anhaltende Stiche, öfters, auf der linken Nacken-Seite, vom Schulterblatte bis an das Hinterhaupt, beim Bewegen; wie beim ruhig halten des Kopfes. *(Htn.)*

Heftige, anhaltende Stiche am Halse, vom Kehlkopfe bis zum linken Schlüsselbeine. (n. 9 St.) *(Htn.)*

Scharfe Stiche auf der rechten Schulter-Höhe, öfters wiederkehrend. *(Htn.)*

Im Arme linker Seite schmerzlich ziehendes Reissen vom Oberarme bis in die Finger, vorzüglich anhaltend aber im Hand-Gelenke. *(Htn.)*

Im Oberarme rechter Seite, stark schmerzende Stiche, am meisten in der Mitte desselben. *(Htn.)*

100 Mattigkeit der Oberarme, wie nach schwerer Arbeit. *(Tth.)*

Im Unterarme rechter Seite, Reissen bis ins Hand-Gelenk. *(Htn.)*

Ziehend reissende Stiche, öfters, vom linken Ellbogen bis in das Hand-Gelenk. *(Htn.)*

Im Hand-Gelenke linker Seite, druckartiges Reissen. *(Htn.)*

Anhaltendes ziehendes Reissen im linken Hand-Gelenke. (n. 2 St.) *(Htn.)*

105 Im Daumen der rechten Hand, einzelne heftige Stiche. (n. 1 St.) *(Htn.)*

In den Hinterbacken, Nadelstiche, im Gehen, doch am meisten beim Niedersetzen, als ob sie auf Nadeln sässe.

Die Beine, vorzüglich die Oberschenkel sind matt, wie nach einem weiten Gange am vorigen Tage. *(Tth.)*

Kriebeln in den Ober- und Unterschenkeln, bis in die Zehen, als ob die Beine einschlafen wollten im Sitzen.

Im Oberschenkel rechter Seite, von seiner Mitte bis an das

Guajacum.

Knie, ein kriebelnder Druck-Schmerz im Knochen, während ruhigen Sitzens. (n. ¼ St.) *(Htn.)*

110 Schmerz, wie vom Wachsen, im rechten Oberschenkel. *(Htn.)*

Spannen in den Oberschenkeln, besonders beim rechten, als wenn die Muskeln zu kurz wären, mit Mattigkeit; im Gehen; durch Berührung erhöht; im Sitzen nachlassend. *(Tth.)*

Ein drückender Zieh-Schmerz von der Mitte des rechten Oberschenkels, bis an's Knie, beim Ausstrecken des rechten Unterschenkels; beim Anziehen und Beugen desselben vergehend. *(Htn.)*

Ziehendes Reissen von der Mitte des linken Oberschenkels, bis ans Knie. *(Htn.)*

Zuckendes Reissen von der Mitte des rechten Oberschenkels bis ans Knie. (n. ½ St.) *(Htn.)*

115 Stumpfe Stiche im Oberschenkel, über dem rechten Knie. *(Htn.)*

Einzelne Stiche am linken Oberschenkel, über dem Knie, die auf beiden Seiten zusammentreffen. (n. 3 St.)

Zerschlagenheits-Schmerz im linken Oberschenkel, beim Gehen im Freien. *(Lgh.)*

Jückende Stiche wie Flohstiche in der Haut der Oberschenkel, vorzüglich an beiden Seiten der Kniekehle; durch Kratzen vergehend. *(Tth.)*

Im Knie ein ziehender Schmerz, der sich in einen Stich endigt. *(Htn.)*

120 Am Unterschenkel, ein schmerzloses Zusammenziehen in der rechten Wade. (n. ½ St.) *(Htn.)*

Heftig zuckende Stiche an der äussern Seite der Wade.

Ziehende Stiche im Unterschenkel vom rechten Fuss-Gelenke bis in die Mitte des Schienbeines. (n. 3 St.) *(Htn.)*

Reissende stumpfe Stiche von der Mitte des linken Schienbeines bis in die Zehen. *(Htn.)*

Reissende Stiche zwischen dem Schien- und Wadenbeine, bis in die Kniescheibe, so heftig, dass er hoch in die Höhe zuckte.

125 Reissende, ziehende Stiche, von der Mitte des rechten Schienbeines bis an's Knie. (n. 14 St.) *(Htn.)*

Reissende, lang ziehende Stiche im Unterschenkel, von der rechten Fusswurzel bis ins Knie. *(Htn.)*

Zerschlagenheit der Unterschenkel, nach Gehen, als wären sie morsch.

Wimmern in der Haut des ganzen Unterschenkels, mit Hitz-Gefühl darin.

Im Fuss-Gelenke rechter Seite einzelne scharfe Stiche, im Sitzen. *(Htn.)*

130 Schmerz, der sich in einen scharfen Stich endigt, auf einer kleinen Stelle des rechten Fussrückens, durch Bewegung vergehend. *(Htn.)*

Die Beschwerden erscheinen fast sämmtlich im Sitzen, die meisten früh, gleich nach dem Aufstehen, oder Abends, kurz vor Schlafengehn; einige von 9 bis 12 Uhr Vormittags. *(Htn.)*

Brennendes Jücken auf der Haut, das sich durch Kratzen vermehrt.

Allgemeine Unbehaglichkeit im ganzen Körper. (n. 7 St.) *(Htn.)*

Mattigkeit, besonders in den Oberschenkeln und Oberarmen, wie nach grosser Anstrengung. *(Tth.)*

135 Auszehrung und hektisches Fieber, bei Menschen von trockner Leibes-Beschaffenheit. *(Matthioli*, d. morb. Gall. 1537.*)*

Trägheit und Bewegungs-Scheu.

Gähnen und Renken der Glieder, mit Wohlbehagen. (n. ½ St.) *(Htn.)*

Renken der Ober-Glieder, mit Gähnen. *(Htn.)*

Gähnen und Dehnen der Glieder, mit Gefühl von Unausgeschlafenheit, den ganzen Tag. *(Tth.)*

140 Starke Schläfrigkeit, Nachmittags. *(Lgh.)*

Späteres Einschlafen Abends und zeitigeres Erwachen, als gewöhnlich. *(Tth.)*

Er kann Abends im Bette vor zwei Stunden nicht einschlafen und wirft sich im Bette hin und her. *(Tth.)*

Beim Erwachen am Morgen, unerquickt, als hätte er gar nicht geschlafen. *(Tth.)*

Beim zu frühen Erwachen ist ihm Alles wie zu eng, und er wirft sich im Bette hin und her. *(Tth.)*

145 Traumvoller Schlaf. *(Tth.)*

Lebhafter Traum von wissenschaftlichen Gegenständen. *(Lgh.)*

Träume von Schlägereien.

Träume, als solle sie mit Messern erstochen werden.

Alpdrücken beim Liegen auf dem Rücken, mit Erwachen unter Geschrei. *(Tth.)*

150 Oefteres Erwachen aus dem Schlafe, wie durch Schreck, oder, als wenn er fiele. *(Lgh.)*

Beim Einschlummern, Abends, im Bette, Empfindung, als werfe ihn Jemand mit einem Tuche ins Gesicht, worüber er sehr erschrack. *(Tth.)*
Schauder im Rücken, Nachmittags. *(Lgh.)*
Fieber-Frost im Rücken, Nachmittags. (n. 8 St.) *(Lgh.)*
Frösteln hinter dem warmen Ofen. *(Htn.)*
155 Vormittags Frost, zwei Stunden lang, und Abends vor dem Schlafengehen Frost, der auch im Bette anhielt; früh etwas Schweiss.
Innerer Frost im ganzen Körper und gleich darauf Hitze, vorzüglich im Gesichte, ohne Durst, gegen Abend. *(Tth.)*
Hitze im ganzen Gesichte mit Durst, ohne Röthe und ohne Schweiss. *(Htn.)*
Viel Schweiss, vorzüglich am Kopfe, beim Gehen im Freien; an der Stirne Perl-Schweiss.
Starker Schweiss im Rücken, Nachts.
160 Jeden Morgen etwas Schweiss.

Hepar sulphuris calcareum. Kalk-Schwefelleber.

Ein Gemisch von gleichen Theilen feingepülverter, reiner Austerschalen und ganz reiner Schwefelblumen wird zehn Minuten im verklebten Schmelztigel weissglühend erhalten und dann in einem wohlverstopften Glase aufbewahrt. Man behandelt sie, um ihre Kräfte zu entwickeln, wie andre trockne Arznei-Substanzen um sie zu höhern Graden zu potenziren nach der Anleitung am Ende des ersten Bandes.

Antidote sind, ausser Belladonne; auch, gegen Leibweh und Durchfall, Chamille.

Diese Schwefelleber erwies sich vorzugsweise hülfreich, bei übrigens passender Wahl nach Symptomen-Aehnlichkeit wenn bei dem Krankheits-Falle eine oder die andre der folgenden Beschwerden mit zugegen war:

Bohrendes Kopfweh in der Nasen-Wurzel, alle Morgen, von **7** bis **12** Uhr; Geschwür-Schmerz gleich über dem Auge, jeden Abend; Stechen in den Augen; Licht-Scheu; Stinkender Eiter-Ausfluss aus dem Ohre; Rothlauf im Gesichte mit prickelndem Strammen; Trockenheit des Halses; Kratziges Halsweh mit Verhinderung des Sprechens, aber nicht des Schlingens; Pflock im Halse; Heisshunger; Aufstossen; Anfälle von Uebelkeit mit Kälte und Blässe; Geschwulst und Drücken in der Magen-Gegend; Oeftere und gar zu leichte Magen-Verderbniss; Zusammenzieh-Schmerz im Unterleibe; Stiche in der linken Bauch-Seite; Blähungs-Versetzung; Schwieriger Winde-Abgang, früh; Nächtlicher Harn-Abgang im Schlafe; Schleim-Ausfluss aus der Harnröhre; Mangel an Geschlechtstrieb; Mangel an Erektion; Kraftlose Erektionen beim Beischlafe; **Vorsteher-Drüsen-Saft-Abgang**, nach Harnen, bei hartem Stuhle und für sich; Allzu späte Regel; Weissfluss mit Schründen an der Scham; — Husten; Arger Abend-Husten, beim Liegen im Bette; Krampfhafte Zusammenziehung der Brust, nach Sprechen: Krebsartiges Geschwür an der Brust, mit stechend brennendem Schmerze an den Rändern und Gestank, wie alter Käse; Reissen im Arme nach dem Brustgeschwüre zu; Ziehen im Rücken zwischen den Schulterblättern; Stinkender Schweiss der Achselgruben; Balg-Geschwulst an der Ellbogen-Spitze; Absterben der Finger; Zieh-Schmerz in den Gliedern, vorzüglich früh, beim Erwachen; Zittrige Mattigkeit nach Tabakrauchen; Gähnen; Neigung zum Schwitzen am Tage; Fliegende Hitze mit Schweiss.

Die mit *(Fr. H.)* bezeichneten Symptome sind von Dr. *Friedrich Hahnemann*, die mit *(Stf.)* von dem Medicinalrathe Dr. *Stapf.*

Hepar sulphuris calcareum.

Trauriges Gemüth, viele Stunden lang; sie musste heftig weinen.
Sehr hypochondrisch.
Niedergeschlagen, traurig, bänglich.
Fürchterliche Angst, Abends, zwei Stunden lang; er glaubte, er müsse zu Grunde gehen, und war traurig, bis zur Selbstentleibung.
5 Befürchtungen über Unwohlseyn der Seinigen, besonders beim allein Gehen ins Freie.
Missmüthig, früh, nach dem Aufstehen, will nicht sprechen; im Bette aber heiter.
Widerwärtige Stimmung; er sieht die Seinen nicht gern an.
Höchst unzufrieden und verdriesslich über seine Schmerzen, und muthlos.
Reizbares Gemüth; alles was sie vornahm, war ihr nicht recht; sie wünschte allein zu seyn. (d. 1 T.)
10 Lust zu Nichts.
Unzufrieden mit sich selbst.
Es fällt ihr alles ein, was ihr nur jemals unangenehm im Leben war.
Alles, woran sie nur dachte, war ihr unangenehm und nicht recht.
Verdriesslichkeit und Ungeduld.
15 Aeusserst verdriesslich und eigensinnig.
Aergerlich über Kleinigkeiten.
Sehr ärgerlich; es verdross sie jede Kleinigkeit.
Das Geringste brachte ihn bis zur grössten Heftigkeit auf; er hätte Jemand ohne Bedenken morden können.
Grosse Gedächtniss-Schwäche bei der Aergerlichkeit; er musste sich auf Alles lange besinnen.
20 Phantastische Erscheinung, früh, im Bette, nach dem Er-

Hepar sulph. calc.

wachen und bei Bewusstsein, von einer Verstorbenen, worüber er erschrack; ebenso deuchtete ihm auch, ein Nachbar-Haus brennen zu sehen, was ihn ebenfalls erschreckte.
Schwindel, Abends, mit Uebelkeit.
Früh, eine Stunde nach dem Aufstehen, starker Schwindel.
Es geht Alles mit ihr im Kreise herum, wenn sie die Augen zum Mittags-Schlafe schliesst.
Schwindel, beim Mittag-Essen, nach Aufstossen; es ward ihr schwarz vor den Augen, wie bei einer Ohnmacht, doch nur von kurzer Dauer.
25 Ohnmachts-Schwindel mit Starrheit oder Vergehen der Augen, als wenn er in Gedanken sässe.
Schwindel, beim Fahren im Wagen, so stark, dass sie beim Aussteigen nicht allein stehen konnte.
Oeftere kurze Anfälle von Unbesinnlichkeit beim Gehen in freier Luft.
Vom Ausstrecken auf dem Sopha ward er ganz betrübt.
Während der Arbeit waren die Gedanken auf einmal ganz weg.
30 Er war ganz dumm, konnte nichts begreifen noch behalten.
Sie verredet und verschreibt sich leicht.
Betäubung und Schwere im Vorderkopfe.
Duseligkeit und Schwere des Kopfs.
Kopfschmerz beim Schütteln des Kopfes, mit Schwindel.
35 Weh im Kopfe, alle Morgen von jeder Erschütterung.
Dumpfes Kopfweh, früh, im Bette, was sich nach dem Aufstehen minderte. *(Stf.)*
Kopfweh in der Stirne, wie zerschlagen, früh beim Erwachen, bis einige Zeit nach dem Aufstehen: zugleich ein ähnliches stilles, aber sehr unangenehmes Weh im Unterleibe; Bewegung der Augen vermehrt den Kopfschmerz.
Kopfweh, wie Blutschwär, in der Stirne, von Mitternacht an im Bette, mit Stechen, wie von Nadeln, beim Bücken und Husten auch äusserlich an der Stirne, Schmerz, wie Blutschwär und Nadel-Stechen, beim Befühlen, mehre Morgen.
Drückender Kopfschmerz, früh, beim Erwachen.
40 Druck in der rechten Gehirn-Hälfte, bald schärfer, bald schwächer von Zeit zu Zeit.
Druck-Schmerz mit Hitze auf dem Scheitel.
Starke Hitz-Empfindung in der Stirne.
Druck-Schmerz im Scheitel, mit Herzklopfen, Abends. (d. 3. T.)

Drücken und Ziehen in den Schläfen, am Tage.
45 Anhaltender Druck-Schmerz in der einen Gehirn-Hälfte, wie von einem Pflocke oder Nagel.
Spannender Kopf-Schmerz über der Nase.
Zusammenziehender, auch im Gehen dröhnender und von innen an die Hirnschale drückender Kopfschmerz, welcher im Freien sehr heftig wird und im Zimmer vergeht.
Heftiger Kopfschmerz, Nachts, als wenn es die Stirn herausreissen wollte, mit allgemeiner Hitze, ohne Durst.
Stechen im Kopfe und starke Eingenommenheit zum Zerspringen des Schädels, was ihn die Nacht aufweckt.
50 Stiche im Kopfe, beim Bücken, mit Gefühl, als sollte der Kopf platzen; die Augen fallen ihm zu vor Schmerz.
Nach tiefem Schlafe, früh stechender Kopfschmerz, der beim Gehen im Freien verschwindet. (d. 4 T.)
Stichartiger Kopfschmerz.
Stechender Kopfschmerz in der Stirne, wie von Nadeln.
Stiche im Kopfe, beim Aufrichten vom Bücken und jeder kleinen Bewegung, besonders nach Gehen im Freien.
55 Pulsartiges Stechen im Hinterhaupte und dem untern Theile desselben.
Bohrender Schmerz auf einer kleinen Stelle in der Seite des Kopfes.
Bohrender Schmerz in der rechten Schläfe, bis oben in den Kopf hinein.
Wühlender Kopfschmerz mit Uebelkeit, vier Morgen nach einander, schon im Bette; durch fest Zusammenbinden vergehend.
Schmerzhaftes Klopfen in der rechten Schläfe.
60 Hämmern im Kopfe.
Schwappern im Kopfe.
Aeusserlich am rechten Hinterhaupte, ein Druck-Schmerz, der allmählig auch auf den Nacken, den Hals und die Schulterblätter übergeht.
In den Stirn-Muskeln ein krampfhaftes Zucken, Nachmittags, beim Niederlegen; nur durch Aufstehen vergehend.
Ausschlags-Blüthen, wie Quaddeln, auf dem Haarkopfe, und im Genicke, die bloss bei Berührung wund schmerzen, für sich aber nicht.
65 Viele Ausschlags-Blüthen an der Seite der Stirn, die am schlimmsten in der Stube sind und in der Luft schnell besser werden.

Hepar sulph. calc.

Zwei unschmerzhafte geschwülstige Erhabenheiten an der Stirn.
Die Stirne schmerzt vom Hute.
Die Haare gehen stark aus. (n. 5 T.)
Ausfallen der Haare und kahle Flecke an einzelnen Stellen des Kopfes.
70 Sehr blau unter den Augen.
Bei jedem Schritte thuts ihm in den Augen weh.
Die Augen schmerzen heftig, als würden sie in den Kopf hineingezogen.
Drückender Schmerz in den Augäpfeln und wie zerschlagen, bei Berührung.
Drücken in den Augen, besonders beim Bewegen, mit Röthe derselben.
75 Drücken in den Augen, in öfteren Anfällen des Tages, worauf sie thränen.
Stumpfer Stich im Auge.
Bohrender Schmerz in den obern Knochen der Augenhöhle.
Schneidender Schmerz im äussern Augenwinkel.
Schründender Schmerz im äussern Augenwinkel, mit Anhäufung von Augenbutter.
80 Drücken in den Augenlidern, als wären sie schläfrig; sie sind geröthet.
Röthe, Entzündung und Geschwulst des obern Augenlides, mit mehr drückendem, als stechendem Schmerze.
Entzündung und Geschwulst des Auges, mit Röthe des Weissen darin.
Augen-Weiss wird röthlich.
Böse, Nachts zuschwärende Augen; es setzt sich Augenbutter ab, die Augen werden trübe und er kann Abends bei Licht nicht gut sehen.
85 Blüthen-Ausschlag auf den obern Augenlidern und unter den Augen.
Verschlossenheit der Augenlider, früh, beim Erwachen, dass sie sie lange nicht wieder öffnen konnte.
Nach Schreiben muss sie mit den Augen blinken.
Verdunkelung der Augen, beim Lesen.
Wie blind vor den Augen, beim Aufrichten und Aufstehen nach dem gebückt Sitzen.
90 Flimmern vor den Augen; Alles, was sie ansah, erschien ihr dunkel; darauf grosse Mattigkeit.
Flimmern und wie Flor vor den Augen; er konnte keinen Gegenstand erkennen.

III.

Vom Tages-Lichte schmerzen die Augen.
Bei hellem Tages-Lichte schmerzen die Augen, wenn er sie bewegen will.
Das Ohr schmerzt äusserlich, Nachts, beim darauf Liegen.
95 Zuckender Schmerz durch das Ohr.
Heftige Stiche im Ohre, beim Schnauben.
Jücken in den Ohren.
Hitze, Röthe und Jücken der äussern Ohren, sechs Tage lang.
Vermehrung des Ohrschmalzes.
100 Eiter-Ausfluss aus dem Ohre.
Brausen im linken Ohre.
Sausen im linken Ohre.
Sausen und Klopfen vor den Ohren, Abends, nach dem Niederlegen, bis zum Einschlafen.
Knistern im Ohre, wie von elektrischen Funken.
105 Pfeifen in den Ohren, beim Schnauben.
Beim Schneuzen pfeifts im rechten Ohre.
Platzen im Ohre, beim Schnauben.
Ein Knups im Kopfe, rechter Seite, nach starkem Schnauben, worauf das Ohrensausen des Taubhörigen verschwand und er wieder ganz leise hörte. (Heilwirkung.)
Die Nasen-Knochen schmerzen beim Befühlen.
110 Ziehender Schmerz in der Nase, welcher dann in die Augen übergeht und zu einem Beissen wird, früh.
Zusammenziehendes Gefühl in der Nase.
Jücken in der Nase.
Beim Schneuzen, ein widriges Kriebeln in der linken Nasen-Hälfte, wie von einem fremden Körper darin.
Röthe und Hitze innerlich und äusserlich an der Nase mit Geschwulst derselben.
115 Brennen in der Nase, bis in die Nacht.
Zerschlagenheits-Schmerz in der Nasen-Spitze.
Wundheits-Schmerz auf dem Nasen-Rücken, beim Befühlen.
Geschwür-Schmerz in den Nasenlöchern.
Schorfe in der rechten Nasen-Seite.
120 Gelbliches, sehr klebriges Wasser tropft aus dem einen Nasenloche.
Blutdrang nach der Nase. (sogleich.)
Ausschnauben geronnenen Blutes aus der Nase.
Nasenbluten, zwei Tage wiederholt.
Nasenbluten, nach Singen.

125 Der Schleim aus den hintern Nasen-Oeffnungen war ganz mit Blut vermischt.

Alle Morgen gehen etliche Tropfen Blut aus der Nase (auch nach ¼ St.)

Höchst empfindlicher Geruch.

Sehr feiner Geruch.

Verlust des Geruches.

130 Die Gesichtsfarbe ist gelb, mit blauen Rändern um die Augen.

Gelbliche Gesichts- und Haut-Farbe.

Grosse Blässe des Gesichtes, wenn sie sich durch Bewegung erhitzt.

Hitze im Gesichte, Abends 7 Uhr.

Hitze im Gesichte, Nachts und früh, beim Erwachen.

135 Viel fliegende Hitze im Gesichte und im Kopfe.

Röthe der Backen, fühlbar und sichtbar, den ganzen Tag über, ohne Durst und ohne Schauder, mehrere Tage lang.

Feuerrothe Backen, früh.

Feuerrothe, brennende Backen, Abends.

Rosenartige Backen-Geschwulst, früh.

140 Geschwulst der linken Backe, zwei Tage lang. *(Fr. H.)*

Schmerz der Gesichts-Knochen, beim Befühlen.

Jücken auf beiden Jochbeinen.

Friesel-Ausschlag im Gesichte.

Lippen-Schmerz, ein Spannen in der Mitte der Oberlippe.

145 Aufgesprungene Lippen und Blüthen im Rothen der Unterlippe mit Brennschmerz.

Die Unterlippe springt in der Mitte auf.

Starke Geschwulst der Oberlippe, die beim Berühren sehr schmerzt, ausserdem aber nur spannt; drei Tage lang. *(Fr. H.)*

Jücken um den Mund herum.

Ausschlag im Mund-Winkel, mit Hitz-Empfindung darin.

150 Ein starker, schorfiger Ausschlag ohne Empfindung unter dem linken Mundwinkel.

Ein Zucken und Zittern an der linken Seite der Oberlippe.

Ein rother, jückender Fleck unterhalb der Unterlippe, welcher bald mit einer Menge gelblicher Bläschen besetzt war, die in einen Schorf übergingen.

Ein schründend schmerzendes Blüthchen im Rothen der Oberlippe.

Ein Geschwür am Mundwinkel. (von Belladonna gehoben.)

155 Am Kinne, so wie über und unter den Lippen und am Halse, Ausschlags-Blüthen, wie Quaddeln, die bloss bei Berührung wie wund, für sich aber gar nicht schmerzen.

Jückende Blüthen am Kinne. (d. 2 T.)

Bläschen und Geschwüre an der rechten Seite des Kinnes, nach der Unterlippe zu, von brennender Empfindung.

Zahnweh. *(Fr. H.)*

Zahnweh, vorzüglich beim Essen.

160 Ziehendes Zahnweh, Abends, im hohlen Zahne, als wenn allzuviel Blut auf den Nerven drängte.

Nach kalt Trinken, so wie nach Oeffnen des Mundes sogleich Zahnweh in allen Zähnen.

Ziehendes Zahnweh in einem Zahne, der zu wackeln anfängt, in der warmen Stube schlimmer, an der freien Luft gebessert, und nur durch Zusammenbeissen vermehrt, wobei es im Zahne zuckt; Abends.

Zuckende Zahnschmerzen bis ins Ohr.

Stiche in den Zähnen.

165 Lockerheit der Zähne.

Wackligwerden eines hohlen Zahnes, mit Schmerz beim darauf Beissen.

Der hohle Zahn ist zu lang und schmerzhaft.

Leicht Bluten des Zahnfleisches.

Im Zahnfleische, Zucken.

170 Entzündung und Geschwulst des vordern innern Zahnfleisches.

Geschwulst des Zahnfleisches am hintern Backzahne, mit einem herausdrückenden Schmerze, als wenn ein junger Zahn durchbrechen wollte, am schlimmsten beim Befühlen und darauf Beissen.

Geschwür am Zahnfleische.

Die Zungen-Spitze schmerzt brennend, was ihn sogar Nachts aufweckt.

Zungenspitze sehr empfindlich wie wund.

175 Im Halse, Gefühl, wie von einem Schleim-Pflocke oder innerer Geschwulst, am Anfange des Schlundes, früh.

Gefühl im Halse, beim Schlingen, als müsse er über eine Geschwulst wegschlucken.

Schmerz im Halse, beim Schlingen, wie von innerer Geschwulst, mit Zerschlagenheits-Schmerz der äussern Hals Muskeln.

Druck unter dem Kehlkopfe, gleich nach dem Abend-Essen, als wäre ihm etwas im Halse stecken geblieben.

Starker Druck im Halse, dass sie glaubte, er sei ganz zugeschnürt und sie müsse ersticken, gegen Abend.
180 Schwieriges, grosse Anstrengung erforderndes Schlingen der Speisen, ohne Halsweh.
Schründende Rauhheit und Kratzen Schlunde, am stärksten beim Hinterschlingen fester Speisen.
Kratzig und dämpfig im Halse, wie von angebrannten Schweinefette, früh.
Kratzig im Halse, drei Tage lang. *(Fr. H.)*
Kratzig im Halse, der ihr beständig so viel Wasser ist, dass sie immer ausspucken muss.
185 Wasser-Zusammenlaufen im Munde.
Stechen im Halse, beim tief Athmen.
Stechen im Halse, wie von einem Splitter, beim Schlingen, und bis nach dem Ohre zu beim Gähnen.
Stechender Schmerz und Trockenheit im Halse, alle Morgen, etliche Stunden lang.
Stechen im Halse, bis ins Ohr, beim Wenden des Kopfes.
190 Was sie ausrachst, ist mit Blut gemischt.
Viel Schleim-Rachsen aus dem Halse, Abends, nach dem Essen.
Viel Schleim im Munde.
Geifern (Speicheln) auf der rechten Seite des Mundes.
Teigichter Geschmack früh im Munde. (d. 5 T.)
195 Uebler Mund-Geruch, wie von verdorbnem Magen, was er selbst bemerkt.
Verlust des Geschmack-Sinnes.
Bitter schleimiger Geschmack im Munde, früh.
Bittrer Geschmack im Munde und auch der Speisen.
Bitter hinten im Halse, bei richtigem Geschmacke der Speisen.
200 Erdichter Geschmack im Halse, bei richtigem Geschmack der Speisen.
Fauliger und Fauleier-Geschmack im Munde.
Metall-Geschmack im Munde.
Säuerlich metallischer Mund-Geschmack.
Kein Appetit zum Essen, bei Leerheits-Gefühl im Bauche.
205 Ungewöhnlicher Hunger, Vormittags.
Ekel vor Allem, vorzüglich vor Fett.
Appetit zuweilen nach Etwas, bekommt er es aber, so mag er es nicht.
Nur zu sauren und stark schmeckenden, pikanten Dingen Appetit.
Viel Appetit auf Essig.

210 Ungeheures Verlangen auf Wein, das mit gewässertem Weine nur kurz gestillt ward. *(Stf.)*
Mehr Durst, als Hunger.
Durst; sie darf aber nicht viel trinken, sonst treibt es ihr den Bauch auf.
Ungemein starker Durst, von früh bis Abend. *(Fr. H.)*
Beim Mittags-Essen, öfters brennendes Jücken an Stirne und Wangen.
215 Nach dem Essen, heisses Aufschwulken.
Gleich nach dem Essen, Vollheit im Unterbauche.
Nach Tische, grosse Mattigkeit.
Nach dem Essen, Hitz-Gefühl im Unterleibe.
Nach dem Mittag-Essen, starkes Herzklopfen, mit Brustbeengung und Bedürfniss tief zu athmen.
220 Nach dem Mittags-Essen, harte Aufgetriebenheit des Unterleibes, 3 Stunden lang. (d. 3. T.)
Aufstossen öfters, ohne Geruch und Geschmack.
Stetes leeres Aufstossen mit Aufgetriebenheit des Bauchs und Magens, bei Geistes-Anstrengung.
Aufstossen mit Brennen im Halse.
Oefteres Aufstossen mit Geschmack des Genossenen.
225 Aufstossen nach dem Essen, mit Aufschwulken säuerlicher Flüssigkeit bis in den Mund.
Schlucksen nach dem Essen.
Uebelkeit, öfters des Tages.
Uebelkeit öfters in augenblicklichen Anfällen.
Uebelkeit, früh, doch nicht zum Erbrechen, sondern wie der Vorbote einer Ohnmacht.
230 Früh-Uebelkeit, mehrere Morgen, mit Brecherlichkeit, im Sitzen und Stehen; im Liegen vergehend.
Brecherliche Weichlichkeit. *(Stf.)*
Brecherlichkeit mit Auslaufen des Speichels aus dem Munde.
Würmerbeseigen, mit Ausfluss wässrichten Speichels aus dem Munde, den folgenden Tag um dieselbe Stunde wiederkehrend.
Stetes Gefühl, als wenn Wasser im Schlunde aufstiege, wie nach Genuss von Saurem.
235 Erbrechen alle Morgen.
Saures Erbrechen, Nachmittags.
Grünes Erbrechen scharfen Wassers und zähen Schleimes unter steter Uebelkeit. *(Hinze, Hufel. Journ. 1815 Sept.)*
Gall-Erbrechen, früh; nach langem starkem Würgen.
Schleim-Erbrechen, mit geronnenem Blute gemischt.

Hepar sulph. calc.

240 Der Magen ist schmerzhaft beim Gehen, als wenn er los hinge.
Druck im Magen, als wenn Blei darin läge.
Drücken im Magen, nach wenigem Essen.
Innerer Druck in der Magengrube, jeden Morgen beim Erwachen.
Harter Druck in der Herzgrube, der aus dem Bauche heraufsteigt und nur durch Winde-Abgang erleichtert wird.
245 Spannen über die Herzgrube: er muss sich aufknöpfen und kann das Sitzen nicht vertragen.
Beim Schnauben, dumpfer Schmerz in der Herzgrube.
Magen ausgedehnt wie von Blähungen, bei eiskalten Händen Unruhe, Schwere und Gefühl von Schärfe in der Magengrube während der Verdauung.
Nagen im Magen, wie von Säure, die auch in den Schlund heraufsteigt.
250 In der Leber-Gegend Stechen, beim Gehen.
Im linken Hypochondrium, Auftreibung, wie von Blähungen.
Nach beiden Hypochondrien schmerzhafter Blut-Andrang, bei jedem Schritte, den er thut.
Wie Blut-Stockung in beiden Hypochondrien bei jedem Tritte im Gehen.
Im Bauche ein unangenehmes, obgleich stilles Weh, fast wie von Zerschlagenheit, früh, beim Erwachen, bis einige Zeit nach dem Aufstehen, zugleich mit einem ähnlichen Kopfschmerz in der Stirne.
255 Zerschlagenheits-Schmerz der Eingeweide des Unterleibes beim Gehen. (n. 18 St.)
Bei Aufgetriebenheit ist der Unterleib schmerzhaft empfindlich, mehr beim Gehen, als Sitzen. (d. 2 T.)
Drückender Leibschmerz nahe an den Hüften und um dieselben, 14 Tage lang.
Starkes Drücken, fast stechend, in der linken Bauchseite, beim Fahren.
Drücken im Bauche, unter der Herzgrube, und es ist Alles im Unterleibe so fest, wie Stein.
260 Aufgetriebener, dicker Bauch, ohne Blähungen.
Aufgetriebener, gespannter Bauch.
Spannung im Leibe, den ganzen Tag.
Ein krampfartig kneipendes Spannen im Bauche, mehrmals täglich.
Krämpfe im Unterleibe.
265 Schmerz, wie Zusammengeschnürt im Bauche vor dem Essen.
Zusammenziehender Leibschmerz.

Raffen in der Nabel-Gegend von beiden Bauch-Seiten her,
nach der Mitte zu, zuweilen bis zur Herzgrube aufsteigend,
und Uebelkeit mit ängstlicher Backen-Hitze erregend, in
Anfällen; fast wie von Verkältung oder Bewegung zum
Monatlichen.

Kneipendes Bauchweh, wie von Verkältung.

Früh, Kneipen im Bauche mit weichem Stuhle (viele Morgen.)

270 Kolik: Stechen, Schneiden und Kneipen hie und da im
Bauche, wie von Blähungen, viele Stunden nach der Mahlzeit — bei jedem Pulsschlage empfindlicher.

Schneidende Schmerzen im Unterleibe.

Schneidendes Leibweh, ohne Durchfall, mehrere Tage, gegen
Abend.

Stich-Schmerz im Unterleibe.

Heftige Stiche in der linken Bauch-Seite, gleich unter den
Ribben.

275 Milz-Stechen beim Gehen.

Schründender Schmerz in der linken Bauch-Seite.

Wundheits-Schmerz über dem Nabel.

Schründendes Weh im Unterbauche.

Ziehender Schmerz im Unterleibe.

280 Ziehender Schmerz im Oberbauche und zugleich über dem
Kreuze. (sogleich.)

Gähren im Bauche über dem Nabel, mit Aufstossen heisser Luft.

Wirbelnde Empfindung über dem Nabel.

Leerheits-Gefühl in den Gedärmen.

Die Schooss-Drüsen werden schmerzhaft, vorzüglich beim
Befühlen, mit Empfindung, als wären sie geschwollen.

285 Eiter-Geschwüre der Schooss-Drüsen, Bubonen.

Blähungen gehen jeden Morgen mit unangenehmer Empfindung, wie eine Art Kolik im Unterleibe herum, besonders
in den Bauch-Seiten.

Geräuschvolle Bewegungen der Blähungen im Unterleibe.

Kollern im Bauche.

Winde-Abgang, Nachts.

290 Stuhldrang, sehr oft, ohne dass er etwas verrichten kann,
bei vielem Aufstossen.

Noththun zum Stuhle, aber den dicken Därmen fehlt es an
der peristaltischen Bewegung, den (nicht harten) Koth
heraus zu fördern, von dem er einen Theil nur durch Anstrengung der Bauch-Muskeln herauspressen kann.

Unthätigkeit des Mastdarms; der Stuhl ist hart und ungenüglich, und der Afer geschwillt.

Weicher, und doch nur mit vieler Anstrengung erfolgender Stuhl.

Bei vielem Noththun doch sehr schwieriger Abgang zu wenigen, nicht harten Kothes.

295 Nach grosser Anstrengung Stuhl harter Kothstücken mit einer gelben Feuchtigkeit gemischt.

Oeftere Stuhlgänge, auch Nachts; bei denen unter Pressen, Stuhlzwang und Mattigkeit doch nur sehr wenig fortgeht.

Durchfall, bei Leibweh, mit Neigung zum Liegen und heissen Händen und Wangen.

Durchfälliger Stuhl, dreimal, mit weichlicher Uebelkeits-Empfindung im Unterleibe und Kollern darin.

Gelinde Durchfall-Stühle, täglich ein Paar Mal, vorher einiges Kneipen, dann eine Blähung vor dem Stuhle, und hinterdrein noch etliche Blähungen.

500 Durchfall blutigen Schleimes, mit Poltern, wie hinten im Rücken, ohne Leibweh.

Lehmfarbiger Stuhl.

Grünlicher Stuhl.

Beim Stuhlgange, Blut.

Bei einem weichen Stuhle, Blutfluss aus dem Mastdarme.

505 Nach dem Stuhle, Aufblähung des Unterleibes.

Nach dem Stuhle, Verstopfung der Nase.

Nach dem Stuhle, Wundheits-Empfindung am After und Jauche-Absonderung.

Die Mastdarm-Aderknoten treten aus.

Kollern im Mastdarme.

510 Kriebeln im Mastdarme, wie von Madenwürmern.

Brennen am After.

Ein Knötchen über dem After und Gefühl von Anschwellung daselbst.

Am Mittelfleische, Schweiss.

Schwäche der Blase; der Urin fliesst nur senkrecht langsam ab und er muss warten, ehe etwas kommt.

515 Er kann nie auspissen; es scheint immer noch etwas Harn in der Blase zurück zu bleiben.

Harn-Abgang verhindert; er muss eine Weile warten, ehe der Urin kommt, und dann fliesst er langsam heraus, viele Tage lang.

Oefterer Harndrang.

Arges Drängen zum Harnen, früh, beim Erwachen, und dennoch schwieriger, langsamer Abgang des Urins.

Viel Harn-Abgang. (n. 4 T.)

320 Abgang vielen blassen Harnes, unter Drücken auf die Blase.

Blasser, heller Harn beim Lassen, der im Stehen trübe und dick wird und einen weissen Satz fallen lässt.

Molkiger, trüber Harn, schon beim Lassen, mit weissem Bodensatze.

Dunkelgelber, beim Abgehen brennender Harn.

Braunrother Urin.

325 Blutrother Harn.

Die letzten Tropfen Harn kommen blutig.

Fetthaut oben auf dem Harne.

Schillernde Haut oben auf dem Harne.

Scharfer, brennender Harn, welcher die innere Fläche der Vorhaut wund frisst und sie geschwürig macht.

330 Brennen des Harnes beim Abgange.

Beim Harnen, Schneiden in der weiblichen Harnröhre.

Beim Harn-Abgange empfindlicher Wundheits-Schmerz in der Harnröhre.

Ihr Harn ist scharf und beizt beim Abgange die Schamtheile wund.

Während des Harnens, Empfindung am rechten Schulterblatte, als wenn da innerlich etwas flösse oder liefe.

335 In der Harnröhre, mehre Stiche.

Die Harnröhr-Oeffnung ist roth und entzündet.

An der Ruthe und am Fleisch-Bändchen der Eichel Jücken.

Jücken der Eichel.

Ein Stich in der Gegend des Fleisch-Bändchens.

340 Stechender Schmerz in der Vorhaut.

Schanker ähnliche Geschwüre äusserlich an der Vorhaut.

Feuchtende Wundheit mit schründend beissendem Schmerze in der Falte zwischen Oberschenkel und Hodensack.

Jücken am Hodensacke.

Geschwächte Geschlechtstheile, die Hoden schlaff, die Ruthe von unnatürlicher Härte.

345 Verminderter Geschlechtstrieb.

Aufgeregtheit der Zeugungstheile zur Samen-Entleerung, ohne verliebte Phantasie-Bilder, oder Sehnsucht nach dem Weibe.

Bei verliebter Tändelei, eine schmerzhafte Erektion, wie

Hepar sulph. calc.

Wundheit und Klamm-Schmerz in der ganzen Ruthe von der Harnblase her.
Vorsteherdrüsen-Saft geht zuweilen beim Stuhle ab.
An der Scham und zwischen den Beinen ist sie sehr wund.
550 Blut-Abgang aus der Bärmutter, fast sogleich, und nach 10, 12 Tagen wieder, nach vorgängiger Leib-Aufgetriebenheit.
Verzögert die Regel um 10 Tage und verringert den Blut-Abgang.
Vor der Regel, zusammenziehender Kopfschmerz.
Bei der Regel, viel Jücken an der Scham.

Oefteres Niesen. (sogleich.)
555 Oefteres Niesen von Jücken in der Nase.
Kitzeln in der Nase, was Niesen verursacht.
Stockschnupfen.
Schnupfen und viel Speichel-Ausspucken.
Schnupfen; er muss sich alle Augenblicke schneuzen, und dabei allzustarker Appetit.
560 Schnupfen und Kratzen im Halse.
Schnupfen-Fieber mit innerem Froste und Verdriesslichkeit.
Oefteres Schnupfen-Fieber, wobei es ihm in allen Gliedern liegt.
Schnupfen mit Entzündungs-Geschwulst der Nase, welche wie Blutschwär schmerzte, und Husten dabei.
Ausschnauben übelriechenden Nasen-Schleimes, auch ohne Schnupfen.
565 Schwäche der Sprach-Organe und der Brust, so dass sie nicht laut sprechen kann.
Kitzel im Halse und dumpfig zum Husten.
Kratziger, scharriger Husten.
Dämpfiger Husten bloss von Athem-Beengung.
Tiefer, trockner Husten, von Athem-Beengung beim Einathmen, mit Schmerz in der Brust herauf, wie wund, bei jedem Husten-Stosse
570 Heftige Husten-Anfälle von Zeit zu Zeit, wie zum Ersticken oder zum Erbrechen.
Husten, durch Tiefathmen so verstärkt, dass er ihn zum Brechen zwingt
Husten, welcher zum Erbrechen reizt.

Gewaltsamer, tiefer Husten von etlichen Stössen, welcher schmerzhaft an den Kehlkopf anstösst und Brech-Würgen hervorbringt.

Husten, fast ununterbrochen, von einem Reize oben in der linken Seite des Halses, am schlimmsten beim Reden und Bücken, Abends spät immer mehr steigend und dann plötzlich aufhörend.

575 Hüsteln, gleich nach dem Essen.

Der Husten quält ihn am meisten beim Gehen.

Husten-Anstoss, wie von Verkältung und Ueber-Empfindlichkeit des Nerven-Systems, sobald nur das geringste Glied kühl wird.

Früh-Husten, der sie öfters aus dem Schlafe weckt.

Husten, Abends und früh.

580 Abends plagt sie der Husten sehr.

Abends Anstösse von trocknem Husten.

Von Zeit zu Zeit, trockner, schmerzloser, kurzer Husten.

Abends, bei Schlafengehn, trockner Husten. (n. 4 T.)

Nachts, von 11 bis 12 Uhr, im Bette, heftiger Husten (mit Schleim-Auswurfe).

585 Tag und Nacht, Husten.

Husten mit Auswurf.

Husten mit Schleim-Auswurf, den ganzen Tag, von einem scharrigen Reize in der Luftröhre, vorzüglich aber im Halse, erregt. *(Fr. H.)*

Husten mit viel Auswurf, alle drei, vier Stunden in einem starken Anfalle; Nachts aber nicht aus dem Schlafe weckend.

Säuerlicher Schleim-Auswurf, Nachts, fast ohne Husten.

590 Zäher Schleim auf der Brust. (n. 5 T.)

Blutiger Brust-Auswurf, bei ärgerlicher Laune und Mattigkeit.

Blut-Husten, nach vorgängigem Gefühle in der Herzgrube, wie von einem harten Körper; nach dem Husten stinkender Schweiss, dann Schwäche im Kopfe.

Beim Husten, Eingenommenheit des ganzen Kopfes, mit Klopfen in Stirn und Schläfen.

Beim Husten, heftiges Dröhnen im Kopfe.

595 Beim Husten, Stiche im Halse und Schmerz im Kopfe, als wollte Alles zur Stirn heraus.

Beim Husten, Brennen im Magen.

Nach den Husten-Anfällen, Niesen.

Kurzäthmigkeit.

Oefteres tief Athmen, wie nach Laufen.

Hepar sulph. calc.

400 Brust-Schmerz, ein Drücken in der linken Brust.
Stechen im Brustbeine beim Athmen und Gehen.
Stechender Schmerz in der Brust-Seite, nach dem Rücken zu.
Stiche in der Herz-Gegend.
Gefühl in der Brust, als wenn heisses Wasser sich darin bewegte.
405 Hitze in der linken Brust, über dem Herzen.
Starkes Herzklopfen, mit feinen Stichen im Herzen und in der linken Brust.
Aussen am Brustbeine, zwei Blüthen mit Eiter in der Spitze und empfindlichem Wundheits-Schmerze.
Jücken an der linken Brustwarze.
Schmerzhafte Empfindlichkeit in der rechten Fleisch-Brust und unter dem rechten Arme, bei Berührung der Brust oder Bewegung des Arms.
410 Ein Schwär an der letzten rechten Ribbe, mit stechendem Wehthun für sich und grosser Schmerzhaftigkeit bei Berührung.
Kreuzschmerz, oft wiederholt.
Kreuzschmerz, am ärgsten beim Gehen, hinüber und herüber ziehend. *(Fr. H.)*
Kreuzschmerz wie von Ermüdung beim Bücken und Anlehnen beim Sitzen.
Arger Kreuzschmerz, wie ein Durchschneiden, in Ruhe und Bewegung, so dass sie weder stehen, noch gehen, noch liegen konnte.
415 Zerschlagenheits-Schmerz im Kreuze beim Gehn. (d. 1 T.)
Zerschlagenheits- und scharfer Druck-Schmerz im Kreuze und den Lenden-Wirbeln, vorzüglich in den Verbindungen des heiligen Beins mit den Becken-Knochen, bis in die Untergliedmassen hinabstrahlend, auch im Sitzen, Stehen und Liegen schmerzend, und im Gehen eine Art Hinken verursachend.
Verrenkungs-Schmerz in der Lende und den Sitzbeinen, beim Sitzen und beim Wenden des Körpers, im Gehen.
Rückenschmerz spannender Art, Nachts, am ärgsten beim Wenden des Körpers.
Schmerz zwischen den Schulterblättern.
420 Ziehen im ganzen Rücken herum und im Kreuze, früh, im Bette; nach dem Aufstehen schmerzte der ganze Rücken dass sie sich kaum rühren konnte, unter Mattigkeit in den

Gliedern, Abneigung vor Essen und Arbeit, mit Schauder, Frost und Durstlosigkeit.

Stiche im Rücken, in der linken Nieren-Gegend.

Stechen in der linken Seite des Rückens.

Stiche im Rücken, zwischen den Schulterblättern.

Stiche im rechten Schulterblatte, beim Schnauben, Räuspern und tief Athmen.

425 Einige heftige Stiche im Rücken.

Grosse Schwäche im ganzen Rückgrate.

Stechen im Halse, beim Wenden des Kopfes, bis ins Ohr.

Einzelne feine Stiche am äussern Halse und hinter den Ohren, wie Flohstiche.

Kneipen, rechts neben dem Schildknorpel.

430 Zerschlagenheits-Schmerz der Hals-Muskeln, mit Schmerz im Halse, beim Schlingen, wie von innerer Geschwulst.

Zerschlagenheits-Schmerz im Nacken beim Zurückbiegen des Kopfes.

Viele kleine, schmerzlose Blüthen im Nacken und an beiden Seiten des Halses. *(Fr. H.)*

Die Achselhöhl-Drüsen schwären und eitern.

Schmerz wie eine Last auf der Achsel.

435 Die Achsel schmerzt beim Heben des Armes.

Zieh-Schmerz in den Achseln.

Feines Reissen in der linken Achsel.

Verrenkungs-Schmerz in der Achsel.

Im Arme linker Seite hie und da etwas Zucken.

440 Zerschlagenheits-Schmerz beider Arme.

Grosse Ermüdung beider Arme.

Eingeschlafenheit des Armes, auf dem er gelegen hatte, Nachts.

Im Oberarme linker Seite, Zieh-Schmerz.

Zerschlagenheits-Schmerz der Oberarm-Röhren.

445 Die Ellbogenbeuge schmerzt äusserst heftig beim Ausstrecken des Armes.

Druck-Schmerz, oder wie zerstossen, in der Ellbogenspitze, bloss bei Bewegung, nach starkem Gehen; im Freien verging es.

Arges Jücken in der Ellbogen-Beuge.

In den Vorderarmen, ein schmerzhaftes Ziehen in den Beuge-Flechsen.

Ziehendes Reissen in den Streck-Muskeln der Vorderarme und der Finger.

450 Quetschungs-Schmerz auf einer kleinen Stelle am Unterarme.
Bohrend drückender, durch Berührung erhöhter Wundheits-Schmerz im Innern des Vorderarmes und über dem Handrücken, nach Mitternacht; weniger am Tage.
Die Handwurzel ist schmerzhaft.
Hitz-Empfindung im Handteller und der Handwurzel.
Brennen der Hände, öfters.
455 Hitze, Röthe und Geschwulst der einen Hand, mit unerträglichem Verstauchungs-Schmerze bis in den Arm hinauf, bei Bewegung.
Geschwulst der rechten Hand.
Unfestigkeit der Hände und Zittern derselben beim Schreiben.
Schweissige, kalte Hände.
Schuppiger Ausschlag auf den Händen.
460 Jücken und rauhe, trockne, riebige Haut auf den Händen.
Anhaltendes, dumpfes Jücken in den Handtellern.
Kleiner, grieseliger Ausschlag auf der Hand und Handwurzel, mit Jücken.
Die Finger sind leicht ausrenkbar; beim Anstämmen derselben mit ausgespreizter Hand überknicken sie.
Stiche in dem einen Finger, wie von Nadeln.
465 Eine Fressblase am vordern Gelenke des Daumens ohne Empfindung; bloss beim Aufdrücken sticht es drin.
Arges Jücken neben dem Nagel des linken Zeigefingers, als wollte ein Fingerwurm entstehen.
Kriebeln in den Finger-Spitzen.
Geschwulst der Finger beider Hände, mit Steifigkeit beim Liegen.
Geschwulst aller Finger, mit Spannen bei Bewegung.
470 Geschwulst der Gelenke der Finger mit gichtischem Schmerze.
Die Hinterbacken und der hintere Theil der Oberschenkel schmerzen im Sitzen.
Ein rother, jückender Knollen oben an der linken Hinterbacke.
Zwei Blutschwäre auf der einen Hinterbacke.
Das Hüft-Gelenk schmerzt wie verrenkt, beim Gehen im Freien.
475 Wundheit in der Falte zwischen Hodensack und Oberschenkel.
Wundheit und Feuchten in der Falte zwischen Hodensack und Oberschenkel.
Starker Schweiss oben, zwischen den Beinen.

In den Beinen, Nachts, eine schmerzhafte Spannung, die nicht schlafen lässt.

Reissender Schmerz im Ober- und Unterschenkel, wie von allzugrosser Ermüdung, auch in der Ruhe.

480 Unruhe in den Beinen, dass sie sie hin und her bewegen muss, am Tage in der Ruhe.

Kriebelnder Schmerz im Beine, der es ganz krumm zog; am meisten im Gehen und Stehen.

Schwere der Beine.

Reissen in der linken Hüfte (beim Entkleiden.)

Schmerz im Hüft-Gelenke beim Gehen im Freien.

485 Im Oberschenkel rechter Seite, reissender Schmerz. (sogleich.)

Beim Sitzen, Reissen im Oberschenkel, und taubes, kriebelndes Gefühl darin, fast wie eingeschlafen.

Zerschlagenheits-Schmerz in den vordern Oberschenkel-Muskeln.

Zerschlagenheits-Schmerz quer durch die Mitte der Oberschenkel.

Klamm in den Oberschenkel- und Becken-Muskeln, wenn der Oberschenkel herauf gezogen wird.

490 Jählinger Mattigkeits-Schmerz im Oberschenkel, während des Gehens, dass er nicht weiter gehen kann.

Im Knie, Klamm.

Druck-Schmerz in der Kniekehle, bei Bewegung.

Stich-Schmerz, öfters des Tages im rechten Knie.

Reissen an der Aussen-Seite des Knie-Gelenks, auch in der Ruhe, wie nach allzugrosser Anstrengung und Ermüdung.

495 Zerschlagenheits-Schmerz im Knie.

Schmerz, wie zerbrochen, im Knie.

Geschwulst des Kniees.

Jückende Blüthen um das Knie.

Arges Jücken an der Inseite des Kniees.

500 Im Unterschenkel, unter dem rechten Knie, ein krampfhafter Zieh-Schmerz, beim Gehen.

Klamm der Waden, nur beim Biegen der Kniee.

Klamm-Schmerz in den sämmtlichen Unterschenkel-Muskeln, im Gehen, der das Fortschreiten sogleich unmöglich macht.

Klamm in den Waden.

Unruhe in den Unterschenkeln, er muss sie ausgestreckt halten.

505 Unruhe in den Unterschenkeln zuweilen, dass er sie nicht still halten kann.

Hepar sulph. calc.

Reissen in der Achillsenne, bei Liegen im Bette; und beim Gehen, ein Stich darin.
Grosse Müdigkeit in den Unterschenkeln, vorzüglich beim Steigen.
Eingeschlafenheit des linken Unterschenkels, früh im Bette, und Schwere, wie Blei.
Rothlauf am (kranken) Unterschenkel.
510 Die Füsse sind in den Sohlen schmerzhaft empfindlich beim Gehen auf unebnen Steinen.
Druck-Gefühl unter der Ferse, beim Gehen, als sei unter ihr ein Steinchen.
Klamm in den Füssen.
Klamm zwischen der grossen Zeh und der Ferse.
Klamm in den Fusssohlen und Zehen.
515 Steifheits-Gefühl im Fuss-Gelenke, mit einer Empfindung von Taubheit und Bollheit daran.
Schmerz im Fuss-Gelenke wie unterschworen.
Reissender Schmerz im Fusse Nachts.
Reissen und Ziehen in den Fusssohlen.
Stiche auf dem Fussspanne.
520 Jückende, heftige Stiche auf dem Fussrücken bei der Wurzel der Zehen.
Schmerz, wie nach Stoss oder Schlag, zum Schreien heftig, Abends, nach unruhigem Schlafe und Wenden im Bette, auf der äussern Seite des Fusses, auf der er gelegen hatte; bloss Befühlen und Streichen mit dem Finger linderte den Schmerz, aber beim Bewegen.
Schmerz, wie vertreten, anfallsweise, im Fuss-Gelenke, im Gehen, dass er augenblicklich nicht weiter fortschreiten kann.
Schmerz, wie zerbrochen, im rechten Fuss-Gelenke, im Gehen.
Knacken im Fuss-Gelenke.
525 Kriebeln in den Fusssohlen.
Anhaltendes, dumpfes Jücken in den Fusssohlen.
Kitzel in den Fusssohlen.
Harter Druck, wie von einem kleinen Steinchen, an der Ferse, beim Gehen.
Nadel-Stechen in beiden Fersen.
530 Brennender Schmerz in den Füssen, besonders auf dem Fussrücken, früh, im Bette.

Brennen in den Fusssohlen, früh im Bette; sie muss sie bloss legen.

Ein ziehender Brenn-Schmerz in den Füssen, bis an die Knöchel, Abends im Bette.

Geschwulst der Füsse um die Knöchel, mit Schwerathmigkeit.

Kälte der Füsse, am Tage.

535 Kalte, schweissige Füsse.

Frostbeulen an den Füssen, welche aufbrechen, mit so grosser Empfindlichkeit der Stelle nach dem Zuheilen, dass sie keinen Schuh anziehen kann.

In der grossen Zehe, Reissen, schlimmer im Gehen, als im Stehen.

Ein starker Stich an der grossen Zehe hin.

Spitziges Stechen in dem fleischigen Theile an der rechten kleinen Zeh.

540 Durchdringende Stiche in der harten Haut an der kleinen Zeh.

Kriebeln in den Zehen.

Kriebelndes Jücken der Zehen, vier Nächte über.

Ein brennendes Jücken an den Zehen.

Der Nagel der grossen Zehe schmerzt heftig, fast geschwürartig, bei geringem Drucke.

545 Das Hühnerauge, bisher schmerzlos, fängt bei geringem äusserem Drucke an brennend und stichartig zu schmerzen.

Aeusserste Empfindlichkeit und Erregbarkeit der Nerven an verschiednen Theilen, z. B. an der Nasen-Scheidewand.

Grosse Nerven-Reizbarkeit: jeder Eindruck auf Körper oder Gemüth erregt das Nervensystem bis zu einer Art innern Zitterns.

Zieh-Schmerz in den Gliedern, mit lähmiger Empfindung, vorzüglich in den Ober- und Unterschenkeln.

Zieh-Schmerz in den Gelenken der Achseln, der Hüften und vorzüglich der Knie.

550 Zieh-Schmerz in der Magen-Gegend und im Rücken.

Stiche in den Gelenken, bei Ruhe und Bewegung.

Die Schmerzen sind Nachts am schlimmsten.

Erhöhung der Schmerzen im nächtlichen Fieber, vorzüglich im Froste.

Empfindlichkeit gegen freie Luft, mit Frostigkeit und öfterer Uebelkeit.

555 Schon wenige Durchnässung des Körpers verursacht ihm schmerzhaftes Klopfen hie und da.

Beim Gehen im Freien, Zittern in den Knieen, mit Aengstlichkeit, Hitze am ganzen Körper und Brennen der Sohlen.
Vormittags, mehrmaliger Schauder über und über, in freier Luft.
Feines, stichlichtes Jücken.
Anhaltendes, dumpfes Jücken in der Sohle und dem Handteller.
560 Brennendes Jücken am Körper, vorzüglich früh, beim Aufstehen, mit weissen Blasen nach Kratzen, die weisse Flüssigkeit ergiessen und bald darauf vergehen.
Ausschlags-Blüthen von der Grösse einer Erbse, hie und da am Körper.
Nessel-Blasen, z. B. am Hand-Gelenke.
Aufgesprungene Haut und Schrunden in Händen und Füssen.
Unheilsame, süchtige Haut; selbst geringe Verletzungen fassen Eiter und schwären.
565 Der mit einem Geschwür behaftete Theil (Unterschenkel), kann eine hängende Lage nicht ertragen.
Fressender Schmerz im Geschwüre.
Ein juckendes Fressen im Geschwüre.
Starke Stiche im Geschwüre, beim Lachen.
Brennen und Klopfen im Geschwüre, Nachts.
570 Entzündung des leidenden Theiles.
Sauer riechender Eiter des Geschwüres.
Bluten des Geschwüres selbst bei gelindem Abwischen.
Die Warze entzündet sich und es sticht darin, als ob es schwären wollte.
Gelbliche Haut und gelbe Gesichts-Farbe.
575 Gelbsucht-Anfall mit blutrothem Harne und gelblichem Augenweiss.
Abmagerung mit Frösteln im Rücken, Röthe der Wangen.
Schlaflosigkeit, sehr angegriffnem Kehlkopfe, heiserer, matter Stimme, Angst, Bangigkeit und höchster Reizbarkeit, wie bei einem Zehrfieber.
Grosse Schwere im Körper; er weiss nicht wo es ihm fehlt.
Es liegt ihr in allen Gliedern, als werde sie Schnupfen bekommen.
Mattigkeit und Zerschlagenheit in allen Gliedern.
580 Sehr müde und träge, früh, nach dem Erwachen, dass sie kaum aus dem Bette aufstehen kann.
Mattigkeit, früh, nach Aufstehen aus dem Bette, dass sie

kaum aufrecht stehen konnte, anhaltend, mit Schläfrigkeit, den ganzen Tag.

Er bleibt früh lange im Bette liegen, müde und schlummernd.

Früh, im Bette, Ermüdung, Unruhe in den Unterschenkeln und Nasen-Verstopfung.

Sehr müde und schwer im Körper, früh, beim Aufstehen aus dem Bette, nach gutem Schlafe.

585 Grosse Mattigkeit und Herzklopfen, früh, beim Erwachen.

Grosse Mattigkeit, Abends, mit Abspannung und Herzklopfen.

Mattigkeit beim Gehen im Freien, nach Tische, mit Dehnen in allen Gliedern, wie vor einem Wechselfieber-Anfalle; bei weiterem Gehen kalter Schweiss und Abends im Bette Hitz-Gefühl, das ihn erst um 2 Uhr einschlafen liess.

Plötzliche starke Ohnmacht, gegen Abend bei geringem Schmerze.

Viel Recken, Strecken und Dehnen jeden Tag.

590 Oftes Gähnen, wovon es ihm in der Brust schmerzt.

Unaufhörliches Gähnen von früh bis Mittag.

Grosse Schläfrigkeit gegen Abend, mit öfterem starken, fast konvulsivischen Gähnen, dass er sich kaum enthalten kann, sich niederzulegen.

So schläfrig und müde, Abends, dass er sitzend einschlief.

Grosse, unüberwindliche Schlafmüdigkeit, Abends; er muss sich gleich nach dem Abend-Essen legen und schläft bis früh.

595 Schweres Einschlafen, und unruhiger Schlaf.

Schlaflosigkeit nach Mitternacht.

Keine Nacht Schlaf, nur Schlummern.

Uebermenge von Gedanken lässt ihn nach Mitternacht nicht schlafen.

Nach lebhafter Abend-Unterhaltung kann er die ganze Nacht nicht schlafen.

600 Bei langem dämischen Schlafe wälzten sich beständig Gedanken von seiner Arbeit im Kopfe, als wenn Wolken hindurchzögen.

Mehrtägiger Schlummer-Schlaf mit steten Träumen von Tages-Geschäften und vielen Gedanken, die wie Wolken durch das Gehirn zogen; er wachte zuweilen etwas auf, nicht unheiter, gab richtige Antworten, befriedigte seine Bedürfnisse und schlief gleich wieder fort.

Allzu langer, dumpfer Schlaf, und darauf eingenommen im Kopfe, wie voll und dämisch, mit Druck in den Schläfen,

Beschwerden wie von Magen-Verderbniss, Aufstossen nach
dem Geschmacke des Genossenen und Kratzen im Halse,
als wolle ranziger Sod entstehen,
Träume voll Zank.
Aergerliche Träume.
605 Viele Träume gleich beim Einschlafen und ängstlich die
ganze Nacht hindurch, ohne aufzuwachen.
Träume von gefährlichen Dingen, Schreck und Aengstigung.
Aengstliche Träume, mit Schweiss im Rücken beim Erwachen.
Traum, als werfe er Eiter und Blut aus.
Aengstliche Träume von Feuersbrunst; er wollte stürzen u. s. w.
610 Träume von Entfliegen einer Gefahr.
Träume von Schiessen-Hören.
Schwere Träume, wovon nach dem Erwachen noch Furcht
zurückbleibt.
Beim Einschlummern heftiges Erschrecken, auch nach
dem Essen.
Vor Mitternacht sprang er voll Aengstlichkeit aus dem Schlafe
auf, rief um Hülfe und es war, als wenn er keinen Athem
kriegen könne.
615 Nach dem Niederlegen, Abends 10 Uhr, grosse Aengstlichkeit und Unruhe im ganzen Körper, mit schmerzhaftem
Aufzucken der Beine, die sie etliche Stunden lang oft hin
und her bewegen musste; zwei Abende nach einander.
Nachts, Unruhe in den Beinen, mit Zittern derselben.
Nächtliche Uebelkeit und Erbrechen.
Sie wacht um Mitternacht mit einem Kitzel in der Kehle auf,
der sie zum Husten und Auswerfen zwingt.
Er erwacht oft Nachts mit Erektion und Harndrang.
620 Nachts, Klamm im Oberschenkel, bis zum Fusse.
Früh, im Bette, Wadenklamm.
Beim Erwachen, Nachts, findet er sich, sonst stets auf der
rechten Seite zu schlafen gewohnt, immer auf dem Rücken
liegend.
Nachts schmerzt die Seite, auf der er liegt, ihn nach und
nach unleidlich; er muss sich umwenden.
Blut-Wallung lässt ihn Nachts nicht schlafen.
625 Nachts, Schlaflosigkeit und stundenlanger Fieberfrost, dass
er sich nicht erwärmen kann; ohne Hitze darauf.
Frostigkeit der Arme und Beine, früh.
Frostigkeit; sie sucht die Ofenwärme. *(Stf.)*

Frostigkeit mit öfterer Uebelkeit und Empfindlichkeit gegen freie Luft.

Frostigkeit im Freien: ein unangenehmes schmerzhaftes Gefühl drückt sie ganz nieder, dass sie krumm gehen muss. *(Stf.)*

630 Frost-Schauder.

Oeftere Schauder bis auf den Kopf, wo die Haare bei Berührung wehthaten.

Schüttelfrost, eine Stunde lang. (n. 10 Min.)

Starker Frost, alle Abende um 6, 7 Uhr, ohne Hitze darauf.

Abends 8 Uhr, starker Frost mit Zähne-Klappen, eine Viertelstunde lang, mit Kälte der Hände und Füsse, dann Hitze mit Schweiss, vorzüglich an Brust und Stirne, mit geringem Durste.

635 Nachts, 2 Uhr erwacht er mit Fieber-Schauder, heisser, trockner Haut; von Zeit zu Zeit Frost-Schauder vom Nacken den Rücken herab, und über die Brust; darauf einiger Schlaf, aus dem er in gelindem Schweisse erwacht, mit pressendem Schmerze im Rücken, so wie in und neben den Hüften und im Bauche, bei Brecherlichkeit.

Abends, 6 Uhr, Fieber, abgespannt, matt, langsamer Puls, Frost. (n. 30 St.)

Nächtlicher Fieber-Frost, dass er sich nicht erwärmen kann, ohne Hitze darauf.

Beim nächtlichen Fieber-Froste erhöhen sich die vorhandenen Schmerzen.

Frösteln im Rücken, bei Röthe der Wangen, Schlaflosigkeit, sehr angegriffner Kehlkopf; heisere matte Stimme, Angst, Bangigkeit, höchste Reizbarkeit und Abmagerung, wie in einem Zehrfieber.

640 Fieber; bald Frost, bald, mit Lichtscheu, Hitze.

Fieber, früh; erst Bitter-Geschmack im Munde, dann nach einigen Stunden, Frost mit Durst; eine Stunde darauf, viel Hitze mit unterbrochnem Schlafe; was Alles denselben Tag noch zweimal zurückkehrte.

Brennende Fieber-Hitze mit fast unauslöschlichem Durste, peinigenden Kopfschmerzen und leisem Irre-Reden, von Nachmittags 4 Uhr an, die Nacht durch, drei Abende nach einander. *(Hintze.)*

Nachts, trockne Hitze des Körpers mit schweissigen Händen, welche keine Entblössung vertragen.

Fieber mit starkem, oft wiederholtem Erbrechen grünen,

höchst scharfen Wassers und zähen Schleimes, unter fortwährenden Uebelkeiten. *(Hinze.)*
645 Schweiss-Ueberlaufen öfters, über den ganzen Körper, nur augenblicklich und ohne Hitze.
Leichtes Schwitzen bei jeder selbst geringen Bewegung.
Er schwitzt schon, wenn er nur einige Zeilen schreibt.
Starker Schweiss, Tag und Nacht. *(Fr. H.)*
Nachts, Schweiss von Mitternacht an, dann Frost noch im Bette und nach dem Aufstehen; alle Morgen.
650 Nacht-Schweiss.
Nacht-Schweiss um Mitternacht, vorzüglich auf dem Rücken.
Nacht-Schweiss, gleich nach dem Niederlegen, vorzüglich am Kopfe, dass der Schweiss wie Perlen auf dem Gesichte stand.
Nacht-Schweiss vor Mitternacht.
Nacht-Schweiss am ganzen Körper, während des Wachens.
655 Nachts, starke Schweisse, die meisten Nächte, oder wenigstens anhaltende Ausdünstung.
Schweiss nach Mitternacht, im Bette.
Früh starker Schweiss am ganzen Körper.
Früh starker, anhaltender Schweiss, bloss am Kopfe.
Widrig riechendes, anhaltendes Dünsten des Körpers.
660 Sauer riechender heftiger Schweiss, Nachts.
Klebriger, heftiger Schweiss die Nacht.

Jodium. Jode, Jodine.

Sie wird aus verschiednen Arten Tang (*fucus*, Meer-Grass) dadurch erhalten, dass man die Asche derselben auslangt, die die krystallisirbaren Salze darin zum Anschiessen bringt, die übrig bleibende, unkrystallisirbare, aus Jode-Natrum bestehende Lauge aber abdampft und mit starker Schwefelsäure gemischt in Wärme stehen lässt, um alle Kochsalzsäure daraus zu verflüchtigen, dann Braunstein zusetzt und die Masse in einem Kolben stärker erhitzt, wodurch sich die Jode abscheidet, sich als violettblauer Dampf erhebet und oben an den Wänden des Geschirrs zu gedachten, bläulicht-braunen Schuppen oder Blättchen verdichtet.

Von diesen wird ein Gran zur homöopathischen Kraft-Entwickelung auf dieselbe Weise bis zur dreissigsten Potenz bereitet, wie von den trocknen Arzneikörpern zu Ende des ersten Theiles angegeben worden ist.

Selbst in den höhern und höchsten Dynamisations-Graden ist die Jode eine sehr heroische Arznei, die alle Vorsicht eines guten homöopathischen Arztes in Anspruch nimmt, während er sie von allöopathischen Händen gemissbraucht, häufig die grössten Zerstörungen an Leib und Leben der Kranken anrichten sieht.

Vorzüglich that sie Dienste, wenn folgende Zustände zugleich mit zugegen waren:

Früh-Duseligkeit; Pochen im Kopfe; Shründen der Augen; Sumsen vor den Ohren; Schwerhörigkeit; Belegtheit der Zunge; Merkurial-Speichelfluss; Uebler, seifiger Geschmack; säuerliches Aufstossen mit Brennen; Sodbrennen, nach schweren Speisen; Heisshunger; Uebelkeiten; Blähungs-Versetzung; Leib-Auftreibung; Stuhl-Verstopfung; Nacht-Harnen; Verzögerte Regel; Husten; Alter Früh-Husten; Schweräthmigkeit; Aeussere Hals-Geschwulst; Mattigkeit der Arme, früh im Bette;

Einschlafen der Finger; Verkrümmung der Knochen; Dürre der Haut; Nacht-Schweiss.

Die Namens-Verkürzungen meiner Mit-Beobachter sind: *Gff.* — Dr. *Aug.* Freiherr *v. Gersdorff*; *Gr.* — Dr. *Gross*; *Htb.* nnd *Trs.* — DD. *Hartlaub* u. *Trinks* in ihrer reinen Arzneimittel-Lehre, und *S.* — *(Schreter?)*

J o d i u m.

Niedergeschlagenheit. *(Künzli,* über d. Jod. Winterth. **1826**; *Matthey* in Gilberts Annal. **1821**; *Gairdner*, Essay on the eff. of Jod. u. s. w.; *Richter;* spec. Arzneim.-Lehre.)
Düstere Gemüthsstimmung. *(S.)*
Trübe, melancholische Stimmung. *(Perrot,* in med. Annal. *v. Pierer*, **1821**. Hft. IX.)
Hypochondrische Stimmung. *(Gairdner.)*
5 Traurigkeit. *(Kolley,* in Hufel. Journ. **1824** Febr.)
Sehr verstimmt und empfindlich, die ganze Verdauungszeit hindurch, von Mittag bis Abend, mit dem beklemmenden Gefühle im Halse und der Brust, als wenn einem das Weinen nahe ist. *(Gff.)*
Beklommenheit. *(Htb; Gräfe,* Journ. f. Chir. u. Augenheilkunde.)
Stete Neigung zum Weinen. *(Perrat.)*
Bald Weinerlichkeit, bald Neigung zum Frohsein. *(Voigt,* Pharmak. **1828**.)
10 Bangigkeit, nach einiger Handarbeit, die im Sitzen vergeht.
Angst. *(Gairdner; Künzli; Richter; Gräfe; Kolley.)*
Beängstigung. *(Massalieu* in Rust's Magazin, XIV, p. **379**.)
Grosse Angst. *(Neumann,* in Hufel. Journ. LV. St. **1**.)
Grosse Angst und Beklemmung. *(Gairdner.)*
15 Beängstigung und Beklommenheit der Brust. *(Voigt.)*
Angst und Niedergeschlagenheit; die Kranken beschäftigen sich meist mit der Gegenwart. *(Gärdner.)*
Unruhige Beweglichkeit; sie läuft unaufhörlich herum und kommt nicht zum Sitzen, schläft auch nicht die Nacht, so dass man sie für verrückt halten muss. *(Gr.)*
Unruhe, die den Körper in beständiger Thätigkeit erhält. *(Kolley.)*
Unruhe. *(Gräfe;* Med. chir. Zeit. **1825**. Bd. **1**, p. **310**.)

Jodium.

20 Widerwille gegen still Sitzen.
Er befürchtet bei jeder Kleinigkeit, dass dieses oder jenes Uebel daraus entstehen könne.
Muthlosigkeit. *(Künzli)*.
Muthlosigkeits- und Verzagtheits-Gefühl, das, sehr niederdrückend, auch während der Schmerzen fortdauert. *(Gairdner.)*
Widerwille gegen Arbeit.
25 Er fühlt sich zu Allem unfähig.
Das phlegmatische Temperament hat sich verloren; sie ist blühend, stärker und lebhafter geworden. *(Henning*, in Hufel. Journ. Bd. LVII, St. 3.)
Aergerlich, verdriesslich; man kann ihr Nichts recht machen. *(S.)*
Ungemein grosse Reizbarkeit zum Zorne.
Gesteigerte Empfindung und Reizbarkeit. *(Formey*, in Hufel. Journ. LII. St. 2.)
30 Empfindlichkeit gegen Geräusch.
Erhöhte Empfindlichkeit gegen äussere Eindrücke. *(Voigt.)*
Angegriffenheit des Gemüthes und Nervensystems. *(Voigt; Perrot.)*
Ungemeine Aufregung des Nervensystems. (Hufel. Journ. LVII, St. 6.)
Ausgelassen lustig und redselig, lässt sie Niemanden zu Worte kommen. *(Gr.)*
35 Täuschungen des Gefühls. *(Gairdner, Künzli, Richter.)*
Delirium. *(Neumann,* a. a. O.)
Starre, unbewegliche Gedanken. (d. 21 T.)
Eingenommenheit des Kopfes, die das Denken erschwert. *(Gff.)*
Eingenommenheit des Kopfes mit grosser Abneigung gegen ernsthafte Beschäftigung. *(Gff.)*
40 Eingenommenheit des Kopfes. *(Kolley.)*
Eingenommenheit des Kopfes, die aus dem Rücken den Nacken herauf zu ziehen scheint. *(Jörg*, Material. z. e. k. Heilm. Lehre. Leipz. 1825. Bd. 1.)
Eingenommenheit des Kopfes, die in drückenden Schmerz darin übergeht. (n. 1 St.) *(Jörg.)*
Leichte Benommenheit des Kopfes, mit Drücken in der rechten Stirn-Hälfte und grossem Hunger. (n. 1, 2 St.) *(Jörg.)*
Schwindel. *(Richter; Schmidt*, in Rust's Magazin, Bd. XVI. St. 3.)

Jodium.

45 Schwindel, vorwärts ziehend. *(S.)*

Schwindel mit Mattigkeit, früh. *(S.)*

Kopfschmerz. *(Perrat;* Med. chir. Ztg.)

Kopfschmerzen, so heftig, dass er ganz rasend wird. *(Kolley.)*

Flüchtiger, schnell verschwindender Schmerz im Hinterhaupte. *(Jörg.)*

50 Kopfschmerz bei warmer Luft, bei längerem Fahren oder stark Gehen.

Kopfschmerz in der Stirne und oben im Kopfe, welcher bei jedem Geräusch oder Gespräche sich verstärkt.

Kopfschmerz, als wenn ein Band fest um den Kopf gebunden wäre.

Kopfweh in der Stirne; das Gehirn wie zerschlagen, und äusserst empfindlich; der ganze Körper besonders die Arme kraftlos und wie gelähmt; er musste sich legen; dabei Aufstossen und schmerzhafte Empfindlichkeit des äusseren Kopfes bei Berührung; noch den folgenden Tag Eingenommenheit des Kopfes und Schmerzhaftigkeit des Gehirns bei Bewegung. (n. 26 T.)

Druck auf einer kleinen Stelle der Stirn, gerade über der Nasenwurzel. *(Gff.)*

55 Drückender Kopfschmerz, besonders in der linken Seite nach der Stirn hin, öfters wiederkehrend. *(Jörg.)*

Druck in der Scheitel-Gegend, 10 Minuten lang. *(Jörg.)*

Drückender Kopfschmerz, besonders in den Schläfen, abwechselnd vergehend und wiederkehrend. *(Jörg.)*

Drückender Schmerz im Hinterhaupte, mässig in der Ruhe, heftig bei Bewegung, und endlich in grosse Wüstheit des Kopfes übergehend. (d. 1 T.) *(Jörg.)*

Drückender Kopfschmerz über den Augen, gegen Abend. *(S.)*

60 Heftiger Druck-Schmerz an der untern Fläche des Hinterhauptes, Nachmittags im Freien. *(Jörg.)*

Ein scharfer Druck-Schmerz, links, oben über der Stirne. *(Gff.)*

Ein ziehendes Drücken in der linken obern Kopf-Hälfte bis in die Schläfe. *(Gff.)*

Drückender und zuweilen stechender Kopfschmerz. *(Jörg.)*

Ziehender Schmerz in der linken Kopf-Seite, bis in die Zähne. *(S.)*

65 Reissen, erst in der linken, dann in der rechten Schläfe-Gegend, fast zu gleicher Zeit. *(Gff.)*

Jodium.

Reissender Kopfschmerz über dem linken Auge und in der Schläfe. *(S.)*
Ein drückendes Reissen rechts über der Stirne. *(Gff.)*
Stiche im Hinterkopfe, durch Liegen gebessert.
Stiche, oben auf dem Kopfe. (n. 3 T.)
70 Pochen in der Stirn, ohne Schmerz.
Klopfen im Kopfe bei jeder Bewegung. (n. 24 St.)
Blutdrang nach dem Kopfe. (Hufel. Journ.)
Blutdrang nach dem Kopfe wird vermehrt bei denen, die dazu geneigt sind. *(Kolley.)*
Blutdrang nach dem Kopfe, und darauf, Nachmittags 2 Uhr, ein halbstündiger Kopfschmerz, der um 5 Uhr wiederkehrt. *(Jörg.)*
75 Aeusserer Kopfschmerz in der Stirne, wie unterköthig.
Beissendes Wundheits-Gefühl rechts am Hinterhaupte, über dem Ohre, nach hinten zu, in der Haut. *(Gff.)*
Die Haare fallen aus.
Starkes Ausfallen der Haare. *(S.)*
Augenschmerz in den Höhlen der Augen. (Med. Chir. Ztg.)
80 Drücken in den Augen, als wenn Sand darin wäre. *(S.)*
Druck in den Augen. *(Gff.)*
Spannen über dem rechten Auge, mit etwas entzündeten Augen. *(S.)*
Reissen um das rechte Auge herum, besonders unter demselben.
Stiche im obern Theile des linken Augapfels.
85 Schneidende Stiche im linken Auge, gegen den äussern Winkel hin.
Jücken in den Augenwinkeln.
Jücken an den Augenlidern. *(S.)*
Röthe und Geschwulst der Augenlider, mit nächtlichem Zukleben. *(S.)*
Entzündete Augen.
90 Wässrichte, weisse Geschwulst der Augenlider. (Hufel. Journ.)
Schmutzig gelbes, mit Adern durchzogenes Augenweiss. *(S.)*
Mattigkeits-Gefühl um die Augen, als wenn sie tief lägen, besonders Nachmittags. *(Gff.)*
Thränen der Augen. (Hufel. Journ.; *Künzli.*)
Thränen-Fluss. *(Kolley.)*
95 Zucken in den Augen. (n. etl. St.)
Stetes hin und her Zucken des untern Augenlides.
Zittern der Augenlider. *(Künzli.)*

Trübheit des Gesichtes. (Med. chir. Zeit.)
Das Licht erscheint ihr matter und undeutlicher. (S.)
100 Die Gegenstände erscheinen ihr, wie durch einen Flor. (S.)
Verdunkelung des Gesichtes. (*Gairdner; Künzli; Richter.*)
Schwäche der Sehkraft. (*Formey, Schneider; Voigt.*)
Geschwächte, verminderte Sehkraft. (Hufel. Journ.)
Zuweilen sieht sie die Sachen vervielfältigt und kann sie nicht deutlich erkennen. (S.)
105 Dunkle Ringel schweben vor den Augen nieder, seitwärts und nahe bei der Sehe-Richtung. (n. 16 St.)
Flimmern vor den Augen zuweilen. (S.)
Eine feine Nätherei kann sie nicht verfertigen, weil ihr die Stiche flimmern. (S.)
Funken vor den Augen. (S.)
Feurige, krumme Strahlen fahren seitwärts der Sehe-Richtung häufig herab und auch, in kleiner Entfernung vom Gesichts-Punkte, rings um das Auge herum, doch mehr aufwärts. (n. 24 St.)
110 Ohren-Zwang im linken Ohre. (*Gff.*)
Zwängen im rechten Ohre. (*Gff.*)
Reissendes Drücken im Grübchen unter dem rechten Ohre und daneben am Halse. (*Gff.*)
Ein kleiner gelber Schorf an der Ohrmuschel. (*Htb.*)
Empfindlichkeit des Gehöres gegen Geräusch. (d. 4 T.)
115 Schwerhörigkeit. (*Gairdner; Künzli; Richter.*)
Getöse, öfters, im rechten Ohre, wie in einer Mühle. (S.)
Die Nase schmerzt in ihrem untern Theile beim Schnauben ohne Schnupfen. (*Gff.*)
Jückendes Stechen, vorn an der Scheidewand der Nase.
Ein rother, brennender Fleck an der Nase, unter dem Auge. (S.)
120 Eine jückende Erhöhung auf der Nase.
Ein kleines Grindchen im rechten Nasenloche. (S.)
Bluten der Nase, beim Ausschnauben derselben. (S.)
Starkes Nasen-Bluten. (*Htb.*)
Die Gesichts-Farbe wird verändert. (*Künzli.*)
125 Blasses, zusammengezogenes Gesicht. (*Gairdner.*)
Blässe des Gesichtes. (*Kolley; Künzli.*)
Blässe des Gesichtes von langer Dauer. (*Coindet*, in Hufel. Journ.)
Bleiches (geisterähnliches?) Ansehen. (*Trs.*)

Jodium.

Gelbe Gesichts-Farbe. *(Rust's Magaz.; Neumann.)*
130 Die gelbe Gesichts-Farbe nimmt ab und wird weisser. (Heilwirkung.) *(Htb.)*
Braunwerden des früher gelben Gesichtes, so schnell, dass in wenigen Tagen die Haut einer 28jährigen Frau wie geräuchert aussah. *(Vogel.)*
Entstellung der Gesichts-Züge. *(Baup, in Hufel. Journ.)*
Veränderte Gesichts-Züge. *(Hufel. Journ.)*
Eingefallne Augen. *(Trs.)*
135 Zuckungen der Gesichts-Muskeln. *(Hufel. Journ. — Schmidt.)*
Eiter-Geschwür am linken Backen mit Geschwulst der umliegenden Drüsen und einem festen Knoten an der Geschwür-Stelle, der sich nur langsam zertheilte; bald darauf noch ein zweites Geschwür neben dem ersten, das aber schneller heilte. *(Htb.)*
Drückender Schmerz im rechten Oberkiefer. *(Gff.)*
Die Unterkiefer-Drüsen schwellen an, ohne Schmerz. (d. 2 T.) *(Htb.)*
Zahnweh drückenden Schmerzes, bald hier, bald dort, rechts und links, in den Backzähnen. *(Gff.)*
140 Klemmendes Zahnweh in den rechten hintersten Backzähnen. *(Gff.)*
Ziehender Schmerz in den Zähnen der rechten Seite, gegen das Ohr hin, mit Stechen verbunden. *(S.)*
Ein schneidendes Ziehen und Wundheits-Gefühl, bald links, bald rechts, in den Wurzeln oder dem Zahnfleische der untern Schneidezähne. *(Gff.)*
Lockerheits-Schmerz in den Zähnen und dem Zahnfleische, beim Essen.
Die Zähne sind früh mit mehr Schleim überzogen, gelber gefärbt und werden durch schwache Pflanzen-Säuren schneller stumpf. *(Jörg.)*
145 Das Zahnfleisch ist schmerzhaft beim Berühren.
Rötheres Zahnfleisch. *(Jörg.)*
Entzündung und Geschwulst des Zahnfleisches. *(Med. chir. Ztg.)*
Bluten des Zahnfleisches. *(Gff.)*
Geschwür am Zahnfleische eines untern hohlen Backzahnes, mit Geschwulst des Backens bis unter das Auge.
150 Im Munde erscheinen Bläschen von Zeit zu Zeit, mit Anschwellung des Zahnfleisches. *(Htb.)*

Schwämmchen im Munde, mit Speichelfluss. *(Voigt.)*
Kleine Erhöhungen an der Inseite des rechten Backens, an=
fangs nur beim Befühlen etwas drückend wund schmerzend;
nach einigen Tagen geschwürartig stechend und schneidend,
besonders beim stark Oeffnen des Mundes, beim Essen
und laut Lesen, mit Entzündung der Umgegend. *(Gff.)*
Die Drüsen an der Inseite der Backen sind so empfindlich
schmerzhaft, als wenn man scharfen Essig im Munde hätte.
(Htb.)
Beissen und Zwicken an den Mandeln. (sogleich.) *(Jörg.)*
155 Fauliger Mund-Geruch, selbst früh, nüchtern, gleich nach
dem Ausspülen mit reinem Wasser. *(Gff.)*
Die Zunge ist lästig trocken. *(Richter.)*
Belegte Zunge. *(Trs.; Richter.)*
Mit dickem Ueberzuge belegte Zunge, von Farbe der ausge-
brochenen Stoffe. *(Gairdner.)*
Drücken in der linken Hälfte des Gaumens. *(Gff.)*
160 Geschwulst und Verlängerung des Zäpfchens am Gaumen,
mit vielem Speichel-Spucken.
Der Hals wird stark zusammengeschnürt. *(S.)*
Zusammenschnürungs-Gefühl im Schlunde. *(Perrat.)*
Quälende Zusammenschnürung des Halses. (Hufel. Journ.)
Verhinderung des Schlingens, beim (Wasser-) Trinken, als
wäre der Schlund zusammengeschnürt und zu kraftlos, das
Getränk herabzudrücken.
165 Vollheits-Gefühl im Halse. (d. 6 T.)
Schmerz in der Speiseröhre, der durch Druck auf den Kehl-
kopf sich mehrt. *(Richter.)*
Drückender Schmerz, rechts, im Innern des Halses, mehr
ausser dem Schlucken, als bei demselben.
Reissen im Halse, oberhalb des Kehlkopfes. *(Gff.)*
Stechen im Halse, wie im Kehlkopfe; auch beim Schlingen
etwas bemerkbar. *(Gff.)*
170 Kitzelndes Kriebeln im Halse, in der Gegend des Kehl-
kopfes, früh, im Bette. *(Gff.)*
Unangenehmes Kratzen im Schlunde, mit häufiger Speichel-
Absonderung. *(Jörg.)*
Brennen und Kratzen im Schlunde, schnell vorübergehend.
(Jörg.)
Brennen und Hitz-Gefühl im Schlunde. (Med. chir. Ztg.)
Entzündung des Schlundes und Geschwüre darin. *(Perrot.)*

Jodium.

175 Speichel-Absonderung vermehrt. (*Richter; Künzli; Voigt.*)
Vermehrte Speichel-Absonderung, die zu öfterem Ausspucken nöthigt, mehrere Tage lang. (*Jörg.*)
Oft viel wässrichter Speichel im Munde. (*Htb.*)
Geschmack im Munde sehr übel, vorzüglich bei ganz leerem oder ganz vollem Magen. (*Htb.*)
Abscheulicher Geschmack im Munde. (*Htb.*)
180 Salziger Geschmack im Munde. (d. 1 u. 2 T.) (*Jörg.*)
Bittrer Geschmack im Munde. (*Jörg.*)
Bitterer Geschmack, Nachmittags; die süssen Pflaumen schmecken ihr ganz bitter. (*S.*)
Säuerlicher, widriger Geschmack im Munde, den ganzen Tag, vorzüglich beim Tabakrauchen. (*Htb.*)
Süsser Geschmack auf der Zungen-Spitze. (d. 6 T.)
185 Durst. (*Baup; Künzli.*)
Viel Durst, Tag und Nacht. (n. 24 St.)
Sehr viel Durst, Tag und Nacht. (*Jörg.*)
Ungewöhnlicher, vermehrter Durst. (*Jörg; Neumann.*)
Heftiger Durst. (*Perrot.*)
190 Quälender Durst. (*Gairdner.*)
Appetit vermindert sich. (*Henning; Richter; Güden, in Hufel. Journ.*)
Verminderte Esslust. (*Helling* und *Suttinger* in Rust's Magaz.)
Mangel an Appetit. (*Neumann.*)
Gänzlicher Mangel der Esslust und des Schlafes. (Hufel. Journ.)
195 Vermehrte Esslust. (*Trs.; Künzli; Baup; Richter* und andere.)
Anhaltende Vermehrung der Esslust. (*Matthey; Coindet.*)
Ungewöhnlicher Hunger. (*Jörg.*)
Nagender Hunger. (n. 3 St.) (*Jörg.*)
Heftiger Hunger. (*Muhrbeck* in Hufel. Journ.)
200 Wilder Appetit. (*Baup.*)
Gefrässigkeit. (*Med. chir. Zeitg.*)
Bis zum Heisshunger gesteigerter Appetit. (*Voigt.*)
Heisshunger; sie ist nicht satt zu machen.
Heisshunger; sie möchte gleich nach der Mahlzeit wieder essen; auch ist ihr viel wohler, wenn sie sich recht satt gegessen hat. (*S.*)
205 Wenn er nicht alle 3, 4 Stunden etwas isst, wird es ihm bange; er darf aber nicht zu viel essen.

Die ganze Verdauung geht rascher und regelmässiger, bei gesunden Stühlen. *(Voigt.)*
Wechselnder Appetit, bald Heisshunger, bald keine Esslust. *(Voigt.)*
Grosse Schwäche der Verdauung. *(Göder; Massalieu; — Röchling in Rust's Magaz.)*
Nach dem Mittag-Essen, Schwäche-Gefühl und allgemeines Uebelbefinden. *(Gff.)*
210 Aufstossen. *(Htb.; Voigt.)*
Aufstossen mit dem Geruche der Arznei. *(Jörg.)*
Stetes leeres Aufstossen, von früh bis Abends, als verwandelten sich alle Genüsse in Luft.
Schlucksen. *(Matthey.)*
Wabblichkeit in der Herzgrube, alle Tage, was aufs Essen verging, es lag schwer über dem Magen.
215 Uebelkeiten. *(Gräfe; Henning; Perrot.)*
Uebelkeit, früh, gleich nach dem Aufstehen, mit krampfhaftem Magen-Schmerze. *(S.)*
Brech-Neigung. *(Voigt.)*
Brecherlichkeit, in Anfällen, mit Sodbrennen, bei Gefühl, wie von verdorbnem Magen.
Erbrechen. *(Künzli; Matthey, und Andere.)*
220 Gewaltsames Erbrechen. *(Gairdner.)*
Heftiges unaufhörliches Erbrechen. *(Trs.)*
Hartnäckiges Erbrechen, das besonders nach dem Genusse von Speisen sich leicht wieder einstellt. *(Gairdner.)*
Unaufhörliches Erbrechen mit Durchfall. *(Gairdner.)*
Gelbliches, salziges Erbrechen. *(Htb.)*
225 Gall-Erbrechen. *(Htb.; Voigt.)*
Gall-Absonderung vermehrt. *(Richter.)*
Vermehrte Absonderung des Magen- und Bauch-Speicheldrüsen-Saftes. *(Richter.)*
Magen-Leiden mit Leib-Verstopfung. *(Trs.)*
Schmerzen im Magen. *(Künzli, Richter, u. A.)*
230 Schmerzen oberhalb des Magens. *(Orfila, Toxicol. II.)*
Weh im Magen, früh; nach Aufstossen vergehend. *(S.)*
Die heftigsten Magenschmerzen. *(Kolley.)*
Ausserordentlicher Schmerz im Magen und den Gedärmen. *(Trs.)*
Qualvoller Magenschmerz. *(Gairdner.)*
235 Schmerzen im Magen, mit reichlichen gallichten Ausleerungen. *(Trs.)*

Jodium.

Heftige Schmerzen im Magen und im Schlunde, der gespannt
und verstopft war und die Berührung nicht vertrug. *(Perrot.)*
Drücken in der Magen-Gegend, nach jedem Genusse von
Speisen vermehrt. *(Vogel, in Rust's Magaz.)*
Vollheit und Auftreibung des Magens, mit Beben in der
Bauchhöhle, vermehrter Wärme darin und Treiben von da
aus nach der Peripherie des Körpers, als wenn Schweiss
ausbrechen wollte. *(Jörg.)*
Spannung im Magen und Unterleibe, nach vorgängigen Bewegungen darin. *(Jörg.)*
240 Krampf-Schmerz im Magen. *(Perrot.)*
Magen-Krämpfe, häufig wiederkehrend. *(Gairdner.)*
Nagender Schmerz im obern Theile des Magens. *(Gairdner.)*
Nagende, fressende Magenschmerzen. *(Matthey.)*
Stiche in der Herzgrube. (n. 5 T.)
245 Scharfes Stechen, wie mit Nadeln, im obern Rande der
Herzgrube. *(Gff.)*
Pulsiren in der Herzgrube. *(Perrot.)*
Wärme in der Magen-Gegend erhöht. *(Jörg.)*
Brennen im Magen. *(Locher-Balber in Hecker's Annal.)*
Brennen in der Herzgrube.
250 Entzündung des Magens in der Gegend des Pförtners.
(Perrot.)
Kleine, linienförmige Geschwüre im Magen, welche die
Schleimhaut durchfressen hatten, die in der Nähe des
Pförtners entzündet, geschwollen und mit einer Kruste geronnener Lymphe bedeckt war; — bei Thieren. *(Htb. und Tr.)*
Die Leber- und Herzgruben-Gegend schmerzt weniger. (Heilwirkung.) *(S.)*
Drücken im rechten Hypochondrium. *(Gff.)*
Druck in der Leber-Gegend, die auch beim Befühlen schmerzt.
(Gff.)
255 Drücken und Stechen in der Leber-Gegend. *(Suttinger.)*
Klemmen und stumpfes Schneiden in der Leber-Gegend.
(Gff.)
Die linke Hypochonder-Gegend ist hart und schmerzt empfindlich beim darauf Drücken. *(S.)*
Einzelnes wundes Drücken in der linken Hypochonder-Gegend. *(Gff.)*
Scharfes Stechen im linken Hypochondrium, wie von versetzten Blähungen. *(Gff.)*

260 Bauchschmerz in der Oberbauch-Gegend. *(Htb.)*
Grosse Schmerzhaftigkeit des ganzen Unterleibes, wie von Entzündung der Gekrös-Drüsen. *(Htb.* u. *Trs.)*
Schmerzen im Unterbauche bis ins Rückgrat.
Drückendes Leibweh im Oberbauche, zwischen Herzgrube und Nabel. *(Gff.)*
Drücken im Unterleibe, neben der rechten Hüfte. *(Gff.)*
265 Drücken im Unterbauche, in öftern Anfällen, meist im Sitzen und durch Ausdehnen allmählig nachlassend, mehrere Tage nach einander.
Aufgetriebenheit im Oberbauche, mit scharfem Drücken hie und da, wie von Blähungen, vom Mittags-Essen an, die ganze Verdauungs-Zeit hindurch. *(Gff.)*
Dicker, sehr ausgedehnter Bauch; sie konnte nicht wagerecht liegen vor Erstickungs-Gefahr. *(Neumann.)*
Schmerzhafte Spannung im Unterleibe, mit Gefühl von ungewöhnlichem Drängen. *(Hufel. Journ.)*
Ein ziehender Klamm-Schmerz im Oberbauche von der Herzgrube an. *(Gff.)*
270 Kolikschmerzen. *(Richter.)*
Kolikartiges Bauchweh. *(Htb.)*
Kneipendes und drückendes Leibweh.
Schneiden in der Nabel-Gegend, mit breiartigem Stuhle. *(Jörg.)*
Heftiges Schneiden in der Nabel-Gegend, mit Stuhldrang. *(Jörg.)*
275 Ziehen und Druck in der rechten Nieren-Gegend. *(Gff.)*
Ein brennendes Reissen im linken Bauche, neben der Hüfte. *(Gff.)*
Stiche in der Bauch-Seite.
Scharfes Stechen, links im Unterbauche.
Pulsiren im Unterleibe. *(Rust's Magaz.)*
280 Drängen, öfters, und Pressen nach der untern Becken-Oeffnung hin, mit öftern Durchfall-Stühlen. *(Jörg.)*
Die Bauch-Beschwerden kehren besonders nach dem Genusse von Nahrungs-Mitteln zurück. *(Richter.)*
Die Unterleibs-Zufälle erneuern sich mehrere Tage, selbst Wochen, ja Monate lang, auf den Genuss von Nahrungsmitteln. *(Trs.)*
Bauch-Wassersucht. *(Neumann.)*
In der Leisten-Gegend, rechter Seite, Drücken. *(Gff.)*

285 Die Drüsen-Anschwellungen in den Weichen verschwinden. (Heilwirkung.) *(Martini,* in Rust's Magaz.)
Die Bruch-Stelle entzündet sich von dem (gewohnten) Bruchbande. (d. 6 T.)
Fühl- und hörbares Kollern auf der Seite des Leisten-Bruches, früh, beim Einathmen.
Blähungs-Versetzung in der linken Bauch-Seite.
Drängende Bewegungen im Bauche, vom Magen aus, nach dem Unterbauche, vorzüglich nach dem Schamknochen, der Harn-Blase und den Hoden zu, selten mit Beengung nach der Brust herauf, zuweilen mit Schneiden verbunden. *(Jörg.)*
290 Kollern im Bauche, öfters. *(Jörg.)*
Kollern und Poltern in den Därmen. *(Jörg.)*
Abgang von Winden und Stuhl, bei leichtem Schneiden im Bauche. *(Künzli.)*
Vermehrter Winde-Abgang. *(Richter.)*
Abgang von Winden mit Fauleier-Gestanke. *(Jörg.)*
295 Vermehrung der peristaltischen Bewegung der Därme. *(Künzli.)*
Drang zu Stuhl, ohne dass Oeffnung erfolgt; erst nach Trinken kalter Milch kommt sie leicht und ohne Anstrengung. *(S.)*
Träger Stuhl. *(Neumann.)*
Schwierig abgehender Stuhl.
Verstopfung zuweilen von langer Dauer. *(Gairdner.)*
300 Hartnäckige Verstopfung. *(Trs.)*
Harte knotige, dunkelgefärbte Stuhl-Ausleerung. *(Trs.)*
Unregelmässiger Stuhl; bald Verstopfung, bald Durchfall. *(Voigt.)*
Unregelmässiger Stuhl; bald Verstopfung, bald Durchfall, mit Aufgetriebenheit des Leibes, Poltern und Kollern darin und Qual von Blähungen. *(Göden.)*
Zuweilen hartnäckige Verstopfung, zuweilen heftiger Durchfall. *(Trs.)*
305 Mehrmaliger, weisslicher Stuhl des Tages, und weicher als gewöhnlich. *(S.)*
Vermehrte Stuhl-Ausleerungen. *(Richter.)*
Viermal breiichter Stuhl des Tages, dem jedes Mal Brennen am After folgte. *(Jörg.)*
Reichliche, musige Stuhl-Ausleerungen. *(Jörg.)*
Neigung zu Durchfällen. (Hufel. Journ.)
310 Durchfall-Stühle. *(Baup; Künzli; Richter.)*

Durchfallartiger Stuhl. *(Jörg.)*

Durchfall, der durch seine lange Dauer sehr erschöpft. *(Suttinger.)*

Durchfall, früh. *(Htb.)*

Durchfall-Anfälle heftiger Art, mit starken Leibschmerzen. *(Gairdner.)*

315 Oeftere Durchfall-Stühle, mit Drängen und Pressen nach dem Unterbauche. *(Jörg.)*

Breiartiger Stuhl, mit Schneiden in der Nabel-Gegend. *(Jörg.)*

Starker Durchfall eines wässrichten, schaumigen, weisslichen Schleimes, mit Kneipen um den Nabel und Drücken auf dem Scheitel. *(S.)*

Dickschleimige, oder eiterige Ausleerungen, bei zurückgehaltenem Koth, wie eine Art Ruhr. *(Trs.)*

Blutig schleimige, stinkende Durchfall-Stühle. *(Gairdner.)*

320 Nach dem (mehr harten, als weichen) Früh-Stuhle, Drücken im Unterbauche. *(Gff.)*

Im Mastdarme Drücken, Abends, im Bette. (n. 36 St.)

Starkes Jücken am After.

Starkes Jücken am After, wie von Maden-Würmern. *(S.)*

Kleine zwängende Stiche im After, im Sitzen. *(Htb.)*

325 Schründen im Mastdarme, nach gutem Stuhle.

Oft Schründen, Jücken und Brennen am After.

Brennen im After, Abends.

Harn-Absonderung hartnäckig unterdrückt. *(Trs.)*

Sie lässt fast gar keinen Harn, und der wenige gelassene ist roth. (n. 48 St.)

330 Sparsamer Abgang eines sehr dunkelgefärbten Harnes. *(Neumann.)*

Oefterer Harndrang, mit geringer Absonderung. *(Jörg.)*

Unaufhörliches Drängen zum Harnen. (Hufel. Journ.)

Oefteres Harnen, mit Drang dazu. *(S.)*

Vermehrte Harn-Absonderung. *(Richter.)*

335 Reichlicher und öfterer Abgang hellgelben, wässrichten Harnes. *(Jörg.)*

Vermehrte Absonderung eines dicklichen Harnes mit sehr dunkelm Bodensatze. *(Jörg.)*

Unwillkührlicher Harn-Abgang. (n. 3 T.)

Dunklerer, trüber, zuweilen auch milchichter Harn. *(Gff.)*

Dunklerer Harn von gelbgrünlicher Farbe. *(Jörg.)*

340 Ammoniakalischer Geruch des Harnes. *(Jörg.)*

Beisender, ätzender Harn, beim Lassen.

Jodium.

In der Harnröhr-Mündung ein jückendes Schründen.
Empfindliches Schneiden in der Harnröhr-Mündung, ausser dem Harnen. (*Gff.*)
Stechen, wie mit Nadeln, vorn in der Harnröhr-Mündung. (n. 16 T.)
345 In der Ruthe, vorn, öfteres empfindliches Ziehen, nicht deutlich, ob mehr in der Harnröhre, oder mehr in der Eichel. (*Gff.*)
Glucksendes Reissen, rechts, dicht neben der Ruthe. (*Gff.*)
Drückender Schmerz, rechts, dicht neben der Ruthe. (*Gff.*)
An der Eichel, arges Jücken.
Kitzel, in der Eichel, öfters wiederkehrend. (*Jörg.*)
350 Heftiges Kitzeln an und unter der Eichel. (*Gff.*)
Schneidendes Ziehen in der Eichelkrone.
Nach den Hoden hinab, ein öfteres Drängen und Pressen. (*Jörg.*)
Starke Herangezogenheit des einen Hoden an den Bauch.
Eine schmerzlose Geschwulst des rechten Hoden zertheilt sich unter heftigem Jücken und Brennen darin und Ausbruch eines übelriechenden Schweisses. (Heilwirkung.) (*Henning.*)
355 Die Verhärtung der Prostata zertheilt sich. (Heilwirkung.) (*Martini.*)
Aufregung der Geschlechts-Organe. (*Künzli.*)
Der Begattungstrieb wird auffallend vermehrt. (Hufel. Journ.)
Vermehrter Geschlechtstrieb, bei Männern. (*Richter.*)
Erhöhung des Geschlechtstriebes. (*Voigt.*)
360 Erektionen erfolgen langsam. (d. 5 T.)
Starkes Drängen im Unterbauche nach den weiblichen Geburtstheilen herab. (Hufel. Journ.)
Wehenartige Krämpfe im Unterbauche. (Hufel. Journ.)
Eierstock-Wassersucht verschwand schnell. (Heilwirkung?) (*Trs.*)
Verhärtung des Uterus geht schnell in Mutter-Krebs über. (*Gölis*, in Salzb. med. chir. Ztg.)
365 Die Härte des Uterus mindert sich. (Heilwirkung.) (*Klapproth.*)
Die krebsartigen Zerstörungen im Halse des Uterus mindern sich. (Heilwirkung.) (*Hennemann* in Hufel. Journ.)
Hysterische Zufälle, bei mannbaren Mädchen. (*Trs.*)
Die gegenwärtige Regel hört auf zu gehen. (*Gr.*)
Regel um 8 Tage zu spät, mit Schwindel und Herzklopfen. (*S.*)

570 Unregelmässige Monats-Periode. *(Suttinger.)*
Verstärkte Regel. *(Frank, in Rust's Magaz.)*
Ungewöhnlich frühe, heftige und reichliche Regel. *(Richter.)*
Veranlasst leicht Blutungen aus dem Uterus beim weiblichen Geschlechte. *(Formey, in Hufel. Journ.)*
Heftiger Blutfluss aus der Mutter-Scheide. *(Hufel. Journ.)*
575 Heftiger Blutfluss aus der Scheide, 4 Wochen lang, bei einer 24jährigen sanguinischen Frau. *(Schmidt.)*
Ein Mutter-Blutfluss, bei jedem Stuhle eintretend, nebst dem Schneiden im Bauche und den Schmerzen im Kreuze und den Lenden hören auf. (Heilwirkung.) *(Hennemann.)*
Vor der Regel, aufsteigende Kopfhitze, mit Herzklopfen und Spannen am Halse, der dicker wurde. *(S.)*
Die Vorboten der Regel schwinden und dieselbe tritt ohne Beschwerden ein. *(Henning.)*
Bei der (richtig eintretenden) Regel, Schmerzen im Kreuze. *(S.)*
580 Bei Abgang der Regel, grosse Schwäche.
Bei der Regel sehr matt. *(S.)*
Die Schmerzen und übeln Zufälle während der Regel hören auf, und dieselbe verläuft ohne alle Beschwerden. *(Wolf, in Rust's Magaz.)*
Nach der Regel, Herzklopfen. *(S.)*
Der Weissfluss hört ganz auf. (Heilwirkung.) *(Klapproth.)*
585 Ein sehr alter Weissfluss verschwindet gänzlich. (Heilwirkung.) *(Martini.)*
Ein langdauernder Weissfluss, am stärksten zur Zeit der Regeln, welcher die Schenkel wund machte und die Wäsche zerfrass, verschwindet gänzlich. (Heilwirknng.) *(Gäden.)*
Der fressende Weissfluss wird milder und immer geringer. (Heilwirkung.) *(Klapproth.)*

Niesen, ohne Schnupfen, wobei gleich der Nasen-Schleim weit heraustritt. *(Gff.)*
Verstopfung der Nasenlöcher. (n. 28 St.)
590 Stock-Schnupfen, sehr oft (besonders Abends), welcher im Freien fliessend wird, mit vielem Auswurfe.
Fliess-Schnupfen mit vielem Niesen. *(S.)*
Fliess-Schnupfen, wie Wasser. *(S.)*
Vermehrte Schleim-Absonderung in der Nase, mehrere Tage lang. *(Jörg.)*

Schnauben vielen gelben Nasenschleims.
395 Vermehrte Absonderung des Nasen-Schleimes. (*Richter.*)
Der Kehlkopf ist schmerzhaft. (*Vogel.*)
Schmerz in der Kehle, mit Auswurf verhärteten Schleimes. (*Htb.*)
Drücken in der Gegend des Kehlkopfes, bis zum Schlunde, als wären diese Theile geschwollen. (*Jörg.*)
Druck-Schmerz mit Stechen in der Gegend des Kehlkopfes und der Drüsen unter der Zunge, mehrmals wiederholt an demselben Tage. (*Jörg.*)
400 Drücken in der Kehle, das zu öfterm Ausräuspern vielen zähen Schleimes nöthigt. (*Htb.*)
Bei Druck auf den Kehlkopf, vermehrter Schmerz der Speiseröhre. (*Richter.*)
Zusammenziehung und Hitze in der Kehle. (*Htb.*)
Zusammenziehen und Hitze an der Gurgel. (*Orfila.*)
Wundheits-Gefühl in der Kehle und der Brust, im Bette, mit Pfeifen in der Kehle und ziehendem Schmerze in den Lungen, der sich nach dem Herzschlage richtet. (*Htb.*)
405 Entzündung der Luftröhre. (*Trs.*)
Rauhigkeit der Luftröhre, den ganzen Tag. (*Jörg.*)
Heiserkeit. (*Coindet.*)
Heiserkeit, früh. (*S.*)
Heiserkeit, länger, als zwei Wochen hindurch. (*Htb.*)
410 Heiserkeit, früh, nach dem Aufstehen, die zum Ausräuspern zähen Schleimes nöthigt. (*Htb.*)
Heiserkeit, den ganzen Tag. (*Jörg.*)
Tiefere und ganz tiefe Stimme.
Gefühl, als läge etwas im Kehlkopfe, das er durch Räuspern herauswerfen könne, den ganzen Tag und Abend. (*Htb.*)
Unerträgliches, nur durch Räuspern und Husten zu tilgendes Kriebeln und Kitzeln im Kehlkopfe, mit Wasser-Ansammlung im Munde; früh, im Bette. (*Gff.*)
415 Starkes Räuspern. (d. 2 T.) (*Htb.*)
Häufiges Räuspern, früh. (*Htb.*)
Vermehrte Schleim-Absonderung in der Luftröhre. (*Jörg.*)
Reichlichere Absonderung des Bronchial-Schleimes. (*Richter.*)
Vermehrte Schleim-Absonderung im Halse, mit rauher Stimme. (*Gff.*)
420 Die Schleim-Absonderung erstreckt sich bis in die Eusta-

chische Röhre und in der Kehle bleibt eine Art Wundheit zurück. *(Htb.)*

Schleim-Auswurf aus der Kehle, früh, nach dem Aufstehen. mit Wundheits-Gefühl darin. *(Htb.)*

Zäher Schleim häuft sich Abends stark in der Kehle an. *(Htb.)*

Zäher Schleim-Auswurf aus der Kehle, mit Druck darin, als sei etwas im Wege, das er hinunter schlucken zu können glaubt, früh. *(Htb.)*

Stete Neigung zu lästigem Ausräuspern zähen Luftröhr-Schleimes mit Kriebeln und Stechen in der Kehlkopf-Gegend, verschwindet schnell und dauerhaft. (Heilwirkung.) *(Martini.)*

425 Reiz zum Husten. *(Vogel.)*

Husten-Reiz von starkem Kitzel im Halse. *(S.)*

Kurzer Husten von Kitzel im Halse. *(Gff.)*

Husten, mit Anstrengung, dass sie sich erbrechen möchte; nach Schleim-Auswurf hört er auf. *(S.)*

Husten mit Druck und Beklemmung auf der Brust. *(Voigt.)*

430 Abend Husten.

Abends, öfters trockner Husten. *(Jörg.)*

Trocknes Hüsteln. *(Gölis.)*

Trockner Husten. *(Matthey.)*

Häufiger trockner Husten. *(Coindet.)*

435 Viel trockner Husten, mit Beengung, Drücken und Brennen in der Brust. *(Jörg.)*

Oefterer tiefer, trockner Husten, durch Drücken in der Brust erregt. *(Jörg.)*

Tiefer, trockner Husten, mit Stechen in der Brust. *(Jörg.)*

Husten-Reiz zuweilen, mit zähem Auswurfe. *(Htb.)*

Kurzer Husten von Kitzel im Halse mit dickem, gelbem Auswurfe, bei gutem Appetite und elendem Aussehen.

440 Husten mit Schleim-Auswurf, nach vorgängiger Schwere vom Halse bis in die Brust, welche das Athmen erschwerte. *(S.)*

Röcheln des Schleimes auf der Brust, mit Rauhigkeit unter dem Brustbeine und Schwere auf der Brust. *(S.)*

Schleim-Auswurf aus der Brust. *(Trs.)*

Schleimiger, zuweilen mit Blut gemischter Auswurf. *(Schneider.)*

Mit Blut gestreifter Auswurf. *(Gölis.)*

445 Lungensucht wird befördert. *(Günther*, bei Harless.)

Lungen-Schwindsucht. *(Carminati*, in Giern. di Fisica, Dec. 1821.)

Heftige Athmungs-Beschwerden. *(Gölis.)*

Erschwertes Athmen. *(Künzli.)*

Jodium.

Schwieriges Athmen. *(Matthey.)*
450 Beengstes Athmen. (d. 5 T.)
Beklemmung der Brust. *(Kolley.)*
Engbrüstigkeit mit Schmerzen beim tief Athmen, stärkerem, schnellerem Herzschlage und kleinerem, häufigerem Pulse. *(Jörg.)*
Engbrüstigkeit und Athem-Verhinderung in der Kehle, 14 Tage lang. *(Htb.)*
Mühe, die Brust beim Einathmen zu erweitern. *(Orfila.)*
455 Gefühl, als müsse er ein grosses Hinderniss überwinden, die Brust beim Athmen zu erweitern. *(Htb.)*
Mangel an Athem. *(Neumann.)*
Athemlosigkeit. *(Gairdner.)*
Stick-Fluss. *(Orfila.)*
Schwäche-Gefühl auf der Brust und in der Herzgruben-Gegend. *(Schneider.)*
460 Brustschmerz. *(Matthey.)*
Wundheits-Schmerz in der Brust, auf beiden Seiten fortwährend, beim Athmen und äussern Berühren.
Drücken etwas tief in der rechten Brust. *(Gff.)*
Druck Schmerz in der rechten Brust, durch jedes Einathmen vermehrt, eine Stunde lang, nach dem Mittag-Essen. *(Jörg.)*
Druck und Beengung in der Brust, wie nach Einathmen von Schwefeldampf. *(Jörg.)*
465 Druck, Beengung und Brennen in der Mitte und zuweilen auch in den Seiten der Brust, mit trocknem Husten. *(Jörg.)*
Stechen in der Brust, mit Reiz zu tiefem, trocknem Husten. *(Jörg.)*
Scharfes Stechen in der Mitte der rechten Brust, nur beim Ausathmen. *(Gff.)*
Scharfes Stechen im Untertheile der rechten Brust, neben der Herzgrube, beim Einathmen. *(Gff.)*
Blutdrang nach der Brust, mit Neigung zu Entzündung. (Hufel. Journ.)
470 Heftiges Pulsiren in der Brust und Herzklopfen, durch jede Muskel-Anstrengung so vermehrt, dass sie keine Minute lang stehen konnte, ohne Anwandlung von Ohnmacht; ruhige, wagerechte Lage erleichterte am meisten. *(Neumann.)*
Herzklopfen. (*Coindet, Gairdner* und viele Andere.)
Starkes Herzklopfen. (Hufel. Journ. u. Rust's Magaz.)
Starkes Herzklopfen, das trotz der dicken Bekleidung deut-

lich zu sehen und selbst einige Schritte weit zu hören war. (*Neumann.*)

Herzklopfen den ganzen Tag, bis zum Schlafengehn. (*S.*)

475 Krampfhaftes Herzklopfen, das sie bis zum Nabel herunter, am stärksten aber in der Herzgrube fühlt. (*S.*)

Das Herzklopfen verschwindet ganz. (Heilwirkung.) (*S.*)

Zusammenquetschen des Herzens. (*S.*)

In den Bedeckungen der Brust, ein brennend stechendes Spannen.

Reissen in den Bedeckungen der rechten Brust. (*Gff.*)

480 Die weiblichen Brüste nehmen zu, während der Kropf abnimmt, bei mehren Frauenzimmern. (*Perrot.*)

Die Brüste welken zuweilen hin. (*Coindet.*)

Abfallen, Welken der Brüste. (*Künzli.*)

Schlaffes Herabhangen der Brüste, alles Fettes beraubt. (*Neumann.*)

Schwinden der Brüste, bei zwei Frauen. (Hufel. Journ.)

485 Verschwinden der vorher vollen Brüste, so dass 2 Jahre nach dem Jodine-Gebrauch keine Spur der Brüste und Milch-Drüsen mehr vorhanden war. (Hufel. Journ.)

Die Drüsen der weiblichen Brust schwinden gänzlich. (*Voigt.*)

Das Stillungs-Gefühl wird (beeinträchtigt) von nachtheiligen Folgen. (*Künzli*)

Im Steiss- und Heiligen Beine, bald ab-, bald zunehmender Druck-Schmerz. (*Gff.*)

Im Kreuze, Stiche. (n. 15 T.)

490 Im Rücken, Jücken über der rechten Hüfte.

Krämpfe im Rücken. (*Trs.*)

Stiche in den Schulterblättern, beim Heben. (n. 14 T.)

Brennen auf dem rechten Schulterblatte. (*Gff.*)

Am Halse, unten, nahe an der linken Schulter, ein rheumatisches Klemmen, durch Berührung erhöht, durch einmaliges Aufstossen scheinbar erleichtert, doch hernach noch öfter wiederholt. (*Gff.*)

495 Ein rheumatisches Spannen in der rechten Hals-Seite. (*Gff.*)

Reissen in der rechten Hals-Seite. (*Gff.*)

Spannen am äussern Halse. (*Htb.* und *Trs.*)

Zusammenschnüren des Halses. (*S.*)

Lästiges Gefühl von Zusammenschnüren am Halse. (*Peschier* in Hufel. Journ.)

500 Dickerwerden des Halses bei starkem Sprechen. (*S.*)

Jodium.

Die Kropf-Geschwulst vermehrt sich und wird schmerzhafter. *(Gräfe.)*
Vergrösserung und schmerzhafte Verhärtung der Kropf-Geschwulst. *(Coindet.)*
Verhärtung der Kropf-Geschwulst. *(Coindet, Peschier.)*
Schmerzen und Pulsiren in der Kropf-Geschwulst. *(Gräfe.)*
505 Schmerzen im Kropfe. *(Künzli; Günther in der Salzb. med. Zeitg.)*
Schmerzhafte Spannung im Kropfe. *(Baup.)*
Zusammenschnürungs-Gefühl im Kropfe, immerwährend. *(Hufel. Journ.)*
Vergrösserung und Härte des Kropfes in den ersten Tagen, dann Abnahme desselben. *(Schneider.)*
Verminderte Hals-Geschwulst. (Heilwirkung.) *(S.)*
510 Schwinden alter, harter, oder auch teigichter Anschwellungen der Schilddrüse, und grosser Kröpfe. (Heilwirkung.) *(Coindet; Neumann; Gräfe und viele Andere.)*
Anschwellungen der Drüsen am Halse und im Nacken verschwinden für immer. (Heilwirkung.) *(Henning, Martini, Neumann.)*
Röthe am Halse und auf der Brust, wie mit Blut unterlaufen. *(S.)*
Gelbe Flecken am Halse. *(Htb.)*
Die Achselhöhl-Drüsen verhärten sich. *(Röchling.)*
515 Drüsen-Anschwellungen in den Achselhöhlen verschwinden. *(Henning; Martini.)*
In der krankhaft erhöhten Achsel, ziehend reissende Schmerzen. (d. 2 T.)
Rheumatischer Schmerz auf der linken Achsel. *(Gff.)*
Starke Stiche im Achsel-Gelenke, auch in der Ruhe.
Im Arme, an der Aussenseite, ein Knochen-Schmerz, der aus dem Schlafe weckt und nicht wieder einschlafen lässt, auch sich beim darauf Legen verschlimmert.
520 Rheumatische Schmerzen in den Armen. *(Jörg.)*
Reissender Schmerz in beiden Armen, nach geringer Hand-Arbeit.
Lähmige Mattigkeit in den Armen, früh, beim Erwachen, im Bette.
Flechsen-Springen an den Armen. *(Trs.)*
Im Ellbogen linker Seite, Reissen.
525 Drücken in der linken Ellbogen-Beuge.

Das Hand-Gelenk rechter Seite schmerzt beim Zugreifen und
Heben stichartig.

Schmerz, wie nach Stoss, auf dem Mittelhandknochen des
Zeigefingers, durch Befühlen erhöht. *(Gr.)*

Reissen im Mittelhand-Knochen des rechten Zeigefingers.

Hitze in den Händen.

530 Zittern der Hände. *(Perrot; Gairdner.)*

Leichtes Zittern der Hände. *(Richter.)*

Starkes Zittern der Hände, so dass er nur zu gewissen Stunden des Tages etwas mit denselben verrichten konnte. *(Formey.)*

Die Hände bewegen sich im Zickzacke. *(Richter.)*

Flechsen-Springen an den Händen. *(Richter.)*

535 Ein runder, brennend jückender Fleck auf der rechten
Hand, zwischen Daumen und Zeigefinger; mit zwei weisslichen Blätterchen darauf; Reiben that wohl; am dritten
Tage verging es. *(S.)*

In den Finger-Gelenken, beim Einbiegen derselben, ein
spannender Schmerz, als sollten sie zerbrechen, mit einiger Geschwulst, und Schmerzhaftigkeit beim darauf Drücken,
wenn sie ausgestreckt sind. *(n. etl. T.)*

Reissen im hintersten Gelenke des rechten Daumens. *(Gff.)*

Reissen im Knöchel des rechten kleinen Fingers. *(Gff.)*

Reissen im ganzen Zeige- und Mittelfinger der linken Hand.
(Gff.)

540 Zittern der Finger. *(Künzli.)*

Flechsen-Springen an den Fingern. *(Trs.)*

Nagel-Geschwür am linken Zeigefinger von einem kleinen
Stiche in dem Finger, neben dem Nagel.

Im Hinterbacken linker Seite, ein Drücken, wie im Sitzbeine. *(Gff.)*

Zwischen der Hüfte und dem Gelenk-Kopfe des Oberschenkels linker Seite, ein absetzendes, scharfes Reissen, durch
Bewegung des Gelenkes sehr erhöht. *(Gff.)*

545 In den Beinen so strammig, fast wie Klamm in den Ober- und Unterschenkeln, bloss im Sitzen, nicht im Liegen oder
Gehen oder Stehen.

Rheumatisches Ziehen im ganzen linken Beine, besonders im
Oberschenkel und Knie, mit Brummen in der Ferse, Abends,
im Bette; durch Bewegung eher verstärkt. *(Gff.)*

Schwere der Beine, wie von Blei. *(S.)*

Geschwulst der Beine. *(Coindet.)*

Geschwulst und Zittern der Beine. *(Künzli.)*
550 Oedematöse Geschwulst der Beine. *(Neumann.)*
Unruhe in den Untergliedern. *(Künzli.)*
Zittern der Unterglieder, welches das Gehen schwierig, schwankend und unsicher macht. *(Künzli.)*
Lähmung der Unterglieder. *(Gölis.)*
Der Oberschenkel schmerzt besonders Nachts, im Bette. *(Schneider.)*
555 Schmerzen eigenthümlicher Art in den Oberschenkeln. *(Gölis.)*
Rheumatischer Schmerz im linken Oberschenkel. *(Gff.)*
Ein klemmendes Reissen im linken Oberschenkel, nahe an dessen Gelenk-Kopfe. *(Gff.)*
Scharfes, stechendes Reissen in der Mitte des linken Oberschenkels, nach der innern Seite zu. *(Gff.)*
Zucken der Muskeln im Oberschenkel.
560 Wundheit der weiblichen Oberschenkel, wo sie sich beim Gehen berühren.
Am Knie linker Seite, Reissen. *(Gff.)*
Stumpfes Reissen an der Aussen-Seite der rechten Kniekehle. *(Gff.)*
Eine weisse Knie-Geschwulst verschwindet. (Heilwirkung.) *(Trs.)*
Der Unterschenkel schmerzt am Schienbeine wie unterköthig.
565 Reissen auf beiden Seiten des Unterschenkels, dicht über den Fussknöcheln. *(Gff.)*
Im Fuss-Gelenke, Nachts, heftiger Krampf mit Zucken darin. *(S.)*
Krämpfe in den Füssen. *(Gairdner.)*
Ein drückender Klamm-Schmerz im Fusse, von der mittleren Zehe bis in die Fusswurzel.
Scharfer, anhaltender Schmerz in der innern Hälfte der rechten Ferse. *(Gff.)*
570 Einzelne starke Stiche in den Fussknöcheln. *(Gff.)*
Schwere der Füsse, wie von Blei. *(S.)*
Anschwellung der Füsse erst, dann schnelles mager und dünn Werden derselben. *(Trs.)*
Oedematöse Geschwulst der Füsse. *(Neumann.)*
Flechsen-Springen an den Füssen. *(Trs.; Richter.)*
575 Schweiss der Füsse, so scharf, dass er die Haut anfrisst.
Unter dem Nagel der linken grossen Zehe, stechendes Reissen. *(Gff.)*
Die Hühneraugen schmerzen. *(Htb.)*

Unstete Schmerzen in den Gelenken. *(Trs.)*
Rheumatische Schmerzen im Rumpfe, am Halse und in den Armen. *(Jörg.)*
580 Taubheits-Gefühl in den Ober- und Untergliedern. *(Formey.)*
Taubheits-Gefühl und Zittern in den Gliedern. *(Voigt.)*
Lähmung der Glieder. *(Gölis.)*
Verkälten, leichtes, und davon Augen-Entzündung.
Stechendes Jücken an verschiednen Theilen des Körpers.
585 Gefühl, wie arge Floh-Stiche am ganzen Körper, Tag und Nacht.
Jücken auf einer alten Narbe eines seit Jahren geheilten (Schenkel-) Geschwüres.)
Jückende Ausschlags-Blüthen auf der alten Narbe.
Kleine rothe, trockne, im Anfange jückende Blütchen an den Armen, auf der Brust und im Rücken. *(Htb.)*
Schmutzig gelbe Haut-Farbe, 5 bis 6 Wochen lang. *(Kolbe, in d. Zeitschr. f. Nat. u. Heilk.)*
590 Rauhe, trockne Haut. *(Neumann.)*
Drüsen-Verhärtungen. *(Röchling.)*
Anschwellungen einzelner Nacken-, Achsel- und Weichen-Drüsen verschwinden. (Heilwirkung.) *(Martini.)*
Wirkt erregend auf das Drüsen-System, die Drüsen der Mundhöhle, den Magen, die Leber, die Bauch-Speicheldrüse, und befördert in diesen Theilen die Absonderung der Säfte. *(Künzli.)*
Pulsiren in allen Adern, bei jeder Muskel-Anstrengung. (Rust's Magaz.)
595 Höchst lästiges Pulsiren in allen grössern Gefäss-Stämmen. *(Neumann.)*
Leichte Erhitzung des Blutes mit Eingenommenheit des Kopfes und nachfolgendem Kopfweh. *(Voigt.)*
Leicht erregbare und beschleunigte Blut-Bewegung. *(Voigt.)*
Gereizter Zustand des Gefäss-Systems, besonders der Venen. *(Künzli.)*
Blut-Wallungen. *(Richter.)*
600 Heftige Blut-Wallungen. (Hufel. Journ.)
Neigung zu Blutungen. (Hufel. Journ.)
Blut-Flüsse. *(Kolley.)*
Blut-Flüsse aus verschiednen Organen. *(Voigt.)*
Grosse Aufregung des Nervensystems. (Hufel. Journ.)
605 Erhöhte Empfindlichkeit des ganzen Körpers. (Hufel. Journ.)
Unruhe in den Gliedern. *(Künzli.)*

Unruhe und Angegriffenheit, mit einem Beben von der Magen-Gegend nach der gesammten Peripherie, als sollte er anfangen zu zittern, oder allgemein zu schwitzen, bei erhöhter allgemeiner Wärme, wie vom Magen aus; darauf Drücken in der Herz-Gegend, Schwere auf der Brust, mit erschwertem Athem, und Beschleunigung des Pulses um 7, 8 Schläge. *(Jörg.)*
Zittern. *(Coindet, Gairdner.)*
Zittern der Glieder. *(Kolley; Matthey.)*
630 Zittern der Glieder, besonders der Hände. *(Gairdner.)*
Zittern der Finger und Augenlider. *(Künzli.)*
Zittern eigenthümlicher Art. *(Gairdner.)*
Zittern, zuerst der Hände und dann auch der Arme, der Füsse und des Rückens, so dass er nur schwankend und unsicher gehen, und mit der Hand, die sich im Zickzacke bewegt, Nichts gerade zum Munde führen kann; die zitternden Theile lassen sich in der Ruhe leicht festhalten; die allgemeine Bewegung ist dabei schmerzhaft und der Blutumlauf beschleunigt, mit kleinem, fadenförmigen Pulse. *(Trs.)*
Krämpfe. *(Kolley; Künzli.)*
635 Krampfhafte Bewegungen der Glieder. *(Voigt.)*
Starke Krämpfe im Rücken und den Füssen. *(Trs.)*
Heftige Krämpfe und konvulsivische Zuckungen der Arme, des Rückens und der Füsse, welche kaum einen Augenblick aussetzten. *(Gairdner.)*
Flechsen-Springen. *(Künzli; Neumann.)*
Flechsen-Springen an Händen und Füssen. *(Richter.)*
640 Flechsen-Springen an Armen, Fingern und Füssen. *(Trs.)*
Flocken-Haschen. *(Neumann.)*
Eine Art Ostindischer Cholera. *(Trs.)*
Der Gang wird schwierig, schwankend und unsicher. *(Richter.)*
Schwieriges, schwankendes, unsicheres Gehen, von Zittrigkeit in den Gliedern. *(Künzli.)*
645 Schwere in den Gliedern, früh. (d. 8 T.)
Schwere in den Gliedern. *(Künzli.)*
Schwere in den Gliedern und Mattigkeits-Gefühl. *(Kolley.)*
Grosse Müdigkeit, Nachmittags, nach einem kleinen Spaziergange, mit Nüchternheits-Gefühl, doch ohne Hunger. *(Gff.)*
Mattigkeit, dass ihr beim Sprechen der Schweiss ausbricht. *(S.)*
650 Mattigkeit. *(Künzli; Neumann; Schneider.)*
Abgeschlagenheit aller Kräfte. (Hufel. Journ.)

Abgespannt, verdrossen und träge zu allen Bewegungen. *(Jörg.)*
Schwäche-Gefühl. *(Rudolph.)*
Schwäche der Muskeln. *(Coindet; Künzli.)*
655 Langdauernde Muskel-Schwäche. *(Coindet.)*
Abnahme der Kräfte. *(Künzli; Coindet.)*
Verlust aller Kräfte. *(Coindet; Matthey.)*
Hinfälligkeit. *(Baup; Voigt.)*
Grosse Hinfälligkeit. *(Schneider; Formey;* Hufel. Journ.)
660 Neigung zu Ohnmachten und Krämpfen. *(Voigt.)*
Ohnmachten. (Hufel. Journ.)
Abmagerung. *(Baup, Matthey, Perrat.)*
Schnelle Abmagerung. *(Coindet, Voigt.)*
Sichtbare, auffallende Abmagerung. (Hufel. Journ.; *Suttinger.*)
665 Allgemeine Abmagerung des ganzen Körpers. *(Clarus,* in Gilberts Annal. — *Locher-Balber.)*
Starke, Abmagerung. *(Künzli.)*
Ausserordentliche, jählinge Abmagerung. *(Gairdner.)*
Arge Abmagerung, die einen unglaublich hohen Grad erreichen kann. *(Gairdner; Richter.)*
So arge Abmagerung, dass Arme und Körper fast ohne Fleisch, ihre Brust ganz flach, ihre Waden völlig verschwunden, und ihre Schenkel nicht dicker waren als ihre Vorderarme in gesunden Tagen. *(Gairdner.)*
670 Höchste Abmagerung, bis zum Gerippe. *(Gr.)*
Ein Jahr lang dauernde Abmagerung bis zur Unkenntlichkeit, mit allgemeiner Muskel-Schwäche, bei ungewöhnlich starkem Appetite. *(Locher-Balber.)*
Langwierige Magerkeit, Gesichtsblässe und Muskel-Schwäche. *(Coindet.)*
Abzehrung. (Hufel. Journ.)
Abzehrung mit schleichendem Fieber; (durch China gehoben). *(Zieger,* in Dienbach's neuest. Entdeck.)
675 Wohl-Beleibtheit und Munterkeit kehren wieder. (Heilwirkung.) *(Martini.)*
Die Ernährung nimmt zu. (Heilwirkung.) *(Voigt.)*
Ein auffallendes Phlegma bei einem Mädchen verliert sich, sie wird stärker und lebhafter und bekommt mehr Beweglichkeit in ihren Muskeln. (Nachwirkung.) *(Henning.*
Geschwulst und Schmerz in den leidenden Theilen. (Med. chir. Zeitg.)

Jodium.

Ein Glied-Schwamm, der in Folge von Masern entstanden war, verschwindet. (Heilwirkung.) (Rust's Magaz.)
680 Oedematöse Geschwulst des ganzen Körpers; die nicht verging. *(Röchling.)*
Wassersüchtige Anschwellungen. *(Formey; Künzli.)*
Allgemeine Wassersucht. *(Voigt.)*
Allgemeine Wassersucht der Haut und des Bauches. (Rust's Magaz.)
Schlagfluss. (Rust's Magaz.)
685 Tod, unter theils örtlichen, theils allgemein entzündlichen Erscheinungen. *(Richter.)*
Zum Schlafe kein Bedürfniss. (d. 6 T.)
Unruhiger Schlaf. *(Jörg).*
Unruhiger Nacht-Schlaf. *(Voigt.)*
Unruhiger Schlaf, mit ängstlichen Träumen. *(S.)*
690 Schlaflosigkeit. *(Baup, Coindet, Formey* u. v. Andre.)
Schlaflosigkeit, acht Tage lang; sie schlief keinen Augenblick. *(Trs.)*
Traumvoller Schlaf. *(Gairdner.)*
Sehr lebhafte Träume, aus denen er gern erwachen möchte, aber nicht kann; mit Mattigkeits-Gefühl nach dem Erwachen. *(Gff.)*
Unerinnerliche Träume mit gutem Schlafe. *(S.)*
695 Aengstliche Träume. *(Richter.)*
Aengstigende, unruhige Träume. *(S.)*
Aengstliche Träume von Todten. *(S.)*
Träumt alle Nächte; von Schwimmen im Wasser, von Gehen im Kothe, dass ihre Tochter in den Brunnen gefallen sei u. s. w. *(S.)*
Nachts, kalte Füsse.
700 Kälte der Haut. *(Neumann.)*
Ungewöhnlicher Frost schüttelt ihn oft, auch in der warmen Stube und es ist ihm überhaupt den Tag hindurch unwohl. *(Htb.)*
Wärme der Haut vermehrt. *(Orfila; Voigt.)*
Vermehrte thierische Wärme des ganzen Körpers. *(Rudolph; Richter.)*
Fliegende Hitze. *(S.)*
705 Fieber, in welchem Frösteln mit fliegender Hitze abwechselte. (Hufel. Journ.)
Fieberhafte Zustände. *(Richter, Baup, Kolley* u. v. A.)
Fieber mit Delirien und Flechsenspringen. (Hufel. Journ.)

Fieber mit Trockenheit und Kälte der Haut, weichem, schnellem Pulse, Delirien, Flechsenspringen und Flocken-Haschen. *(Neumann.)*
Viertägiges Fieber. *(Suttinger.)*
710 Puls stark, gross und voll. *(Jörg.)*
Schneller, harter Puls. *(Coindet; Voigt.)*
Beschleunigter, vermehrter Puls. *(Coindet, Matthey, Künzli u. v. A.)*
Schnellerer, um 15 Shläge vermehrter Puls. *(Htb.)*
Schnellerer, bis auf 86 Schläge vermehrter Puls. *(Orfila.)*
715 Vermehrter, voller, harter Puls. *(Voigt.)*
Kleiner, fadenförmiger, beschleunigter Puls. *(Künzli, (Richter.)*
Kleiner, harter und so schneller Puls, dass er kaum zu zählen war. *(Gairdner.)*
Kleiner, äusserst häufiger, unterdrückter Puls. *(Trs.)*
Weicher und schneller Puls. *(Neumann.)*
620 Herz- und Pulsschlag kamen mit einander überein; der Puls war klein und schwach, und, wenn sie sich ruhig hielt, wenig beschleunigt; bei jeder Bewegung aber nahm er, wie auch der Herzschlag, an Schnelligkeit zu. *(Neumann.)*
Nacht-Schweiss.
Starker Nacht-Schweiss und wenig Schlaf. *(Jörg.)*
Des Morgens erwacht sie mit Schweiss und fühlt sich darauf matter. *(Htb. u. Trs.)*
Säuerlicher Nacht-Schweiss, über und über, alle Morgen, und die erste Stunde darauf sehr matt in den Beinen.